全国卫生职业教育"十三五"规划教材

高等院校数字化融媒体特色教材

U0672842

Fundamental Immunology and Pathogenic Biology

免疫学基础与
病原生物学

秦庆颖　　林逢春　/主编

李燕琼　蔡德周　曾兴莲　代立云　/副主编

ZHEJIANG UNIVERSITY PRESS

浙江大学出版社

免疫学基础与病原生物学

编 委 会

主　编　秦庆颖　曲靖医学高等专科学校
　　　　林逢春　楚雄医药高等专科学校
副主编　李燕琼　楚雄医药高等专科学校
　　　　蔡德周　大理护理职业学院
　　　　曾兴莲　昭通卫生职业学院
　　　　代立云　楚雄医药高等专科学校
参　编　（按姓氏笔画为序）
　　　　马素媛　云南省普洱卫生学校
　　　　叶　霞　红河卫生职业学院
　　　　刘昌亚　昭通卫生职业学院
　　　　江凌静　红河卫生职业学院
　　　　杨小珍　曲靖医学高等专科学校
　　　　杨云魁　曲靖市第一人民医院
　　　　杨本寿　曲靖医学高等专科学校
　　　　陈柱花　昆明市寻甸县中医院
　　　　陈　琳　曲靖医学高等专科学校
　　　　欧　燕　楚雄医药高等专科学校
　　　　侬　鑫　文山州卫生学校
　　　　赵海琳　曲靖医学高等专科学校
　　　　查艳景　曲靖医学高等专科学校
　　　　崔道林　曲靖医学高等专科学校
　　　　路则宝　楚雄医药高等专科学校
　　　　薛艳凤　昆明学院

前　　言

　　免疫学基础与病原生物学是临床医学、护理学、医学检验技术等专业学生必修的一门重要的医学基础课程,是连接基础医学与临床知识的有效纽带。本课程是一门以服务临床医学为目的的医学基础课程,实行理论与实践一体化教学,尤其要注意突出理论学习、技能操作与细节观察的训练。学生应当通过学习,掌握本学科的基本理论和技能。通过实验、实训,掌握实验方法及基本操作技能,能运用病原生物与免疫学的知识,解释临床上相关疾病的发生机制,把本学科所学知识应用到临床实践中去。

　　本教材以人体免疫系统与病原生物的对立统一关系为主线,将全书内容划分为免疫学基础、病原微生物学、人体寄生虫学三部分,共计三十一章,主要供三年制专科临床医学、护理学、医学检验技术等专业使用。在本教材的编写上,我们坚持贴近学生、贴近临床实践的基本原则,精理论、强应用,注重与临床衔接,注重培养医学生的创新和实践能力,从学习任务、知识要求与技能要求三个维度对教材内容进行规划与设计,使教材内容更好地符合临床工作要求。在编写过程中,我们尤其注意教材知识结构的完整性,以及知识与技能的衔接关系。在对知识与技能的描述上,我们也力求详细与准确,技能学习要求采取了"能做……"的形式进行描述,理论知识学习要求则采取了"能描述……"和"能理解……"的形式进行描述,即区分了两个学习层次,"描述"指学生能熟练识记知识点,"理解"指学生把握知识点的内涵及相互关系。

　　本教材紧扣基础理论和基本技能,密切结合临床实际,体现一定的"思想性、科学性、实用性、启发性"。为了更好地满足现代医学专业人才培养目标的要求,从内容、方法、手段对教材进行改革创新,书中设有"知识要点""知识链接""知识拓展"和"临床案例"模块,还配有教学 PPT 和部分习题答案二维码,各章后有小结和练习,既有助于学生对本学科重点的把握,又有助于激发学生的学习兴趣,开阔学生的视野。

　　本教材的顺利编写完成,是所有编者共同努力的结果。在编写过程中我们得到了编者所在院校的大力支持,在此致以谢意!

　　由于学术水平有限,本教材难免存在欠妥或错误之处,恳请各位专家、广大师生批评指正。

编者

2018 年 1 月

目 录
CONTENTS

第一篇　免疫学基础

第二篇　病原微生物学

绪　　论

【知识要点】
1. 微生物的概念及微生物的分类。
2. 微生物与人类的关系。
3. 传染性疾病的流行因素和流行环节。
4. 免疫的概念及免疫的三个基本功能。

教学 PPT

从古至今,病原生物所引起的传染病一直是威胁人类生命和健康的大敌,鼠疫、霍乱、天花等传染病的流行夺走了不知多少生命。目前,病原生物引起的多种传染病仍严重威胁着人类的健康,据世界卫生组织报道,近年全球平均每年仍有 1000 多万人死于传染病。原先已经得到控制的传染病,由于不合理使用药物、耐药菌株的逐年增多、人口快速增长和环境因素的改变等多种原因而重新流行,如结核病等。而且新的传染病还在不断出现,如艾滋病、传染性非典型肺炎、埃博拉、甲型 H_1N_1 流感等。

病原生物种类繁多,一旦有机会就会侵入我们体内生长繁殖,引发疾病,危及我们的健康和生命。我们身处病原生物的环境中,但为什么大多数时间我们依然健康?这是因为机体拥有免疫系统,这道防线时刻抵御着病原生物的攻击,保护着我们的机体。你想知道病原生物是如何致病的吗?我们的免疫系统又是如何抗击病原生物的侵袭呢?让我们共同学习,一起迈入病原生物学与免疫学的殿堂吧。

第一节　病原生物学概述

病原生物学是研究病原生物的生物学特性、与宿主和自然界的相互关系、致病机制、诊断、流行以及防治的一门科学。病原生物学是一门重要的医学基础学科,通过病原生物学这门课程的学习,同学们能够建立无菌观念,掌握无菌操作技术,学会自我保护,避免自身被病原生物感染。

一、病原生物的类型

病原生物的种类很多,包括细菌、病毒、朊粒、支原体、衣原体、立克次体、放线菌、螺旋体、真菌、寄生虫等。

(一)微生物与病原微生物

1. 微生物的概念　微生物是存在于自然界中的一群肉眼不能直接观察到,必须借助显微镜放大到几百倍、几千倍甚至几万倍才能看到的微小生物的总称。对人和动物具有致病性的微生物称为病原微生物。

2. 微生物的分类　按其结构与组成特点分为以下三类。

(1)非细胞型微生物:是最小的微生物,没有细胞结构,也没有产生能量的酶系统,只能在活细胞内增殖,如病毒、朊粒。

(2)原核细胞型微生物:细胞核分化程度低,仅有原始核质,没有核膜与核仁,无完整的细胞器,包括细菌、支原体、立克次体、衣原体、放线菌和螺旋体六大类。

(3)真核细胞型微生物:细胞核的分化程度较高,有核膜和核仁,细胞质内有完善的细胞器,如真菌。

3. 微生物与人类的关系　微生物与人类及自然界的关系密切,在自然界中只有少数微生物能致病。微生物种类繁多,在自然界中分布很广泛,水、土壤、空气以及动物的体表、肠道中都分布有大量的微生物。从你刚出生那一刻起,它们就一直陪伴着你。我们生活在微生物的"汪洋大海"之中,且多数微生物直接或间接对人类有益。在生态链中微生物是不可缺少的环节。空气中大量的游离氮只能依靠固氮菌的作用才能被植物吸收和利用;土壤中的微生物能将死亡生物的有机物转化为无机物,以供植物生长,而植物正是人类和动物的营养来源。因此,没有微生物,植物就不能进行新陈代谢,而人类和动物也将难以生存。现在微生物已被广泛应用于人类生活、生产的各个领域,在农业方面利用微生物制造菌肥、植物生长激素等,在工业方面,微生物在食品、医药、制革、纺织、石油、化工等领域的应用越来越广泛,在医药方面,利用微生物来生产抗生素、维生素等药物。

4. 微生物学与医学微生物学

(1)微生物学:是生物学的一个分支,是研究微生物的形态结构、分类、生命活动规律及其与人类、动植物、自然界相互关系的科学。

(2)医学微生物学:是研究与人类疾病相关的病原微生物的生物学特性、致病性、免疫性以及实验室诊断与防治的科学。

(二)人体寄生虫学

1. 寄生虫的概念　是失去独立生活能力,需长期或短暂依附于另一种生物的体内或体表,获得营养并给对方造成损害的低等无脊椎动物和单细胞生物的总称。

2. 寄生虫的分类　根据其进化及形态特点分为以下三类:

(1)医学蠕虫:是一类寄生于人体的软体多细胞无脊椎动物,借助肌肉伸缩蠕动,如蛔虫、钩虫。

(2)医学原虫:是一类寄生于人体的单细胞原生动物,如溶组织内阿米巴原虫、阴道毛滴虫等。

(3)医学节肢动物:泛指以直接或间接方式危害人类健康的节肢动物,如蚊、蝇、虱、蚤等。

3. 人体寄生虫学　是研究人体寄生虫的形态结构、生活史、致病机制、实验室诊断、流行规律与防治措施的一门科学。

二、传染性疾病的传播与流行

(一)传染性疾病流行的基本环节

病原生物侵入机体所引起的疾病称为传染性疾病,简称传染病。传染病患者、病原生物携带者及患病动物,统称为传染源。传染性疾病能在人群中传播蔓延的特性称为流行性。流行过程的三个基本环节是:传染源、传播途径和易感人群。当这三个环节同时存在并相互联系时,就会导致传染性疾病的传播流行。流行过程在时间上可表现出季节性,在空间上可表现为地方性和自然疫源性,在数量及程度上可表现为散发性、暴发性、地方性流行、区域性流行或大流行,在人群中则有年龄、性别、职业及种族等不同分布的表现。

(二)影响传染性疾病流行的因素

1. 自然因素　包括地理环境和生态气候,如温度、湿度、光照等均可影响传染性疾病的流行。气候与地理因素对动物宿主、生物传播媒介以及环境中病原生物的存活均有显著影响。如寒冷可使人体呼吸道黏膜抵抗力降低,加之人们室内活动较多、接触密切,常常导致呼吸道传染性疾病的发病率升高。

2. 生物因素　有些病原生物在其生活过程中需要中间宿主或节肢动物存在,并作为传播媒介,这些中间宿主或节肢动物的存在与否,决定了这些传染性疾病能否流行。如流行性乙型脑炎、疟疾的流行规律与其传播媒介蚊虫的生长繁殖规律是一致的。

3. 社会因素　社会因素包括社会制度、经济发展水平、文化教育程度、医疗卫生保健的程度以及人群的生活习惯等,这些因素均会对传染性疾病的发生与流行产生重要的影响。社会因素对流行过程,既有促进作用也有阻碍作用。如给儿童接种疫苗,实行计划免疫,可有效地防治脊髓灰质炎、麻疹和结核病等;饮用不洁净的生水,可导致伤寒、细菌性痢疾等消化道传染病的发生和流行;生吃或吃半生的肉、鱼、蟹、毛蚶等,可引起绦虫病、肝吸虫病、旋毛虫病、甲型病毒性肝炎等;多个性伴侣、性行为不检点、没有安全防范措施的静脉注射毒品、不科学采集血液和输血等导致艾滋病(AIDS)的发生与流行;AIDS、埃博拉、霍乱的流行等都充分反映了社会因素对传染性疾病发生与流行的影响。

(三)传染性疾病的流行特点

1. 地方性　传染性疾病的流行常有明显的地方性。由于受地理气候等自然因素或人们生活习惯等社会因素的影响,某些疾病仅局限在某一地区,这种情况称地方性。如日本血吸虫病主要流行于长江以南地区,因为其病原体完成生活史所必需的中间宿主钉螺只适合在南方某些地区的生态环境中生存,所以我国北方地区无血吸虫病流行;登革热流行于东南亚和我国广东、海南、广西等热带、亚热带地区,这与其传播媒介伊蚊的分布密切相关;有些食源性寄生虫病,如华支睾吸虫病、绦虫病的流行与当地居民的饮食习惯密切相关。

2. 季节性　某些传染病的发生和流行受季节的影响,在每年的一定季节出现发病率升高的现象称为季节性。如冬春季节,呼吸道传染病发病率升高;夏秋季节,消化道传染病发病率升高。不同季节的自然条件有所不同,由于温度、湿度、雨量等气候条件会对病原生物及其中间宿主和媒介节肢动物种群数量的消长产生影响,因此由其引起的疾病流行往往呈现出明显的季节性。如流行性乙型脑炎、疟疾等的发生和流行高峰与蚊虫的活动季节相一致,多发生于蚊虫繁殖高峰的夏秋季节。

3. 自然疫源性　以动物为主要传染源的疾病,称为自然疫源性疾病(人兽共患病),如鼠疫、流行性乙型脑炎、钩端螺旋体病等。存在这种病原生物的地区称为自然疫源地,人类一旦进入这些地区,原先在动物之间传播的这些病原生物则可从动物传播给人。目前,全世界人兽共患的自然疫源性疾病约有 200 余种,其病原体涉及细菌、立克次体、螺旋体、病毒、寄生虫等。

三、病原生物学的历史与现状

尽管人类观察到微生物的历史很短,但早在远古时期,古人就开始意识到病原微生物的存在了。我国自古就有将水煮沸后饮用的习惯;北宋末年刘真人就提出肺痨是由虫引起的;明朝李时珍在《本草纲目》中指出,将患者的衣服蒸过后再穿就不会感染上疾病;奥地利普伦齐茨(Plenciz)主张传染病的病因是活的物体,每种传染病由独特的活的物体所引起,开启了关于传染性疾病发生机制的研究。

首先观察到微生物的是荷兰人列文虎克(Antony van Leeuwenhoek),他于 1676 年采用自制放大倍数约 266 倍的原始显微镜,从雨水、牙垢、粪便等标本中第一次发现许多肉眼不能直接看见的微小生物,并确切地描述了它们的形态,有球形、杆形、螺旋形等,对微生物的客观存在提供了科学依据,并为微生物形态学的建立奠定了基础。

法国微生物学家巴斯德(Louis Pasteur,绪图 1)在 1857 年证实有机物的发酵与腐败是由微生物所致,并创立了巴氏消毒法,此法沿用至今,用于酒类和乳类的消毒。巴斯德还证明了鸡霍乱、炭疽病和狂犬病为微生物所致,开创了微生物的生理学时代。自此,人们认识到不同微生物间不仅有形态学上的差异,而且在生理学特性上也有所不同,微生物开始成为一门独立学科。

俄国植物学家伊凡诺夫斯基(Iwanowski)在 1892 年第一个发现了烟草花叶病毒,为病毒学研究开创了先河。对人致病的病毒首先被证实的是黄热病病毒。以后许多对人类、动物和植物致病的病毒相继被发现。19 世纪 40 年代电子显微镜问世后,病毒的研究有了很大进展。

英国医生李斯特(Joseph Lister)受巴斯德研究工作的启发,认识到伤口感染可能与微生物生长有关,便采用石炭酸喷洒手术室和煮沸手术器械的方法,以防止术后感染,为防腐、消毒以及无菌操作奠定了基础。

德国学者科赫(Robert Koch ,绪图 2)发明了固体培养基、染色技术和实验动物感染技术,他先后发现炭疽芽胞杆菌、结核分枝杆菌和霍乱弧菌等多种对人和动物的致病菌,并提出了著名的科赫法则,即①特殊的病原菌应在同一种疾病中查见,在健康人中不存在;②该特殊病原菌能被分离培养得到纯种;③该纯培养物接种至易感动物,能产生同样病症;④自人工感染的实验动物体内能重新分离得到该病原菌纯培养。科赫法则为发现多种传染性疾病的病原体提供了理论指导,因此巴斯德和科赫是微生物学和医学微生物学的奠基人。

弗莱明(Fleming)于 1929 年首先发现青真菌产生的青霉素能抑制金黄色葡萄球菌的生长,直到 1940 年,弗洛瑞(Florey)等将青真菌的培养液予以提纯,获得可供临床使用的青霉素纯品。青霉素的发现和应用为传染性疾病的治疗带来了一次革命,随后土霉素、链霉素、氯霉素、四环素、红霉素等抗生素被相继发现并广泛应用于临床,使许多由细菌引起的感染和传染病得到控制和治愈,为人类健康做出了巨大贡献。

现代微生物学已从一门以应用为主的学科,迅速发展为一门十分热门的前沿基础学科。由于科学技术的发展以及医疗技术的进步,传染性疾病得到了有效的控制。免疫学、遗传学、细胞生物学等学科的发展以及电子显微镜技术、色谱分析技术、DNA探针技术、免疫标记技术和基因工程技术的应用大大促进了微生物学的发展,微生物学的研究已进入分子水平时代,人们对病原生物致病性的认识更加深入。

传染病的防治方法进一步更新;新型疫苗研制进展很快,如亚单位疫苗、基因工程疫苗、核酸疫苗等;细胞因子、单克隆抗体和基因治疗等手段的应用对治疗病毒性疾病非常有效;头孢菌素、创新霉素等新的抗生素不断问世,有效地控制了传染病的流行。

近30多年以来,新发现40多种感染人类的病原生物,传染病重新成为重大的公共卫生安全问题,如艾滋病(AIDS)、SARS、埃博拉等。因此,要真正达到控制和消灭危害人类健康的传染性疾病这一目标,显然任重而道远,还需要付出长期和艰辛的努力。

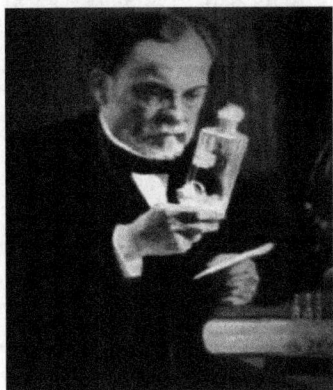

绪图1　巴斯德

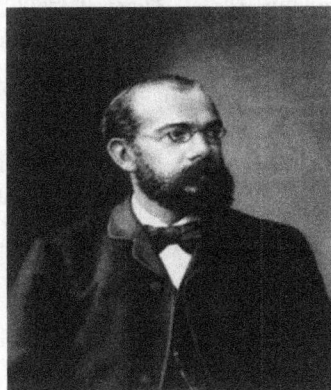

绪图2　科赫

第二节　医学免疫学概述

一、免疫的概念

免疫(immunity)一词源于拉丁文"immunitas",原意是免除税赋或徭役,引入医学领域则指免除瘟疫。随着科学的发展,人们对免疫逐渐有了更深入的认识,发现免疫除了能抗感染外,还具有许多其他重要功能。现代免疫是指机体的免疫系统识别和排除抗原性异物,以维持自身生理平衡和稳定的一种生理功能。免疫具有双重性,在正常情况下免疫对机体有利,但在异常条件下也会对机体造成损害,例如过敏反应和器官移植中出现的排斥反应等。

二、免疫的功能

现代免疫学认为,免疫主要有免疫防御、免疫稳定、免疫监视三大功能。

(一)免疫防御

免疫防御指机体识别和清除病原生物或其他抗原性异物,保护机体免受侵害的功能。但如果免疫防御功能过高可导致超敏反应,免疫防御功能若有缺陷易引发免疫缺陷病,防御过低易引发反复感染。

(二)免疫稳定

免疫稳定指机体清除体内损伤、衰老和死亡的细胞,以维持机体生理平衡和稳定的功能。免疫紊乱时可引起自身免疫病。

(三)免疫监视

免疫监视指机体识别、杀伤和清除体内突变细胞的能力。当免疫监视功能低下时,机体易患恶性肿瘤。

三、医学免疫学的历史与现状

医学免疫学是研究人体免疫系统的组成、结构与功能、免疫应答发生机制,以及在疾病诊断与防治中应用的一门医学基础科学。医学免疫学是人类在与传染病斗争过程中发展起来的,免疫学的历史可以从天花讲起,天花是曾经存在的一种烈性传染病,死亡率极高。古文献中很早就有了对天花的记载,早在15—16世纪的我国古代医学家就观察到患过天花的人不会再得第二次,以此发明了"人痘术"(绪图3),即通过接种人痘的方法来预防天花。但当时因尚未认识天花的病原体,预防天花只停留在经验时期。这一预防方法随后广为传播,先后传入俄国、朝鲜、日本和英国等国家。18世纪末,免疫学之父——英国乡村医生爱德华·琴纳(Edward Jenner)经过一系列实验后于1798年发明了牛痘苗用来预防天花,为人类传染病的人工免疫预防奠定了基础(绪图4)。

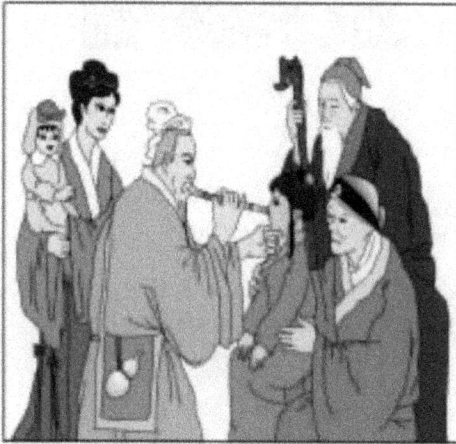

绪图3　我国古代发明的人痘术

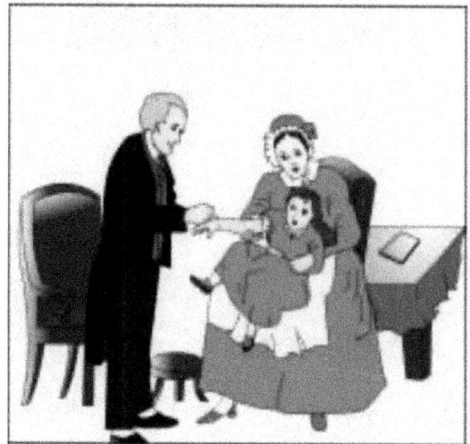

绪图4　爱德华·琴纳接种牛痘苗

知 识 拓 展

1796年5月17日,正是琴纳47周岁生日,他怀着对自己理论的充分信心,从挤牛奶姑娘尼姆斯手上取出牛痘疱疹中的浆液,接种到一个八岁小男孩菲普斯的左臂上。两个月后,他再次给男孩接种天花患者的疱浆液。经过近两年的观察,小男孩没有发生天花病,证明它确实获得了免疫力。1798年3月,他又找到了一位牛痘患者,取得痘浆对15名试验者重复进行牛痘人工接种试验,再次获得了成功。于是他就发表了自己的研究报告,并宣布天花是可以征服的。这一人工接种疫苗来防御天花发病的试验,逐步得到欧洲各国的认可,并传播到整个世界。在世界卫生组织的推动下,经过近两个世纪的努力,天花终于不见了。1979年10月26日,世界卫生组织宣布天花从地球上消失了。

19世纪后期,法国微生物学家巴斯德先后发现了多种病原菌,从而成功研制出了鸡霍乱、狂犬病和炭疽等多种疫苗。德国的Behring用白喉免疫血清治疗白喉患者获得成功,开创了人工被动免疫疗法之先河。

1883年,俄国生物学家E. Metchnikoff根据吞噬细胞的吞噬现象提出了细胞免疫学说。德国化学家Ehrlich发现了抗体,即免疫后的血清中某种特殊的化学成分。抗体具有抵抗外来病原体的抗感染作用,因此他提出了体液免疫学说。此后两种学说一度论战不休,直到1903年,英国学者Wright在研究吞噬细胞时发现了调理素,才将两种学说统一起来。

1945年,Owen发现异卵胎盘融合的双生小牛,其体内有两种不同血型的红细胞共存,互不排斥,由此发现天然免疫耐受现象。1957年,澳大利亚的Burnet提出免疫耐受理论,随后又提出抗体生成的克隆选择学说,这些学说解释了许多重要免疫生物学现象,如对抗原的识别、免疫记忆的形成、自身耐受的建立以及自身免疫的发生等,促进了现代免疫学理论的形成和发展。

近几十年,免疫学更是飞速发展,现代免疫学的研究进展揭示了机体内存在着完整的免疫系统,证实了淋巴系统在免疫应答方面的主导地位,揭示了Th1和Th2细胞、Tc细胞以及体液免疫在不同微生物感染中的作用。1974年,Doherty和Zinkernagel证实了T细胞识别抗原具有MHC限制性。1975年单克隆抗体技术建立,同时也进一步证实了Burnet的克隆选择学说,同年,T、B细胞表面分化抗原决定簇被成功鉴定。1976年,T细胞生长因子被发现,之后各种细胞因子陆续被发现。此外,细胞内信号转导途径及程序性细胞凋亡途径等被发现。

当今,人们从整体、器官、细胞、分子和基因水平探讨免疫系统的结构与功能,并阐明免疫学现象的本质及其机制,在免疫学基础理论和实践应用领域广泛展开了系统而深入的研究,并不断取得突破性进展,对生物学和医学发展产生了深远影响。现代免疫学发展迅速,不断向基础与临床医学各学科渗透,并逐渐形成了很多分支学科和交叉学科,如免疫生理学、免疫病理学、免疫遗传学、免疫药理学、肿瘤免疫学、移植免疫学等,从而极大地促进了现代医学的发展。单克隆抗体、DNA疫苗、基因工程重组疫苗、完全人源抗体等研究为防治传染病、恶性肿瘤、超敏反应、移植排斥反应、自身免疫病以及延缓衰老等方面提供了新途径。相信随着免疫学研究的不断深入、新疫苗的不断问世,免疫学必将在人类健康水平的提高上发挥更大的作用。

知 识 拓 展

1. 你知道患过天花的人不会再患第二次的原因吗?

2. 新生儿接种卡介苗(BCG)可预防乙型肝炎这种疾病吗?

3. 你知道器官移植为什么会引起排斥反应吗?

小　结

1.病原生物是指病原微生物和寄生虫。①微生物是存在于自然界中的一群肉眼不能直接观察到,必须借助显微镜放大到几百倍、几千倍甚至几万倍才能看到的微小生物,对人能致病的称为病原微生物,包括非细胞型微生物、原核细胞型微生物、真核细胞型微生物三型,如病毒、朊粒、支原体、衣原体、立克次体、细菌、放线菌、螺旋体、真菌;②寄生虫是指失去独立生活能力,需长期或短暂依附于另一种生物的体内或体表,获得营养并给对方造成损害的低等无脊椎动物和单细胞生物,包括医学蠕虫、医学原虫、医学节肢动物。

2.传染性疾病流行的基本环节包括传染源、传播途径、易感人群。影响传染性疾病流行的因素有社会因素、自然因素、生物因素。

3.免疫的概念是指机体的免疫系统识别和排除抗原性异物,以维持自身生理平衡和稳定的一种生理功能。免疫具有双重性,在正常情况下免疫对机体有利,但在异常条件下也会对机体造成损害。免疫主要有免疫防御、免疫稳定、免疫监视三大功能,如果三大功能出现异常可能会分别导致某种疾病发生。

思考与练习

一、单项选择题(以下每道题有 A、B、C、D、E 五个备选答案,请从中选一个最佳答案)

1.属于真核细胞型微生物的是　　　　　　　　　　　　　　　　　　　(　　)
　　A.衣原体　　　　　　　　B.放线菌　　　　　　　　C.真菌
　　D.立克次体　　　　　　　E.细菌

2.免疫是指　　　　　　　　　　　　　　　　　　　　　　　　　　　(　　)
　　A.机体清除突变细胞的功能
　　B.机体抗感染的功能
　　C.机体清除自身衰老、死亡的组织细胞的功能
　　D.机体识别和排除抗原性异物维持自身生理稳定的功能
　　E.机体抗肿瘤的功能

3.属于非细胞型微生物的是　　　　　　　　　　　　　　　　　　　　(　　)
　　A.衣原体　　　　　　　　B.病毒　　　　　　　　　C.支原体
　　D.立克次体　　　　　　　E.细菌

4.有关原核细胞型微生物的描述,错误的是　　　　　　　　　　　　　(　　)
　　A.无核膜和核仁　　　　　B.缺乏完整的细胞器　　　C.仅有原始核
　　D.单细胞　　　　　　　　E.细胞核分化程度高

5.免疫什么功能紊乱,易发自身免疫病　　　　　　　　　　　　　　　(　　)
　　A.免疫监视功能　　　　　B.免疫防御功能　　　　　C.免疫稳定功能

D. 免疫耐受　　　　　　E. 以上均不是

6. 免疫监视功能低下,易发生的疾病是　　　　　　　　　　　　　　　　（　　）
　　A. 自身免疫病　　　　　B. 恶性肿瘤　　　　　　　C. 超敏反应
　　D. 反复感染　　　　　　E. 流行性脑膜炎

7. 首先创用了无菌操作技术的是　　　　　　　　　　　　　　　　　　　（　　）
　　A. 德国的科赫　　　　　B. 俄国的伊凡诺夫斯基　　C. 法国的巴斯德
　　D. 荷兰的列文虎克　　　E. 英国的李斯特

8. 首先观察到微生物的是　　　　　　　　　　　　　　　　　　　　　　（　　）
　　A. 德国的科赫　　　　　B. 俄国的伊凡诺夫斯基　　C. 法国的巴斯德
　　D. 荷兰的列文虎克　　　E. 英国的李斯特

9. 传染性疾病能在人群中传播蔓延的特性称为　　　　　　　　　　　　　（　　）
　　A. 季节性　　　　　　　B. 流行性　　　　　　　　C. 地方性
　　D. 自然疫源性　　　　　E. 生物因素

10. 传染性疾病流行的基本环节不包括　　　　　　　　　　　　　　　　　（　　）
　　A. 传染源　　　　　　　B. 传播途径　　　　　　　C. 易感人群
　　D. 患者　　　　　　　　E. 健康人群

二、名词解释

1. 微生物
2. 免疫
3. 寄生虫

三、问答题

1. 微生物学的奠基人是谁？他们对微生物学的发展有什么突出贡献？
2. 简述免疫的概念及功能。
3. 简述微生物的概念及分类。
4. 简述传染病流行的环节和影响因素。

(秦庆颖)

参考答案

第一篇

免疫学基础

第一章 抗 原

第一节 抗原的概念和性能

一、抗原(Ag)

抗原是指能够诱导机体免疫系统产生特异性免疫应答,且能与效应产物(抗体或致敏淋巴细胞)在体内外发生特异性结合的物质。因此,抗原具有免疫原性和免疫反应性两个重要性能。

二、抗原的两个基本性能

(一)免疫原性
免疫原性指抗原能够刺激机体产生抗体或致敏T淋巴细胞的能力。

(二)免疫反应性
免疫反应性指抗原能与相应的抗体或致敏T淋巴细胞特异性结合的能力。

一般而言,具有免疫原性的物质均具免疫反应性,免疫原性和免疫反应性统称为抗原性。

第二节 决定抗原免疫原性的因素

一种物质是否具有免疫原性及免疫原性的强弱,取决于该物质本身的异物性、理化特性及机体对该物质的应答能力和免疫方式等。

一、异物性

机体的免疫系统具有识别"自己"与"非己"物质的能力,并对"非己"物质(异物)进行清除。异物,即"非己"物质或胚胎期未与免疫活性细胞接触过的物质。异物性是决定抗原免疫原性的首要条件。通常抗原来源与宿主种系关系越远,免疫原性越强;反之,种系关系越近,免疫原性越弱。如鸭血清蛋白对家兔呈强免疫原性,而对鸡则呈弱免疫原性。异物性物质通常有以下三类:

(一)异种物质

异种物质就是非自身物质,如病原微生物、外毒素和类毒素、异种动物血清等。

(二)同种异体物质

如人类红细胞表面血型抗原(ABO、Rh 血型抗原)和人类白细胞抗原(HLA)等。

(三)改变和隐蔽的自身物质

如在感染、电离辐射及药物等多种因素的作用下自身正常组织结构发生改变,以及隐蔽的自身成分(如甲状腺球蛋白、眼晶状体蛋白、精子等)释放入血都可被机体免疫细胞视为异物。

二、理化性状

(一)分子量的大小

具有免疫原性的物质,其分子量在 10000 以上,低于 4000 者一般不具有免疫原性。通常分子量越大的物质,免疫原性越强,原因是:

1.表面抗原决定基多,容易被淋巴细胞识别。

2.组成复杂,结构稳定,不易被破坏和清除。在体内停留的时间长,可持续刺激机体免疫系统。

(二)化学组成和结构

免疫原性强的抗原不仅分子量大,而且具有一定的化学组成和结构。在分子量相当的有机物中,蛋白质的免疫原性最强。大分子蛋白质免疫原性的强弱取决于氨基酸的组成及蛋白质的空间结构,含有大量芳香族氨基酸,尤其是含有酪氨酸的蛋白质,其免疫原性明显高于以非芳香族氨基酸为主的蛋白质。从结构上看,结构越复杂,其免疫原性越强,简单重复的有机大分子不具免疫原性。如:明胶的分子量高达 100000,但其仅由直链氨基酸组成,故免疫原性较弱;胰岛素分子量仅为 5700,但含芳香族氨基酸,故具有较强的免疫原性。

(三)分子构象与易接近性

1.分子构象 抗原分子中一些表位的立体构象也可影响免疫原性并决定其能否与相应的淋巴细胞表面的抗原受体相结合,从而启动免疫应答。

2.易接近性 是指抗原分子的表位与淋巴细胞表面相应的抗原受体相互接触的难易程度。通常认为,分布在抗原分子表面的表位易与淋巴细胞表面的抗原受体接近,使两者易结合,免疫原性较强,而存在于抗原分子内部的表位较难与淋巴细胞表面的抗原受体接近,故免疫原性较弱。

(四)物理性状

抗原的物理性状也能影响其免疫原性的强弱,例如,环状分子蛋白质的免疫原性比直链分子蛋白质的强,颗粒性抗原的免疫原性比可溶性抗原的强,聚合状态的蛋白质的免疫原性强于单体。此外,抗原分子的完整性可直接影响其免疫原性的强弱。

三、其他因素

(一)机体因素

机体对抗原的免疫应答的能力是受基因控制的。不同种类、同种不同个体对同一抗原产生应答的程度不同。宿主的年龄、性别和健康状态也影响机体对抗原应答的强弱。

(二)免疫方式

决定抗原的免疫原性强弱的因素还有抗原进入体内的途径、剂量、免疫次数和间隔时间及是否应用佐剂等。免疫途径由强到弱:皮内注射>皮下注射>肌内注射>腹腔注射>静脉注射。口服易导致免疫耐受。抗原剂量要适中,剂量过高或过低可诱导免疫耐受。免疫间隔要适当,次数不要过多。选择合适的免疫佐剂,可增强机体对抗原的免疫应答能力。

第三节 抗原的分类

一、根据抗原的基本性能分类

(一)完全抗原

同时具有免疫原性和免疫反应性的物质称为完全抗原。一般而言,具有免疫原性的物质均具有免疫反应性,即均属完全抗原,如微生物、异种血清蛋白等。

(二)不完全抗原

仅具备免疫反应性而不具备免疫原性的物质,称为不完全抗原,又称半抗原。半抗原与载体蛋白结合成为半抗原-载体复合物后可成为完全抗原。如某些多糖、类脂、分子量小的药物。

二、根据诱导 B 细胞活化产生抗体时是否需要 T 细胞辅助分类

(一)胸腺依赖性抗原(TD-Ag)

此类抗原刺激 B 细胞产生抗体时依赖 T 细胞的辅助,故又称 T 细胞依赖性抗原。TD-Ag 刺激机体主要产生 IgG 类抗体,还可引起细胞免疫应答和再次免疫应答。绝大多数天然抗原及蛋白质抗原,如病原微生物、血细胞、血清蛋白等均属 TD-Ag。先天性胸腺缺陷和后天性 T 细胞功能缺陷的个体,TD-Ag 诱导产生抗体的能力明显低下。

(二)胸腺非依赖性抗原(TI-Ag)

此类抗原刺激 B 细胞产生抗体时无需 T 细胞辅助,故又称 T 细胞非依赖性抗原。TI-Ag 刺激机体只产生 IgM 类抗体,不能引起细胞免疫及再次免疫应答。如细菌脂多糖(LPS)、荚膜多糖、聚合鞭毛素等。表 1-1 是 TD-Ag 与 TI-Ag 的特性比较。

表 1 - 1　TD-Ag 和 TI-Ag 的特性比较

	TD-Ag	TI-Ag
表位组成	B 细胞和 T 细胞表位	B 细胞表位
产生抗体是否需要 T 细胞辅助	需要	不需要
激活的 B 细胞	B2	B1
免疫应答类型	体液免疫和细胞免疫	体液免疫
产生抗体的类型	IgG、IgM、IgA 等	只产生 IgM
再次应答	有	无

三、根据抗原与机体的亲缘关系分类

（一）异种抗原

异种抗原指来自另一物种的抗原性物质,如病原微生物及其产物、植物蛋白、异种动物血清及异种器官移植物等。

（二）同种异型抗原

同种异型抗原指同一种属不同基因个体所具有的特异性抗原。如红细胞血型抗原和人类主要组织相容性抗原。

（三）自身抗原

自身抗原指能引起自身免疫应答的自身组织成分。

1.隐蔽的自身抗原　隐蔽的自身成分(如甲状腺球蛋白、眼晶状体蛋白、精子等)释放入血都可被机体免疫系统视为异物。

2.修饰的自身抗原　如在感染、电离辐射及药物等多种因素的作用下自身正常组织结构发生改变,可被机体免疫系统视为异物。

四、根据抗原是否在抗原呈递细胞内合成分类

（一）内源性抗原

内源性抗原指在抗原呈递细胞内新合成的抗原,如病毒感染细胞合成的病毒蛋白、肿瘤细胞内合成的肿瘤抗原等。

（二）外源性抗原

外源性抗原指并非由抗原呈递细胞合成、来源于细胞外的抗原。抗原呈递细胞可通过细胞吞噬、胞饮和受体介导的内吞等作用摄取外源性抗原,如吞噬的细胞或细菌等。

五、其他分类

除了上述常见的抗原分类外,还可根据抗原的产生方式,将其分为天然抗原和人工抗原;根据物理性状的不同,分为颗粒性抗原和可溶性抗原;根据化学性质,分为蛋白质抗原、多糖抗原及多肽抗原等;根据抗原诱导免疫应答的特征,分为移植抗原、肿瘤抗原、变应原、耐受原等。

第四节 抗原的特异性与交叉反应

一、抗原的特异性

抗原的特异性既表现在免疫原性上,又表现在免疫反应性上,即某一特定抗原只能刺激机体产生相应的抗体或致敏 T 淋巴细胞,且仅能与该抗体或致敏 T 淋巴细胞结合。如接种破伤风类毒素仅能诱导机体产生针对该毒素的抗体,且这种抗体仅与破伤风毒素结合,而不与白喉毒素结合;接种乙肝疫苗仅能预防乙肝,而不能预防痢疾。抗原的特异性是免疫应答中最重要的特点,也是免疫学诊断和防治的理论依据。决定抗原特异性的基础是存在于抗原分子中的表位。

(一)抗原表位的概念

抗原分子中决定抗原特异性的特殊化学基团称为表位,又称抗原决定基或抗原决定簇。表位是 T 细胞、B 细胞及抗体识别结合的基本结构单位,一般由 5~17 个氨基酸残基或 5~7 个多糖残基或核苷酸残基组成。

(二)抗原结合价

抗原结合价是指一个抗原分子上能与相应抗体结合的抗原表位的总数。大多数天然抗原是大分子物质,结构复杂,由多种、多个表位组成,可与多个抗体分子结合,是多价抗原。有些抗原(如肺炎球菌荚膜多糖水解产物)只能与抗体分子中的一个抗原结合部位结合,为单价抗原。半抗原也属于单价抗原。

(三)表位对抗原特异性的影响

表位的性质、数目、位置和空间构象决定着抗原的特异性。用连接不同化学基团的苯胺衍生物制备成复合抗原,并用其分别免疫动物,获得相应抗体后与上述抗原进行反应。结果证明,各种复合抗原都只能与相应抗体发生特异性结合,从而说明了抗原表位的结构决定了抗原抗体反应的特异性(表 1-2)。

表 1-2 抗原表位对抗原特异性的影响

抗血清	基团的组成 \ 反应	邻位	间位	对位
抗 NH₂-苯-SO₃H 血清	R=SO₃H	++	+++	±
	R=AsO₃H₂	−	+	−
	R=COOH	−	±	−

二、共同抗原与交叉反应

天然抗原的组成结构一般都很复杂,表面常有多种抗原表位,有时两种不同的抗原之间可能含有相同或相似的抗原表位,称为共同抗原。存在于同一种属生物之间的共同抗原称为类属抗原,而存在于不同种属生物之间的抗原称为异嗜性抗原。某些抗原不仅可与其诱生的抗体或致敏淋巴细胞反应,还可与其他抗原诱生的抗体或致敏淋巴细胞反应;某种抗原刺激机体所产生的抗体或致敏淋巴细胞,能与具有相同或相似表位的不同抗原发生反应,这些反应统称为交叉反应(图1-1)。

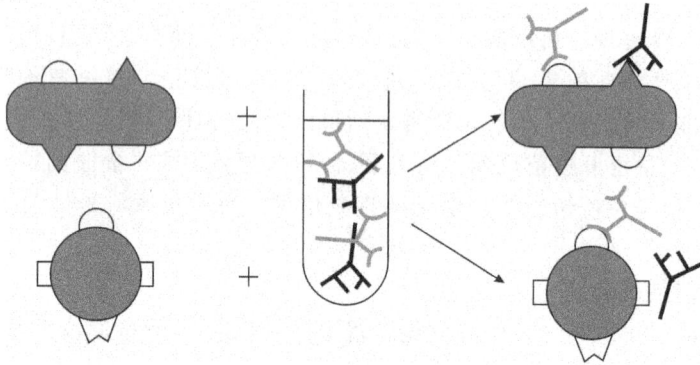

图1-1 交叉反应示意

第五节 医学上重要的抗原物质

一、异种抗原

(一)病原微生物

病原微生物的结构虽然简单,但其化学组成却相当复杂,是由多种成分组成的抗原复合体,具有较强的免疫原性,如肠道杆菌有表面抗原、菌体抗原、鞭毛抗原等。每种抗原又有多种表位,这些表位中有的对某种细菌是特异的,称为该菌的特异性抗原,有些是同种属细菌和其他种属细菌中共有的类属抗原。

人体感染病原微生物后,可获得免疫力。因此,用病原微生物制成疫苗作预防注射,可提高人群抗微生物疾病的能力,有效预防并控制传染病的流行。还可根据病原微生物抗原的特异性,用免疫学检测技术鉴定病原体或测定患者血清中的特异性抗体,进行临床相关疾病的诊断。

(二)外毒素和类毒素

有些细菌在生长繁殖过程中向菌体外分泌的有毒物质,称为外毒素,外毒素是蛋白质,毒性很强,免疫原性也很强。外毒素经0.3%～0.4%甲醛处理后失去毒性,但仍保留免疫原性,称为类毒素,可用于预防由外毒素引起的疾病。外毒素与类毒素均可刺激机体产生特异性抗体(抗毒素),该抗体能中和游离的外毒素,阻止毒素与敏感细胞结合。

(三)动物免疫血清

临床常用的各种抗毒素是将类毒素注射入马体内,然后从马血清中提取的。将这种异种动物来源的抗毒素注射人体用于临床治疗时,具有双重性:一是作为特异性抗体(抗毒素)

可中和感染者体内相应的外毒素,起到防治疾病的作用;二是这种抗毒素作为异种动物蛋白质,对人来说又是抗原,可刺激机体产生抗马血清抗体,引发超敏反应,严重者可发生过敏性休克甚至死亡,故注射前要做皮肤过敏试验。

二、异嗜性抗原

异嗜性抗原是一种与种属特异性无关的存在于人、动物、植物和微生物之间的共同抗原。有些病原微生物与人体某些组织细胞之间存在共同抗原,这是引起免疫性疾病的原因之一。例如,A 群链球菌细胞壁成分与肾小球基底膜及心肌组织之间存在共同抗原,故在链球菌感染后,刺激机体产生的抗体可与具有共同抗原的心肌、肾小球基底膜发生交叉反应,导致肾小球肾炎或心肌炎;大肠杆菌 O_{14} 型的脂多糖与人结肠黏膜之间存在共同抗原,有可能导致溃疡性结肠炎。

临床上,还常借助于异嗜性抗原对某些疾病做出辅助诊断。例如,变形杆菌某些菌株的菌体抗原与某些立克次体有共同抗原,故常用变形杆菌代替立克次体检测患者血清中的抗体水平,协助诊断立克次体病。

临 床 案 例

患者,女,15 岁,咽部不适 3 周,水肿少尿 1 周。查体:血压 150/105mmHg,双眼睑水肿,咽红,扁桃体Ⅰ度肿大,双下肢水肿,其他无异常。尿蛋白:+++,尿红细胞 25～30 个/ml,抗"O"抗体为 500 单位。

临床诊断:急性肾小球肾炎。

问题:为什么感染链球菌后可引起急性肾小球肾炎?

三、同种异型抗原

同种异型抗原是指同一种属之间,由于遗传基因结构的差异所存在的抗原。人体主要有两类同种异型抗原。

(一)红细胞血型抗原

红细胞血型抗原包括 ABO 血型和 Rh 血型等 40 余种抗原系统。

1. ABO 血型抗原　ABO 血型不合的个体间相互输血,可引起严重的输血反应,因此输血前供血与受血者之间应先配血型。

2. Rh 血型抗原　根据红细胞表面 Rh 抗原的存在与否,可将人类红细胞分为 Rh 阳性(Rh^+)和 Rh 阴性(Rh^-)。如母亲为 Rh^-,胎儿为 Rh^+,可能引起流产或新生儿溶血。

(二)人类主要组织相容性抗原(HLA)

HLA 为有核细胞膜上的蛋白抗原,是人体最为复杂的同种异型抗原。除单卵双生者外,不同个体组织中的相容性抗原不完全相同。在器官移植时,为防止过强的移植排斥反应,应进行组织配型。

四、自身抗原

自身抗原是指机体在发育过程中与免疫系统相对隔绝,未能与免疫活性细胞接触的自身物质或结构改变的自身物质。这些自身物质一旦释放,可诱发机体的免疫活性细胞对自身成分的免疫应答,引起自身免疫病。

(一)隐蔽的自身抗原

有些自身物质在正常情况下与血液和免疫系统隔绝,称为隐蔽抗原。当外伤、感染或手术不慎等原因使隐蔽抗原进入血液成为自身抗原,则可引起自身免疫病。例如,甲状腺球蛋白释放入血液,引起超敏反应性甲状腺炎;眼葡萄膜色素抗原释放,引起交感性眼炎;精子抗原释放引起男性不育症等。

(二)修饰的自身抗原

在正常情况下,机体对自身组织细胞不产生免疫应答,但在病原微生物感染、电离辐射或化学药物等影响下,自身成分的分子结构可发生改变,形成新的抗原表位或暴露出新的抗原表位,成为自身抗原,刺激机体引起自身免疫病。例如,甲基多巴可使红细胞抗原发生改变,引起自身免疫性溶血性贫血;氨基比林可引起白细胞抗原结构改变,导致白细胞减少。

五、肿瘤抗原

肿瘤抗原是细胞癌变过程中出现的新抗原或过度表达的抗原的总称,可分为两类。

(一)肿瘤特异性抗原(TSA)

TSA 是肿瘤细胞表面特有的抗原。目前在黑色素瘤、结肠癌和理化因素(如紫外线、二乙基亚硝胺等)诱发肿瘤细胞表面可检测到 TSA。

(二)肿瘤相关性抗原(TAA)

这类抗原并非肿瘤细胞所特有,是正常细胞微量表达,但在细胞癌变时体内含量明显增多的抗原分子,无严格的特异性。TAA 分为两类:①与肿瘤有关的病毒抗原。例如,鼻咽癌组织中有 EB 病毒基因及抗原,宫颈癌细胞内有人类单纯疱疹 2 型病毒基因及抗原。②胚胎性抗原。例如,甲胎蛋白(AFP)原是胎儿肝细胞合成的一种糖蛋白,出生后至成年血清中 AFP 含量极少,低于 20ng/ml。原发性肝癌患者血清中 AFP 含量多在 300ng/ml 以上;虽然孕妇及其他肿瘤患者血清中 AFP 含量也可增多,但很少超过 100ng/ml。目前,AFP 检测试验已广泛用于原发性肝癌的辅助诊断和普查。

六、超抗原(SAg)

超抗原是一类由细菌外毒素和逆转录病毒蛋白构成的抗原性物质,只需极低浓度(1~10μg/L)就能激活 T 细胞,产生很强的免疫应答。迄今已发现的超抗原包括金黄色葡萄球菌肠毒素 A~E、表皮剥脱毒素(EXT)、关节炎支原体丝裂原(MAM)、小肠结肠耶氏菌膜蛋白及小鼠逆转录病毒的蛋白产物等。

知 识 拓 展

急性肾小球肾炎主要表现为突发少尿、蛋白尿、水肿、高血压,病因多种多样。其发生机制:溶血性链球菌与人肾小球基底膜有共同抗原,当人感染溶血性链球菌后,机体产生的抗链球菌溶血素 O 抗体,与机体肾小球基底膜共同抗原发生免疫反应造成组织损伤,引起急性肾小球肾炎。或当人感染溶血性链球菌后,链球菌的菌体抗原与刺激机体所产生的相应抗体结合形成免疫复合物沉积在肾小球基底膜引起免疫反应造成组织损伤,引起急性肾小球肾炎。

小 结

1.抗原是指那些能够诱导机体免疫系统产生免疫应答的物质。抗原具有免疫原性和免疫反应性两个基本特性。一种物质是否具有免疫原性取决于物质本身的异物性、理化特性、分子构象与易接近性和机体对该物质的应答性及免疫方式。

2.同时具有免疫原性和免疫反应性的物质称为完全抗原,仅具备免疫反应性而不具备免疫原性的物质,称为不完全抗原,又称半抗原。

3.抗原的特异性是指抗原刺激机体产生免疫应答及其与免疫应答产物发生反应所表现出的专一性、针对性。决定抗原特异性的基础是存在于抗原分子中的表位。

4.两种不同的抗原之间含有相同或相似的抗原表位,称为共同抗原。抗体或致敏淋巴细胞对具有相同或相似表位的不同抗原发生的反应,称为交叉反应。

5.医学上重要的抗原物质主要有异种抗原、异嗜性抗原、同种异型抗原、自身抗原、肿瘤抗原。

思考与练习

一、单项选择题(以下每道题有 A、B、C、D、E 五个备选答案,请从中选一个最佳答案)

1.关于半抗原的性能,正确的是　　　　　　　　　　　　　　　　　(　　)
  A.有免疫原性和免疫反应性
  B.既没有免疫原性,也没有免疫反应性
  C.有免疫原性,但没有免疫反应性
  D.有免疫反应性,但没有免疫原性
  E.以上都不对

2.类毒素　　　　　　　　　　　　　　　　　　　　　　　　　　　(　　)
  A.有免疫原性和毒性　　　　B.有免疫原性,无毒性　　　　C.没有免疫原性和毒性
  D.没有免疫原性,有毒性　　E.以上都不对

3.关于 TD-Ag,下面哪种说法不正确　　　　　　　　　　　　　　　(　　)
  A.刺激机体产生抗体时需 T 细胞辅助
  B.称胸腺依赖性抗原
  C.刺激机体产生抗体时不需 T 细胞辅助
  D.主要产生 IgG 抗体
  E.既可诱导体液免疫,又可诱导细胞免疫

4.能引起交叉反应的抗原是　　　　　　　　　　　　　　　　　　　(　　)

A.异种抗原   B.同种异型抗原   C.自身抗原

D.异嗜性抗原   E.其他

5.下列物质中免疫原性最强的是   （   ）

A.脂多糖   B.类脂   C.蛋白质

D.多糖   E.核酸

6.ABO 血型抗原为   （   ）

A.异种抗原   B.同种异型抗原   C.自身抗原

D.异嗜性抗原   E.其他

7.细菌菌体成分及其代谢产物为   （   ）

A.异种抗原   B.同种异型抗原   C.自身抗原

D.异嗜性抗原   E.其他

8.对人体而言,既是抗体,又是抗原的为   （   ）

A.病原微生物   B.外毒素   C.类毒素

D.动物免疫血清   E.植物花粉

9.构成抗原物质的首要条件是   （   ）

A.分子量大   B.化学组成与结构的复杂性   C.异物性

D.免疫方式   E.遗传因素

10.决定抗原特异性的是   （   ）

A.异物性   B.理化性状   C.分子量的大小

D.表位   E.宿主因素

11.下列为肿瘤抗原的是   （   ）

A.甲状腺球蛋白   B.甲胎蛋白   C.异种动物蛋白

D.病毒蛋白   E.眼晶体蛋白

二、名词解释

1.抗原

2.异嗜性抗原

3.抗原的免疫原性

4.表位

三、问答题

1.某一物质是否成为抗原取决于哪些因素?

2.列出医学上重要的抗原物质。

（曾兴莲）

参考答案

第二章　免疫球蛋白与抗体

　　抗体(Ab)是指机体免疫系统受抗原刺激后,B淋巴细胞经活化、增殖、分化形成的浆细胞合成与分泌的一种能与抗原特异性结合的球蛋白。抗体主要存在于血液、组织液及外分泌液中,抗体介导的免疫应答称为体液免疫应答。世界卫生组织及国际免疫学会联合会所属专业委员会决定,将具有抗体活性及化学结构与抗体相似的球蛋白统称为免疫球蛋白(Ig)。因此,抗体是免疫球蛋白,而免疫球蛋白不都是抗体。免疫球蛋白可分为两型:①分泌型Ig(SIg),存在于血液、组织液及外分泌液中;②膜型Ig(mIg),为分布在B淋巴细胞膜上的抗原受体。

第一节　免疫球蛋白分子的结构

一、免疫球蛋白的基本结构

　　基本结构(单体)是由4条多肽链通过链间二硫键连接而成,呈Y形;其中2条氨基酸数量较多的肽链称为重链(H链),2条氨基酸数量较少的肽链称为轻链(L链)(图2-1)。

　　(一)L链

　　每条L链约由210个氨基酸组成,分子量约为25000,根据L链的结构组成和抗原性不同可分为κ链与λ链,即κ型和λ型。同一个天然免疫球蛋白分子上的两条L链总是同型的。正常人血清中κ、λ浓度比约为2:1。

　　(二)H链

　　每条H链含450~550个氨基酸,分子量约为50000~75000,H链由于氨基酸组成和排列顺序、二硫键的数量和位置、糖的种类和数量不同,分为5类,即α、γ、μ、δ、ε,对应的Ig分别为IgA、IgG、IgM、IgD和IgE。不同类的H链可与L链(κ或λ)组合成完整的Ig分子。同一类氨基酸的组成和二硫键数量、位置也不同,可分为不同亚类,如IgG可分为IgG1~IgG4,IgA可分为亚类IgA1、IgA2,其余Ig尚未发现亚类。每个Ig分子上的两条轻链总是

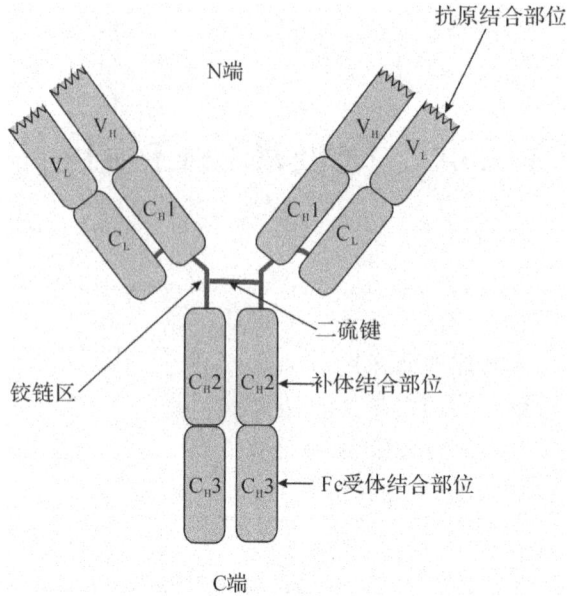

图 2-1　Ig 基本结构示意

同型,重链总是同类。

(三)其他结构

1.连接链(J 链)　是由合成 IgM 和分泌型 IgA(SIgA)的浆细胞产生的多肽链。SIgA 由 J 链将 2 个单体连接而成,IgM 由一条 J 链将 5 个单体连接而成(图 2-2)。

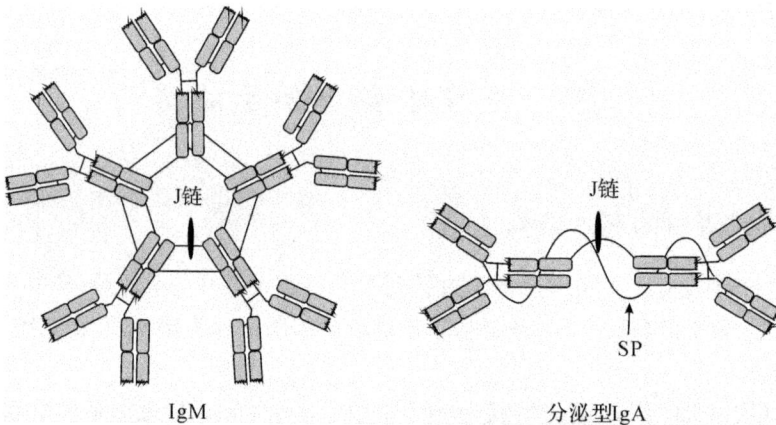

图 2-2　Ig 的 J 链和分泌片示意

2.分泌片(SP)　是 SIgA 的一个辅助成分,由上皮细胞合成,以非共价键形式结合到 SIgA 分子上。SP 的存在对于抵抗外分泌液中蛋白水解酶的降解具有重要作用,并与 SIgA 的转运有关。

二、可变区与恒定区

(一)可变区

Ig 多肽链 N 端,L 链的 1/2 与 H 链的 1/4 或 1/5 区域内,不同来源及类型 Ig 此区域氨基酸的种类、排列顺序与构型变化较大,称为可变区(V 区)。H 链和 L 链的 V 区分别称为 V_H 和 V_L。V 区可特异性结合抗原,因所结合的抗原特异性不同,V 区氨基酸的组成和排列也不同。由于 V 区氨基酸的种类和排列顺序千变万化,因此人体可形成与不同抗原结合的各种特异性 Ig。每个单体有两个抗原结合部位,可结合两个抗原决定基,故 Ig 单体是二价分子。

V_H 和 V_L 内各有 3 个区域氨基酸组成和排列顺序具有更高的变异程度,称为超变区(HVR),是与抗原结合的部位,亦称互补决定区(CDR)(图 2-3)。超变区是 Ig 分子独特型决定簇主要存在的部位。可变区中非 HVR 部位的氨基酸组成和排列相对比较稳定,称为骨架区。

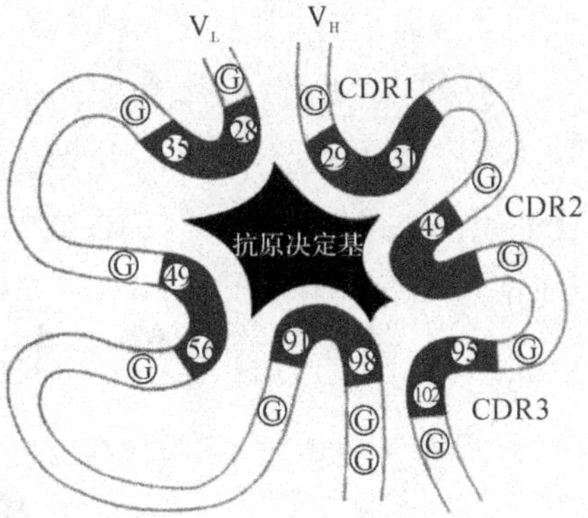

图 2-3 Ig 超变区与抗原结合示意

(二)恒定区

Ig 多肽链 C 端,L 链的 1/2 与 H 链的 3/4 或 4/5 区域内,氨基酸的种类、排列顺序及构型相对恒定,称为恒定区(C 区)。H 链和 L 链的 C 区分别称为 C_H 和 C_L。同一种属动物的此区域氨基酸的组成和排列比较恒定。不同 Ig 的长度不同,IgA、IgG 和 IgD 有 3 个 C_H,而 IgE 和 IgM 有 4 个 C_H。

三、铰链区

IgG、IgA 和 IgD 的 C_H1 与 C_H2 之间的区域含大量脯氨酸,富有弹性及伸展性,对蛋白水解酶敏感,称为铰链区。此区张合自如,能使抗体分子与不同距离的抗原决定基结合,也可使抗体分子构象发生变化,暴露补体 C1q 结合位点从而激活补体,经蛋白酶处理可在不同部位被切断。IgM 和 IgE 缺乏铰链区。

四、免疫球蛋白的功能区

Ig 分子的 H 链与 L 链每约 110 个氨基酸可通过链内二硫键折叠成一个球形结构域,称为功能区,功能区中的氨基酸序列有高度同源性。L 链结构域有两个:V_L 和 C_L;IgG、IgA 和 IgD 的 H 链结构域有四个:V_H 和 C_H1、C_H2、C_H3;IgM 和 IgE 有五个结构域:V_H 和 C_H1、C_H2、C_H3、C_H4。V_H 和 V_L 是结合抗原的部位,C_H1 和 C_L 是同种异型的遗传标志所在部位,C_H2(IgG)或 C_H3(IgM)有补体 C1q 结合位点,可启动补体活化的经典途径。C_H3(IgG、IgA)或 C_H4(IgE)可与细胞表面 Ig 的 Fc 受体结合。

五、免疫球蛋白的水解片段

Ig 铰链区对木瓜蛋白酶、胃蛋白酶敏感,在这些蛋白酶作用下此区常发生裂解得到不同的片段(图 2-4)。

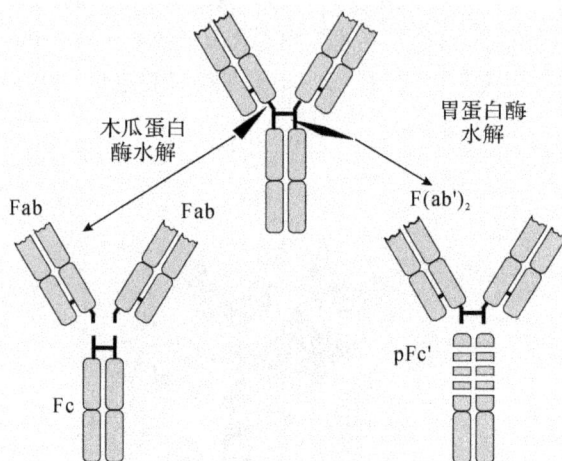

图 2-4 **Ig 的水解片段示意**

(一)木瓜蛋白酶水解

木瓜蛋白酶水解 Ig,将其从铰链区二硫键近 N 端部位切断,得到 3 个片段:①2 个相同抗原结合片段(Fab 段),具有结合抗原的能力;②1 个可结晶片段(Fc 段),可与相应细胞表面受体部位相结合。

(二)胃蛋白酶水解

胃蛋白酶水解 Ig,可将其从铰链区二硫键近 C 端切断,得到:①1 个大分子 $F(ab')_2$ 段:包括 V 区、C_H1 和 C_L 及铰链区,具有结合相应抗原的能力,同时又减少或避免了 Fc 段抗原性可能引起的副作用,因而在生物制品中有较大的实际应用价值;②若干小分子多肽碎片(pFc' 段):pFc' 能被胃蛋白酶水解成更小的片段,失去其生物学活性。

第二节 各类免疫球蛋白的主要特性与作用

一、IgG

IgG 主要由脾脏和淋巴结中的浆细胞合成,是血清中含量最高的 Ig,占血清 Ig 总量的

75％～80％。人类 IgG 有四个亚类：IgG1～IgG4，其中 IgG1 含量最多。IgG 分布范围广，常以单体形式存在于血液和其他体液中，是抗感染的主要抗体，也是再次应答的主要抗体。IgG 还发挥其他重要的免疫学效应，如调理作用、ADCC 作用、激活补体、与 SPA 结合等。IgG 半衰期最长，约 20～23 天。IgG 从出生后 3 个月开始合成，3～5 岁接近成人水平，是唯一能通过胎盘的 Ig，在新生儿抗感染方面起主要作用。IgG 还是重要的自身抗体成分，如某些抗核抗体、抗甲状腺抗体以及引起 Ⅱ、Ⅲ 型超敏反应的抗体。

二、IgM

IgM 为五聚体，是分子量最大的 Ig，称为巨球蛋白。IgM 不能透过血管壁，主要存在于血液中，占血清 Ig 总量的 5％～10％。IgM 结合抗原和激活补体的能力均比 IgG 强，具有高效抗感染作用。IgM 是个体发育中最早合成的 Ig，胚胎晚期已能合成，IgM 不能通过胎盘，若脐带血中 IgM 增多，提示胎儿可能发生宫内感染（如风疹病毒或巨细胞病毒感染）。机体受抗原刺激后最早产生的抗体也是 IgM，但 IgM 的半衰期短（约 5 天），若血清中特异性 IgM 类抗体含量增高，表明有近期感染，该指标有助于早期诊断。天然的血型抗体为 IgM，膜表面 IgM 表达于 B 细胞表面。

三、IgA

IgA 分为两型：①血清型 IgA：大多以单体形式存在，占血清 Ig 总量的 10％～15％，具有中和毒素、调理吞噬的作用；②分泌型 IgA（SIgA）：由两个单体 IgA 通过分泌片和连接链（J 链）组成，SIgA 主要存在于消化道、呼吸道和泌尿生殖道黏膜表面及初乳、唾液和泪液中，是局部免疫的主要抗体，通过与相应病原微生物（细菌、病毒等）结合，阻止病原体黏附到细胞表面，从而在黏膜抗感染中发挥重要作用。婴儿出生 4～6 个月后才能合成 IgA，但可从母乳中获得 SIgA，这对婴儿抵抗呼吸道和消化道病原微生物感染具有重要作用，这也是临床上提倡用母乳喂养婴儿的原因之一。

四、IgD

IgD 分为血清型和膜结合型，以单体形式存在。血清型 IgD 占血清 Ig 总量的 1％以下，铰链区较长，易被蛋白酶水解，故半衰期很短（仅 3 天），不能激活补体，血清中 IgD 的功能尚不清楚。膜结合型 IgD 存在于 B 细胞表面，是 B 细胞分化发育成熟的标志：未成熟 B 细胞仅表达 mIgM，成熟 B 细胞可同时表达 mIgM 和 mIgD，这种 B 细胞称为初始 B 细胞（naive B cell），活化的 B 细胞或记忆 B 细胞 mIgD 逐渐消失。

五、IgE

IgE 是种系进化过程中最晚出现的 Ig，主要由鼻咽部、支气管、胃肠道等黏膜部位的浆细胞产生，为单体结构，也是血清中含量最低的 Ig，仅占血清 Ig 总量的 2‰。IgE 具有亲细胞性，可与肥大细胞、嗜碱性粒细胞结合引起 Ⅰ 型超敏反应，在过敏性疾病和某些寄生虫感染者血清中特异性 IgE 含量显著增高。

第三节 抗体的主要生物学功能

抗体是体液免疫应答中发挥免疫功能的主要免疫分子。抗体所具有的功能由其分子中的功能区决定,具有多种免疫学活性:V 区可与相应抗原特异性结合,C 区可介导一系列生物学效应,包括激活补体、结合 Fc 受体而发挥调理作用、NK 细胞介导的细胞毒作用和超敏反应等(图 2-5)。

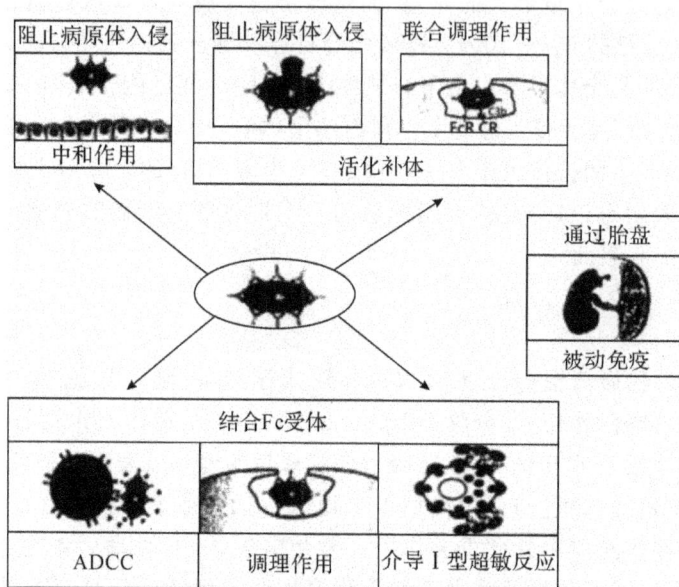

图 2-5 抗体的主要生物学活性示意

一、特异性结合抗原

抗体通过 Fab 段可特异性地与相应的抗原表位结合,这是其最显著的生物学特点,如结合细菌、病毒、寄生虫及侵入机体的其他异物的抗原表位,这一特性由其 V 区(尤其是超变区)的空间构象决定。不同抗体分子结合抗原决定基的数量(结合价)不同,单体 Ig 为双价,SIgA 二聚体为 4 价,五聚体 IgM 理论上应为 10 价,但实际上由于空间位阻,一般只有 5 价。体外抗体与抗原特异性的结合反应,广泛应用于抗体或抗原的检测。

二、激活补体

IgM、IgG1～IgG3 可通过经典途径活化补体,当抗体与相应抗原结合后,构型发生变化,抗体暴露出补体 C1q 的结合位点,C1q 遂与之结合,由经典途径激活补体系统,导致溶菌或溶细胞效应。

三、与免疫细胞表面的 Fc 受体结合

不同细胞表面有不同抗体的 Fc 受体,当抗体与相应抗原结合后,构型发生改变,其 Fc

段可与具有相应受体的细胞结合，发挥不同的生物学效应。

(一)调理作用

调理作用指抗体、补体 C3b、C4b 等可促进吞噬细胞对抗原性异物的吞噬作用。中性粒细胞、单核细胞和巨噬细胞表面具有 Fc 受体，IgG 与相应抗原结合后再通过 Fc 段结合于这些细胞上，可促进这些细胞对抗原的吞噬作用。血清型 IgA 也可发挥免疫调理作用。

(二)ADCC 作用

IgG 与靶细胞(肿瘤细胞、病毒感染宿主细胞)特异结合后，再与表达 IgG Fc 受体的中性粒细胞、单核细胞、巨噬细胞和 NK 细胞结合，从而杀伤靶细胞，称为抗体依赖性细胞介导的细胞毒效应(ADCC)。

(三)介导 I 型超敏反应

IgE 可与嗜碱性粒细胞、肥大细胞表面的 IgE Fc 受体(FcεR1)结合，使细胞脱颗粒，合成并释放活性介质，如组胺、白三烯、前列腺素、血小板活化因子等，从而引起 I 型超敏反应。

四、穿过胎盘和黏膜

IgG 可借助 Fc 片段选择性地与母体胎盘一侧的滋养层细胞表达的受体结合，转移到滋养层细胞的吞饮泡内，并主动排到胎儿血液循环中。IgG 是胎儿唯一能从母体获得的 Ig，对于新生儿抗感染有重要作用。而 SIgA 可通过呼吸道和消化道黏膜，是机体黏膜局部免疫的重要因素。

第四节　多克隆抗体与单克隆抗体

抗体在疾病的诊断和防治中发挥了重要作用。人工制备抗体是获得抗体的重要途径。传统抗体的制备往往是通过抗原免疫动物，获得抗血清。

一、多克隆抗体

由于天然抗原常含有多种抗原表位，这种方式所得到的抗血清是多种抗体的混合物，称为多克隆抗体(PcAb)。因其作用特异性不是很高，不宜大量制备，促使第二代抗体——单克隆抗体的出现。近年来分子生物学技术的发展又促使第三代抗体——基因工程抗体的诞生。

知 识 拓 展

1975 年，Kohler 和 Milstein 首先把经绵羊红细胞(SRBC)免疫的小鼠脾细胞与小鼠的骨髓瘤细胞融合，创建了第一个 B 细胞杂交瘤细胞株。此杂交瘤既具有瘤细胞在体外无限增殖的特性，又具有抗体形成细胞合成和分泌特异性抗体的特点。将此杂交瘤作单个细胞培养，可形成单细胞系(单克隆)，并可得到大量的、高浓度的、均一的抗体，即抗 SRBC 的单克隆抗体(McAb)。这是免疫学乃至医学史上的一个里程碑。

二、单克隆抗体

由一个 B 细胞杂交瘤细胞系产生的只识别抗原分子上一种抗原决定基的抗体,称为单克隆抗体(McAb)。McAb 来源于同一细胞克隆,其 Ig 重链、轻链及其可变区几乎完全相同,因此它们的特异性、亲和力、生物学性状也完全相同,是均一抗体,便于人为处理和质量控制,且来源容易,这些优点使它一问世就受到高度重视,广泛应用于生物学和医学研究领域。

(一)单克隆抗体制备的基本原理

B 细胞可产生抗体,但无法在体外无限繁殖;骨髓瘤细胞可无限繁殖,却无法产生特异性抗体。因此,将骨髓瘤细胞与经抗原免疫的小鼠脾细胞融合产生杂交瘤细胞,此杂交瘤细胞保持两个亲代细胞的特性,既有 B 淋巴细胞合成特异性抗体的特性,也有骨髓瘤细胞能在体外培养增殖的特性。用这种融合细胞进行培养增殖,可制备抗一种抗原决定基的特异性单克隆抗体。

(二)单克隆抗体制备的基本方法

单克隆抗体的制备经过抗原准备、动物的选择与免疫、细胞融合、选择杂交瘤细胞及抗体检测、杂交瘤的克隆化与冻存、单克隆抗体制备、纯化与鉴定等步骤(图 2-6)。

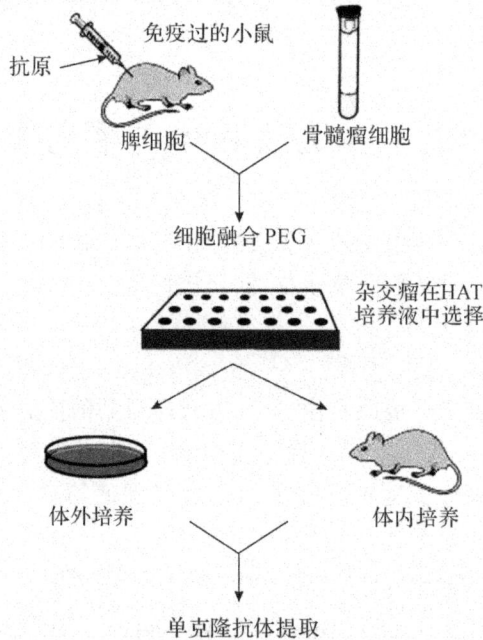

图 2-6　单克隆抗体的制备示意

(三)单克隆抗体的优点

单克隆抗体具有以下优点:①杂交瘤可在体外"永久"性存活并传代,只要不发生细胞株的基因突变,便可源源不断地产生高特异性、高均一性的抗体;②可用相对不纯的抗原,获得大量高特异、均一的抗体;③单克隆抗体具有高特异性和单一生物学功能。

(四)单克隆抗体的应用

1.用于疾病诊断 各类病原体的诊断是 McAb 应用最多的领域,已有大量诊断试剂盒生产,如通过免疫荧光技术或 ELISA 试验对乙肝病毒、丙肝病毒、疱疹病毒、巨细胞病毒、EB 病毒和各种微生物、寄生虫感染进行诊断。进行肿瘤的诊断和分型,如结肠癌、卵巢癌、黑色素瘤等。对机体微量成分的测定,应用单克隆抗体结合其他技术(如放免),可对机体的多种微量成分进行测定,如激素、酶、维生素、药物等。还可对淋巴细胞表面标志进行检测,例如检测细胞表面 CD 标志,以区分不同分化阶段的淋巴细胞,有利于了解细胞的分化和 T 细胞亚群的数量与质量变化,这对多种疾病诊断具有参考意义。

2.用于疾病治疗 目前利用单克隆抗体对疾病进行治疗已取得了很大的成果。如抗人 T 淋巴细胞单抗(McAb)作为一种新型免疫抑制剂,已广泛应用于临床自身免疫病的治疗和抗器官移植的排斥反应。第一个获准用于癌症治疗的嵌合型 IgG1 单克隆抗体是美罗华 (mabthera),其作用标靶为 CD20(即在前 B 淋巴细胞和成熟 B 淋巴细胞上的跨膜蛋白),本品能有效治疗复发的低度滤泡型非霍奇金淋巴瘤。

3.用作研究工具 单克隆抗体只与抗原分子上的单一表位结合,利用这一特性将其作为研究工作中的探针,如用荧光物质标记单抗作为探针,可方便地确定与其结合的相应生物大分子(蛋白质、核酸、酶等)在细胞中的位置和分布。此外,单克隆抗体在抗原的分析纯化、抗原决定基的定位、蛋白质相互作用位点的确定、特异调节分子的分离和人工抗体与疫苗的制备、诊断技术、酶抑制剂的研究开发、多肽药物的研制等生物技术研究的不同领域得到广泛应用,并对这些领域产生深远影响。

三、基因工程抗体

基因工程抗体又称重组抗体,是利用重组 DNA 及蛋白质工程技术对编码抗体的基因按不同需要进行加工改造和重新装配,经转染的适当受体细胞所表达的抗体。该抗体保留了天然抗体的特异性和主要生物学活性,减少或去除了无关结构,降低了人体的不良反应。

杂交瘤单克隆抗体为异源蛋白(目前绝大多数为鼠源),应用于人时易产生抗鼠抗体,使疗效减弱或消失。因此,理想的单克隆抗体应该是人源的。

(一)人源化抗体

人源化抗体又称重构型抗体。人源化抗体通过基因克隆及 DNA 重组技术改造鼠源性单克隆抗体,使其大部分氨基酸序列被人源序列所取代,此类抗体经改造后更接近于人的免疫球蛋白,既保留了亲本鼠克隆抗体的亲和力和特异性,又降低了鼠单克隆抗体的异源性,可在一定程度上降低异源蛋白在人体内诱发抗鼠抗体(HAMA)产生的问题,如人鼠嵌合抗体。

(二)全人源化抗体

全人源化抗体是最理想的抗体分子,不含任何鼠源成分。此种抗体不仅完全避免了HAMA 的产生,且特异性、亲和力不受影响,毒副作用小,已成为治疗性抗体药物发展的必然趋势。

(三)其他基因工程抗体

还可以利用重组 DNA 及蛋白质工程技术对 Ig 分子进行切割、拼接、修饰或重新组装改造,形成具有特定功能的基因工程抗体。如由抗体分子中抗原结合部位片段组建而成的小分子抗体,因其分子量小,免疫原性低,在人体内穿透力强,有利于疾病的治疗,与放射性同位素相连,在体内成像定位检查时本底低,可呈现清晰图像。双特异性抗体是将特异性不同的两个小分子抗体连接在一起,它有 2 个抗原结合位点,抗体一个臂与靶细胞表面的抗原结合,另一个臂则可与效应物(如药物、效应细胞等)结合,从而直接将效应物导向靶组织细胞,发挥导向及载体效应,使所连接物质准确无误地聚集于靶组织,具有特异性高、用量少、副作用小的优点。

小　结

1.抗体(Ab)是机体受抗原刺激后 B 细胞分化为浆细胞,由浆细胞分泌的一种能与抗原特异性结合的具有免疫功能的球蛋白;具有抗体活性或化学结构与抗体相似的球蛋白统称为免疫球蛋白(Ig);抗体是免疫球蛋白,免疫球蛋白不一定是抗体。

2.免疫球蛋白(Ig)都具有相似的基本结构(单体):由 4 条多肽链以链间二硫键连接而成,呈 Y 形,其中 2 条重链(H 链),2 条轻链(L 链)。根据 H 链不同可分为 5 类:IgA、IgG、IgM、IgD 和 IgE。Ig 多肽链 N 端,L 链的 1/2 与 H 链的 1/4 或 1/5 区域称为可变区(V 区);Ig 多肽链 C 端,L 链的 1/2 与 H 链的 3/4 或 4/5 区域称为恒定区(C 区)。

3.免疫球蛋白功能区:①V_H 和 V_L:结合抗原的部位;②C_H1 和 C_L:遗传标志所在;③C_H2(IgG)或 C_H3(IgM):有补体 C1q 结合位点,可启动补体活化的经典途径;④C_H3(IgG、IgA)或 C_H4(IgE):与细胞表面 Fc 受体结合;⑤铰链区:使抗体分子与不同距离的抗原决定基结合,也可使抗体分子构象发生变化,暴露补体 C1q 结合位点从而激活补体。

4.五种抗体特性与作用:①IgG:含量最高,抗感染的主要抗体,可透过胎盘;②IgM:分子量最大,最早产生,有早期诊断意义;③IgA:二聚体,黏膜抗感染的主要抗体;④IgD:分布在成熟 B 细胞膜上;⑤IgE:与 I 型超敏反应有关。

5.单克隆抗体(McAb)是由一个 B 细胞杂交瘤细胞系产生的只识别抗原分子上一种抗原决定基的抗体。

6.基因工程抗体是利用重组 DNA 及蛋白质工程技术对编码抗体的基因按需要进行加工改造和重新装配,保留了天然抗体的特异性和主要生物学活性,减少或去除了无关结构,降低了人体不良反应的抗体。

思考与练习

一、单项选择题(以下每道题有 A、B、C、D、E 五个备选答案,请从中选一个最佳答案)

1.下列说法正确的是　　　　　　　　　　　　　　　　　　　　　　(　　)
  A.免疫球蛋白就是抗体
  B.免疫球蛋白不是抗体
  C.免疫球蛋白与抗体无关

D. 抗体不一定是免疫球蛋白

E. 免疫球蛋白不一定是抗体,抗体都是免疫球蛋白

2. 在机体早期免疫防御中发挥重要作用的 Ig 是　　　　　　　　　　（　　）

    A. IgM　　　　　　　　　B. IgA　　　　　　　　　C. IgD

    D. IgG　　　　　　　　　E. IgE

3. 关于免疫球蛋白的生物学功能,下列错误的是　　　　　　　　　　（　　）

    A. 与抗原特异性结合　　B. 激活补体　　　　　C. 形成攻膜复合体

    D. IgG 介导 ADCC　　　　E. 亲细胞作用

4. 能与肥大细胞和嗜碱性粒细胞结合的 Ig 是　　　　　　　　　　（　　）

    A. IgM　　　　　　　　　B. IgA　　　　　　　　　C. IgD

    D. IgG　　　　　　　　　E. IgE

5. Ig 分子的基本结构包含　　　　　　　　　　　　　　　　　　　（　　）

    A. 1 条重链和 1 条轻链

    B. 2 条重链和 1 条轻链

    C. 2 条相同的重链和 2 条相同的轻链

    D. 4 条相同的肽链

    E. 1 条重链和 2 条轻链

6. 关于 IgM 的特性,错误的一项是　　　　　　　　　　　　　　　（　　）

    A. 是分子量最大的 Ig　　B. 与抗原作用出现凝集反应　C. 发挥抗感染作用

    D. 出现迟,消失慢　　　　E. 激活补体的能力比 IgG 强

7. 产生抗体的细胞是　　　　　　　　　　　　　　　　　　　　　（　　）

    A. T 细胞　　　　　　　　B. B 细胞　　　　　　　C. NK 细胞

    D. 浆细胞　　　　　　　　E. 肥大细胞

8. 天然 ABO 血型抗体属于　　　　　　　　　　　　　　　　　　　（　　）

    A. IgM　　　　　　　　　B. IgA　　　　　　　　　C. IgD

    D. IgG　　　　　　　　　E. IgE

9. 关于 IgA 的特性,错误的一项是　　　　　　　　　　　　　　　（　　）

    A. 有血清型和分泌型

    B. SIgA 对保护呼吸道、消化道黏膜有重要作用

    C. SIgA 为双聚体

    D. 大部分为单体

    E. IgA 可以通过激活补体的经典途径发挥免疫效应

10. B 细胞表面主要的 Ig 是　　　　　　　　　　　　　　　　　　（　　）

    A. IgA 和 IgE　　　　　　B. IgG 和 IgE　　　　　C. IgM 和 IgE

    D. IgD 和 IgM　　　　　　E. IgG 和 IgM

11. 参与Ⅰ型变态反应的抗体是　　　　　　　　　　　　　　　　　（　　）

    A. IgM　　　　　　　　　B. IgA　　　　　　　　　C. IgD

    D. IgG　　　　　　　　　E. IgE

12. 唯一可通过胎盘的是 （   ）

    A. IgM   B. IgA   C. IgD

    D. IgG   E. IgE

13. 局部黏膜抗感染免疫的主要抗体是 （   ）

    A. IgM   B. SIgA   C. IgD

    D. IgG   E. IgE

14. 产妇初乳中含量最多的 Ig 是 （   ）

    A. IgM   B. sIgA   C. IgD

    D. IgG   E. IgE

15. 新生儿脐带血中哪类 Ig 水平增高表示有宫内感染 （   ）

    A. IgM   B. IgA   C. IgD

    D. IgG   E. IgE

二、名词解释

1. 抗体

2. J 链

3. 单克隆抗体

4. 基因工程抗体

三、问答题

1. 简述免疫球蛋白的基本结构。

2. 简述五类免疫球蛋白的特性与功能。

3. 简述抗体的生物学功能。

4. 简述单克隆抗体的优点与用途。

（林逢春）

参考答案

第三章　补体系统

知 识 拓 展

　　人类对补体的研究开始于抗体发现后不久。早在19世纪末,比利时科学家J. Bordet在研究霍乱弧菌抗毒素血清时,发现只有新鲜的霍乱弧菌免疫血清可以溶解相应细菌,但如果将此血清56℃加热30min,则只出现细菌凝集而不溶解,此时再加入新鲜的、未经加热的普通血清(非免疫血清),细菌又被溶解,从而证明新鲜免疫血清中有两种成分与免疫溶菌现象有关,一种是对热相对稳定、能使细菌凝集的成分,即特异性抗体;另一种是不耐热的、在特异性抗体存在的情况下可引起细菌溶解的成分,这种不耐热的成分存在于正常的动物体内,且不随免疫过程而增长,人们将这种物质命名为"补体",意为"补充抗体发挥溶细胞作用的物质"。目前,补体与疾病的关系及相关干预策略成为研究的重点。

　　补体(C)是存在于人或动物血清、组织液及细胞膜表面的一组不耐热、经活化后具有酶活性的蛋白质组分,是抗体溶菌作用的必要补充条件。补体可通过经典途径、凝集素途径和旁路途径被激活。补体活化可介导细胞溶解、调理吞噬、炎症反应、清除免疫复合物等一系列重要的生物学效应,补体缺陷、功能障碍或异常活化与多种疾病的发生有关系。

　　体内多种组织细胞都能合成补体蛋白,如肝细胞、巨噬细胞、肠黏膜上皮细胞及内皮细胞等,其中肝细胞、巨噬细胞是合成补体的主要细胞。补体并非单一分子,而是由40多种可溶性蛋白和膜结合蛋白组成的复杂生物反应系统,广泛参与机体抗感染免疫及免疫调节,是体内具有重要生物学功能的免疫效应系统和效应放大系统,又称为补体系统。

第一节　补体系统的组成与命名

一、补体系统的组成

补体通常以无活性的酶原形式存在于血清中,被激活后才能发挥生物学作用。根据补体系统各组分在激活过程中的生物学功能不同,可将其分为三类:补体固有成分、补体调节蛋白、补体受体(CR)。

(一)补体固有成分

补体固有成分是指存在于血清、组织液等体液中参与补体激活过程的各种补体成分,包括参与经典途径、旁路途径、甘露糖结合凝集素(MBL)途径的补体成分。

1.经典途径的固有成分　C1、C4、C2、C3、C5、C6、C7、C8、C9 等。

2.MBL 途径的固有成分　C4、C2、C3、C5、C6、C7、C8、C9、MBL、MASP 等。

3.旁路途径的固有成分　C3、C5、C6、C7、C8、C9、B 因子、D 因子、P 因子等。

(二)补体调节蛋白

补体调节蛋白包括以可溶性或膜结合蛋白形式存在、参与调控补体活化过程的抑制因子或灭活因子。

(三)补体受体(CR)

补体受体可表达在不同类型的细胞表面,与补体激活过程中形成的活性片段结合,介导各种生物效应。

二、补体系统的命名

补体通常以英文字母"C"表示,补体的经典途径成分按其被发现的先后顺序分别称为 C1、C2……C9,其中 C1 由三个亚单位 C1q、C1r、C1s 组成,旁路途径中发挥补体调控作用的一些因子则以英文名称大写字母表示,如 B 因子、D 因子、H 因子、P 因子等。补体调节成分根据其功能进行命名,如 C1 抑制物(C1INH)、C4 结合蛋白、膜辅助蛋白(MCP)、表面衰变加速因子(DAF)等。补体受体根据结合对象命名,如 CR1~CR5、C1qR、C3aR、C4aR、C5aR 等。补体活化后的裂解片段,在后面加小写英文字母表示,如 C3a、C3b,通常 a 为小片段,b 为大片段,大片段具有酶活性,可作用于级联反应的下一成分,小片段参与炎症反应。具有酶活性的成分或复合物在上方加一横线表示,如 $\overline{C1}$、$\overline{C3bBb}$;被灭活的补体成分前加英文小写字母 i 表示,如 iC3b。

第二节　补体系统的激活

在激活物的作用下,补体蛋白被激活并按一定顺序产生逐级放大的生物级联反应,最终形成攻膜复合体导致靶细胞溶解,激活过程中产生的各种补体裂解片段发挥不同的生物学效应。根据激活物及激活顺序的不同,补体激活分为三条途径:①经典激活途径,由抗原抗体复合物结合 C1q 启动激活的途径；②MBL 途径，由 MBL 结合至细菌启动激活的途径；③旁路途径，由病原微生物等提供结合表面，直接从 C3 开始激活的途径。三条激活途径具有共同的膜攻击阶段，形成膜攻击复合物（MAC），发挥溶解细胞效应，引起共同的末端效应。

一、经典途径的激活

经典途径（CP）是由抗原—抗体复合物启动 C1 的活化开始的，因最先被人们所认识，故称为经典途径，依赖抗体在特异性体液免疫中发挥效应。在抗感染免疫进化过程中，最先出现并发挥效应的是不依赖抗体的旁路途径和 MBL 途径，然后才是依赖抗体的经典途径。

(一)激活物

补体经典途径的主要激活物是 IgG 或 IgM 类抗体与相应抗原形成的免疫复合物（IC）。C1q 与 IC 中抗体分子的补体结合位点结合，启动 C1 的活化，一个 C1q 分子必须同时有两个以上的球形头部与抗体分子的补体结合点结合，才能被激活。由于 IgG 为单体，只有两个以上的 IgG 分子相互靠拢才能激活 C1q，而 IgM 分子是五聚体，有多个补体结合点，所以单个 IgM 分子与抗原结合后即可激活 C1q 启动经典途径，因此 IgM 活化补体能力比 IgG 强。

(二)激活过程

参与经典激活途径的补体成分包括 C1～C9。激活过程包括识别阶段（C1 酯酶的形成阶段）、活化阶段（C3 转化酶和 C5 转化酶的形成阶段）和效应阶段（膜攻击阶段）（图 3-1）。

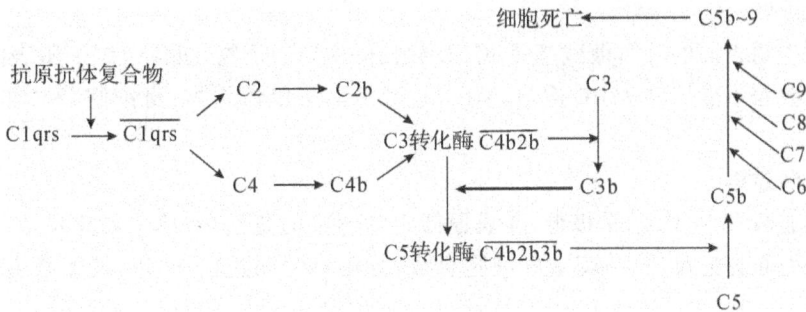

图 3-1　补体的经典激活途径过程示意

1.识别阶段　从 C1q 识别免疫复合物至形成 C1 酯酶的阶段。

C1 是由 1 个依赖于 Ca^{2+} 的 C1q 分子和 2 个 C1r、2 个 C1s 分子结合组成的大分子蛋白复合物。C1q 由 6 个相同形状亚单位聚合而成，每个亚单位氨基端呈束状聚拢，羧基端为球形头部，球形头部是识别补体结合位点的部位。当 C1q 的 2 个以上球形头部与 IC 中的 IgM 或 IgG 补体结合位点结合后，其构象就发生变化，引起 C1r 分子活化，$\overline{C1r}$ 又可活化 C1s，即 $\overline{C1s}$（C1 酯酶）形成。

2.活化阶段　C3 转化酶（$\overline{C4b2b}$）和 C5 转化酶（$\overline{C4b2b3b}$）的形成阶段。

C4 和 C2 均是 $\overline{C1s}$ 的底物。C4 在 $\overline{C1s}$ 的作用下裂解成两个片段，其中小片段为 C4a，大片段为 C4b，C4a 释放入液相，C4b 与靶细胞膜相结合。在 Mg^{2+} 存在的条件下，C2 结合靶细胞膜表面的 C4b，随后被 $\overline{C1s}$ 裂解成两个片段，小片段 C2a 进入液相，大片段 C2b 与 C4b 结合形成的复合物为 C3 转化酶（$\overline{C4b2b}$）。

C3 裂解参与三条途径的活化，是三条途径联系的核心。C3 转化酶中的 C4b 与 C3 结合成复合物,C2b 可水解 C3 形成小片段 C3a 进入液相,大片段 C3b 与靶细胞膜表面或与结合有 C3 转化酶的 Ig 分子以共价键结合,形成 $\overline{C4b2b3b}$ 复合物,该复合物为经典途径的 C5 转化酶,然后裂解 C5,进入补体激活的效应阶段。

3. 效应阶段　三条激活途径共同的膜攻击阶段。

补体激活三条途径形成的 C5 转化酶均可使 C5 裂解为 C5a 和 C5b,C5a 释放到液相,C5b 结合于细胞表面与 C6、C7 结合形成亲膜性 C5b67 复合体插入细胞膜脂质双层中,然后作为 C8 的膜受体与 C8 结合,形成 C5b678 复合体牢固附着在细胞表面。C8 构象发生改变在细胞膜上造成裂痕,并促进 C9 分子聚合,当 12～19 个分子的 C9 加入结合后,便形成 C5b6789n 巨分子复合体,即贯通细胞膜的膜攻击复合体(MAC)。

MAC 插入靶细胞膜脂质双层,形成内径约为 10nm 的管道结构,使小分子、离子及水分子等小的可溶性分子自由进出细胞,蛋白质类大分子却不能通过,造成细胞内电解质外流,水分子内流,最终导致细胞肿胀破裂而溶解。此外,还可使致死量钙离子向细胞内被动弥散,最终导致细胞死亡。

二、MBL 途径的激活

MBL 激活途径不依赖于抗原—抗体复合物的形成,在感染的早期就能发挥非特异性免疫效应。

(一)激活物

病原微生物表面的甘露糖残基是 MBL 途径的主要激活物,机体组织细胞表面的相应糖结构由于被覆盖不能启动 MBL 途径,MBL 途径从而可以识别"自身细胞"和"非己"病原微生物。

(二)激活过程

正常人血清中 MBL 水平极低,在病原微生物感染的急性期,体内吞噬细胞活化产生大量细胞因子引起炎症反应,并刺激肝细胞合成、分泌急性期蛋白 MBL,使血浆 MBL 水平异常增高。

MBL 结构及作用类似于 C1q 蛋白,通过其羧基端糖识别区的球状结构与病原微生物表面的甘露糖残基结合,继而发生构象改变,再与丝氨酸蛋白酶结合形成 MBL 相关丝氨酸蛋白酶(MBL-MASP)。形成的 MASP 主要有两类,分别称 MASP-1、MASP-2;活化的 MASP-2 的生物学活性与活化的 $\overline{C1s}$ 类似,可水解 C4 和 C2 形成经典途径的 C3 转化酶($\overline{C4b2b}$),之后反应过程与经典途径相同;活化的 MASP-1 可直接裂解 C3,形成旁路途径 C3 转化酶($\overline{C4b2b}$),参与并加强旁路途径正反馈放大机制(图 3-2)。

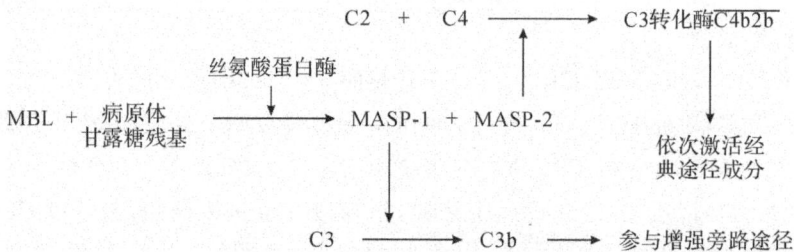

图 3-2　补体激活的 MBL 途径示意

三、旁路途径的激活

旁路途径(AP)是指不需 C1、C4、C2 参与,在 B、D、P 因子的参与下从激活 C3 开始,然后相继激活 C5～C9 的激活途径,也称 C3 途径或替代途径(图 3-3)。

(一)激活物

旁路途经的激活主要与某些病原微生物表面的脂多糖、葡聚糖、酵母多糖、凝聚的 IgG4 和 IgA 等有关,这些成分为补体激活反应提供了接触表面。哺乳类动物细胞可不通过 C1q 活化而直接激活旁路途经,而且激活不依赖抗体,因此在感染早期就可参与机体防御。

(二)激活过程

生理情况下体内 C3 可被持续地低水平裂解,自发产生少量 C3b,C3 裂解后,其分子极不稳定,存在于液相的 C3b 会被快速水解灭活,但是与某些病原微生物表面多糖或蛋白结合后就可启动激活旁路途径。

1.C3 转化酶($\overline{C3bBb}$)形成阶段 在 Mg^{2+} 存在下,病原微生物表面的 C3b 与 B 因子结合形成 C3bB 复合物,血清中的 D 因子将 C3bB 的 B 因子裂解成 Ba 和 Bb 片段。片段 Ba 游离于液相中,Bb 仍与 C3b 结合形成 C3bBb 复合物,即旁路途径的 C3 转化酶($\overline{C3bBb}$)。此时的 C3 转化酶极不稳定,容易被 H 因子和 I 因子降解灭活,所以经典途径所产生和自发裂解产生的 C3b 为旁路途经的激活提供了必要条件,但在无激活物存在时并不能继续激活补体成分,一旦出现相关接触表面,旁路途径即被激活。

2.C5 转化酶($\overline{C3bBb3b}$)形成阶段 在旁路途径激活物存在条件下形成的 C3b 和 C3bBb 通过与病原微生物表面脂多糖等结合而受到保护,不易被灭活。C3bBb 与血清中的 P 因子结合形成 $\overline{C3bBbP}$ 复合物,使其酶活性更稳定。稳定的 $\overline{C3bBbP}$ 裂解 C3 产生更多的 C3b 分子,C3b 停留于同一细胞表面形成更多的 C3 转化酶,因此 C3b 既是 C3 转化酶的组成成分,又是 C3 转化酶的作用产物,有效地放大了补体激活的级联效应,形成旁路途径的正反馈放大机制。C3b 分子同时与 C3bBb 结合,形成新复合物 $\overline{C3bBb3b}$(或 $\overline{C3bnBb}$),即为旁路途径的 C5 转化酶(图 3-3)。C5 转化酶进一步裂解 C5,引起共同的末端效应。

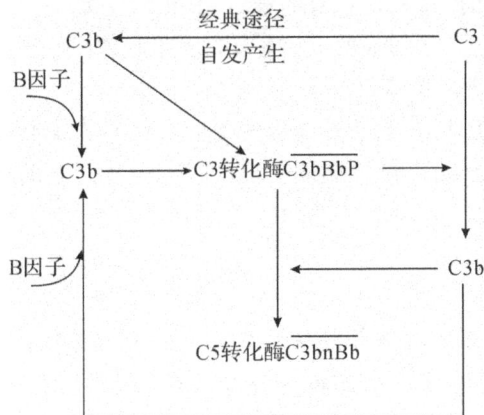

图 3-3 补体激活的旁路途径示意

第三节 补体系统的生物学作用

补体是体内具有多种生物学作用的免疫效应系统与放大系统,不仅参与非特异性固有免疫反应,也参与特异性的适应性免疫反应。补体的生物学作用主要表现为补体在细胞表面被激活形成的 MAC 导致细胞产生溶解作用及补体激活过程中产生的裂解片段介导的生物学效应。

一、溶解靶细胞作用

补体裂解病原微生物是机体抗感染的重要机制之一,可以起到抗细菌、抗病毒、抗寄生虫等方面的作用。补体系统通过三条途径激活,均在靶细胞表面产生 MAC 并导致靶细胞产生溶解,MAC 在靶细胞表面形成贯穿细胞膜的孔道,使细胞内外渗透压失衡,最终导致细胞溶解。但在病理情况下,患者体内产生的自身抗体与细胞表面抗原结合后也可激活补体,导致自身细胞溶解,造成损伤,产生相应疾病。

二、调理作用

补体激活过程产生的裂解片段 C3b、C4b 等通过 N 端与细菌、病毒、靶细胞(或免疫复合物)等颗粒性物质结合,再通过 C 端与具有相应受体的单核—吞噬细胞结合,从而促进吞噬细胞的吞噬作用和杀伤作用,这种作用称为补体的调理作用。调理作用在机体抗感染过程中有着重要的意义。

三、免疫黏附和清除免疫复合物作用

体液循环中随时都可能形成少量 IC,大分子 IC 容易被吞噬,小分子容易过滤除去,只有形成的中等分子量循环 IC 不容易被清除。补体可参与清除循环 IC,避免其沉积于血管壁激活补体导致炎症反应,从而保持机体自身的稳定,其机制主要是:

1. 抑制 IC 形成或溶解　已形成的 IC 补体结合在 Ig 的 Fc 段,导致其空间构象变化,从而抑制 IC 形成或使已形成的 IC 解离。

2. 促进 IC 的清除　循环 IC 激活补体后产生大量的 C3b、C4b,使 IC 结合于表达相应受体的红细胞、血小板等细胞表面,随血流运送至肝、脾脏,从而有助于吞噬细胞的捕获与吞噬清除,称为免疫黏附作用。

四、炎症介质作用

补体激活过程产生的活性补体片段具有介导炎症反应作用,引发的炎症反应促进了机体对外来侵入抗原物质的清除。主要表现为过敏毒素作用、激肽样作用和趋化作用三种方式。

1. 过敏毒素作用　C3a、C4a、C5a 作为过敏毒素,可与肥大细胞、嗜碱性粒细胞表面受体结合,促使其脱颗粒,释放出组胺、白三烯等生物活性物质,引起血管扩张、毛细血管通透性增加、平滑肌收缩等效应。

2.激肽样作用 C2a 具有使血管通透性增加的活性,引起炎性渗出和水肿,称为激肽样作用。

3.趋化作用 C5a、C3a 等对中性粒细胞具有强烈的趋化作用,使中性粒细胞向炎症部位聚集,加强对病原体的吞噬,从而增强炎症反应。

五、免疫调节作用

补体在免疫应答的各个过程阶段都可以发挥调节作用。第一,在 APC(抗原呈递细胞)处理和呈递抗原的过程中发挥作用,如 C3 捕捉、固定抗原后与 APC 上受体结合,使抗原易被处理和呈递;第二,调节免疫细胞增殖与分化,补体成分可作用于多种免疫细胞,如 C3b 与 B 细胞表面受体结合后可促进 B 细胞增殖分化为浆细胞;第三,调节免疫细胞效应功能,补体可增强免疫细胞的杀伤或吞噬功能,如 C3b 与自然杀伤细胞结合可增强其 ADCC 效应,与单核—吞噬细胞结合促进吞噬细胞的吞噬和杀伤作用。

第四节 补体系统异常与疾病

正常人血清中补体含量相对稳定,补体系统异常可导致某些疾病的产生。补体异常主要包括遗传性补体缺陷、含量增高或降低。

一、遗传性补体缺陷

几乎所有补体组分都可发生遗传缺陷,使补体系统不能激活,导致患者对病原体易感,并因体内 IC 清除障碍而出现 IC 相关的自身免疫病。CP 成分缺陷易发生严重的细菌感染和自身免疫病;AP 和末端通路 C5～C9 成分缺陷患者易反复感染奈瑟球菌属细菌;LP 成分缺陷者对各种病原体易感,其自身免疫病发病率增高。补体调节蛋白缺陷可导致补体激活异常而引起某些疾病的发生,如 C1INH 缺陷可引起遗传性血管神经性水肿,该病属常染色体显性遗传病;I 因子或 H 因子缺陷,导致 C3 耗竭循环,IC 清除障碍,出现肾小球肾炎;红细胞表面补体受体 CR1 缺陷,导致循环 IC 清除障碍,引发自身免疫病,如 SLE(系统性红斑狼疮)。

二、补体含量降低

继发性补体降低常见于:①消耗增多,如血清病、类风湿关节炎及移植排斥反应等;②补体大量丢失,见于大面积烧伤患者、失血过多及肾脏病患者;③补体合成不足,见于肝脏疾病患者或营养不良患者。

三、补体含量增高

急性病毒性肝炎、心肌梗死及糖尿病,甚至正常妊娠时,可观察到补体值的增高,如 C2、C3、C4 的升高。

小　结

1.补体是存在于血清中的一组活化后才具有酶活性的蛋白质,可通过经典途径、MBL素途径和旁路途径被激活。三条途径比较见表3-1。

表 3-1　补体三条激活途径的比较

	经典途径	旁路途经	MBL 途径
激活物	主要是抗原抗体复合物	病原微生物颗粒或外源性异物	病原体表面的糖结构,如甘露糖残基
识别分子	C1q	无	MBL
参与成分	C1~C9	C3、C5~C9、B因子、D因子、P因子	除C1外所有补体固有成分
所需离子	Ca^{2+}、Mg^{2+}	Mg^{2+}	Ca^{2+}、Mg^{2+}
C3 转化酶	$\overline{C4b2b}$	$\overline{C3bBb}$	$\overline{C4b2b}$
正反馈放大机制	无	有	有
C5 转化酶	$\overline{C4b2b3b}$	$\overline{C3bBb3b}$	$\overline{C4b2b3b}$
作用	参与特异性体液免疫效应作用	参与非特异性固有免疫,发挥早期抗感染作用	参与非特异性固有免疫,发挥早期抗感染作用

2.补体系统的激活是高度有序的级联放大反应,作用无特异性,效应是溶解细胞、引起炎症反应、增强免疫细胞的吞噬作用等。在正常生理情况下,补体系统的激活是机体的保护性反应,但异常的补体激活不但使大量补体成分过度消耗,还会产生严重的炎症反应,导致机体自身组织细胞的病理性损伤。所以,补体系统在机体抗感染和免疫损伤中起着重要的作用。

思考与练习

一、单项选择题(以下每道题有 A、B、C、D、E 五个备选答案,请从中选一个最佳答案)

1.下列关于补体的叙述,哪项是错误的　　　　　　　　　　　　　　　　(　　)

　　A.血清中含量最高的补体成分是 C3

　　B.生理情况下大多以无活性的酶前体形式存在

　　C.由 40 多种可溶性和膜结合蛋白组成

  D. 其作用是非特异的

  E. 对热稳定

2. 补体三条激活途径的共同点是   ( )

  A. 参与级联反应的补体成分相同

  B. C3 转化酶的组成相同

  C. C5 转化酶的组成相同

  D. 激活物质相同

  E. 攻膜复合物的形成及其溶细胞效应相同

3. 参与经典激活途径识别阶段的是   ( )

  A. C1   B. C2   C. C3

  D. C4   E. C5

4. 能作为补体经典激活途径激活物质的是   ( )

  A. IgG 与抗原形成的免疫复合物

  B. IgM

  C. 凝聚的 IgA

  D. 细菌脂多糖

  E. SIgA

5. 下述哪种成分为旁路途径的激活物质   ( )

  A. 抗原抗体复合物   B. IgM   C. MBL

  D. IgG   E. 脂多糖

6. 补体旁路激活途径 C3 转化酶是   ( )

  A. $\overline{C4b2a}$ B. $\overline{C4b2a3b}$ C. $\overline{C3bBb}$

  D. $\overline{C3bBb3b}$ E. $\overline{C4b2b}$

7. 参与 MBL 激活途径的为   ( )

  A. 细菌脂多糖   B. 凝聚的 IgA   C. 甘露聚糖结合凝集素

  D. IgM   E. IgG4

8. 补体的生物学作用不包括   ( )

  A. 引起炎症反应   B. 免疫黏附作用   C. 溶细胞作用

  D. 调理作用   E. 中和毒素

9. 补体活性片段促进吞噬细胞的吞噬作用称为   ( )

  A. 细胞毒作用   B. 调理作用   C. 中和作用

  D. 免疫黏附作用   E. 炎症介质作用

10. 补体激活过程中产生的过敏毒素为   ( )

  A. C2b、C4b、C3b   B. C3a、C4a、C5a   C. C2a、C3a、C3b

  D. C2b、C3b、C5a   E. C3a、C5a、C5b

二、名词解释

1. 补体

2. MBL

3. MAC

三、问答题

1. 补体三条激活途径形成 C3 转化酶、C5 转化酶有何异同？

2. 补体在抗感染免疫中如何发挥作用？

（路则宝）

参考答案

第四章 免疫系统

教学 PPT

　　免疫系统由免疫器官、免疫细胞和免疫分子组成。免疫器官分为中枢免疫器官和外周免疫器官(图4-1)。免疫细胞主要有造血干细胞、淋巴细胞(T、B、NK细胞)、单核—吞噬细胞、树突状细胞及粒细胞等。免疫分子主要有抗体、补体、细胞因子等。

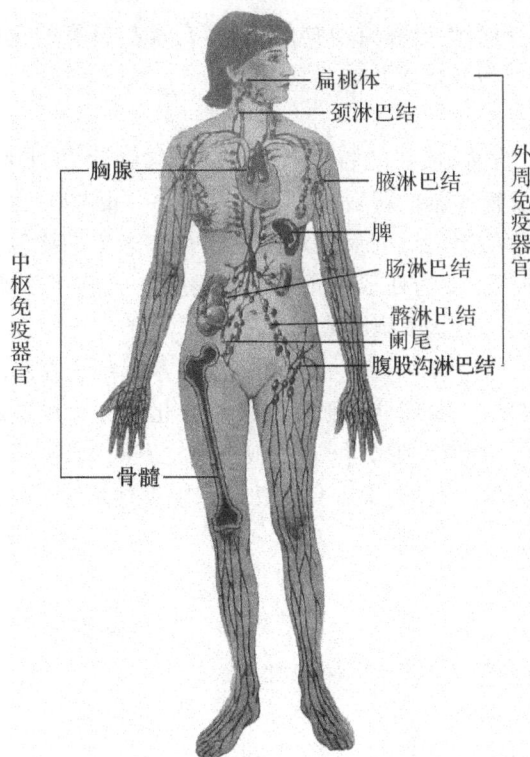

图4-1　人体免疫器官示意

第一节 免疫器官

免疫器官按其发生与功能不同,可分为中枢免疫器官和外周免疫器官,两者通过血液循环及淋巴循环相互联系。

一、中枢免疫器官

中枢免疫器官又称初级淋巴器官,人类和其他哺乳类动物的中枢免疫器官包括骨髓和胸腺。鸟类的腔上囊相当于哺乳类的骨髓。中枢免疫器官是各类免疫细胞发生、分化和成熟的场所。

(一)骨髓

骨髓是人类B细胞分化、发育、成熟的场所,也是各类血细胞和免疫细胞的发源地。骨髓位于骨髓腔内,由造血组织和血窦构成。骨髓内有大量的造血干细胞,造血干细胞具有分化成不同血细胞的能力,故被称为多能造血干细胞。骨髓基质细胞及其产生的多种细胞因子构成造血干细胞分化的微环境。骨髓造血干细胞首先分化为髓系祖细胞和淋巴系祖细胞。髓系祖细胞最终分化为粒细胞、单核细胞、红细胞、血小板。淋巴系祖细胞一部分经血迁入胸腺,发育为成熟T细胞和自然杀伤细胞(NK细胞);另一部分则在骨髓内继续分化为B细胞,然后经血液循环迁至外周免疫器官。骨髓也是再次免疫应答的场所,骨髓功能缺陷可导致体液免疫和细胞免疫均缺陷。

腔上囊又称法氏囊,相当于哺乳类动物的骨髓,是禽类特有的免疫器官,位于泄殖腔后上方。腔上囊是禽类B细胞分化成熟的器官。

(二)胸腺

胸腺是T细胞分化、发育、成熟的场所。胸腺位于胸骨后方、心脏上方。胸腺出现于胚胎第9周,胚胎第20周发育成熟。新生儿期胸腺重15～20g,以后逐渐增大,至青春期可达30～40g。青春期后,胸腺随年龄增大而逐渐萎缩退化。老年期胸腺萎缩,多被脂肪组织取代,功能亦衰退。胸腺细胞主要为处于不同分化阶段的未成熟T细胞。胸腺基质细胞包括胸腺上皮细胞、巨噬细胞、树突状细胞和成纤维细胞。

胸腺是T细胞发育的主要场所。来自骨髓的淋巴系祖细胞在胸腺微环境诱导下死亡或分化,90%以上胸腺细胞死亡,少部分胸腺细胞最终分化发育为成熟的功能性CD4$^+$T细胞或CD8$^+$T细胞,并获得自身免疫耐受和T细胞识别抗原的MHC限制性,成熟T细胞移行至外周淋巴器官及血液循环中,发挥细胞免疫功能和辅助体液免疫功能。

二、外周免疫器官及组织

外周免疫器官或称次级淋巴器官,是成熟淋巴细胞定居和产生免疫应答的场所。外周免疫器官包括淋巴结、脾、黏膜相关淋巴组织等。

(一)淋巴结

1.淋巴结的结构　人体约有500～600个淋巴结,广泛分布于全身非黏膜部位的淋巴通道上,常成群分布于肺门、腹股沟、腋下等处。淋巴结内主要有T细胞、B细胞、巨噬细胞和树突状细胞。淋巴结(图4-2)分为皮质和髓质,彼此通过淋巴窦相通。皮质区位于被膜下,包括浅皮质区、深皮质区和皮质淋巴窦。髓质区由髓索和髓窦组成。

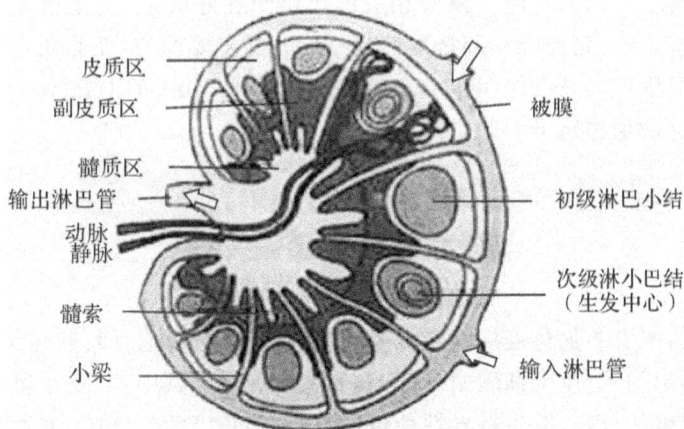

皮质区
副皮质区
髓质区
输出淋巴管
动脉
静脉
髓索
小梁
被膜
初级淋巴小结
次级淋小巴结
(生发中心)
输入淋巴管

图4-2 淋巴结结构示意

2.淋巴结的功能 淋巴结是成熟T细胞和B细胞定居的主要部位。其中,T细胞占淋巴结内淋巴细胞总数的75%,B细胞占25%。其功能为:①是免疫应答发生的场所;②参与淋巴细胞再循环:淋巴细胞在血液、淋巴液、淋巴器官和组织间反复循环的过程称为淋巴细胞再循环;③淋巴结的过滤作用:侵入机体的病原微生物、毒素或其他有害物质,随淋巴液进入局部淋巴结。淋巴液在淋巴窦中缓慢移动,有利于淋巴窦内的巨噬细胞吞噬、清除抗原性异物,发挥过滤淋巴液的作用。

(二)脾脏

1.脾脏的结构 脾脏是人体内最大的外周免疫器官。脾外层为结缔组织被膜,被膜向脾内伸展形成若干小梁。脾实质可分为白髓、红髓和边缘区3部分,脾内含有大量淋巴窦。白髓由密集的淋巴细胞构成,包括动脉周围淋巴鞘和淋巴滤泡。动脉周围淋巴鞘为胸腺依赖区,即T细胞居住区。鞘内的淋巴滤泡为非胸腺依赖区,即B细胞居住区。红髓分布于白髓周围,包括髓索和髓窦,髓索内主要为B细胞,也含巨噬细胞和树突状细胞。边缘区位于白髓和红髓交界处,是血液和淋巴液进出的通道。

2.脾脏的功能 脾脏是贮存红细胞的血库,具有重要的免疫功能:①脾脏是各种成熟淋巴细胞定居的场所,其中B细胞约占淋巴细胞总数的60%,T细胞约占40%;②T、B细胞发生免疫应答的场所:脾脏内的T、B细胞接受抗原刺激,并发生免疫应答;③生物合成作用:脾脏可合成某些生物活性物质,如补体、干扰素等;④脾脏过滤作用:脾脏可清除血液中的病原体、衰老死亡的红细胞、白细胞、某些蜕变细胞、免疫复合物及其他异物,从而发挥过滤作用,使血液得到净化。

(三)黏膜相关淋巴组织(MALT)

机体约有50%的淋巴组织分布于黏膜系统,人体黏膜的表面积约400 m²,是病原微生物等抗原性异物入侵机体的主要途径。

1.黏膜相关淋巴组织的组成 黏膜相关淋巴组织主要由肠相关淋巴组织、鼻相关淋巴组织和支气管相关淋巴组织所组成,包括呼吸道、消化道及泌尿生殖道黏膜固有层和上皮细胞下散在的无被膜淋巴组织,以及某些带有生发中心的器官化的淋巴组织,如扁桃体、小肠派氏集合淋巴结及阑尾等。

2.黏膜相关淋巴组织的功能　黏膜相关淋巴组织在呼吸道、消化道及泌尿生殖道黏膜上构成了一道免疫屏障,是参与局部特异性免疫应答的主要部位,在黏膜局部抗感染免疫中发挥重要作用。黏膜相关淋巴组织中的 B 细胞多为产生 SIgA 的 B 细胞,所产生的 SIgA 在黏膜局部防御病原微生物感染中起重要作用。

第二节　免疫细胞

免疫细胞泛指所有参加免疫应答或与免疫应答有关的细胞及其前体细胞,主要包括淋巴细胞、抗原呈递细胞、造血干细胞、粒细胞和肥大细胞等。其中,T 细胞和 B 细胞可接受抗原刺激而活化、增殖和分化,发生特异性免疫应答,称为免疫活性细胞,亦称为抗原特异性淋巴细胞。

一、淋巴细胞

淋巴细胞是构成机体免疫系统的主要细胞群体,占外周血白细胞总数的 $20\%\sim40\%$,成人体内约有 10^{12} 个淋巴细胞。淋巴细胞的显著特征是异质性,可分为表型和功能各异的群体,如 T 细胞、B 细胞和 NK 细胞等,T 细胞和 B 细胞还可进一步分为若干亚群。

(一)T 淋巴细胞

T 淋巴细胞简称 T 细胞,来源于骨髓中的淋巴样干细胞,在胸腺中发育成熟。根据 T 细胞表面标志和功能特征,T 细胞可分为不同的亚群。T 细胞介导适应性细胞免疫应答,在胸腺依赖抗原(TD-Ag)诱导的体液免疫应答中亦发挥重要的辅助作用。

1.T 细胞的表面分子及其功能　T 细胞表面具有许多重要的膜分子,如 TCR、CD3、CD4 及 CD8 等,参与 T 细胞识别抗原,T 细胞的活化、增殖和分化,以及效应功能的发挥。

(1)TCR-CD3 复合物:T 细胞抗原受体(TCR)为所有 T 细胞表面的特征性标志,以非共价键与 CD3 分子结合,形成 TCR-CD3 复合物。TCR 的作用是识别抗原,与 B 细胞抗原受体不同,TCR 不能直接识别蛋白质抗原表面的表位,只能特异性识别抗原呈递细胞或靶细胞表面的抗原肽-MHC 分子复合物。这也是 T 细胞识别抗原具有自身 MHC 限制性的原因。

TCR 是由两条不同肽链构成的异二聚体,构成 TCR 的肽链有 α 、 β 、 γ 、 δ 四种类型。根据所含肽链不同,TCR 分为 TCR$\alpha\beta$ 和 TCR$\gamma\delta$ 两种类型。体内大多数 T 细胞表达 TCR$\alpha\beta$,仅少数表达 TCR$\gamma\delta$ 。TCR 识别抗原所产生的活化信号由 CD3 分子传导至 T 细胞内。

(2)T 细胞抗原识别辅助受体(CD4 和 CD8 分子):成熟的 T 细胞一般只表达 CD4 或 CD8 分子,即 CD4$^+$ T 细胞或 CD8$^+$ T 细胞。CD4 分子是单链跨膜蛋白,与 MHC-Ⅱ类分子互为受体。CD8 分子由 α 和 β 肽链组成,与 MHC-Ⅰ类分子互为受体。它们之间的识别结合,可增强 T 细胞与抗原呈递细胞或靶细胞之间的相互作用,辅助 TCR 识别抗原,参与 TCR 识别抗原所产生的活化信号转导。CD4 分子还是人类免疫缺陷病毒(HIV)包膜糖蛋白 gp120 的受体,与 CD4 分子结合是 HIV 侵入并感染 CD4$^+$ T 细胞的机制之一。

(3)协同刺激分子:T 细胞的完全活化需要两种活化信号的协同作用。第一信号由 TCR 识别抗原产生,经 CD3 分子将信号转至细胞内。第二信号(或称协同刺激信号)则由抗原呈递细胞(APC)或靶细胞表面的协同刺激分子与 T 细胞表面相应的协同刺激分子受体相互作用而产生。在协同刺激信号的作用下,已活化的抗原特异性 T 细胞发生克隆扩增,并分化为效应 T 细胞。重要的协同刺激分子及其配体有 CD28 和 B7 分子、CD40 和 CD40L 分子、CD2 和 LAF-3 分子、LFA-1 和 ICAM-1 分子等。

(4)丝裂原受体:T 细胞表面还表达植物血凝素(PHA)、刀豆蛋白 A(Con A)和美洲商陆丝裂原(PWN)等受体,丝裂原可直接诱导静息 T 细胞的活化、增殖和分化。丝裂原对 T 细胞的活化作用无特异性。

(5)细胞因子受体(CKR):T 细胞活化后还表达多种细胞因子受体,诱导 T 细胞的活化、增殖和分化。

(6)主要组织相容性抗原(MHC 分子):所有 T 细胞表面均表达 MHC-Ⅰ类分子,活化后的 T 细胞可表达 MHC-Ⅱ类分子。

(7)绵羊红细胞受体(CD2):参与 T 细胞的活化。CD2 与 T 细胞上的相应受体结合而呈花环状,故称为 E 花环实验。

2. T 细胞亚群及其功能　根据不同的分类方法可将 T 细胞分为不同的亚群。根据所处活化阶段,T 细胞可分为初始 T 细胞、效应 T 细胞和记忆性 T 细胞(Tm);根据是否表达 CD4 或 CD8 分子,T 细胞分为 CD4$^+$和 CD8$^+$ T 细胞;根据其免疫效应功能,T 细胞可分为辅助性 T 细胞和细胞毒性 T 细胞、调节性 T 细胞等不同的功能亚群。

(1)CD4$^+$辅助性 T 细胞(CD4$^+$ Th 细胞):初始 CD4$^+$ T 细胞接受抗原刺激后首先分化为 Th0 细胞。Th0 细胞继续分化为不同的 Th 细胞亚群,即 Th1 细胞、Th2 细胞,它们均能分泌细胞因子。

Th1 细胞的主要效应是增强吞噬细胞的功能,介导细胞免疫应答,特别是抗胞内病原体的感染,这些免疫效应功能与 Th1 分泌的 IL-2、IFN-γ、TNF 等细胞因子有关。另外,Th1 细胞也是迟发超敏反应性 T 细胞。

Th2 细胞分泌的细胞因子可促进 B 细胞的增殖、分化和抗体生成,故其主要作用是诱导和促进 B 细胞介导的体液免疫应答。Th2 细胞在变态反应及抗寄生虫感染中发挥重要作用,因为 Th2 细胞分泌的 IL-4 和 IL-5 可诱导 IgE 的生成和嗜酸性粒细胞的活化。

(2)CD8$^+$杀伤性 T 细胞(CD8$^+$ CTL 细胞或 Tc):CD8$^+$杀伤性 T 细胞(CTL)的主要功能是特异性直接杀伤靶细胞,尤其是病毒感染细胞和肿瘤细胞。CTL 主要通过两种机制发挥细胞毒作用:一是分泌穿孔素、颗粒酶、颗粒溶解素及淋巴毒素等物质直接杀伤靶细胞;二是 Fas/FasL 途径诱导靶细胞凋亡。CTL 细胞首先通过其表面的 TCR 特异性识别靶细胞表面的抗原肽-MHC-Ⅰ类分子复合物,使 CTL 与靶细胞紧密接触而杀伤靶细胞,而且在杀伤过程中自身不受伤害,可连续杀伤多个靶细胞。

(二)B 淋巴细胞

骨髓依赖性淋巴细胞即 B 淋巴细胞,简称 B 细胞,由哺乳类动物骨髓或禽类腔上囊中的淋巴样干细胞分化发育而来。成熟的 B 细胞主要定居于外周免疫器官内,在外周血中,B 细胞约占淋巴细胞总数的 10%～20%。B 细胞不仅能通过产生抗体发挥特异性体液免疫功能,它还是重要的抗原呈递细胞。

1.B细胞的表面标志

(1)B细胞抗原受体:B细胞抗原受体(BCR)是镶嵌于细胞膜类脂质分子中的Ig,称为膜表面Ig(mIg)。B细胞表面BCR与另外的膜分子Igα(CD79a)、Igβ(CD79b)链结合为复合体,有利于信号传递,活化B细胞。BCR既是B细胞表面受体,又是表面抗原,它能与抗Ig抗体特异性结合,因此可用荧光素标记抗Ig抗体检测B细胞。

(2)IgG Fc受体:是B细胞表面能与IgG Fc段结合的结构,称FcγR。该受体不是B细胞特有的标志,其他免疫细胞(如中性粒细胞、NK细胞、巨噬细胞和其他抗原呈递细胞)表面也可表达。在不同细胞上表达的FcγR具有不同作用。吞噬细胞(如中性粒细胞和巨噬细胞)可通过表面的FcγR介导调理吞噬作用;NK细胞通过FcγR介导抗体依赖性细胞介导的细胞毒作用(ADCC)。由于FcγR可与IgG抗体与抗原形成的免疫复合物结合,可抑制对B细胞的活化,对体液免疫起负调节作用。

(3)补体受体:B细胞表面补体受体(CR)主要包括能与补体裂解片段C3b和C3d结合的受体,分别称为CR1和CR2。CR1在成熟B细胞和活化B细胞表面高密度表达。CR2是EB病毒受体。CR1除在B细胞和吞噬细胞表面表达外,在红细胞和血小板表面亦有表达,存在于红细胞和血小板表面的C3b受体可介导免疫黏附。

(4)促分裂原受体:B细胞表面有脂多糖受体(LPS-R)、葡萄球菌A蛋白受体(SPAR)和与T细胞共有的美洲商陆受体(PWM-R)。促分裂原可诱导多克隆B细胞活化和有丝分裂。

(5)白介素受体(IL-R):B细胞接受抗原或促分裂原刺激后,在活化、增殖、分化不同阶段可表达一系列IL-R,如IL-1、2、4、5、6的受体。这些受体与相应配体的结合对B细胞活化、增殖和分化具有重要调节作用。

2.B细胞亚群及功能

依照B细胞表面CD5表达与否,可将B细胞分为B1细胞和B2细胞。B1细胞表面表达CD5和mIgM,即使成熟时也几乎不表达mIgD,由于发育在先称为B1细胞。B1细胞主要定居于腹腔、胸腔以及肠壁的固有层,产生低亲和力的抗体,参与黏膜免疫应答。B2细胞即通常所指的B细胞,表达mIgM和mIgD,抗原刺激后可产生高亲和力的各类抗体,具有免疫记忆能力,是体液免疫的重要细胞。

(三)自然杀伤细胞(NK细胞)

自然杀伤细胞(NK细胞)是第三类淋巴细胞,其表面缺少T细胞和B细胞的特异性标志,如TCR和mIg,曾被称为裸细胞。这类细胞不依赖于抗原刺激,能自发地溶解多种肿瘤细胞和被病毒感染的细胞。NK细胞主要存在于外周血和脾脏中,在人外周血中占淋巴细胞的5%~10%。大多数NK细胞为胞质中含有许多嗜天青颗粒的大型淋巴细胞,也称大颗粒淋巴细胞。这些颗粒内含有溶解细胞的穿孔素和具有丝氨酸蛋白酶活性的颗粒酶等。NK细胞表面主要有CD2(绵羊红细胞受体)、CD16(低亲和力IgG Fc受体)以及CD56等。CD16和CD56分子可视为NK细胞特异性标志。NK细胞表面也有IL-2受体链(β和γ链)和干扰素受体,IL-2和IFN-γ能活化NK细胞并增强其细胞毒活性。NK细胞在机体的抗病毒感染和抗肿瘤免疫方面起着重要的作用,在病毒感染的早期就能杀伤被病毒感染的靶细胞,在抗原特异性Tc细胞尚未形成前就能清除病毒。已知体内T细胞缺如的无胸腺小鼠的肿瘤自然发生率并不比正常小鼠高,检查发现这些无胸腺小鼠的NK细胞数量明显增多,表明 NK 细胞在体内抗肿瘤发生上有一定的作用。

(四)抗原呈递细胞(APC)

抗原呈递细胞(APC)是指能摄取、加工和处理抗原,形成抗原肽-MHC 分子复合物并呈递给 T 细胞的一类免疫细胞。通常所指的 APC 是指专职 APC,即单核—巨噬细胞、树突状细胞、B 淋巴细胞等表面表达 MHC-Ⅱ 分子的细胞。其他细胞如内皮细胞、成纤维细胞、各种上皮细胞等也有一定的呈递抗原功能,又称之为非专职抗原呈递细胞。

1.单核—吞噬细胞 单核—吞噬细胞系统包括骨髓内的前单核细胞、外周血中的单核细胞和组织内的巨噬细胞,是一类重要的抗原呈递细胞(APC)。单核—吞噬细胞表面有多种受体,多为非特异性,如 IgG 的 Fc 受体(FcγR),介导调理吞噬与 ADCC 效应;补体受体(CR1)为 C3b 受体,此受体与免疫调理及免疫作用有关。单核—吞噬细胞具有多种重要的免疫功能,同时在一定条件下也参与组织损伤。

(1)吞噬杀伤作用:单核—吞噬细胞有极强的吞噬与杀伤能力,可吞噬与杀伤多种病原微生物,是参与机体非特异疫防御作用的重要免疫细胞之一。此类细胞表面有 IgG Fc 受体和 C3b 受体,因此在特异性 IgG 抗体和补体参与下,可通过调理吞噬作用增强吞噬杀菌功能。吞噬细胞能非特异识别和清除体内衰老的自身细胞,因此是机体维持自身平衡和稳定的重要免疫细胞。

(2)呈递抗原作用:单核—吞噬细胞是重要的抗原呈递细胞,在特异性免疫应答过程中绝大多数抗原为 TD 抗原,单核—吞噬细胞通过摄取、加工、处理 TD 抗原,然后以抗原肽-MHC 分子复合物形式呈递给具有相应抗原识别受体的 T 细胞,启动免疫应答。

(3)抗肿瘤作用:单核—吞噬细胞本身杀伤肿瘤作用甚微,但被某些细胞因子活化后(如 TNF-γ)能有效杀伤肿瘤细胞,因此是参与机体免疫监视作用的免疫细胞。

2.树突状细胞 树突状细胞(DC)是一类重要的专职 APC。DC 细胞膜向外伸出形成许多很长的树枝状突起,胞质内无溶酶体,无吞噬能力。但可通过胞饮作用摄取抗原异物,或利用其树突捕捉和滞留抗原异物。DC 的数量虽少,但分布很广。其中,有些不同名称的 DC 实际上是同一种细胞处在不同分化期或不同部位而已。DC 根据其特征和功能可分为两种:与 T 细胞有关的并指状 DC 和与 B 细胞有关的滤泡 DC。

3.其他抗原呈递细胞 专职 APC 最重要的特征是能处理摄入的蛋白抗原和表达 MHC-Ⅱ类分子,还能表达协同刺激分子(如 B7),以充分活化 Th 细胞。非专职 APC 主要指诱导后可表达 MHC-Ⅰ类分子,并具有加工处理和呈递抗原能力的细胞,包括血管内皮细胞、各种上皮细胞和间质细胞、皮肤的成纤维细胞以及活化的 T 细胞等。这些细胞通常与炎症反应的发生和某些自身免疫病的发病机制有关。

(五)其他免疫细胞

造血干细胞、粒细胞、肥大细胞等均可在免疫应答中发挥不同的作用,亦属于免疫细胞。

1.造血干细胞 造血干细胞(HSC)是存在于组织中的一群原始造血细胞,是机体各种血细胞的共同来源。成年人造血干细胞主要分布在红骨髓、脾脏及淋巴结,其中以红骨髓最为重要。造血组织中造血干细胞的比例极小,且在形态上与其他单个核细胞无明显区别。从人骨髓细胞中分离 $CD34^+$ 细胞群,在体外与造血因子共同培养,可获得含有各类血细胞的混合集落,由此证明骨髓 $CD34^+$ 细胞即骨髓造血干细胞。人造血干细胞主要表面标志为 CD34 和 CD117。

2.粒细胞 粒细胞主要包括中性粒细胞、嗜酸性粒细胞和嗜碱性粒细胞,是重要的免疫细胞。

(1)中性粒细胞:占外周血白细胞总数的 $60\%\sim70\%$,是白细胞中数量最多的一种。中性粒细胞内含有溶酶体颗粒及多种酶类,具有很强的趋化作用和吞噬能力。中性粒细胞在趋化因子的作用下,可迅速穿越血管内皮细胞进入病原体感染部位,发挥吞噬杀伤和清除作用。中性粒细胞表面表达 IgG Fc 受体和补体 C3b 受体,可通过 IgG Fc 和 C3b 的免疫调理作用促进其吞噬杀菌作用。

(2)嗜酸性粒细胞:占外周血白细胞总数的 $1\%\sim3\%$。嗜酸性粒细胞具有趋化作用和一定的吞噬杀菌能力,在抗寄生虫免疫中具有重要作用。

(3)嗜碱性粒细胞:仅占外周血白细胞总数的 0.2%,存在于血液中,参与炎症反应。嗜碱性粒细胞是介导 I 型超敏反应的重要效应细胞。

3.肥大细胞 肥大细胞主要分布于皮肤、呼吸道、消化道黏膜下结缔组织和血管周围组织中。肥大细胞表面具有高亲和力 IgE Fc 受体。

第三节 免疫分子

免疫分子是指与免疫应答有关的分子。免疫信息传递主要靠小分子多肽(如细胞因子)和有关受体完成。免疫分子是免疫应答的重要物质,主要包括免疫球蛋白、补体、免疫膜分子、细胞因子、主要组织相容性复合体及其编码分子等。本节主要介绍主要组织相容性复合体及其编码分子、细胞因子。

一、主要组织相容性复合体

(一)主要组织相容性复合体的概念

组织相容性是指相同种属不同个体间进行组织移植时存在着排斥现象,于是把这种器官或组织移植时供者与受者之间相互接受的程度称为组织相容性,相容则不排斥,不相容则出现排斥反应。20 世纪 40 年代,科学家发现,移植成功与否是由供体与受体细胞表面组织抗原的特异性决定的,若两者的抗原相似性越高,移植物就越容易被受体相容,亦即同种异体间的排斥反应本质上是一种免疫应答。这种代表个体特异性的同种异体抗原就称为组织相容性抗原。至 20 世纪中叶,发现组织相容性抗原系统多达 20 个以上,其中,能引起快而强烈排斥反应的抗原称为主要组织相容性抗原系统,引起慢而弱排斥反应的抗原则称为次要组织相容性抗原系统。通过在不同近交系小鼠之间进行皮肤移植实验,发现移植排斥反应是由多基因决定的。在哺乳动物,编码 MHS 的基因位于同一染色体上,是一组紧密连锁的基因群,称为主要组织相容性复合体(MHC)。所有脊椎动物都被证实有 MHC,但命名不同,其中人类 MHC 又称为人类白细胞抗原(HLA)复合体,编码的产物即 HLA 抗原或 HLA 分子。

(二)HLA 复合体基因的组成

HLA 复合体定位于人类第 6 号染色体短臂,全长约为 3600kb,共 224 个基因座位,其中能表达产物的功能性基因有 128 个,是迄今已知人类基因组中遗传多态性最高的基因复合体。

传统上从着丝点起将 HLA 复合体依结构、功能及抗原性不同分成 3 类基因区(图 4-3)。

1.HLA-Ⅰ类基因区　包括 HLA-B、C、A 3 个亚区,分别编码 HLA-B、C、A 3 种抗原 (HLA-Ⅰ类抗原)。此区还包括随后发现的 HLA-E、F、G 等基因,在群体中多样性(序列变异)较少,参与母胎界面耐受等功能。

2.HLA-Ⅱ类基因区　包括经典的 HLA-DP、DQ、DR 3 个亚区,分别编码 HLA、DP、DQ、DR 3 种抗原(HLA-Ⅱ类抗原)。此区还包括 LMP、TAP、HLA-DM、HLA-DO 等位点,其产物参与抗原肽的加工、转运。

3.HLA-Ⅲ类基因区　包括 C4、C2、B 因子等补体因子编码基因。

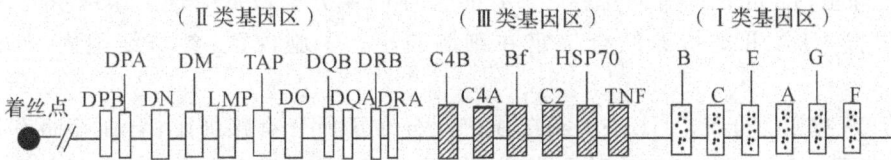

图 4-3　HLA 复合体结构示意

(三)HLA 复合体的遗传特征

HLA 复合体具有一些有别于其他基因的遗传特征,主要有:①高度多态性,即在人群中同一基因座位上有两个以上的复等位基因,事实上在 HLA-DR、B、A 等位点复等位基因为数众多;②单元型遗传,即同一染色体上的 HLA 等位基因作为一个完整的遗传单位由亲代传给子代,并显示出共显性表达的特性;③连锁不平衡:两个或两个以上基因座位的等位基因同时出现在一条染色体上的概率高于或低于随机出现概率称为连锁不平衡。生物随着进化其 MHC 又表现出越来越大的多态性,揭示 MHC 必定有着重要的生物功能。有关 HLA-Ⅰ类抗原和 HLA-Ⅱ类抗原的结构、分布与功能将作为讨论的重点。

(四)HLA 的结构、分布及生物学功能

1.HLA 的结构　HLA-Ⅰ类抗原(分子)是由重链(α)和轻链(β)组成的异源二聚体。β链以非共价键与 α 链结合,对于 HLA-Ⅰ类抗原在细胞膜上的稳定表达十分重要。HLA-Ⅱ类抗原(分子)是由 α、β 链以非共价键构成的异源二聚体(图 4-4)。

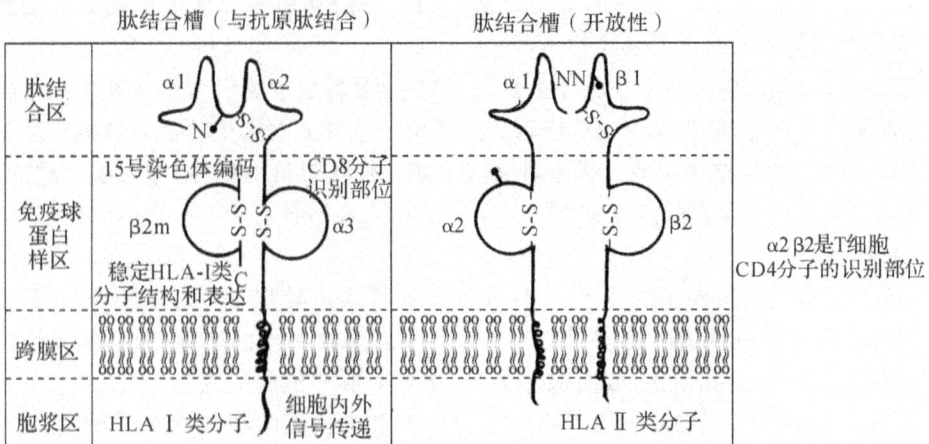

图 4-4　HLA-Ⅰ、Ⅱ类抗原结构示意

(1)HLA-Ⅰ类抗原可分为4个功能区:①肽结合区:由远膜端的α1、α2功能区构成,呈槽状结构,其氨基酸序列的变化大。沟槽内可容纳8～12个氨基酸残基组成的抗原短肽。②免疫球蛋白样区:由α3与β2m(β2微球蛋白)共同组成,α3与免疫球蛋白恒定区具有同源性,与T细胞的CD8分子识别结合。③跨膜区:约含25个氨基酸残基,组成α螺旋穿过脂质双分子层。④胞内区:参与细胞内外信号传递。

(2)HLA-Ⅱ类抗原可分为4个功能区:①肽结合区:由远膜端的α1、β1功能区构成,呈槽状结构,其氨基酸序列的变化大。由于两条链的末端是开放的,故沟槽内可容纳较长的(13～18个)氨基酸残基组成的抗原肽。②免疫球蛋白样区:由α2和β2共同组成,两者均与免疫球蛋白恒定区具有同源性,与T细胞的CD4分子识别结合。③跨膜区:两条链借此结构将HLA-Ⅱ类抗原结合锚定在细胞膜上。④胞内区:参与细胞内、外信号的传递。

2.HLA抗原的分布　HLA-Ⅰ类抗原广泛分布于所有有核细胞(含血小板和网织红细胞)的表面。不同组织细胞表达Ⅰ类抗原的水平不同,成熟的红细胞、神经细胞和成熟的母胎表面滋养层细胞一般不表达,淋巴细胞表面的表达量最高,巨噬细胞、树突细胞及中性粒细胞也高表达Ⅰ类抗原,其次为肺、肝、肾、皮肤等组织细胞。HLA-Ⅰ类抗原的表达与细胞的分化阶段有关。生理状态下,HLA-Ⅰ类抗原主要在抗原呈递细胞(APC)、激活的T细胞及单核细胞表面表达,内皮细胞、精子细胞表面亦有少量Ⅱ类抗原表达。但有些组织在病理状态下,如在病毒感染或干扰素诱导状态下,也可以表达HLA-Ⅱ类抗原。HLA-Ⅰ/Ⅱ类抗原主要表达在细胞的表面,但也可以以可溶性形式出现在血清、尿液、唾液、精液及乳汁中。

3.HLA的生物学功能　HLA的生物学功能与其编码基因的多态性、结构的复杂性以及分布密切相关。其功能主要有:①参与抗原的处理与呈递;②参与免疫应答的调节;③参与T细胞的分化过程;④诱导同种导体移植排斥反应。

(五)HLA在医学上的意义

1.HLA与器官移植的关系　器官移植是现代医学重要的治疗手段之一。移植排斥反应的本质是免疫应答,故移植器官长期存活的关键在于供者和受者之间的HLA型别是否相符,即HLA各基因位点上相同的等位基因数目。一般移植物存活率由高到低的顺序是同卵双胞胎＞同胞＞亲属＞无亲缘关系者。

2.HLA与输血反应的关系　临床上发现,多次接受输血的患者可发生非溶血性输血反应,主要表现为发热、白细胞减少与荨麻疹。这是由于患者多次接受输血后体内产生抗白细胞和抗血小板的HLA抗体所致。供血者血液中如含较高效价的抗体,亦可引起输血反应。因此,对于多次接受输血者应注意选择HLA抗原相同或不含有HLA抗体的血液,以免发生此类输血反应。

3.HLA异常表达与疾病的关系　HLA-Ⅰ类抗原表达异常时可出现肿瘤:在许多人类肿瘤及肿瘤衍生的细胞株上已发现HLA-Ⅰ类分子表达缺失或密度降低,或特异性发生了改变,使Tc细胞不能对其识别,从而逃避了Tc细胞对肿瘤细胞的杀伤。HLA-Ⅱ类抗原异常时可出现自身免疫病:在正常情况下不表达HLA-Ⅱ类抗原的细胞,可由于感染等影响而导致自身免疫病。如1型糖尿病患者的胰岛β细胞有HLA-Ⅱ类分子异常表达,该表达将自身抗原呈递给自身反应的T细胞,从而启动自身免疫应答,导致迁延不愈的自身组织损伤。

另外，带有某些特定 HLA 抗原的个体易患某一疾病，通过对患者群和健康人作 HLA 分型后，用统计学的方法加以判别，已发现多种疾病与 HLA 相关。例如，强直性脊柱炎中有90％以上患者有 HLA-B27 抗原，有 HLA-DR4 者易患类风湿关节炎。研究 HLA 与疾病的关系，有助于对某些疾病的诊断、预测、分类及预后的判断。

4. HLA 与法医学的关系　　HLA 分子是个体的特异性生物学标志，且终生不变。同时，由于 HLA 系统的高度多态性，在无血缘关系的人群中，HLA 表现型完全相同者是极其罕见的。在同一家庭内 HLA 的遗传是以单体为单位从亲代遗传给子代，子代的两个 HLA 单体型各来自双亲一方。因此，借助 HLA 基因型或表型的检测分型技术，可以鉴定亲子关系，在法医上可以进行个体识别。

知 识 拓 展

　　超急排斥是器官移殖排斥类型之一。超急排斥反应一般在移植后24h 内发生。目前认为，此种排斥主要由于 ABO 血型抗体或抗 HLA-Ⅰ类分子抗原的抗体引起的。受者反复多次接受输血、妊娠或既往曾做过某种同种移植，其体内就有可能存在这类抗体。在肾移植中，这种抗体可结合到移植肾的血管内皮细胞上，通过激活补体而直接破坏靶细胞，或通过补体活化过程中产生的多种补体裂解片段，导致血小板聚集，中性粒细胞浸润并使凝血系统激活，最终导致严重的局部缺血及移植物坏死。超急排斥一旦发生，无有效方法治疗，终将导致移植失败。因此，通过移植前 ABO 及 HLA 配型可筛除不合适的器官供体，以预防超急排斥的发生。

二、细胞因子

(一)细胞因子的概念

　　细胞因子(CK)是主要由活化的免疫细胞(单核—巨噬细胞、T 细胞、B 细胞、NK 细胞等)或间质细胞(血管内皮细胞、表皮细胞、成纤维细胞等)所合成、分泌的具有调节细胞生理功能、介导炎症反应、参与免疫应答和组织修复等多种生物效应的小分子多肽或糖蛋白。

(二)细胞因子的种类及作用

　　细胞因子尚无统一的分类方法，目前常依据其功能分为6类，包括白细胞介素、肿瘤坏死因子、干扰素、集落刺激因子、趋化因子、生长因子等。细胞因子具有免疫调节、抗感染、抗肿瘤作用，还能刺激造血功能，并且参与炎症反应。

　　1. 白细胞介素　　白细胞介素(IL)是一组由淋巴细胞、单核—吞噬细胞和其他非免疫细胞产生的介导白细胞和其他细胞间相互作用的细胞因子。其重要作用是调节细胞生长、分化，促进免疫应答和介导炎症反应等。几种主要的白细胞介素的功能见表4-1。

表 4-1 几种主要的白细胞介素的来源及其主要生物学作用

名称	主要产生的细胞	主要生物学作用
IL-1	单核—巨噬细胞 成纤维细胞 血管内皮细胞	①刺激造血干细胞增殖分化 ②促进 T、B 细胞活化、增殖和分化 ③刺激下丘脑体温调节中枢,引起发热 ④刺激肝细胞产生急性期蛋白,介导炎症反应
IL-2	活化的 T 细胞(Th1) NK 细胞	①诱导活化 T、B 细胞增殖分化,产生细胞因子 ②增强 Tc、NK 和单核—吞噬细胞杀伤活性
IL-3	活化的 T 细胞	①刺激多能造血干细胞增殖分化 ②促进肥大细胞增殖分化
IL-4	活化的 T 细胞(Th2) 肥大细胞	①促进 T、B 细胞增殖分化 ②诱导 B 细胞发生 Ig 类别转换,产生 IgE ③增强巨噬细胞呈递抗原作用 ④抑制 Th1 细胞,降低细胞免疫应答能力
IL-5	活化的 T 细胞(Th2)	①促进 B 细胞生长与分化,诱导 IgA 合成 ②促进嗜酸性粒细胞生长与分化
IL-6	活化的 T 细胞(Th2) 巨噬细胞 成纤维细胞	①刺激 B 细胞分化产生 Ig ②刺激肝细胞产生急性期蛋白,介导炎症反应 ③促进 T 细胞增殖分化 ④刺激下丘脑体温调节中枢,引起发热 ⑤促进肿瘤细胞生长
IL-8	单核—巨噬细胞 血管内皮细胞	①趋化中性粒细胞、嗜碱性粒细胞和 T 细胞 ②活化中性粒细胞和嗜碱性粒细胞脱颗粒
IL-10	活化的 T 细胞(Th2) 单核—巨噬细胞 B 细胞	①促进 B 细胞增殖分化和产生抗体,上调体液免疫 ②抑制 Th1 细胞合成分泌 IFN-γ 等因子,下调细胞免疫 ③抑制单核细胞、NK 细胞活化及其细胞因子的合成与分泌 ④抑制单核—吞噬细胞的功能,降低呈递抗原的能力
IL-12	单核—巨噬细胞 NK 细胞 B 细胞	①促进 T、NK、LAK 细胞增殖分化,增强杀伤能力 ②促进 T 细胞和 NK 细胞产生 IFN-γ,调节免疫功能 ③促进 Th1 细胞生成,增强细胞免疫功能 ④抑制 Th2 细胞生成,降低体液免疫功能

2.肿瘤坏死因子 肿瘤坏死因子(TNF)是一类能引起肿瘤组织出血坏死的细胞因子。TNF 有 TNF-α 和 TNF-β 两种。TNF-α 为活化的单核—吞噬细胞产生,又称为恶病质素;TNF-β 为抗原或促分裂原刺激活化的 T 细胞产生,又称为淋巴毒素。两种因子的生物学作用相似。①抗肿瘤作用:TNF 可直接杀伤某些肿瘤细胞或使其生长受到抑制;能活化 NK 细胞和巨噬细胞,间接发挥杀伤或抑制肿瘤作用;损伤血管内皮细胞,促进血栓形成,导致肿瘤组织出血坏死。②免疫调节作用:刺激靶细胞(成纤维细胞、单核—吞噬细胞及血管内皮

细胞)合成分泌 IL-1、IL-6、IL-8、TNF-α 和 CSF 等细胞因子,参与免疫调节;增强 T、B 细胞对抗原或促分裂原的敏感性,促进增殖反应;增强细胞 MHC-I 类抗原的表达,促进 Tc 细胞对靶细胞的杀伤作用。③抗病毒作用:TNF 具有类似于 IFN-γ 的抗病毒作用,可以通过阻止早期蛋白合成,抑制病毒复制;对病毒感染的细胞也有一定杀伤作用。④促炎症反应:TNF 是促炎因子,可诱导血管内皮细胞表达细胞间黏附因子-1 以及分泌 IL-1、IL8 等促炎和趋化性细胞因子,从而促进中性粒细胞和单核—吞噬细胞与血管内皮细胞黏附,穿过血管,到达感染发生部应,增强吞噬功能;同时促进中性粒细胞释放多种酶类、前列腺素、IL-1等,促进局部炎症反应。⑤致热作用:TNF 是一种内源性致热原,可引起发热,其作用机制为直接作用于下丘脑体温调节中枢;TNF 还可刺激巨噬细胞分泌 IL-1,IL-1 再作用于下丘脑体温调节中枢,引起发热反应。⑥引起恶病质:TNF-α 与恶病质形成有关。TNF-α 可促进脂肪、蛋白质消耗、分解及代谢紊乱,引起恶病质,表现为厌食、消瘦、衰弱等。

3. 干扰素(IFN) 干扰素是最早发现的细胞因子,具有干扰病毒感染和复制的能力。干扰素分 2 型,即:①I 型干扰素(IFN-α、IFN-β),具有较强的抗病毒作用;②II 型干扰素(IFN-γ),具有较强的免疫调节作用。

4. 集落刺激因子 集落刺激因子(CSF)由活化的 T 细胞、单核—吞噬细胞、血管内皮细胞和成纤维细胞等产生,可刺激造血干细胞和不同发育阶段的造血细胞增殖分化。根据CSF 主要功能和作用细胞的不同,分别命名为粒细胞集落刺激因子(G-CSF)、巨噬细胞集落刺激因子(M-CSF)、粒细胞—巨噬细胞集落刺激因子(GM-CSF)、红细胞生成素(EPO)、干细胞生成因子(SCF)及多能集落刺激因子(multi-CSF)等。

5. 趋化因子 趋化因子是一类对不同靶细胞具有趋化作用的细胞因子。趋化因子可由白细胞和某些组织细胞分泌。根据结构特征和功能,趋化因子可分为 CC、CXC、C 和 CX3C这 4 种亚家族,主要发挥对不同靶细胞的趋化作用。趋化因子可介导免疫细胞迁移,参与调节血细胞发育、胚胎期器官发育、血管生成、细胞凋亡等,并在肿瘤的发生、发展、转移和病原微生物感染、移植排斥反应等病理过程中发挥作用。

6. 生长因子 根据生长因子(GF)的功能及所作用的细胞不同可分为表皮生长因子(EGF)、血管内皮生长因子(VEGF)、成纤维细胞生长因子(FGF)、神经生长因子(NGF)、血小板衍生生长因子(PDGF)和肝细胞生长因子(HGF)等,它们均可不同程度地促进相应细胞的增殖。转化生长因子(TGF)则是一类对免疫应答具有很强抑制作用的细胞因子。

(三)细胞因子的共同特性

1. 细胞因子的理化特性和分泌特点 ①低分子量糖蛋白:众多细胞因子均为低分子量、分泌型糖蛋白,多以单体形式存在,个别为双体形式存在,TNF 为三聚体;②旁分泌和自分泌:细胞因子通常以旁分泌或自分泌形式作用于邻近细胞或产生细胞因子的本身细胞。在生理条件下,多数因子只在产生的局部起作用,此即自分泌;少数因子的作用方式类似内分泌的作用,可作用于远处细胞,此即旁分泌。

2. 细胞因子的来源和产生特点 ①多源性:体内多种细胞都可生成细胞因子,活化的免疫细胞,如 T 细胞、B 细胞、NK 细胞、单核—吞噬细胞、粒细胞、肥大细胞等;基质细胞,如血管内皮细胞、成纤维细胞、上皮细胞及某些肿瘤细胞等;②多向性:一种细胞可分泌多种细胞因子;几种不同类型的细胞也可生成一种或几种相同的细胞因子。

3.细胞因子的作用特点　①非特异性:细胞因子作用于靶细胞无抗原特异性,也不接受MHC限制,但细胞因子必须与相应受体结合才能产生明显生物学效应;②多效性与重叠性:一种细胞因子可对多种靶细胞作用,产生多种生物学效应,具有多效性;几种不同的因子可对同一种靶细胞作用,产生相同或相似的生物学效应,因而具有重叠性;③网络性:细胞因子的作用不是独立存在的,表现为受体的相互制约和生物学效应的相互影响,从而构成细胞因子作用的网络性;④两面性:通常在生理条件下,细胞因子可发挥免疫调节作用,促进造血功能、抗感染及抗肿瘤等作用;在一定条件下,细胞因子又可介导炎症反应、诱导自身免疫反应、诱导肿瘤,还与某些疾病的发生有关。

(四)细胞因子的生物学功能

1.参与和调节免疫应答　免疫细胞间存在错综复杂的调节关系,细胞因子可通过细胞因子网络对免疫应答发挥双向调节作用。如 IFN 能诱导 APC 表达 MHC 分子,促进抗原的呈递;而 IL-10 可降低 APC 表达 MHC 分子及 B7 等协同刺激分子,起到抑制抗原呈递的作用。

2.介导炎症反应　许多细胞因子在炎症反应中具有重要作用,如 IL-1、IL-6、IL-8 及 IFN-α 等细胞因子可促进单核—吞噬细胞和中性粒细胞等炎性细胞聚集,并可激活这些炎性细胞和血管内皮细胞使之表达黏附分子、释放炎症介质,引起或加重炎症反应。此外,IL-1 和 TNF-α 还可直接作用于下丘脑体温调节中枢引起体温升高。

3.抗感染和抗肿瘤作用　某些细胞因子不但可以通过直接作用于相应组织细胞或肿瘤细胞,分别发挥抗感染或抗肿瘤作用,也可以通过激活其他效应细胞间接发挥作用,如 IL-2 激活 NK 细胞,使其发挥杀伤肿瘤细胞的作用。

4.刺激造血功能　在免疫应答及炎症反应中,机体需不断补充被消耗的白细胞、红细胞、血小板等。从造血干细胞到成熟的血细胞的分化发育过程中,每一阶段都需要细胞因子参与,其中起主要作用的是各类 CSF。它们通过促进造血功能,参与调节机体的生理或病理过程。如 EPO 能刺激骨髓红细胞前体并使之分化为成熟红细胞,G-CSF 和 M-CSF 则分别对粒系干细胞和单核系干细胞的增殖分化起作用。

5.诱导细胞凋亡　细胞凋亡是指为维持内环境稳定,由基因控制的细胞自主、有序的死亡。细胞凋亡广泛参与胚胎发育、形态发生、肿瘤消退、炎症反应及正常细胞更新等。近年发现有些细胞因子可直接或间接参与细胞凋亡,如 IL-2 可诱导抗原活化的 T 细胞发生凋亡;IFN-α 可直接诱导肿瘤细胞凋亡。

小 结

1.免疫系统的组成(图 4-6)

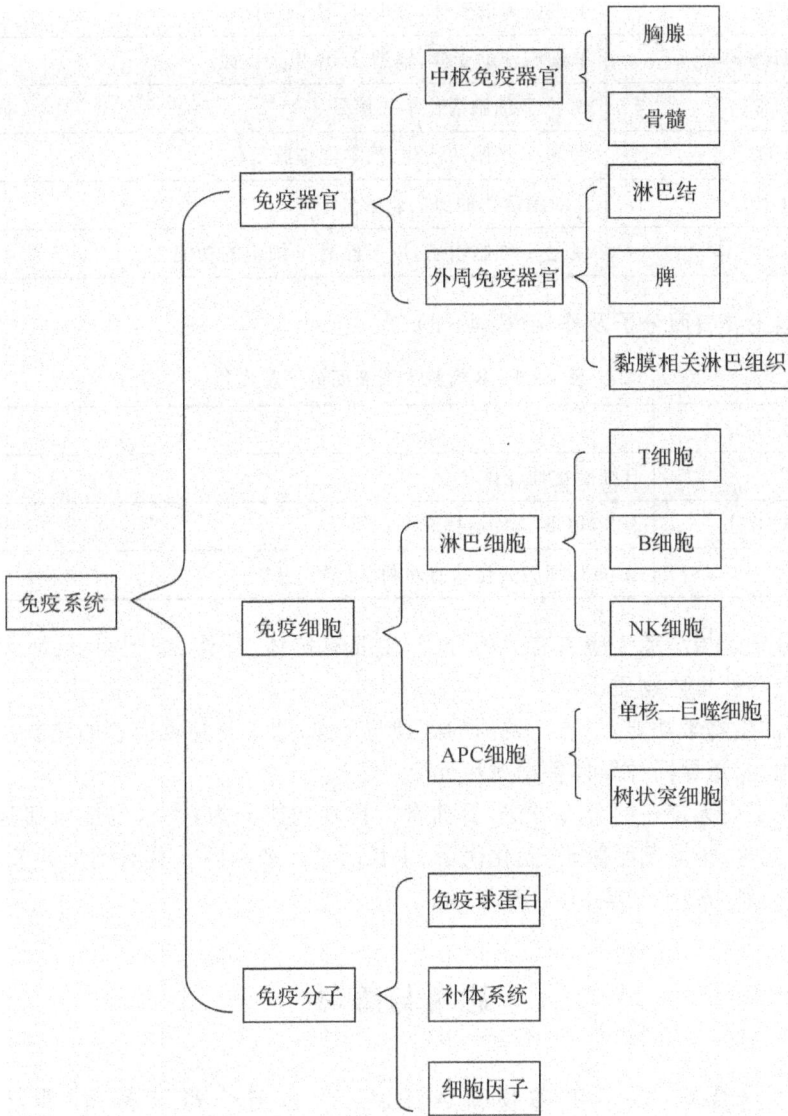

```
                                    ┌─ 胸腺
                        中枢免疫器官 ┤
                                    └─ 骨髓
            免疫器官 ┤
                                    ┌─ 淋巴结
                        外周免疫器官 ┤─ 脾
                                    └─ 黏膜相关淋巴组织

                                    ┌─ T细胞
                        淋巴细胞 ───┤─ B细胞
免疫系统 ┤  免疫细胞 ┤              └─ NK细胞
                        APC细胞 ────┬─ 单核—巨噬细胞
                                    └─ 树状突细胞

                        ┌─ 免疫球蛋白
            免疫分子 ───┤─ 补体系统
                        └─ 细胞因子
```

图 4-6　免疫系统组成示意图

2.T 细胞主要表面分子及作用(表 4-2)

表 4-2　T 细胞主要表面分子及作用

表面分子	作用
TCR	T 细胞抗原受体,特征性标志
CD3	稳定 TCR 及转导 T 细胞活化第一信号
CD4	T 细胞辅助受体,辅助 TCR 识别抗原
CD8	T 细胞辅助受体,辅助 TCR 识别抗原
CD28	转导 T 细胞活化第二信号
CD2	参与 T 细胞的活化,绵羊红细胞受体
CD40L	B 细胞活化的协同刺激分子
丝裂原受体	促进 T 细胞增殖,用于检测 T 细胞的功能

3. B 细胞主要表面分子及作用(表 4-3)

表 4-3　B 细胞主要表面分子及作用

表面分子	作用
BCR	B 细胞抗原受体
CD79a/CD79b	稳定 BCR 及传递抗原识别信号
CD40	提供 B 细胞活化的协同刺激信号

4. 免疫分子是指与免疫应答有关的分子,主要有抗体、补体、细胞因子、MHC 等。免疫分子是免疫应答的重要物质。

5. HLA 的生物学功能:①参与抗原的处理与呈递;②参与免疫应答的调节;③参与 T 细胞的分化过程;④诱导同种异体移植排斥反应。

6. 细胞因子尚无统一的分类方法,目前常依据其功能分为六类,包括白细胞介素、肿瘤坏死因子、干扰素、集落刺激因子、趋化因子、生长因子。细胞因子具有免疫调节、抗感染、抗肿瘤作用,还能刺激造血功能,并且参与炎症反应。

思考与练习

一、单项选择题(以下每道题有 A、B、C、D、E 五个备选答案,请从中选一个最佳答案)

1. 属于中枢免疫器官的是　　　　　　　　　　　　　　　　　　　　　　(　　)

　A. 扁桃体　　　　　　　　B. 淋巴结　　　　　　　　C. 胸腺

　D. 脾脏　　　　　　　　　E. 肠淋巴组织

2. 人体免疫细胞产生、发育、分化、成熟的场所是　　　　　　　　　　　(　　)

　A. 胸腺和淋巴结　　　　　B. 骨髓和黏膜免疫系统　　C. 淋巴结和脾脏

　D. 胸腺和骨髓　　　　　　E. 脾脏和胸腺

3. T 细胞分化成熟的场所是 （　　）

　　A. 骨 　　　　　　　　　B. 法氏囊 　　　　　　　C. 脾脏

　　D. 胸腺 　　　　　　　　E 淋巴结

4. 人类 B 淋巴细胞分化成熟的场所是 （　　）

　　A. 腔上囊 　　　　　　　B. 脾脏 　　　　　　　　C. 骨髓

　　D. 淋巴结 　　　　　　　E. 胸腺

5. 免疫系统的组成是 （　　）

　　A. 中枢免疫器官、外周免疫器官

　　B. 免疫细胞、黏附免疫系统、中枢免疫器官

　　C. 中枢免疫器官、免疫细胞、皮肤免疫系统

　　D. 免疫分子、黏膜免疫系统、皮肤免疫系统

　　E. 免疫器官、免疫细胞、免疫分子

6. 属于外周免疫器官的是 （　　）

　　A. 骨髓、黏膜相关淋巴组织

　　B. 胸腺、淋巴结、脾脏

　　C. 胸腺、淋巴结、黏膜组织

　　D. 脾脏、淋巴结、黏膜相关淋巴组织

　　E. 骨髓、胸腺

7. 下列哪类细胞不能分泌细胞因子 （　　）

　　A. T 淋巴细胞 　　　　　B. B 淋巴细胞 　　　　　C. 浆细胞

　　D. 单核细胞 　　　　　　E. 成纤维细胞

8. 细胞因子不包括 （　　）

　　A. 淋巴毒素 　　　　　　B. 过敏毒素 　　　　　　C. 白细胞介素

　　D. 生长因子 　　　　　　E. 干扰素

9. 能直接杀伤肿瘤细胞的细胞因子是 （　　）

　　A. IFN-γ 　　　　　　　　B. TGF 　　　　　　　　C. IL-4

　　D. CSF 　　　　　　　　　E. TNF

10. 关于细胞因子的作用特点,下列哪项错误 （　　）

　　A. 产生和作用具有多向性

　　B. 合成和分泌是一种自我调控的过程

　　C. 主要参与免疫反应和炎症反应

　　D. 以特异性方式发挥作用

　　E. 生物学效应强

11. 人类 HLA 复合体定位于 （　　）

　　A. 第 17 号染色体短臂 　　B. 第 2 号染色体短臂 　　C. 第 6 号染色体短臂

　　D. 第 22 号染色体短臂 　　E. 第 9 号染色体短臂

12. 90% 以上强直性脊柱炎患者携带有哪种 HLA 抗原 （　　）

　　A. HLA-B7 　　　　　　　B. HLA-B27 　　　　　　C. HLA-B35

　　D. HLA-B8 　　　　　　　E. 以上均不是

二、名词解释

1. MHC
2. 细胞因子
3. TCR
4. APC

三、问答题

1. 简述中枢免疫器官和外周免疫器官的组成和功能。
2. 简述细胞因子的共同特性。
3. 简述细胞因子的分类及生物学功能。
4. 简述 HLA 分子的生物学功能。
5. 简述 HLA 复合体的遗传特征。

(李燕琼)

参考答案

第五章　免疫应答

机体具有正常的免疫功能,当抗原侵入机体时,机体通过免疫应答来完成识别和清除抗原的反应过程。机体的免疫应答包括人体在长期种系发育和进化过程中逐渐形成的、生来具有的固有免疫应答(非特异性免疫应答)和机体在后天生活过程中,针对某种特定抗原产生的适应性免疫应答(特异性免疫应答)。本章主要探讨适应性免疫应答,即特异性免疫应答。

第一节　免疫应答概述

一、免疫应答的概念

机体免疫系统的基本功能是识别"自己"与"非己"抗原成分,对"非己"抗原成分,如病原生物、自身衰老死亡细胞、突变产生的肿瘤细胞等进行识别和排斥,而对"自己"成分,即自身正常的组织细胞则产生耐受,以此维持机体内环境的平衡与稳定。免疫系统通过免疫细胞对这些不同抗原成分产生免疫应答,以实现其基本功能。因此,免疫应答是指机体免疫系统接受抗原刺激后,免疫活性细胞特异性识别抗原并发生活化、增殖、分化,进而表现出对"非己"抗原进行排斥和清除,维持自身生理的稳定,而对"自己"成分产生免疫耐受的生物学效应的过程。

二、免疫应答的类型

(一)按免疫应答的效果分类

1. 正免疫应答　指免疫细胞对抗原特异性识别而活化、增殖及分化,形成效应细胞,并通过直接作用于靶细胞或通过其分泌的抗体或细胞因子表现出一定生物学效应的过程,也是我们通常所指的免疫应答。

2. 负免疫应答　指免疫细胞对抗原特异性识别后而发生细胞凋亡或细胞无能,表现出特异性免疫无应答状态,又称免疫耐受。

(二)按介导细胞不同分类

1.体液免疫应答　指主要由B细胞介导的免疫应答,又称体液免疫。因其活化后产生的效应物质即抗体分布于体液中而得名。

2.细胞免疫应答　指主要由T细胞介导的免疫应答,又称细胞免疫。效应T细胞可以直接作用于靶细胞或通过分泌细胞因子发挥效应。

三、免疫应答的基本过程

免疫应答的基本过程可分为识别阶段,活化、增殖和分化阶段,效应阶段三个阶段(图5-1)。

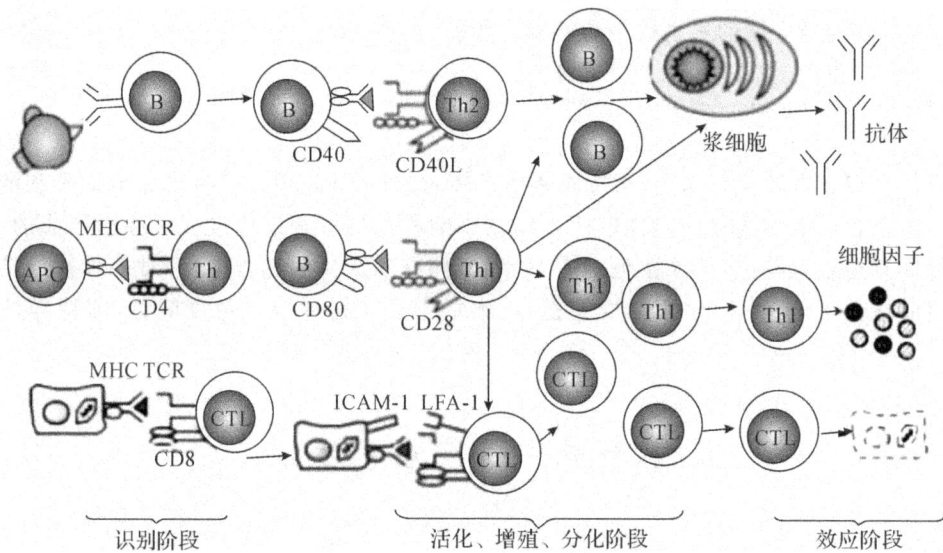

图5-1　免疫应答的基本过程

(一)识别阶段

识别阶段主要包括抗原呈递细胞对抗原的摄取、处理和加工、呈递以及T细胞、B细胞对抗原的识别。此阶段为特异性免疫应答的启动阶段。

(二)活化、增殖、分化阶段

此阶段是T细胞、B细胞特异性抗原识别受体(TCR/BCR)识别和结合抗原后,活化、增殖、分化为效应性细胞(Tc细胞、Th1细胞)和记忆细胞或产生效应分子(抗体)的过程。

(三)效应阶段

效应阶段是指效应性细胞(Tc细胞、Th1细胞)和效应分子(抗体)清除抗原,发挥免疫效应的阶段。在效应阶段,往往有非特异性免疫细胞(如巨噬细胞、NK细胞)及免疫分子(如补体、细胞因子等)参与,它们与特异性免疫细胞及分子相互促进、协同作用,对抗原物质进行清除和破坏。

四、免疫应答的特点

适应性免疫应答有多种特点,如特异性、获得性、排他性、记忆性、放大性、耐受性、MHC

限制性等,其中特异性、记忆性、放大性和 MHC 限制性为其最主要的特点。

(一)特异性

特异性指免疫应答的针对性,即适应性免疫应答只针对刺激机体免疫系统发生免疫应答的抗原产生免疫效应。如链球菌刺激机体所产生的适应性免疫应答只针对链球菌产生效应,即只识别和清除链球菌,而对结核杆菌则无此效应。

(二)记忆性

免疫活性细胞(T、B 细胞)在识别抗原后,自身活化、增殖、分化后期,少部分 T、B 细胞不再继续增殖和分化,而是转化为具有记忆功能的长寿且暂时处于静止状态的记忆细胞。当机体在以后的生活过程中再次接触同一抗原物质时,记忆细胞可立即识别抗原,迅速进行活化、增殖和分化,产生反应更为强烈的再次应答。

(三)放大性

机体发生免疫应答时,除了产生效应 T 细胞和抗体发挥免疫效应,还可通过激活补体、分泌细胞因子、ADCC 等作用使更多的免疫细胞、免疫分子参与到反应过程中,扩大免疫效应。

(四)MHC 限制性

免疫应答过程中,免疫细胞间相互作用时,只有当双方的 MHC 分子一致时,才能有效地相互作用,产生免疫应答。

第二节 T 细胞介导的细胞免疫应答

免疫细胞清除抗原发挥效应的作用即为细胞免疫。细胞免疫可分为非特异性细胞免疫和特异性细胞免疫。非特异性细胞免疫包括巨噬细胞对抗原物质的吞噬、破坏,NK 细胞对靶细胞的杀伤作用等。这些效应细胞(巨噬细胞、NK 细胞)表面不具特异性抗原识别受体,因此它们的活化和效应过程不具特异性。

特异性细胞免疫是指以 T 细胞介导为主的免疫,是一个由多细胞系参与完成的免疫应答过程,是指 T 细胞在抗原呈递细胞表达的抗原肽-MHC 复合物刺激和其他辅助因素作用下,发生活化、增殖并分化为能清除抗原的效应性 T 细胞,并发挥效应作用的过程。此过程包括抗原识别,T 细胞活化、增殖分化以及发挥效应三个阶段。

一、T 细胞对抗原的识别

(一)抗原呈递细胞呈递抗原

不同类型的抗原呈递细胞呈递不同类型的抗原。细菌等颗粒性抗原主要由巨噬细胞呈递,病毒性抗原主要由树突状细胞和病毒感染细胞呈递,可溶性抗原主要由 B 细胞呈递。外源性抗原主要由具有 MHC-Ⅱ类分子的抗原呈递细胞呈递与表达 $CD4^+$ 分子的 Th 细胞,内源性抗原主要由具有 MHC-Ⅰ类分子的细胞呈递与表达 $CD8^+$ 分子的 Tc 细胞,因此抗原呈递细胞可通过 MHC 分子诱导不同类型的免疫应答,对免疫应答具有指导作用。

1. 内源性抗原的呈递 内源性抗原主要由具有 MHC-Ⅰ类分子的细胞呈递与表达 $CD8^+$ 分子的 Tc 细胞,以病毒感染的宿主细胞的呈递为例说明(图 5-2):①病毒侵入易感宿主细胞,其基因通过转录、翻译在宿主细胞胞质内生成病毒蛋白质抗原;②病毒蛋白质抗原被胞质内的蛋白酶体降解成抗原肽;③通过抗原肽转运体将抗原肽转运到内质网中,加工修饰为能与 MHC-Ⅰ类分子结合的抗原肽;④修饰后的抗原肽与内质网中合成的 MHC-Ⅰ类分子结合,形成抗原肽-MHC-Ⅰ类分子复合物,通过高尔基体,再经过分泌小泡将其呈递到细胞表面,供 CD8$^+$ T 细胞识别。

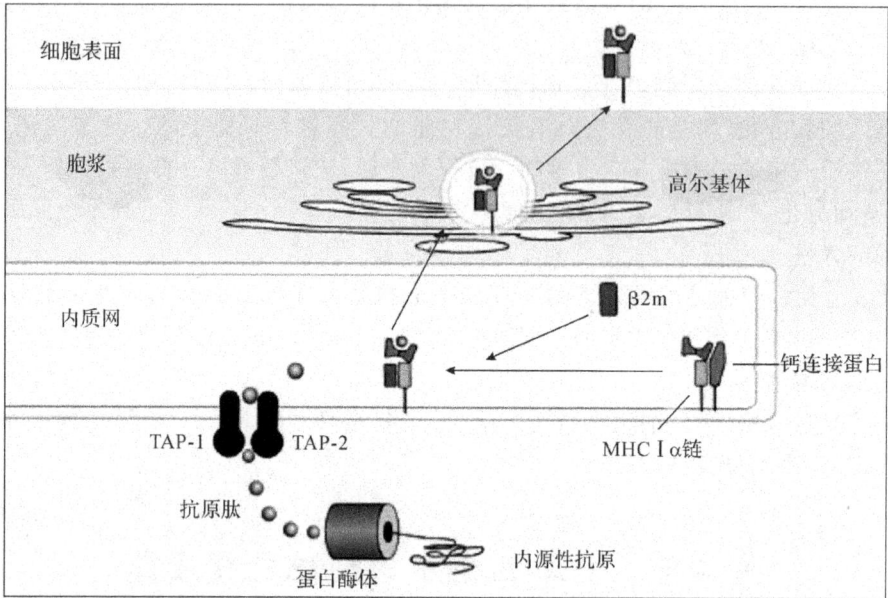

图 5-2　内源性抗原的呈递过程

2.外源性抗原的呈递　由抗原呈递细胞加工、处理和呈递(图 5-3):①APC 经吞噬或

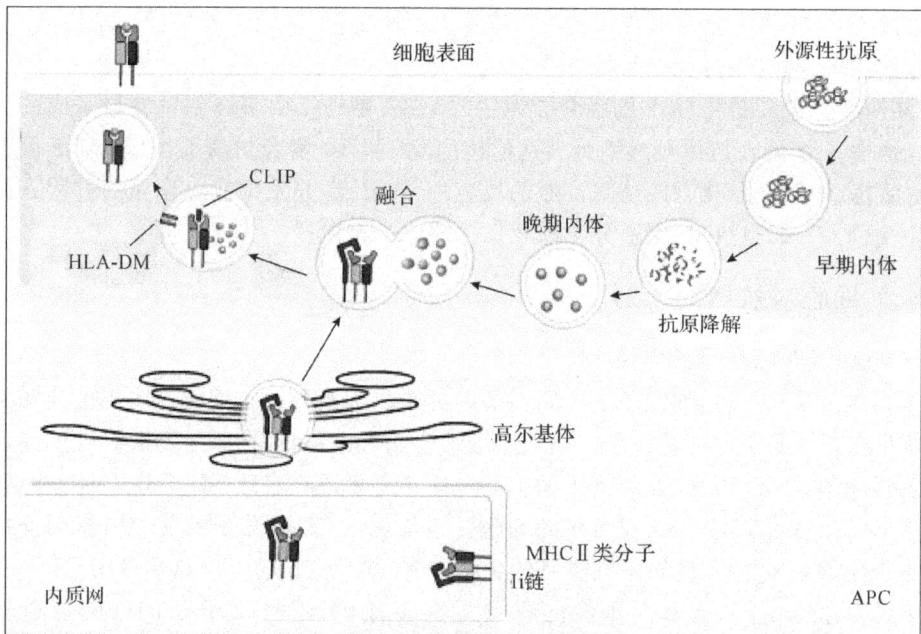

图 5-3　外源性抗原的呈递过程

吞饮作用将抗原摄入细胞,在胞质内形成吞噬体;②吞噬体与胞质内的溶酶体融合形成吞噬溶酶体,又称内体;③抗原在吞噬溶酶体内被蛋白水解酶降解成能与 MHC-Ⅱ类分子结合的抗原肽;④内质网中合成的 MHC-Ⅱ类分子进入高尔基体,经分泌小泡与吞噬溶酶体融合,使 MHC-Ⅱ类分子与抗原肽结合,形成抗原肽-MHC-Ⅱ类分子复合物;⑤抗原肽-MHC-Ⅱ类分子复合物呈递到 APC 表面,供 CD4$^+$T 细胞识别。

(二)T 细胞识别抗原

初始 T 细胞(未接受抗原刺激的 T 细胞)TCR 识别抗原肽-MHC 复合物,即双识别。同时,T 细胞表面 CD4 或 CD8 分子也必须识别相应的 MHC-Ⅱ分子或 MHC-Ⅰ类分子,以提高 T 细胞识别抗原的限制性和敏感性,此为 T 细胞的双识别。CD4/CD8 具有稳定 TCR 与抗原肽-MHC 复合物结合的作用,并参与信号的转导,因此,CD4 和 CD8 又称为 T 细胞的辅助受体。

二、T 细胞的活化、增殖与分化

未与特异性抗原接触的成熟初始 T 细胞只有通过其表面的 TCR 与呈递于抗原呈递细胞表面的抗原肽-MHC 分子复合物特异性结合,并与其他免疫细胞相互作用,获得刺激其活化的信号,才能发生自身的活化、增殖并分化为能产生效应作用的效应细胞。

(一)T 细胞的活化

T 细胞的活化需要有两种信号作用,缺一不可(图 5-4、图 5-5)。

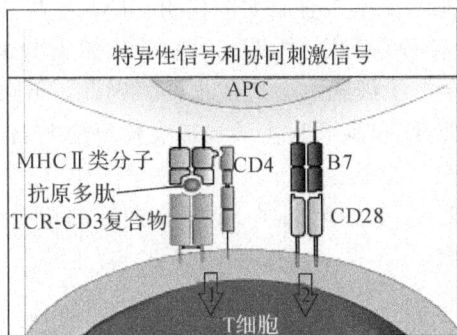

图 5-4　CD4$^+$T 细胞双信号活化示意图　　图 5-5　CD8$^+$T 细胞双信号活化示意图

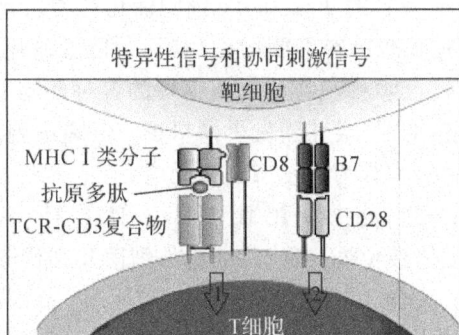

1. T 细胞活化的第一信号　T 细胞活化的第一信号又称为特异性信号,来自其 TCR 与抗原肽-MHC 分子复合物的特异性结合,T 细胞的 TCR 不仅要与抗原肽片段结合,同时必须与相应的 MHC 分子结合,这种结合方式称为 TCR 的双识别。这是 T 细胞与其他细胞结合受 MHC 限制的原因。除了 TCR 对抗原的识别外,CD4 和 CD8 分子作为共受体,分别与 MHC-Ⅱ 或 MHC-Ⅰ类分子结合,这不仅增强 T 细胞与抗原呈递细胞的附和,而且还参与第一激活信号的启动和转导。

2. T 细胞活化的第二信号　T 细胞活化的第二信号又称为协同刺激信号,来自抗原呈递细胞上所谓的协同刺激分子与 T 细胞上相应的协同刺激分子受体的结合。

只有在双信号的共同作用下,T 细胞才能活化,合成并分泌 IL-2,从而促进细胞分裂和增殖。如果 T 细胞在识别抗原时没有协同刺激分子提供的第二信号,T 细胞则不能充分活化,而被诱导呈现无功能状态或发生凋亡。

(二)T 细胞的增殖和分化

活化的 T 细胞可表达多种细胞因子及其受体。这些细胞因子及受体经自分泌或旁分泌作用,使能识别此种抗原分子的 T 细胞克隆大量增殖,并诱导其子代细胞分化成效应细胞。初始 Th 细胞(Th0 细胞)在双信号作用及多种细胞因子的作用下,分化为 Th1 或 Th2 细胞。Th1 细胞分泌 IL-2、INF-γ、TNF 等细胞因子,促进 Th1 和 Tc 细胞的活化、增殖、分化成熟。Th2 细胞活化后分泌大量的细胞因子(如 IL-4、IL-6、IL-10 等)促进 B 细胞的活化、增殖和分化成熟。所以,初始 Th 细胞的分化方向对免疫应答的方式有关键作用。

在 T 细胞分化过程中,部分细胞分化为记忆性 T 细胞(Tm),可长期存在。

三、效应阶段

T 细胞活化后,经克隆增殖及功能分化而形成效应性 T 细胞。效应性 T 细胞有两种,即 CD4+ Th1 细胞和 CD8+ Tc 细胞。CD4+ Th1 细胞可通过合成大量细胞因子,引起迟发型超敏反应;CD8+ Tc 细胞可通过分泌细胞毒素杀伤表达特异性抗原的靶细胞,在抗细胞内感染的病原体等方面发挥重要作用(图 5-6)。

(一)CD4+ Th1 细胞介导的效应

CD4+ Th 细胞主要通过分泌多种细胞因子而发挥效应。Th1 细胞主要分泌 IL-2、TNF-β、INF-γ,以促进细胞免疫应答为主,负责清除被细菌、病毒感染的体细胞和肿瘤细胞。IL-2 促进抗原特异的 Th2 和 Tc 细胞活化与增殖,对细胞免疫具有放大的作用。INF-γ 和 TNF-β 均具有激活巨噬细胞的作用,活化巨噬细胞内各种杀菌酶,可杀伤被病原体感染的细胞。但活化的巨噬细胞释放至细胞外的各种酶对自身组织细胞也会造成损伤。因此,Th1 细胞在产生效应时,会伴随发生以单核—巨噬细胞和 T 细胞浸润为主的局部炎症反应与自身组织的损伤,称其为迟发型超敏反应。

Th2 细胞主要分泌 IL-4、IL-5、IL-6、IL-10、IL-12 等细胞因子,促进 B 细胞的增殖和分化,加强体液免疫,以清除细胞外细菌及其代谢产物。

(二)CD8+ Tc 细胞介导的效应

效应 CD8+ Tc 细胞识别靶细胞表面的抗原肽-MHC-I 类分子复合物后,只对其识别的靶细胞有杀伤作用,对其他细胞无损伤作用。Tc 细胞必须与靶细胞直接接触才能发挥杀伤作用。当靶细胞被溶解时,Tc 细胞可与之解离,并接触、杀伤下一个靶细胞。所以,Tc 细胞可连续杀伤多个靶细胞,自身却不受损害。Tc 细胞主要通过以下两种机制杀伤靶细胞。

1. 细胞裂解　随着 TCR 对靶细胞表面抗原肽-MHC-I 类分子复合物的识别,效应 Tc 细胞通过颗粒胞吐作用,释放出胞浆颗粒中的一种名为穿孔素(Pf)的蛋白质,穿孔素与细胞外 Ca^{2+} 结合后活化,在靶细胞细胞膜上形成直径约为 10nm 的跨膜孔道。由于胞膜内外渗透压的差异,使水分子经由孔道进入靶细胞内,靶细胞胀裂而死。颗粒酶、TNF 等细胞因子也可经孔道进入细胞内进行蛋白酶解,使细胞裂解。

2. 细胞凋亡　细胞凋亡是指细胞遵循一定的程序,通过激活内源性 DNA 内切酶,使 DNA 切断并导致细胞主动死亡的过程。Tc 细胞诱导靶细胞凋亡主要通过两条途径:①穿孔素/颗粒酶途径:效应 Tc 细胞通过释放穿孔素,使细胞膜出现跨膜通道,随即释放的颗粒酶经通道进入细胞内引起胞内级联反应,使靶细胞 DNA 降解,细胞凋亡;②FasL 途径:效应 Tc 细胞表达 Fas 配体(FasL)与靶细胞表面的 Fas 分子结合,诱导靶细胞内死亡结构域活化,引起细胞内级联反应,最终活化内源性 DNA 内切酶即半胱天冬蛋白酶,使靶细胞 DNA 降解,细胞发生凋亡。

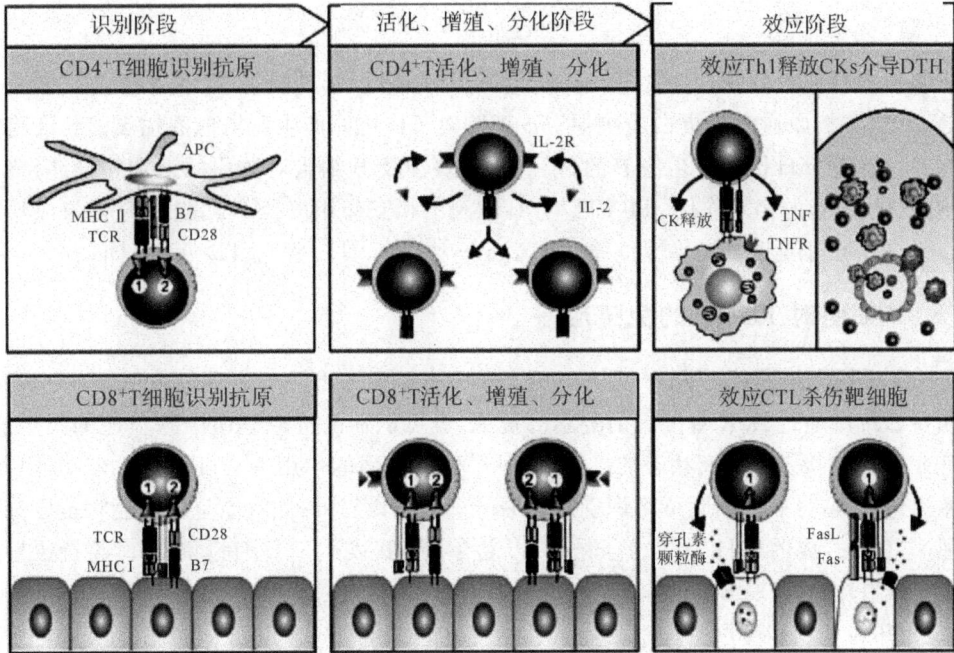

图 5 - 6　细胞免疫应答的基本过程

四、细胞免疫的生物学作用及特点

(一)抗感染作用

细胞免疫应答主要清除细胞内的病原生物,可作用于各种胞内菌(如结核分枝杆菌、麻风分枝杆菌、伤寒沙门菌等)感染、病毒感染、真菌感染和寄生虫感染,主要通过活化的 T 细胞释放细胞因子 IL-2、INF、TNF 等,促使巨噬细胞活化,从而杀死胞内的病原生物。

(二)抗肿瘤作用

效应 Tc 细胞可直接杀伤带有特异性抗原的肿瘤细胞,其杀伤作用受 MHC-Ⅰ类分子限制。此外,有些细胞因子如 TNF、IFN 等既是抗肿瘤的效应分子,又具有使其他肿瘤杀伤细胞活化的作用。

(三)免疫损伤作用

Th1 细胞在产生效应时,会伴随发生以单核—巨噬细胞和 T 细胞浸润为主的局部炎症反应与自身组织的损伤,主要是参与迟发型超敏反应引起的免疫损伤。

(四)移植排斥作用

移植物中的活细胞、脱落细胞或由于移植前灌洗不彻底而残留在器官中的淋巴细胞都可以是启动免疫应答的抗原,其诱导的体液免疫应答和细胞免疫应答都参与移植排斥反应的过程。目前认为,移植排斥反应的主要机制是细胞免疫应答,CD4[+] Th1 细胞和 CD8[+] Tc 细胞是主要的效应细胞。

第三节　B细胞介导的体液免疫应答

机体特异性体液免疫应答由B细胞介导。B细胞识别的抗原主要是胸腺依赖性抗原(TD-Ag)，这类抗原通常为蛋白质抗原。B细胞对TD抗原产生免疫应答需要Th细胞的辅助。在B细胞对TD抗原产生应答的过程中，主要涉及B细胞对抗原的识别和呈递、抗原呈递细胞与Th细胞的相互作用、Th细胞与B细胞的相互作用以及B细胞的分化与成熟等过程。B细胞也可对胸腺非依赖性抗原(TI-Ag)产生应答，其过程与TD-Ag不同。

一、B细胞对TD-Ag的免疫应答

(一)B细胞对抗原的识别

初始B细胞通过BCR直接识别游离的抗原，也可识别由抗原呈递细胞呈递的天然抗原。B细胞的BCR直接识别游离状态的抗原后，可产生两方面的作用，一方面通过BCR向B细胞内传递活化信号，另一方面则可将识别的抗原分子内吞，经外源性抗原呈递途径将抗原分子加工处理，与自身合成的MHC-II类分子结合，以复合物形式表达于B细胞膜表面，将抗原呈递给CD4$^+$Th细胞，借此实现B细胞与CD4$^+$Th细胞的作用。BCR对抗原的识别与TCR不同点在于：①BCR不仅能识别蛋白质抗原，还能识别肽、核酸、多糖等；②BCR能特异性识别完整蛋白质抗原的天然空间构型，无须APC对抗原的加工处理，故BCR识别抗原无MHC限制性。

(二)Th细胞和B细胞的活化、增殖与分化

1. 活化信号的产生　B细胞活化仍然需要双信号，而在此过程中B细胞必须依赖Th细胞的协助。B细胞既是Th细胞辅助的对象，又是Th细胞活化的抗原呈递细胞。抗原与BCR以及辅助受体结合成为传递B细胞活化的第一信号，同时B细胞表达的CD40分子与活化的Th细胞表达的CD40L受体结合成为B细胞活化的第二信号，接受"双信号"后B细胞即活化(图5-7)。

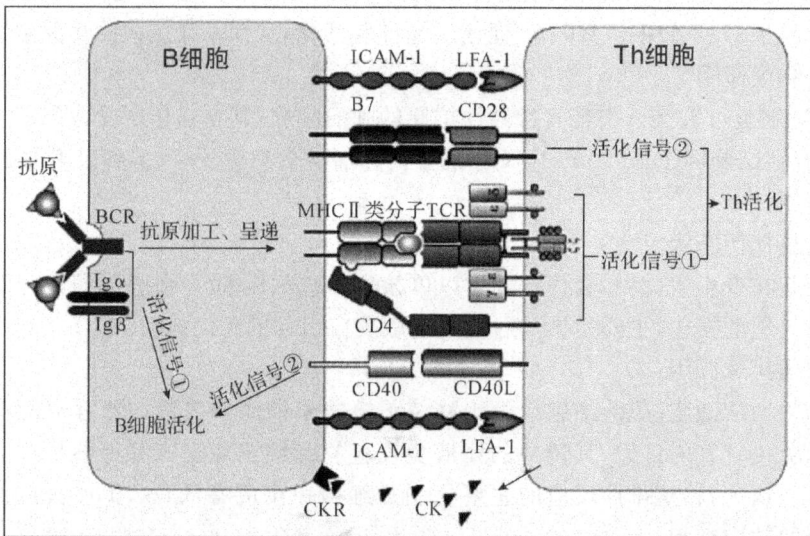

图5-7　B细胞与Th细胞间相互作用

2.B 细胞活化、增殖、分化　双信号传递至细胞内,经一系列级联反应使转录因子活化,活化的转录因子进入细胞核内分别与特定的基因结合,启动基因(如 IL-2 受体基因、IL-4 受体基因等)的转录,使细胞活化并表达其产物(如 IL-2R、IL-4R 等)。同时,活化 Th 细胞分泌的细胞因子如 IL-2、IL-4 等与活化 B 细胞表面的相应受体结合,促进 B 细胞进一步活化、增殖及分化为浆细胞,从而产生不同类型的抗体(图 5-8)。

在此过程中,部分细胞恢复静息状态,分化为记忆性 B 细胞(Bm)。记忆性 T、B 细胞均可在机体内长期存活,再次与同一抗原相遇时,可迅速活化并产生效应。

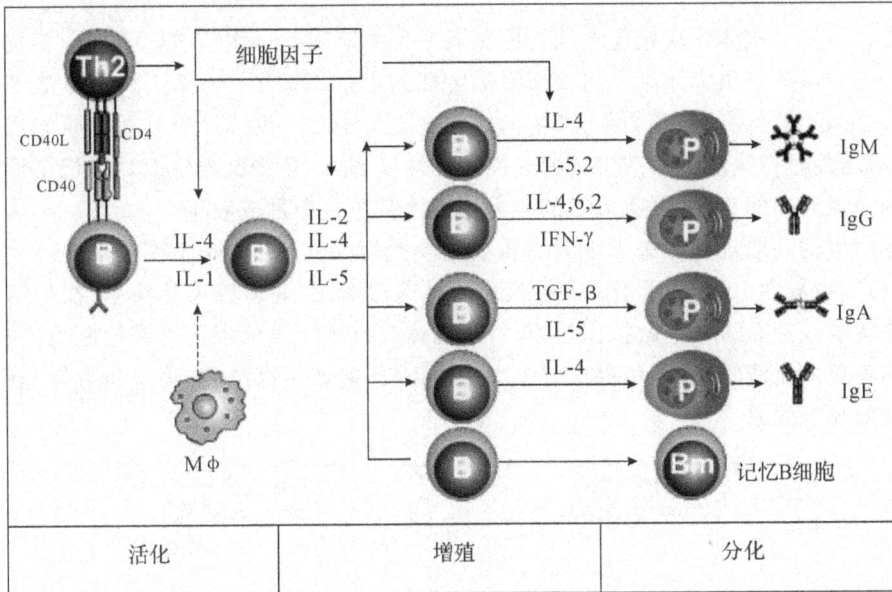

图 5-8　B 细胞应答活化过程示意

(三)B 细胞应答的效应

体液免疫应答的效应物质是抗体,其免疫效应由抗体发挥。

1.中和作用

(1)中和外毒素的作用:抗毒素能与相应外毒素特异性结合,通过空间障碍作用或封闭外毒素生物活性部位,阻止外毒素进入易感细胞,使外毒素不能发挥毒性作用。

(2)中和病毒的作用:机体受病毒感染后,体液中可产生中和抗体和血凝抑制抗体等,这些抗体与病毒结合后,可阻止病毒吸附于易感细胞,从而避免病毒感染易感细胞。

2.调理作用　IgG 的 Fc 段与吞噬细胞表面的 Fc 受体结合,通过抗体的连接使颗粒性抗原被固定于吞噬细胞表面,促进吞噬细胞对抗原的吞噬作用。

3.抗体依赖性细胞介导的细胞毒作用　IgG 的 Fab 段与带有相应抗原的靶细胞结合后,其 Fc 段可与 NK 细胞、巨噬细胞和单核细胞表面的 Fc 受体结合,促使细胞释放穿孔素与颗粒酶,导致靶细胞被杀伤。此作用有助于杀伤病毒感染的细胞及肿瘤细胞。

4.激活补体介导的溶菌、溶细胞作用　当抗体与细胞、细菌等抗原结合时,其铰链区构型改变,暴露出补体结合位点,可通过经典途径激活补体,发挥对靶细胞的溶解和杀伤作用。

5.参与超敏反应　IgE 参与Ⅰ型超敏反应。IgG、IgM 及 IgA 可参与Ⅱ型和Ⅲ型超敏反应。

(四)抗体产生的一般规律

在抗原诱导下,B 细胞活化、增殖、分化为浆细胞,合成并分泌抗原特异性的抗体。抗体的性质及其在血液中的浓度可随机体是初次接触此种抗原还是再次接触此种抗原而有所不同。由此可将针对某种抗原的体液免疫应答分为初次应答和再次应答(图 5-9)。

1.初次应答　机体第一次接受抗原刺激产生的应答称初次应答。在初次应答中,抗原进入机体后,经 1~2 周的潜伏期才能在血液中出现抗体。初次应答的特点是潜伏期长,抗体效价低,先出现 IgM,稍后出现 IgG 或 IgA,产生的抗体以 IgM 为主,维持时间短,亲和力低。

2.再次应答　机体再次接受相同抗原刺激产生的应答称再次应答。再次应答抗体产生的特点与初次应答有很大差别。再次应答的特征为潜伏期缩短(2~3 天),抗体浓度迅速升高,维持时间长、效价高、亲和力强,产生的抗体主要为 IgG。机体针对某些抗原能产生再次应答,是机体经过初次应答后产生了特异性记忆性 T 细胞、B 细胞的缘故。因记忆性细胞可在机体内较长时间的存在,再次应答的能力可持续存在数个月或数年。

抗体产生的一般规律在医学上具有重要的实践意义:①在免疫应答中,IgM 产生早、消失快,故检测特异性 IgM 可用于感染性疾病的早期诊断;②许多感染性疾病,在早期和恢复期抽取患者的双份血清标本做抗体检测,一般抗体效价增加 4 倍以上具有诊断意义;③疫苗接种或制备免疫血清时,应采用再次或多次加强免疫,以产生高浓度、高亲和力的 IgG 抗体,获得良好的免疫效果。

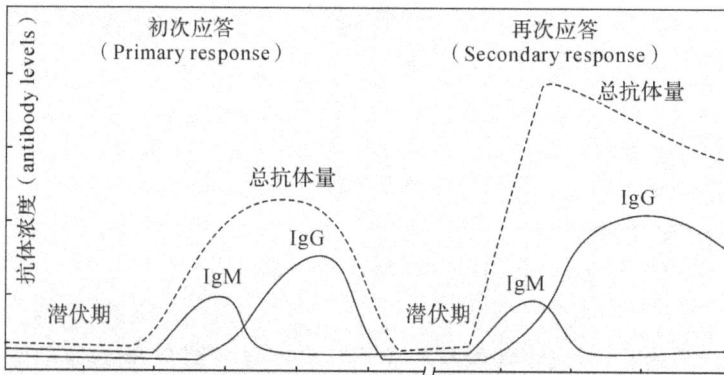

图 5-9　初次应答和再次应答抗体产生的一般规律

二、B 细胞对 TI-Ag 的免疫应答

TI 抗原(TI-Ag)即胸腺非依赖性抗原,如某些细菌多糖、多聚蛋白质、脂多糖等,不需要 T 细胞的辅助可直接激活未致敏的 B 细胞。TI 抗原引起的应答不需要 Th 细胞辅助,大多数也不需要 APC 参与,可直接刺激 B 细胞产生抗体,所产生的抗体只有 IgM,无免疫记忆性。根据抗原分子的构型不同,可将 TI 抗原分为 TI-1 和 TI-2 两型,它们以不同机制激活 B1 细胞。

(一)TI-1 抗原诱导的 B 细胞应答

TI-1 抗原又称为 B 细胞丝裂原,有细菌脂多糖和聚合鞭毛素等。高浓度的 TI-1 抗原可诱导多克隆 B 细胞增殖和分化;在低浓度时(是多克隆激活时的 10^{-5}~10^{-3}),只有其 BCR

能结合 TI-1 抗原的 B 细胞才能在细胞表面浓缩足够量的 TI-1 抗原而被激活(图 5 - 10)。在机体感染病原体时,由于 TI-1 抗原的浓度很低,只有抗原特异性的 B 细胞才能被激活,并产生针对该抗原的抗体。B 细胞对 TI-1 抗原的应答在机体抵抗某些胞外病原体感染中发挥重要作用。TI-1 抗原无须 Th 细胞的辅助,故应答比 TD 抗原发生早。但 TI-1 抗原单独不足以诱导 Ig 类别转换、抗原亲和力成熟及记忆 B 细胞形成。

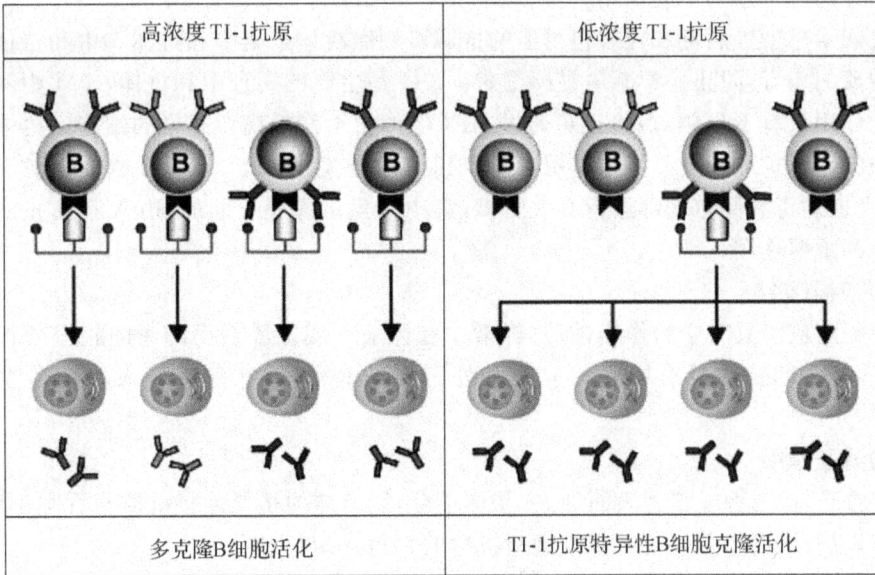

图 5 - 10　TI-1 抗原诱导 B 细胞的激活

(二)TI-2 抗原诱导的 B 细胞应答

TI-2 抗原多属荚膜多糖和细菌细胞壁成分,具有高度重复排列的抗原决定基。TI-2 抗原只能激活成熟的 B 细胞,可使其成熟的抗原特异性 B 细胞的 SmIg 发生广泛交联,这种交联也可诱导成熟 B 细胞的无反应性。因此,表位的密度在 TI-2 抗原诱导 B 细胞的应答中可起决定性作用:密度过低,SmIg 交联的程度不足以激活 B 细胞;密度过高,可使 B 细胞无反应。

三、体液免疫的生物学作用及特点

体液免疫应答由 B 细胞介导。B 细胞识别抗原后,自身活化、增殖和分化为浆细胞,浆细胞针对抗原分泌特异性抗体,最终由抗体发挥免疫效应。由于抗体不能进入细胞内发挥清除抗原的作用,故体液免疫只能清除细胞外游离的抗原和细胞表面的抗原,其发挥的效应特点也和抗体的生物学功能一致。

(一)抗感染作用

体液免疫应答的抗感染作用主要表现在以下几方面。

1.抗体液中的细菌感染　与发挥此作用有关的抗体主要是 IgG、IgM 和 IgA,这三种抗体抗感染机制为:①SIgA 在黏膜局部具有抑制病原菌黏附的作用:可阻止病原菌经黏膜侵入机体;②IgG、IgM 对细菌的调理吞噬作用:通过抗体单独或抗体与补体联合发挥的调理作用,不仅能促进吞噬细胞对细菌的吞噬,而且有助于强化吞噬细胞内的杀菌作用;③IgG 和

IgM 与病原菌结合后,激活补体溶解病原菌或病原菌感染的靶细胞;④IgG 介导 ADCC,杀伤病原菌或病原菌感染的靶细胞。

2.抗外毒素感染　抗毒素可中和相应外毒素的毒性作用。抗毒素主要为循环中的 IgG,它与相应外毒素结合后,可阻断外毒素与易感宿主细胞的结合,或封闭毒素的活性部位,使其毒性作用不能发挥,故抗毒素只能中和体液中或黏膜表面游离的外毒素,对已与易感细胞结合的外毒素则不起作用。

3.抗病毒感染　病毒衣壳或包膜上的抗原可刺激机体产生中和抗体。中和抗体可中和细胞外游离的病毒,阻止病毒感染易感细胞。IgG 是主要的病毒中和抗体,IgM 中和血循环中病毒的作用没有 IgG 强,两者还可通过 ADCC 作用杀伤被病毒感染的细胞。抗体对细胞和组织间的病毒扩散起主要屏障作用,并能限制病毒扩散至血流。SIgA 存在于黏膜分泌液中,对呼吸道病毒和肠道病毒进行有效防御,集中产生于黏膜表面的 SIgA 在防止病毒再感染方面发挥重要作用。

(二)中和作用

体液免疫应答具有中和作用,即抗毒素中和体液中或黏膜表面游离的相应外毒素的毒性作用;病毒中和抗体具有中和相应细胞外游离的病毒,阻止病毒侵入易感宿主细胞的作用。

(三)调理作用

IgG 的 Fc 段与吞噬细胞表面的 Fc 受体结合,以抗体为桥梁连接抗原与吞噬细胞,还可联合补体发挥调理作用,促进吞噬细胞对抗原的吞噬作用。

(四)激活补体

IgM、IgG 与抗原结合时,其铰链区构型发生变化,暴露出与补体 C1q 的结合位点,通过经典激活途径激活补体,使补体参与到免疫应答中,发挥溶解靶细胞等多种生物学作用。

(五)参与 ADCC 作用

IgG 的 Fab 段与带有相应抗原的靶细胞结合后,其 Fc 段可与 NK 细胞、巨噬细胞和单核细胞表面的 Fc 受体结合,促使这些细胞与抗原接触,释放穿孔素与颗粒酶,杀伤被病毒感染的细胞及肿瘤细胞。

(六)免疫损伤作用

IgE 介导 I 型超敏反应,IgG、IgM 及 IgA 可参与 II 型和 III 型超敏反应,导致组织发生炎症、坏死等免疫损伤。

免 疫 调 节

免疫应答对机体而言是一柄"双刃剑",正常的免疫应答可有效清除抗原性物质,维持机体内环境稳定;而异常的免疫应答则可造成机体的损伤,故机体必须对免疫应答进行精细的调控。免疫调节的机制十分复杂,涉及分子、细胞、系统、遗传等多因素间的相互作用,其中任何一个因素或环节出问题,均可导致局部或全身免疫应答的异常,引起持续感染、自身免疫病、超敏反应或肿瘤发生。

在分子水平上,参与免疫调节的分子包括抗原、抗体、补体、细胞因子、膜分子以及信号转导分子等。免疫应答中产生的抗体能够正向或负向调节免疫应答的强弱和时效；补体的活化片段可与 B 细胞和 APC 细胞表面存在的补体受体结合，从而在免疫应答中发挥调节作用；Th1 和 Th2 细胞分泌不同的细胞因子，可使特定类型的免疫应答在局部得以增强。

在细胞水平上，主要是通过 Th 细胞、调节性 T 细胞及诱导细胞凋亡等方式调节免疫应答。如当 Th1 细胞占优势时，体液免疫应答受到抑制；当 Th2 细胞占优势时，可抑制细胞免疫，这有利于机体集中最大的免疫能力清除外源性微生物抗原。调节性 T 细胞通过细胞接触和分泌具有免疫抑制效应的细胞因子来下调免疫应答。由 Fas 介导的细胞凋亡，可诱导活化的 T、B 细胞凋亡，从而发挥重要的负调节作用。

第四节　免疫耐受

一、免疫耐受的概念

免疫耐受是指特异性免疫细胞对抗原特异识别后发生细胞凋亡或细胞无能，表现出特异性免疫无应答的状态。免疫耐受又称负免疫应答。对某种抗原产生免疫耐受的个体，再次受到同一抗原刺激时，不能产生用常规方法可以检测到的特异性体液和/或细胞免疫应答，但对除此抗原以外的其他抗原仍可产生正常的免疫应答。

免疫耐受不同于免疫抑制，前者是指机体对某种抗原产生的特异性免疫无应答状态，后者是指机体对所有抗原均不发生反应或反应减弱的非特异性免疫无应答或免疫应答减弱状态。引起免疫抑制的原因主要有两方面：①遗传因素引起的免疫系统缺陷或免疫功能障碍；②后天使用免疫抑制剂、放射线或抗淋巴细胞血清等影响了免疫系统功能的正常发挥。

自身抗原或外来抗原均可诱导免疫耐受产生。能诱导免疫耐受产生的抗原称为耐受原。正常免疫耐受的产生对维持机体自身的稳定具有重要意义，一旦免疫耐受失调，则会产生对机体有害的免疫应答。免疫耐受是一种特殊的免疫应答，具有免疫应答的某些共性，即耐受须经抗原刺激后才产生，具有特异性和记忆性。

二、免疫耐受的类型

(一)天然免疫耐受

天然免疫耐受现象是 Owen 在 1945 年发现的。一对异卵双生的小牛在胚胎期由于胎盘血管融合，相互发生了血液交流(图 5-11)。这两头小牛出生后，在它们的体内同时存在两种不同血型的红细胞，而不产生相应的血型抗体。这种血型嵌合体小牛不仅允许对方不同血型的红细胞在体内长期存在，还能接受对方的皮肤移植物而不发生排斥反应，但对其他无关小牛的皮肤移植则不能接受。Owen 称这一现象为天然免疫耐受。Burnet 等人认为，这种天然免疫耐受现象的产生是由于胚胎期免疫系统尚未发育成熟，异型红细胞进入胎牛体内，使具有相应抗原识别受体的免疫细胞克隆受到抑制或被排除所致，故小牛出生后对胚胎期接触过的异型红细胞抗原产生了特异性无应答。根据这一现象，科学家们进行了人工诱导免疫耐受的实验研究。

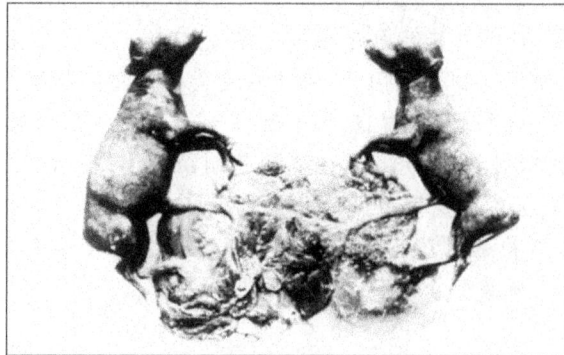

图 5-11　异卵双生小牛(血型镶嵌现象)

(二)人工诱导的免疫耐受

Medawar 等人在 1953 年成功复制了胎盘期诱导免疫耐受的动物模型(图 5-12)。他们首先将 CBA 系小鼠的脾细胞(内含大量淋巴细胞)注入 A 系孕鼠胚胎内,待 A 系胎鼠出生后 6 周,再把 CBA 系小鼠的皮肤移植给该 A 系小鼠。结果显示,皮肤移植物可在受体小鼠的体内长期存活而不发生排斥,若将其他品系小鼠的皮肤移植给该系小鼠,则发生移植排斥反应。这一结果符合 Burnet 的学说,即机体在胚胎期与某种抗原物质接触,可使相应的免疫细胞克隆被抑制或清除,从而产生对该抗原的免疫耐受。在新生期小鼠进行该试验也获得成功。此后,Dresser 等人研究发现,在一定条件下,用去凝集的可溶性蛋白也可诱导成年动物产生免疫耐受,但与胚胎期和新生期动物相比,诱导成年动物产生耐受较难,产生的耐受也不持久。

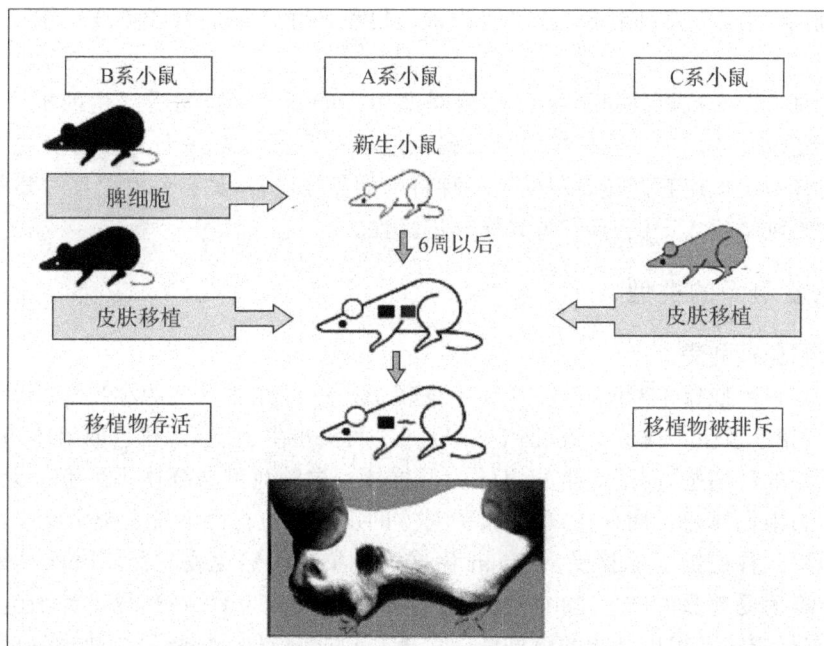

图 5-12　人工诱导免疫耐受实验

三、诱导免疫耐受的条件

免疫耐受是抗原刺激机体产生的特殊类型的免疫应答。因此,机体是否产生耐受取决于抗原与机体两方面的因素。

(一)抗原因素

抗原物质诱导机体产生免疫耐受,主要与抗原的性质、剂量、注入途径和维持时间等因素有关。

1.抗原的性质　通常而言,小分子、可溶性、非聚合单体物质,如人丙种球蛋白、多糖和脂多糖等,多为耐受原。这些小分子可溶性抗原在进入机体后,不易被抗原呈递细胞(APC)摄取,故不能有效刺激 T 细胞活化,从而导致免疫无反应性。此外,高浓度的小分子可溶性抗原还可通过对 B 细胞的封闭作用使之"无能",从而诱导机体对其产生免疫耐受。其他的大分子颗粒性抗原和蛋白质聚合物,如血细胞、细菌和人丙种球蛋白聚合物等均为良好的免疫原,这些抗原物质进入机体后,易被抗原呈递细胞摄取,经加工处理后能有效刺激淋巴细胞产生特异性免疫应答。

2.抗原的剂量　诱导耐受产生所需的抗原剂量随抗原种类、耐受细胞类型和动物的种属、品系、年龄等因素而异。研究表明,TD 抗原无论剂量高低均可诱导 T 细胞产生免疫耐受;低剂量 TI 抗原不能诱导 B 细胞产生免疫耐受,只有高剂量的 TI 抗原才能诱导 B 细胞产生免疫耐受。其中小剂量抗原引起的耐受称为低带耐受,大剂量抗原引起的耐受称为高带耐受。

3.抗原的注射途径　一般而言,抗原经静脉注射最易诱导产生耐受,腹腔注射次之,皮下及肌肉注射不易诱导机体产生耐受。不同部位静脉注射引起的耐受结果也有差异:①人丙种球蛋白经肠系膜静脉注入可引起耐受,经颈静脉注入则引起免疫应答;②白蛋白经门静脉注入能引起耐受,注入周围静脉则引起免疫应答。目前认为,通过肠系膜和门静脉注射容易引起免疫耐受,可能与肝脏库普弗细胞对大分子颗粒抗原和蛋白质聚合抗原的吞噬降解和解聚作用有关。此外,口服耐受现象是指某些抗原经口服,可诱导肠黏膜相关淋巴组织产生 SIgA,形成局部黏膜免疫,但却可通过肠道刺激外周免疫系统产生免疫耐受。这种"耐受分离"现象有一定的实用意义。

4.抗原的持续存在　耐受原持续存在是维持机体免疫耐受状态的重要条件。这可能与免疫系统中不断有新的免疫细胞产生,持续存在的耐受原可使新生的免疫活性细胞不断产生耐受有关。因此,一旦耐受原在体内消失,已建立的免疫耐受也将逐渐消退或终止。此时,机体对该种特异性抗原又可重新产生免疫应答。

5.抗原决定基的特点　最新研究发现,有些抗原决定基易于诱导免疫耐受形成,如鸡卵溶菌酶,其 N 端氨基酸构成的表位能诱导具有抑制作用的 T 细胞活化;而其 C 端氨基酸构成的表位,则可诱导具有辅助功能的 T 细胞活化。例如,H-2b 小鼠经过天然鸡卵溶菌酶免疫后,不能产生相应抗体,出现免疫耐受;若去除鸡卵溶菌酶 N 端的三个氨基酸,破坏其具有抑制作用的抗原表位后,则可使小鼠 Th 细胞活化,协助 B 细胞产生相应抗体。

(二)机体因素

诱导免疫耐受的机体因素包括免疫系统发育程度、动物的种属和品系、免疫抑制措施的使用等。

1.机体免疫系统的发育程度 机体免疫系统的发育程度是影响免疫耐受形成的重要因素。诱导免疫耐受的建立,在胚胎期最易,新生期次之,成年期最难。体外实验也证实,未成熟免疫细胞易于诱导免疫耐受形成,成熟免疫细胞则难以诱导免疫耐受。诱导成熟免疫细胞耐受所需要的抗原量通常比未成熟免疫细胞高数十倍。

2.动物的种属和品系 动物种属和品系的不同,也可影响免疫耐受的诱导和维持。大鼠和小鼠对免疫耐受的诱导敏感,在胚胎期和新生期均易诱导成功;兔、有蹄类和灵长类在胚胎期较易诱导产生免疫耐受,出生后则较难。同一种属不同品系动物诱导产生免疫耐受的难易程度也有很大差异,如注射 0.1mg 人丙种球蛋白可使 C57BL/6 小鼠产生免疫耐受,但对 A/J 小鼠则需要 1mg,而对 BALB/C 小鼠即使注射 10mg 也难以使之产生耐受。

3.免疫抑制措施的联合应用 成年动物的免疫细胞已发育成熟,单独使用抗原一般不易建立免疫耐受,与免疫抑制措施配合方可诱导机体产生免疫耐受。常用的免疫抑制方法有:①全身淋巴组织照射(操作时,须用铅板遮蔽骨髓、肺及其他生命重要的非淋巴器官),破坏胸腺及外周淋巴器官中成熟的淋巴细胞,形成类似新生期的状态。此时胸腺和外周淋巴器官中未成熟的淋巴细胞可重新形成集落,细胞表面虽有抗原受体表达但尚未发育成熟。因此,全身淋巴组织照射后能用多种抗原诱导出持久的免疫耐受,如输注同种异体骨髓能建立起同种骨髓嵌合体且不发生移植物抗宿主病。在此情况下,耐受性的维持与体内产生特异性的抑制细胞有关,称为天然抑制细胞。此种细胞可见于新生动物或照射过的动物脾内,它们不具有通常的 T 细胞表面标志,表型类似于 NK 细胞,但对 NK 细胞敏感的靶细胞无杀伤作用。②注射抗淋巴细胞血清(ALS)或抗 T 细胞抗体(如抗人 CD4$^+$ 单克隆抗体)破坏成熟 Th 细胞。③应用环磷酰胺、环孢霉素 A、糖皮质激素等免疫抑制药物,选择性抑制 B 细胞和 Th 细胞。这些药物与耐受原联合应用,可降低耐受原剂量,阻断抗原刺激后免疫活性细胞的分化。上述方法在器官移植实践中已被证实是延长移植物存活的有效措施。

四、研究免疫耐受的意义

一般来说,免疫系统的功能就是"识别自己(self)与非己(non-self)",对非己成分产生免疫应答,而对自身成分产生免疫耐受。因此,免疫应答和免疫耐受是免疫功能的两个相互联系的方面。在正常情况下,免疫系统不会对自身组织细胞发动攻击,因为能与自身组织细胞起反应的免疫细胞,在其发育成熟的过程中,都被选择性地排除(凋亡)了。这种自身耐受机制很重要。如果由于各种原因,自身耐受被打破,免疫系统攻击自身组织细胞,就会产生很严重的后果,即发生自身免疫病,比如类风湿关节炎、系统性红斑狼疮、重症肌无力、多发性硬化症、糖尿病,甚至帕金森病等都与自身免疫有关。到目前为止,自身免疫病都是不能根治的。免疫系统有时也会与某些抗原产生不必要的免疫应答,出现"过敏反应",比如一般人对花粉和尘螨等是耐受的,不会产生免疫应答,但有些"过敏体质"的人,这种耐受性就消失了,结果就会产生一种特殊的超敏反应,产生过敏性哮喘及其他过敏症状。我们知道,过敏性疾病也是很难治疗的。可以讲,目前凡涉及损害"免疫耐受"的疾病,都是难治性疾病。因此,免疫耐受的研究在医学上具有重要的意义。

(一)自身免疫病与过敏性疾病的防治

目前已知的自身免疾性疾病有几十种,在临床上都属于难治性慢性病。通过诱导对自身抗原的免疫耐受,是解决这个问题的根本方法。早期用口服抗原的方法,在实验性自身免疫性脑脊髓炎(EAE)、类风湿关节炎、糖尿病等多种自身免疫病的实验研究中都取得明显的防治效果。临床诱导耐受治疗糖尿病、防治Ⅰ型超敏反应方面也取得一些初步成果。近年来,调节T细胞,尤其是TH17/IL17的研究为理解免疫耐受的形成及自身免疫病的治疗,提供了新的方向。

(二)某些病毒性疾病的治疗

机体的"带毒"状态是免疫系统不能有效排除病毒的结果,免疫系统对病毒产生了免疫耐受是其主要原因之一。目前,要彻底清除慢性乙肝患者的乙肝病毒很困难,很重要的一个解释就是免疫系统对该病毒产生了耐受,病毒复制的结果是表面抗原的持续阳性。如果掌握了这种免疫耐受产生的原因和条件(机制),就可以设法打破这种耐受,恢复正常的免疫应答,从而有效地清除这些病毒,治疗这类疾病。

(三)操纵生殖过程

对母体而言,胎儿是一种特殊的"异体移植物",但却不会被母体排斥,原因是天然的"母—胎耐受"。研究清楚母—胎耐受的机制并操纵这一过程,就可以防止由于这种耐受破坏而导致的流产(重建母—胎耐受),还可以用免疫干预的手段让母亲免疫系统"自然"地排除胎儿,进行早期人工流产(打破母—胎耐受)。

(四)通过诱导对移植器官的免疫耐受防止器官移植排斥反应

1.临床器官移植最大的问题是移植排斥,植入的器官作为"非己"移植物,会被受者的免疫系统当作异物而排斥。目前临床采取组织配型和使用免疫抑制药来减轻和抑制这种免疫排斥,使器官移植得以开展。但接受器官移植的患者必须终身使用免疫抑制药,这明显地影响了患者的生存质量,也给患者和社会带来沉重负担。要最终彻底解决移植排斥这个问题,就需要人工诱导受者的免疫系统对供者器官的免疫耐受。

2.免疫耐受是免疫系统对抗原应答的一种方式,在维持机体的自身稳定方面具有重要意义。目前已经明确,无论是对自身抗原的耐受,还是人工诱导的免疫耐受,都有多种免疫调节机制的参与,涉及多种免疫细胞间的相互作用、免疫细胞的分子识别、信号转导、基因表达等不同层次的生理过程。但总的来说,与免疫应答的研究相比,免疫耐受的研究相对滞后,使"免疫耐受相关疾病"的防治效果不理想。相信随着对免疫耐受研究的进一步深入,将掌握更多的操纵免疫耐受的手段,这必将为目前临床多种难治性免疫相关疾病的治疗,尤其是器官移植领域的发展起的巨大的推动作用。

小 结

1.免疫应答是指机体免疫系统接受抗原刺激后,免疫活性细胞特异性识别抗原,发生活化、增殖、分化,进而表现出对"非己"抗原进行清除和排斥,对"自己"成分产生耐受的生物学效应的过程。特异性免疫应答包括细胞免疫应答和体液免疫应答,其基本过程可分为识别阶段,活化、增殖和分化阶段,效应阶段三个阶段。

2.细胞免疫应答由T细胞介导,通过形成效应T细胞发挥效应。其中,效应Th1细胞通过分泌细胞因子,活化巨噬细胞而发挥免疫效应;效应Tc细胞可通过特异性细胞毒作用杀伤靶细胞、Fas途径使靶细胞凋亡而发挥免疫效应。

3.体液免疫应答由B细胞介导,通过浆细胞分泌抗体发挥效应。其效应特点与抗体的生物学功能一致，即中和作用、调理作用、ADCC、参与超敏反应及抗体与补体联合的溶菌作用。

4.免疫耐受是机体对某种抗原产生的特异性无应答状态。研究免疫耐受，在自身免疫病与过敏性疾病的防治、某些病毒性疾病的治疗、操纵生殖过程及通过诱导对移植器官的免疫耐受防止器官移植排斥反应的发生等方面具有重要的临床意义。

思考与练习

一、单项选择题(以下每道题有 A、B、C、D、E 五个备选答案，请从中选一个最佳答案)

1.下列细胞间相互作用受 MHC-Ⅰ类分子限制的是 （ ）
A.APC 与 Th 细胞 　　B.NK 细胞与靶细胞 　　C.巨噬细胞与靶细胞
D.Tc 细胞与靶细胞 　　E.Th 细胞与 B 细胞

2.能刺激 T 细胞发生免疫应答的抗原是 （ ）
A.TD-Ag 　　B.TI-Ag 　　C.半抗原
D.TD-Ag 或 TI-Ag 都可以 　E.以上都不是

3.能辅助 B 细胞产生抗体的是 （ ）
A.巨噬细胞 　　B.Th 　　C.Tc
D.树突状细胞 　　E.NK 细胞

4.关于 Tc 细胞杀伤靶细胞的叙述正确的是 （ ）
A.Tc 细胞无须与靶细胞接触
B.靶细胞被溶解时，Tc 同时受损
C.Tc 细胞具有特异性杀伤作用
D.穿孔素诱导靶细胞凋亡
E.一个 Tc 细胞只能杀伤一个靶细胞

5.体液免疫的抗感染作用不包括 （ ）
A.中和外毒素的作用 　　B.中和病毒的作用 　　C.调理作用
D.联合补体的溶菌作用 　E.杀灭胞内寄生菌的作用

6.B 细胞活化第一信号的形成起关键作用的是 （ ）
A.BCR 对抗原的识别
B.Th 细胞的辅助
C.CD40 与 CD40L 的结合
D.B7 与 CD28 的结合
E.CK 的作用

7.关于体液免疫再次应答的特点，正确的是 （ ）
A.产生抗体诱导期长 　　B.产生抗体以 IgM 为主 　C.产生抗体以 IgG 为主
D.抗体维持时间短 　　E.产生抗体量少

8.介导体液免疫的是 （ ）

A. NK 细胞　　　　　B. B 细胞　　　　　　C. T 细胞

D. 巨噬细胞　　　　　E. 树突状细胞

9. Th 细胞活化的第二信号形成的条件是　　　　　　　（　　）

A. TCR 与抗原肽的结合

B. CD3 与 T 细胞的结合

C. CD4 与 MHC-Ⅱ的结合

D. CD28 与 B7 的结合

E. CD8 与 MHC-Ⅰ的结合

10. 外源性抗原呈递给下列哪类细胞识别　　　　　　　（　　）

A. CD4$^+$ T　　　　　B. CD8$^+$ T　　　　　C. Tc

D. APC　　　　　　　E. NK

二、名词解释

1. 免疫应答

2. MHC 限制性

3. TD-Ag

4. 免疫耐受

三、问答题

1. 简述免疫应答的基本过程。

2. 简述 TD-Ag 诱导的体液免疫特点。

3. Tc 细胞是如何杀伤靶细胞的？

4. 简述初次免疫应答和再次免疫应答的差异。

（江凌静　崔道林）

参考答案

第六章 抗感染免疫

抗感染免疫是机体抵抗病原原生物及其有害产物,以维持生理稳定的功能。在抗感染免疫过程中,非特异性免疫与特异性免疫相互依赖与协作,共同发挥消除病原微生物感染的作用。抗感染免疫并非一定是对机体起保护作用,在某些情况下也可引起免疫病理反应。非特异性免疫与特异性免疫的构成因素见图6-1。

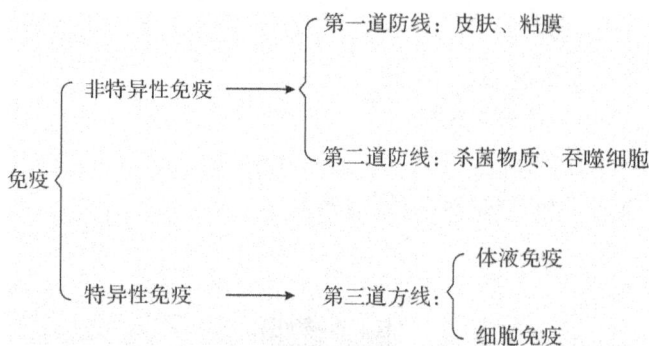

图 6-1　非特异性免疫与特异性免疫的构成因素

第一节　非特异性免疫

一、非特异性免疫的概念与特点

非特异性免疫又称天然免疫或固有免疫,是在种系发育和进化过程中建立起的防御病原菌等抗原的功能。其特点是与生俱来,人人都有,能遗传,不具有特异性,作用广泛,初次接触病原微生物即可迅速发挥效应等。非特异性免疫由屏障结构、非特异性免疫细胞和非特异性免疫分子组成。

(一)屏障结构

1.皮肤和黏膜屏障 人体的皮肤及与外界相通腔道的黏膜层是抗感染的第一道防线，可通过多种方式发挥作用：①机械阻挡具有防御感染的作用；②分泌杀菌物质，皮肤和黏膜可分泌许多种具有抗菌作用的化学物质；③正常菌群的拮抗，正常菌群与机体之间保持动态性平衡，对病原菌有抑制作用。

2.血脑屏障 由软脑膜、脉络丛的脑毛细血管壁及包裹在壁外的星状胶质细胞形成的胶质膜组成。其结构致密，能阻挡病原微生物及其毒性产物进入脑组织或脑脊液，从而保护中枢神经系统。婴幼儿的血脑屏障尚未发育完善，因此易发生中枢神经系统感染。

3.血胎屏障 由母体子宫内膜的基蜕膜和胎儿的绒毛膜滋养层细胞组成，可防止母体的病原微生物进入胎儿体内。妊娠3个月内，此屏障尚未完善，若母体中的病原微生物经胎盘进入胎儿体内，则可致胎儿畸形、流产或死胎。

(二)参与非特异性免疫的吞噬细胞

1.吞噬细胞的种类 吞噬细胞分为两类：一类是小吞噬细胞，主要是中性粒细胞，还有嗜酸性粒细胞；另一类是大吞噬细胞，即单核—吞噬细胞系统，包括末梢血液中的单核细胞、淋巴结、脾、肝、肺以及浆膜腔内的巨噬细胞、神经系统内的小胶质细胞等。

2.吞噬细胞的吞噬作用 吞噬细胞的吞噬和杀菌过程一般可分为三个连续的阶段。

(1)识别与结合：吞噬细胞在发挥其功能时，首先黏附于血管内皮细胞，并穿过细胞间隙到达血管外，通过趋化因子的作用使其做定向运动，到达病原体所在部位。

(2)吞噬：体液中的某些蛋白质覆盖于细菌表面有利于细胞的吞噬，此称为调理作用。具有调理作用的物质包括抗体IgG1、IgG2和补体C3。经调理的病原菌易被吞噬细胞识别，吞噬细胞接触病原菌部位的细胞膜内陷，伸出伪足将细菌包裹并摄入细胞质内形成吞噬体。随后与溶酶体融合形成吞噬溶酶体，溶酶体内的多种酶类起杀灭和消化细菌作用。

(3)消化：吞噬细胞内的溶酶体与吞噬体融合，形成吞噬溶酶体。在吞噬溶酶体中，溶酶体内的溶菌酶、髓过氧化物酶（MPO）、防御素、活性氧中介物和活性氮中介物等发挥杀菌作用；蛋白酶、多糖酶、核酸酶和脂酶等起降解作用；不能降解的残渣则被排出吞噬细胞（图6-2）。

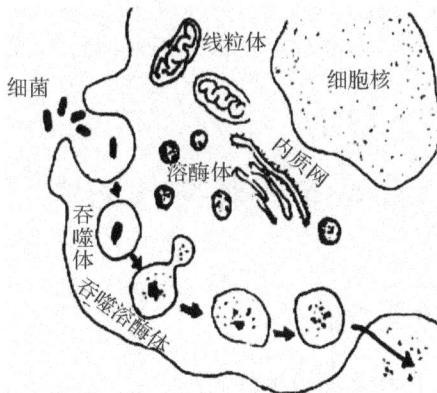

图6-2 吞噬细胞吞噬示意

吞噬作用的后果因细菌种类、毒力和机体免疫力不同,分为完全吞噬和不完全吞噬两种。化脓性球菌被吞噬后,一般经 5～10min 死亡,30～60min 被破坏,这是完全吞噬。而结核分枝杆菌、布鲁菌、伤寒沙门菌、军团菌等,则是已经适应在宿主细胞内寄居的胞内菌,在无特异性免疫力的人体中,它们虽然也可以被吞噬细胞吞入,但不被杀死,这是不完全吞噬。不完全吞噬可使这些病菌在吞噬细胞内得到保护,免受机体体液中特异性抗体、非特异性抗菌物质或抗菌药物的毒害作用;有的病菌尚能在吞噬细胞内生长繁殖,反使吞噬细胞死亡;有的可随游走的吞噬细胞经淋巴液或血流扩散到人体其他部位,造成广泛病变。此外,吞噬细胞在吞噬过程中,溶酶体释放出的多种水解酶也能破坏邻近的正常组织细胞,造成免疫病理性损伤。

(三)体液因素

非特异性免疫分子是在正常体液和组织中具有杀伤或抑制病原菌作用的可溶性分子,主要有:

1.补体 是最为重要的非特异性免疫分子。补体系统的三条激活途径均参与对病原菌的识别和攻击。

2.溶菌酶 主要来源于吞噬细胞,广泛存在于血清、唾液、泪液、尿液、乳汁和肠液等体液中。通过作用于革兰阳性菌胞壁肽聚糖而使细菌溶解。革兰阴性菌的肽聚糖外有脂蛋白等包绕,故对溶菌酶不敏感。

3.防御素 是一类耐受蛋白酶的富含精氨酸的小分子多肽,对细菌、真菌和某些有包膜病毒具有直接杀伤作用。人和哺乳动物体内存在的 α-防御素为阳离子多肽,主要由中性粒细胞和小肠潘尼(氏)细胞产生,可通过以下作用机制杀伤某些细菌和有包膜病毒:①通过与病原体带负电荷的成分(如 G⁻ 菌的脂多糖、G⁺ 菌的磷壁酸和病毒包膜脂质等)的静电作用,使病原体膜屏障破坏、通透性增加,导致病原体死亡;②诱导病原体产生自溶酶,干扰 DNA 和蛋白质合成;③具有致炎和趋化作用,可增强吞噬细胞对病原体的吞噬杀伤和清除作用。

4.干扰素 是机体细胞受病毒感染或其他诱导剂产生的一类细胞因子,具有抗病毒、抗肿瘤及免疫调节作用。

抗细菌感染的早期天然免疫应答是在天然免疫各因素共同参与下完成的,起到杀灭细菌、诱导炎症反应及启动特异性免疫应答的作用。炎症反应主要由巨噬细胞产生和释放的大量细胞因子(如 IL-1、IL-6、IL-8 和肿瘤坏死因子等)引起。炎症反应可增强抗感染免疫能力,促进对病原菌的清除。

第二节　特异性免疫

一、特异性免疫的概念与特点

个体出生后,机体感染了某种病原微生物或接触了某种异物而获得的免疫力,称为特异性免疫,又称获得性免疫,包括体液免疫和细胞免疫。其特点为后天获得,不能遗传,有个体差异,具有特异性等。根据病原菌与宿主细胞的关系,可将病原菌分为胞外菌和胞内菌。抗胞外菌和胞内菌的获得性免疫的作用方式有所不同,对胞外菌感染多以体液免疫为主,对胞内菌感染则主要是由细胞免疫发挥作用。

(一)体液免疫

胞外菌感染的致病机制,主要是引起感染部位的组织破坏(炎症)和产生毒素。因此,抗胞外菌感染的免疫应答关键在于排除细菌及中和其毒素,表现在以下几方面:

1.抑制细菌的吸附 病原菌对黏膜上皮细胞的吸附是感染的先决条件。这种吸附作用可被正常菌群阻挡,也可由某些局部因素如糖蛋白或酸碱度等抑制,尤其是分布在黏膜表面的 SIgA 对阻止病原菌的吸附具有更明显的作用。

2.调理吞噬作用 中性粒细胞是杀灭和清除胞外菌的主要力量,抗体和补体具有免疫调理作用,能显著增强吞噬细胞的吞噬效应,对化脓性细菌的清除尤为重要。

3.溶菌作用 细菌与特异性抗体(IgG 或 IgM)结合后,能激活补体的经典途径,最终导致细菌的裂解死亡。

4.中和毒素作用 由细菌外毒素或由类毒素刺激机体产生的抗毒素,主要为 IgG 类,可与相应毒素结合,中和其毒性,能阻止外毒素与易感细胞上的特异性受体结合,使外毒素不表现毒性作用。抗毒素与外毒素结合形成的免疫复合物随血循环最终被吞噬细胞吞噬。

(二)细胞免疫

细胞免疫在某些胞外菌感染的防御中也起一定作用。对胞外菌发生免疫作用的主要是 $CD4^+$ T 细胞,其通过分泌细胞因子辅助 B 细胞产生抗体、诱导局部炎症反应以及激活巨噬细胞的吞噬杀菌功能。主要寄居于细胞内的细菌称为胞内菌。根据胞内菌的寄居特征,又可分为兼性胞内菌和专性胞内菌。兼性胞内菌并非一定需在细胞内生存,在体外无活细胞的适宜条件下也可生长、繁殖。对人致病的兼性胞内菌主要有结核分枝杆菌、麻风分枝杆菌、伤寒沙门菌、布鲁菌、嗜肺军团菌和产单核细胞李斯特菌等。专性胞内菌不论在体内还是体外,都只能在细胞内生存和繁殖,立克次体、衣原体等属之。胞内菌感染的特征是细胞内寄生、低毒性、呈慢性过程、往往有肉芽肿形成,并多伴有迟发型超敏反应。由于抗体不能进入细胞内发挥作用及胞内菌能抵抗吞噬细胞的胞内杀菌作用,因此抗胞内菌感染的获得性免疫机制主要是细胞免疫。T 细胞根据 T 细胞受体(TCR)类型的不同,分为 Tαβ 细胞和 Tγδ 细胞,发挥抗胞内菌感染免疫作用的主要是 Tαβ 细胞。

(三)黏膜免疫系统的作用

黏膜免疫系统(MIS)即黏膜相关淋巴组织(MALT),是广泛分布于黏膜固有层的淋巴组织,由集合黏膜淋巴组织和弥散的相关淋巴组织组成。MIS 是产生分泌型 IgA(SIgA)的主要淋巴组织,对黏膜感染的防御具有十分重要的作用。MIS 中的 M 细胞在运输病原菌、启动免疫应答中发挥作用。在肠淋巴滤泡上覆盖着特殊的滤泡相关上皮(FAE),FAE 中有一种特殊的抗原转运细胞,称为 M 细胞。M 细胞表面有少量的毛刷状微绒毛,胞质内溶酶体很少,其基底面内陷形成胞内中央袋,内有巨噬细胞和淋巴细胞游走进出。在 M 细胞表面具有特殊的糖结合物,有利于各种病原菌的相互作用。一些共生微生物只黏附于肠道吸收细胞,而许多病原菌可黏附 M 细胞,这可能与病原菌含有特殊的结构成分有关。黏附于 M 细胞的病原菌可被 M 细胞内吞,由于胞内溶酶体少,病原菌可完整地穿越 M 细胞。这样,M 细胞可将病原菌呈递给中央袋内的抗原呈递细胞,再由抗原呈递细胞活化淋巴细胞,由此启动免疫应答,引起以产生 SIgA 为主的特异性体液免疫应答。

小 结

1.非特异性免疫和特异性免疫在抗感染过程中包含抗菌免疫、抗真菌免疫、抗病毒免疫等,在人体面对各种感染时发挥重要的作用。

2.非特异性免疫是在种系发育和进化过程中建立起的防御病原菌等抗原的功能。其特点是与生俱来,人人都有,能遗传,不具有特异性,作用广泛,初次接触病原微生物即可迅速发挥效应。由屏障结构、非特异性免疫细胞和非特异性免疫分子组成。

3.特异性免疫是个体出生后,机体感染了某种病原微生物或接触了某种异物而获得的免疫力。其特点为后天获得,不能遗传,有个体差异,具有特异性。对胞外菌感染多以体液免疫为主,对胞内菌感染则主要是由细胞免疫发挥作用。

思考与练习

一、单项选择题(以下每道题有 A、B、C、D、E 五个备选答案,请从中选一个最佳答案)

1.机体抵抗病原生物的第一道防线是　　　　　　　　　　　　　　( )
　A.吞噬细胞的吞噬　　　B.NK 细胞的杀菌作用　　　C.皮肤和黏膜
　D.Tc 细胞的作用　　　　E.防御素

2.免疫作用具有特异性的分子是　　　　　　　　　　　　　　( )
　A.补体　　　　　　　　B.溶菌酶　　　　　　　　C.防御素
　D.抗体　　　　　　　　E.干扰素

3.不属于特异性免疫特点的是　　　　　　　　　　　　　　( )
　A.后天获得　　　　　　B.不能遗传　　　　　　　C.具有特异性
　D.有个体差异　　　　　E.人人都有

4.体液免疫的抗感染作用包括　　　　　　　　　　　　　　( )
　A.中和外毒素的作用　　B.中和病毒的作用　　　　C.调理作用
　D.联合补体的溶菌作用　E.以上均是

5.溶菌酶主要来源于　　　　　　　　　　　　　　( )
　A.吞噬细胞　　　　　　B.NK 细胞　　　　　　　C.中性粒细胞
　D.Tc 细胞　　　　　　　E.嗜酸性粒细胞

二、名词解释

1.不完全吞噬
2.溶菌酶
3.吞噬溶酶体

三、问答题

1. 简述非特异性免疫和特异性免疫的区别。
2. 简述吞噬细胞的吞噬过程。

（查艳景 欧 燕）

参考答案

第七章　超敏反应

　　超敏反应亦称变态反应，是指机体对某些抗原初次应答后，再次接受相同抗原刺激时发生的一种以生理功能紊乱或组织细胞损伤为主的特异性免疫应答。根据发生机制和临床特点，超敏反应分为四型（Ⅰ、Ⅱ、Ⅲ、Ⅳ型）。各型超敏反应的发生机制各不相同。过敏型超敏反应指的是Ⅰ型超敏反应。

第一节　Ⅰ型超敏反应

一、Ⅰ型超敏反应的特点

　　Ⅰ型超敏反应又称速发型超敏反应，其特点有：①发作反应迅速，消退也迅速；②主要由 IgE 介导，补体不参与；③以生理功能紊乱为主，一般不引起组织细胞损伤；④有明显的个体差异和遗传倾向。

二、参与成分

（一）变应原

　　引起超敏反应的抗原称为变应原（过敏原），其种类繁多，主要有青霉素、磺胺、链霉素、植物花粉、真菌孢子、粉尘、皮屑、羽毛、螨、鱼、虾、贝、蟹、蛋、奶、食品添加剂、保鲜剂、寄生虫代谢产物、油漆、橡胶、塑料、化纤、医药、农药等。上述各种变应原可通过呼吸道、消化道、注射、皮肤接触等途径进入机体。同一变应原在不同个体中、不同条件下可引起不同类型超敏反应，如青霉素可引起Ⅰ型、Ⅱ型、Ⅲ型、Ⅳ型超敏反应，其中Ⅰ型最为常见。

（二）抗体

　　介导Ⅰ型超敏反应的抗体主要是 IgE。IgE 具有很强的亲细胞性，产生后迅速与肥大细胞和嗜碱性粒细胞膜表面的 IgE 的 Fc 受体（FcεRI）结合。

(三)效应细胞

肥大细胞、嗜碱性粒细胞的细胞膜表面有 IgE 的 Fc 受体,胞浆内有大量类似的嗜碱性颗粒,颗粒内含有多种生物活性介质。变应原与细胞膜表面的 IgE 的 Fab 结合后,可促使细胞脱颗粒释放多种介质,从而引起一系列临床表现。嗜酸性粒细胞则通过吞噬完整颗粒和分泌多种酶灭活生物活性介质,发挥重要的负反馈调节作用。

(四)生物活性介质

1.预先合成并储存于胞浆颗粒内的介质:如组胺、嗜酸性粒细胞趋化因子、激肽原酶等。

2.新合成的介质:如白三烯、前列腺素 D_2、血小板活化因子等。

3.各种介质的作用大致相同,但又各有其特点:如组胺释放快、发挥作用快,但维持时间短,对血管扩张作用强,是引起痒感的唯一介质;白三烯释放及发挥作用较缓慢,但维持时间长,其引起支气管平滑肌持续痉挛的效力比组胺大 100～1000 倍,是引起支气管哮喘的主要介质。

三、发生机制

I 型超敏反应的发生过程可分为三个阶段(图 7-1)。

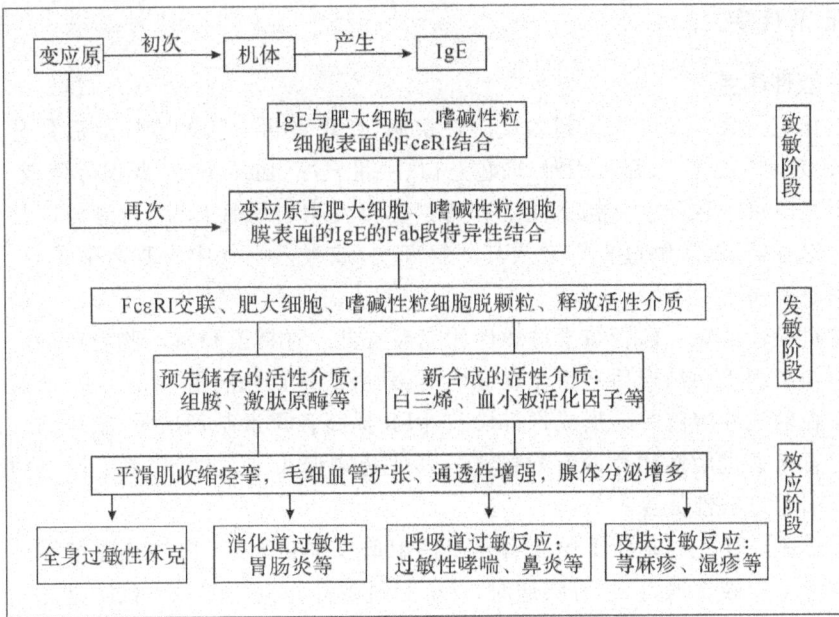

图 7-1　I 型超敏反应的发生机制

(一)致敏阶段

变应原初次进入机体,刺激机体产生 IgE,IgE 通过 Fc 端结合于肥大细胞和嗜碱性粒细胞的细胞膜上的 FcεRI,使机体处于致敏状态。机体受变应原刺激两周左右即可被致敏,此状态一般能持续数月以上。致敏期间如不再接触同种变应原,致敏状态可逐渐消失。

(二)发敏阶段

当相同变应原再次进入已致敏的机体,可迅速与肥大细胞或嗜碱性粒细胞表面的 IgE 的 Fab 段结合,二价或多价变应原能与两个以上相邻的 IgE 搭桥连接,胞膜上的 FcεRI 因 IgE 桥联而移位、变构,肥大细胞或嗜碱性粒细胞即被激活,从而导致胞膜通透性增加,胞浆内颗粒脱出,释放预先储存的介质组胺、嗜酸性粒细胞趋化因子、激肽原酶等;还可迅速合成释放新介质白三烯、血小板活化因子等。

(三)效应阶段

上述活性介质作用于效应器官和组织,引起以平滑肌收缩痉挛,毛细血管扩张、通透性增加,腺体分泌增加,局部嗜酸性粒细胞浸润为主的病理变化,出现以生理功能紊乱为主要表现的超敏反应。机体在早期并无器质性损害,如能及时解除变应原的刺激,给予对症处理,临床症状可迅速消退。Ⅰ型超敏反应除速发相反应外,尚可出现迟发相反应,多是再次接触变应原后数小时内发生,可持续1～2天以上。主要特征是反应之后出现炎细胞浸润,产生炎症因子,如白三烯、血小板活化因子、细胞因子和多种酶类等,引起持续性炎症反应,导致组织损伤。

嗜酸性粒细胞的重要负反馈调节作用:Ⅰ型超敏反应发作期间,患者体内嗜酸性粒细胞数量明显代偿性增高,且功能活跃,在嗜酸性粒细胞趋化因子作用下聚集到超敏反应发生部位发挥如下作用:①直接吞噬致敏靶细胞内脱出的颗粒;②释放组胺酶,灭活组胺;③释放芳基硫酸酯酶,灭活白三烯;④释放磷脂酶D,灭活血小板活化因子。

四、常见疾病

(一)过敏性休克

过敏性休克是最严重的Ⅰ型超敏反应性疾病,在患者再次接触变应原后数分钟之内发生,患者可出现胸闷、气急、呼吸困难、面色苍白、手足发凉、血压下降,意识障碍或昏迷等,严重者抢救不及时可导致死亡。初次注射青霉素也可发生过敏性休克,可能与以往使用过青霉素污染的医疗器械,接触过青霉素及其降解产物,或吸入空气中青真菌孢子等,使机体已处于致敏状态有关。

1.药物过敏性休克 以青霉素过敏性休克最常见。青霉素降解产物青霉烯酸或青霉噻唑等半抗原与组织蛋白结合后获得免疫原性,可刺激机体产生特异性的IgE,诱发过敏性休克。青霉素在弱碱性溶液中易形成青霉烯酸,因此提高青霉素制剂质量、临用前配制青霉素溶液是预防青霉素过敏性休克的有效措施。其他药物如头孢菌素、普鲁卡因、链霉素、氨基比林等也可引起过敏性休克。

2.血清过敏性休克 临床上给患者再次注射破伤风抗毒素、白喉抗毒素等动物免疫血清紧急预防和治疗破伤风、白喉等疾病时,可引起过敏性休克,称为血清过敏症。

(二)呼吸道过敏反应

以过敏性哮喘和过敏性鼻炎最常见。少数人再次吸入花粉、真菌孢子、尘螨、动物毛屑等变应原后,可引起过敏性哮喘或过敏性鼻炎等过敏反应。临床上的过敏性哮喘有速发相与迟发相两类。

(三)消化道过敏反应

少数人进食蛋、乳、鱼、虾、蟹等食物后,可出现恶心、呕吐、腹痛、腹泻等症状,称为过敏性胃肠炎。

(四)皮肤过敏反应

药物、食物、花粉、肠道寄生虫或冷热刺激均可引起皮肤过敏症,主要表现为荨麻疹、湿疹(特应性皮炎)和血管神经性水肿等。

五、防治原则

(一)询问过敏史,查明变应原,避免与之接触

查明变应原,避免与之接触是预防Ⅰ型超敏反应最有效的方法,临床上检测变应原最常用的方法是皮肤试验。但是有些变应原却难以回避,如花粉、尘螨、冷空气等,可进行特异性脱敏和减敏治疗。为避免过敏反应,临床上规定使用青霉素、头孢菌素、普鲁卡因、链霉素、破伤风抗毒素等药物之前必须做皮试。

(二)特异性的脱敏和减敏疗法

1.特异性脱敏疗法　对必须使用免疫血清进行治疗而又过敏的患者,可采用小剂量、短间隔(20～30min)、多次注射的方法,以避免发生过敏反应,称为脱敏治疗。其原理可能是小剂量变应原进入体内,可使少量的致敏靶细胞脱颗粒,释放少量生物活性介质,但不足以引起明显临床症状。短时间内小剂量多次注射抗毒血清可使体内靶细胞表面的IgE大部分甚至全部被消耗,从而达到脱敏的目的,之后再大量注射抗毒素时就不会引起过敏反应。但这种脱敏作用是暂时的,较短时间后机体可重新恢复致敏状态。此外,对已查明Rh血型不符合的孕妇,在初次分娩72h内给母亲注射Rh抗体,可及时清除进入母亲体内的Rh^+红细胞,阻断Rh^+红细胞对母亲的致敏。

2.特异性减敏疗法　对一些已查明却难以避免接触的变应原(如花粉、尘螨等),可采用小剂量、长间隔(一周左右)、逐渐增量、多次皮下注射变应原的方法,达到减敏的目的。其作用机制可能与改变变应原进入机体的途径、诱导机体产生能与IgE竞争变应原的特异性IgG有关。这种IgG类抗体通过与再次进入机体的相应变应原结合,可影响或阻断变应原与靶细胞的相互作用,因此又称为封闭性抗体。

(三)抗过敏药物治疗

针对超敏反应的发生机制,用药物选择性地阻断或干扰超敏反应发生过程中的某些环节,抑制或减轻超敏反应。

1.抑制生物活性介质释放的药物　如色甘酸二钠、肾上腺素、氨茶碱等,可通过稳定肥大细胞膜,提高细胞内cAMP浓度,抑制生物活性介质释放。

2.拮抗生物活性介质作用的药物　如苯海拉明、扑尔敏、异丙嗪等,通过与组胺竞争结合效应器官细胞膜上的组胺受体而发挥抗组胺作用。

3.改善效应器官反应性的药物　如肾上腺素、葡萄糖酸钙、维生素C等可解除痉挛、减少腺体分泌、收缩血管升高血压、降低毛细血管通透性。发生严重超敏反应时使用糖皮质激素等免疫抑制剂可缓解症状。

临 床 链 接

青霉素过敏的预防

1.青霉素过敏反应在临床上较为常见。极少数青霉素过敏患者在抢救前就已死亡,但大多数的青霉素过敏患者通过有效的救治可以很快康复。在做皮试前医生应详细询问患者有无青霉素过敏史,有严重青霉素过敏史者不能注射,少数患者注射皮试用量的青霉素也可以引起严重反应。有其他药物过敏史者慎用青霉素。

2.青霉素皮试液应新鲜配制,皮试前备好急救药,如 0.1‰盐酸肾上腺素等和注射器材,以便及时抢救。青霉素注射器材一定要专用,患者注射后观察 20～30min 无反应后再离开。

3.注射前皮试:常用的青霉素皮试液每毫升内含药 100～1000U,用 0.1mL 做皮内试验(即皮内注入 10～100U 青霉素),15～20min 后无硬结肿块表示皮试阴性,可以注射;如局部出现红肿并有伪足,直径大于 5mm,则为阳性反应,不能注射。凡首次用药,停药 1～2 天后再注射以及更换青霉素产地、批号、规格时,均须按常规做过敏试验。皮试阳性者应禁用青霉素。

第二节 Ⅱ型超敏反应

一、Ⅱ型超敏反应的特点及参与成分

Ⅱ型超敏反应又称细胞溶解型或细胞毒型超敏反应,主要是由 IgG、IgM 类抗体与靶细胞表面相应的抗原结合后,在补体、吞噬细胞、NK 细胞参与下,引起细胞溶解或组织损伤为主的超敏反应。

二、发生机制

(一)靶细胞及表面抗原

引发Ⅱ型超敏反应的抗原都存在于靶细胞膜上;①靶细胞自身成分,包括 ABO 血型、Rh 血型抗原和 HLA 抗原等;②药物、微生物等外源性抗原吸附于靶细胞表面。

(二)抗体、补体和效应细胞的作用

参与Ⅱ型超敏反应的抗体主要是 IgG 和 IgM,这些抗体与靶细胞表面的抗原结合,形成抗原抗体复合物吸附于细胞表面,通过三条途径破坏靶细胞;①激活补体,导致靶细胞溶解;②通过调理作用,激活吞噬细胞,促进其对靶细胞的吞噬;③IgG 通过 ADCC 作用,促使杀伤细胞(NK 细胞、巨噬细胞、中性粒细胞等)活化并杀伤靶细胞(图 7-2)。

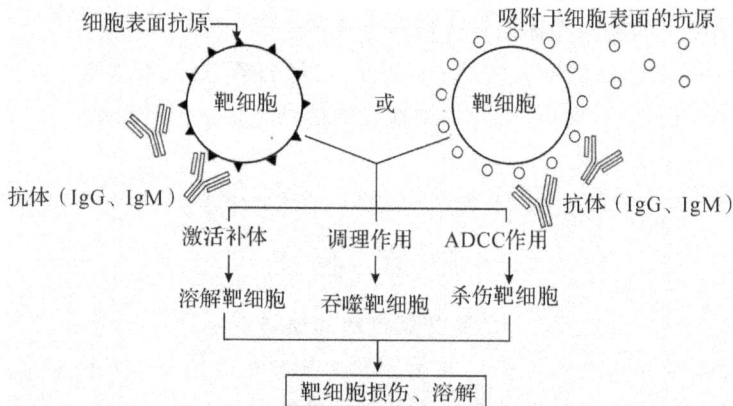

图 7-2 Ⅱ型超敏反应的发生机制

三、常见疾病

(一)输血反应

多发生于 ABO 血型不符的输血。如将 B 型供血者的血液误输给 A 型受血者,由于受血者与供血者血清中的天然抗体与红细胞膜上对应的抗原结合,激活补体使红细胞溶解引起输血反应。多次输入异型 HLA,可诱发受者体内产生抗白细胞或血小板抗体,出现白细胞输血反应。

(二)新生儿溶血症

1.母胎 Rh 血型不符多发生于母亲为 Rh^- 血型,胎儿为 Rh^+ 血型。Rh^- 的母亲初次妊娠时因流产、分娩、胎盘剥离等原因,胎儿少量 Rh^+ 红细胞可进入母体,刺激母体产生抗 Rh^+ 抗体。母亲再次妊娠胎儿仍为 Rh^+ 时,母体抗 Rh^+ 抗体通过胎盘进入胎儿体内,并与 Rh^+ 红细胞结合,激活补体及相关细胞,导致红细胞破坏,引起流产、死胎或发生新生儿溶血症。在初产妇分娩后 72h 内注射抗 Rh^+ 抗体,可阻断 Rh^+ 红细胞对母体的致敏,可预防再次妊娠时发生新生儿溶血症。

2.母胎 ABO 血型不符多发生于母亲为 O 型,胎儿为 A 型、B 型或 AB 型。进入母体的少量胎儿红细胞能诱生 IgG 类抗体,IgG 类抗体虽能通过胎盘进入胎儿血流,但血清及其他组织中存在的 A、B 型抗原物质能吸附此类抗体,使这些抗体不致全部作用于胎儿红细胞,而母体天然血型抗体属于 IgM 类,不能通过胎盘,故此型新生儿溶血症的发生率虽高,但症状较轻。

(三)药物过敏性血细胞减少症

包括药物溶血性贫血、粒细胞减少症和血小板减少性紫癜,分为两型:①半抗原型:青霉素、磺胺等半抗原与血细胞膜表面蛋白质结合,刺激机体产生针对药物的抗体。此抗体与血细胞表面的药物抗原特异性结合,激活补体,通过调理吞噬和 ADCC 作用,导致血细胞溶解;②自身免疫型:使用甲基多巴类、磷脂酰甘油等药物或流感病毒、EB 病毒等感染可造成细胞膜成分改变,成为自身抗原,诱导自身抗体产生而引起自身免疫性溶血性贫血。

(四)由异嗜性抗原引起的疾病

如肾小球肾炎和风湿性心肌炎,常见于乙型溶血性链球菌感染后。因链球菌与人类肾小球基底膜或心肌细胞存在共同抗原,链球菌感染后产生的抗体与人的肾小球基底膜或心肌细胞结合发生交叉反应,导致肾小球病变或引起风湿性心肌炎。

(五)肺出血—肾炎综合征

肺出血—肾炎综合征又称 Goodpasture 综合征,此病病因尚未明确,可能的机制是某些病毒感染或吸入某些有机溶剂造成肺组织损伤,诱导机体产生抗肺基底膜的自身抗体,由于肺泡基底膜和肾小球基底膜有共同抗原成分,因此该抗体也能与肾小球基底膜发生反应,造成肾小球的损伤,临床表现为咯血、血尿、蛋白尿、贫血及进行性肾功能衰竭。

(六)自身免疫性受体病

某些针对细胞表面受体的抗体与受体结合后,可导致细胞功能紊乱,但无反应和组织损伤。如甲状腺功能亢进又称 Graves 病,这是一种特殊类型的 Ⅱ 型超敏反应。患者体内产生一种能与甲状腺细胞表面促甲状腺激素(TSH)受体结合的 IgG 类自身抗体(又称长效甲状腺刺激素,LATS)。此抗体持续激活 TSH 受体,但不引起细胞损伤,而是持续刺激甲状腺细胞分泌大量的甲状腺素,产生甲状腺功能亢进的临床表现,所以又称刺激型超敏反应。

第三节 Ⅲ型超敏反应

一、Ⅲ型超敏反应的特点及参与成分

Ⅲ型超敏反应又称为血管炎型或免疫复合物型超敏反应,主要由 IgG、IgM、IgA 介导。该反应是由中等大小可溶性免疫复合物沉积于局部或全身毛细血管基底膜后,激活补体及中性粒细胞、血小板等,引起以充血水肿、局部坏死和中性粒细胞浸润为主要特征的炎症反应和损伤。

二、发生机制

(一)中等大小可溶性免疫复合物的形成和沉积

可溶性抗原与相应抗体(IgG 或 IgM)结合形成免疫复合物(IC)。在正常情况下,IC 的形成有利于机体对抗原性异物的清除。但某些情况下,IC 可引起疾病:①大分子的 IC 易被单核—巨噬细胞吞噬清除而不沉积致病。②可溶性小分子 IC 易被肾小球滤过排出也不易沉积于组织致病。如果形成中等大小可溶性 IC,则不易被吞噬清除也不易滤过排出,如果长期存在循环中,才有可能沉积于毛细血管基底膜,引起血管及其周围的炎症和损伤。③中等大小可溶性 IC 局部沉积除与其大小、溶解度、解剖学和血流动力学有关外,还与 IC 激活补体,嗜碱性粒细胞、血小板等释放血管活性物质,增强血管通透性有关。毛细血管通透性增强有利于 IC 在血管壁上沉积和嵌顿在血管内皮细胞间。中等大小 IC 最常见的沉积部位是肾小球、关节、心肌等血压较高、血流缓慢且易产生涡流的毛细血管迂回曲折处。炎性介质的释放可使血管内皮细胞间隙增大,更利于 IC 沉积。

(二)中等大小可溶性免疫复合物的致病作用

在Ⅲ型超敏反应中,中等大小免疫复合物形成后激活补体系统,吸引中性粒细胞浸润,吞噬免疫复合物,释放溶酶体酶,这是引起炎症反应和组织损伤的主要原因。IC 并不直接损伤组织,而是通过以下方式引起免疫损伤:①激活补体,产生趋化因子 C5a 吸引中性粒细胞到达 IC 沉积局部释放溶酶体酶,在溶解破坏 IC 的同时,损伤血管基底膜及邻近组织;②激活补体,产生过敏毒素 C3a、C5a 促使嗜碱性粒细胞和肥大细胞脱颗粒,释放组胺等炎症介质,导致血管通透性增加,促使 IC 进一步沉积,加重局部炎症反应,引起局部水肿;③IC 和 C3b 等可使血小板活化,产生 5-羟色胺等血管活性物质,引起血管充血和水肿。同时,血小板聚集并通过激活凝血机制形成微血栓,促使血管局部缺血、出血,加重组织损伤(图 7 - 3)。

可溶性抗原 →刺激→ 机体 →产生→ 抗体（IgG、IgM、IgA）

免疫复合物

小分子可溶性免疫复合物 / 中等大小可溶性复合物 / 大分子不溶性免疫复合物

肾小球滤过排出 （促进免疫复合物嵌于内皮细胞间）

沉积于毛细血管基底膜

吞噬细胞吞噬消除 （促进免疫复合物嵌于内皮细胞间）

结合并激活补体系统

嗜碱性粒细胞和肥大细胞   C3a、C5a、C3b   血小板

释放血管活性胺   中性粒细胞浸润   凝血系统   释放血管活性胺

血管内皮细胞间隙增大   吞噬免疫复合物   血小板聚集   血管内皮细胞间隙增大

血管通透性增加   释放溶酶体酶   微血栓形成   血管通透性增加

水肿   组织损伤   局部缺血、出血   水肿

局部或全身免疫复合物病

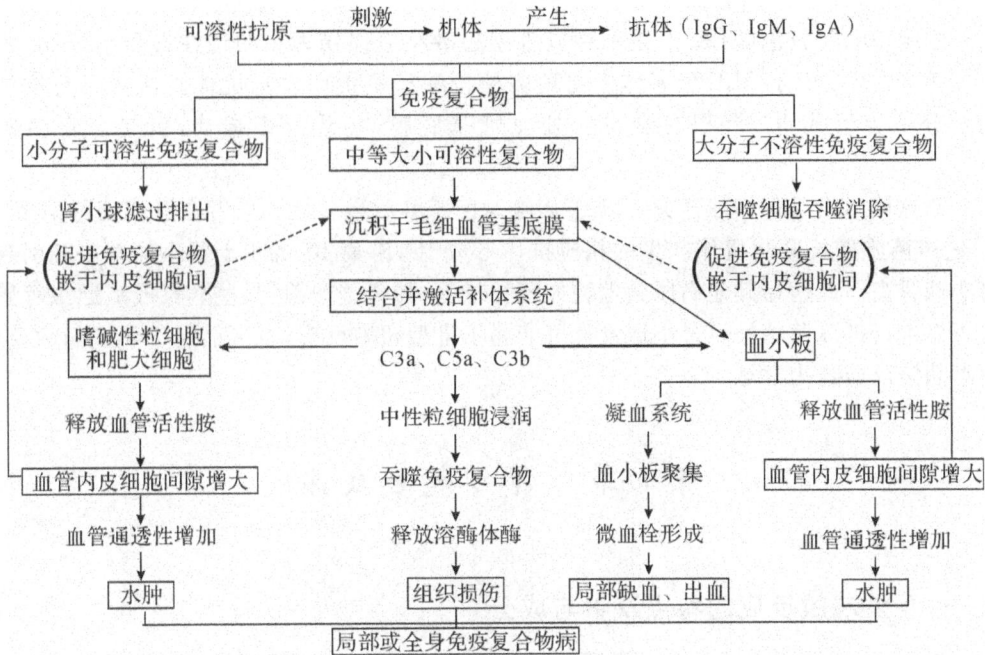

图 7 - 3　Ⅲ型超敏反应的发生机制

三、常见疾病

(一)局部免疫复合物病

抗原物质在侵入局部后与体内已产生的相应抗体结合形成免疫复合物,导致局部病变。①Arthus 反应:Arthus 于 1903 年发现给家兔皮下多次注射马血清后,注射局部出现红肿、出血和坏死等剧烈炎症反应,称为 Arthus 反应。炎症反应的程度取决于注射抗原的量,一般 4～10h 到达高峰,48h 后逐渐消退。其机制是:多次注射异种蛋白刺激机体产生大量抗体,此抗体与局部注射的可溶性抗原特异性结合形成 IC,沉积在局部血管基底膜,导致局部病理损伤及炎症;②人类局部免疫复合物病:如胰岛素依赖型糖尿病(1 型糖尿病)患者需反复注射胰岛素,体内可产生大量抗胰岛素 IgG 类抗体,当再次注射胰岛素可出现类似 Arthus 反应的反应,即注射局部出现红肿、出血和坏死等剧烈炎症反应。

(二)全身免疫复合物病

1.血清病　有些患者一次性大剂量注射动物免疫血清(抗毒素)后 7～14 天,会出现发热、皮疹、淋巴结肿大、关节肿痛和一过性蛋白尿等表现,称为血清病。这是由于患者已产生的血清抗体与体内残留的抗毒素结合形成的 IC 沉积于皮肤、关节、肾小球等部位引起。血清病具有自限性,抗原逐渐被机体清除后,此病可自行康复。近年来由于免疫血清的精制纯化,血清病在临床上的发病率明显降低。在大剂量应用青霉素、磺胺等药物治疗时也可引起类似血清病样的反应,称为药物热。

2.类风湿关节炎　类风湿关节炎(RA)发病的可能机制是在病原生物持续感染的情况下,机体 IgG 类抗体发生变性,继而刺激机体产生抗变性 IgG 的 IgM 类自身抗体,即类风湿因子(RF)。RF 与变性 IgG 结合成 IC,沉积在关节滑膜毛细血管壁上,即可引起类风

湿关节炎。

3.系统性红斑狼疮(SLE) 是一种以Ⅲ型超敏反应损伤为主的慢性自身免疫病,病因尚未明确,可能是由于 SLE 患者体内出现多种核酸和核蛋白自身抗体。这些自身抗体与自身成分结合形成 IC,沉积在全身多处血管基底膜,导致组织损伤,引起全身多器官病变。

4.链球菌感染后肾小球肾炎 以 A 族链球菌感染后最多见。患者在链球菌感染后 2～3 周,链球菌胞壁抗原与机体产生的相应抗体形成 IC,游离 IC 沉积于肾小球基底膜引起急性肾小球肾炎。此病在其他病原微生物如葡萄球菌、肺炎链球菌、某些病毒或疟原虫等感染后也可发生。链球菌感染后肾小球肾炎可能属于Ⅲ型超敏反应,也可能属于Ⅱ型超敏反应,以Ⅲ型超敏反应最为常见。

第四节　Ⅳ型超敏反应

一、Ⅳ型超敏反应的特点及参与成分

Ⅳ型超敏反应又称为迟发型超敏反应(DTH),是由效应 T 细胞受相同抗原再次刺激引起的单核细胞、巨噬细胞和淋巴细胞浸润为主的免疫病理性反应。Ⅳ超敏反应特点有:①由 T 细胞介导;②发生慢,机体再次接受相同抗原刺激后,一般需经 24～72h 才出现炎症反应;③没有明显的个体差异;④抗体和补体不参与反应。

二、发生机制

Ⅳ型超敏反应与细胞免疫的发生机制基本相同,两者常伴随发生。正常的细胞免疫对机体产生保护,Ⅳ型超敏反应对机体组织造成损伤。

(一)T 细胞致敏效应阶段

此阶段需 7～14 天。引起Ⅳ型超敏反应的抗原主要包括胞内寄生菌、病毒、寄生虫、真菌、肿瘤细胞、移植细胞等。进入体内的抗原经抗原呈递细胞(APC)加工处理后,以抗原肽-MHC-Ⅰ/Ⅱ类复合物的形式呈递给 $CD8^+$ CTL/$CD4^+$ Th1 细胞,这些活化 T 细胞在 IL-2 和 IFN-γ 等细胞因子作用下,增殖、分化成为效应 CTL 和 Th1,有些成为记忆 T 细胞。

(二)效应 T 细胞介导的炎症反应和细胞毒作用

当效应 T 细胞再次与抗原呈递细胞(APC)或靶细胞表面相应抗原接触时,Th1 细胞释放TNF-β、IFN-γ 和 IL-2 等细胞因子,在发挥免疫作用的同时引起以单核细胞和淋巴细胞浸润为特征的炎症反应和组织损伤。效应 CTL 细胞通过释放穿孔素和颗粒酶,并通过Fas/FasL 途径,引起靶细胞的溶解和凋亡(图 7-4)。

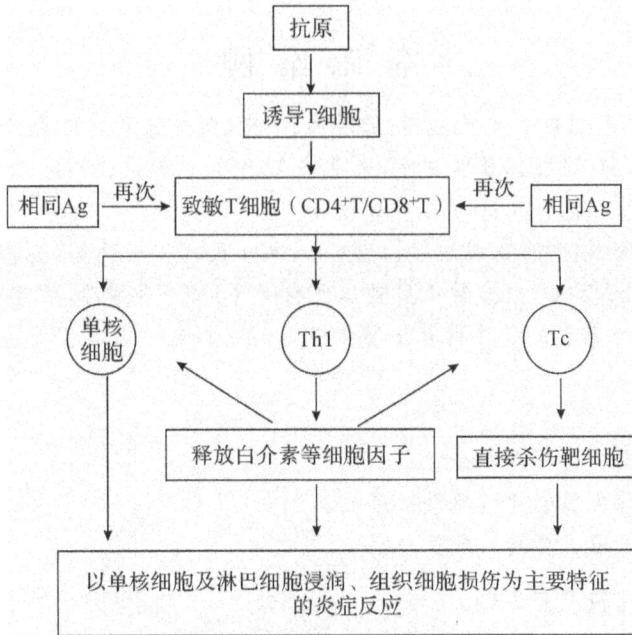

图 7 - 4　Ⅳ型超敏反应的发生机制

三、常见疾病

(一)器官移植排斥反应

进行同种异体器官或组织移植,如果供者与受者双方组织相容性抗原(HLA)不完全相同,移植后则会引起 T 细胞介导的排斥反应,最终导致移植物坏死、脱落。

(二)传染性迟发型超敏反应

机体对胞内寄生菌、病毒、寄生虫和真菌等感染产生细胞免疫应答,清除病原体,但在清除病原体或阻止病原体扩散的同时,可因产生Ⅳ型超敏反应而导致组织炎症损伤。如结核病患者对结核分枝杆菌产生免疫的同时,也产生局部Ⅳ型超敏反应,可出现干酪样坏死、肺空洞等。麻风、血吸虫病患者形成的局部肉芽肿都属于迟发型超敏反应。基于超敏反应与细胞免疫的关系,临床上常借助结核菌素试验以判断机体是否对结核分枝杆菌产生免疫力以及测定肿瘤患者的细胞免疫水平。该试验是将 PPD(结核分枝杆菌细胞壁的纯蛋白衍生物)注入受试者皮内,若为阳性反应,表明该个体对结核分枝杆菌具有免疫力。肿瘤患者的结核菌素试验常显弱阳性或转阴。

(三)迟发型接触性皮炎

接触油漆、染料、塑料、农药、化妆品或磺胺药等可使机体致敏。当再次接触相同变应原24h 以后,接触部位可出现红斑、丘疹、水疱等皮炎症状,48～96h 达高峰,严重者可出现剥脱性皮炎。

临 床 案 例

患者,男,34岁,到医院就诊。主诉:流鼻涕、咳嗽、咽痛三天。体温38.1℃,脉搏72次/分,咽部黏膜充血水肿,扁桃体Ⅱ度肿大,未见脓点,余未见异常。临床诊断:上呼吸道感染,急性扁桃体炎。

接诊医生所下医嘱:青霉素肌注射,1次/日,共4天。护士处理:某护士看完医嘱后,即给患者肌注青霉素80万U,数分钟后患者出现胸闷气紧,呼吸困难,面色苍白,四肢厥冷,昏迷,神志不清,随即给患者皮下注射肾上腺素0.5mg。经输液吸氧等措施抢救,患者生命体征恢复平稳。

思考题:

1. 护士执行医嘱有何不妥?

2. 药物过敏性休克属于几型超敏反应?

3. 为什么注射青霉素要到正规医院?

四型超敏反应比较见表7-1。

表7-1　四型超敏反应比较

类　　型	参加成分	发生机制	临床疾病
速发型超敏反应(Ⅰ型)	IgE、肥大细胞、嗜碱性粒细胞、嗜酸性粒细胞	IgE通过Fc端黏附在靶细胞(肥大细胞或嗜碱性粒细胞)表面上,相同变应原再次进入机体与靶细胞表面的IgE的Fab段结合,靶细胞脱颗粒,释放生物活性介质,作用于效应器官	药物过敏性休克、支气管哮喘、过敏性鼻炎、荨麻疹等
细胞毒型超敏反应(Ⅱ型)	IgG、IgM、补体、巨噬细胞、NK细胞	抗体作用于细胞表面的抗原或吸附的半抗原,在补体、巨噬细胞、NK细胞等协同作用下溶解靶细胞	输血反应、新生儿溶血症、免疫性血细胞减少症等
免疫复合物型超敏反应(Ⅲ型)	IgG、IgM、IgA、补体、中性粒细胞、肥大细胞、血小板等	中等大小的免疫复合物沉积于血管壁基底膜或其他细胞间隙,激活补体,吸引中性粒细胞浸润,释放溶酶体酶,引起炎症反应	血清病、免疫复合物型肾小球肾炎、系统性红斑狼疮等
迟发型超敏反应(Ⅳ型)	致敏T细胞、单核-巨噬细胞	抗原使T细胞致敏,致敏T细胞再次与抗原相遇,直接杀伤靶细胞或产生各种细胞因子,引起炎症	传染性超敏反应、移植排斥反应、接触性皮炎等

小 结

1.超敏反应又称变态反应,是指机体对某些抗原初次应答后,再次接受相同抗原刺激时发生的一种以生理功能紊乱或组织细胞损伤为主的特异性免疫应答。根据发生机制和临床特点,超敏反应分为四型(Ⅰ、Ⅱ、Ⅲ、Ⅳ型)。各型超敏反应的发生机制各不相同。Ⅰ、Ⅱ、Ⅲ型超敏反应由抗体(体液免疫)引起,Ⅳ型超敏反应由致敏 T 淋巴细胞(细胞免疫)引起。

2.Ⅰ型超敏反应又称速发型超敏反应,主要由 IgE 介导,发作反应迅速,以生理功能紊乱为主,一般不引起组织细胞损伤,有明显的个体差异和遗传倾向。

3.Ⅱ型超敏反应又称细胞毒型或细胞溶解型,主要是由 IgG、IgM 类抗体与靶细胞表面相应的抗原结合后,在补体、吞噬细胞、NK 细胞参与下,引起以细胞溶解或组织损伤为主的超敏反应。

4.Ⅲ型超敏反应又称为免疫复合物型或血管炎型超敏反应,主要由 IgG、IgM、IgA 介导,是由中等大小可溶性免疫复合物沉积于局部或全身毛细血管基底膜后,激活补体及中性粒细胞、血小板等,引起以充血水肿、局部坏死和中性粒细胞浸润为主要特征的炎症反应和损伤。

5.Ⅳ型超敏反应又称为迟发型超敏反应,是由效应 T 细胞受相同抗原再次刺激引起的单核细胞、巨噬细胞和淋巴细胞浸润为主的免疫病理性反应。抗体和补体不参与反应,没有明显的个体差异。

6.同一变应原在不同个体中、不同条件下可引起不同类型超敏反应。如青霉素可引起Ⅰ型、Ⅱ型、Ⅲ型、Ⅳ型超敏反应,其中Ⅰ型最为常见。在临床上,很多患者常常几型超敏反应同时存在,但是常以某一型为主。临床上规定注射青霉素、头孢菌素、普鲁卡因、链霉素、破伤风抗毒素等药物之前必须做皮试。过敏性休克是最严重的Ⅰ型超敏反应性疾病,患者再次接触变应原后数分钟之内发生,出现胸闷、气急、呼吸困难、面色苍白、手足发凉、血压下降、意识障碍或昏迷等,严重者抢救不及时可导致死亡。

7.查明变应原,避免与之接触是预防超敏反应最有效的方法,临床上检测变应原最常用的方法是皮肤试验。但是有些变应原却难以回避,如花粉、尘螨、冷空气等,可进行特异性脱敏和减敏治疗。为避免发生过敏反应,临床上规定使用青霉素、头孢菌素、普鲁卡因、链霉素、破伤风抗毒素等药物之前必须做皮试。

8.针对Ⅰ型超敏反应的发生机制,用药物选择性地阻断或干扰超敏反应发生过程中的某些环节,抑制或减轻超敏反应。①抑制生物活性介质释放的药物,如色甘酸二钠、肾上腺素、氨茶碱等,可通过稳定肥大细胞膜,提高细胞内 cAMP 浓度,抑制生物活性介质释放;②拮抗生物活性介质作用的药物,如苯海拉明、扑尔敏、异丙嗪等,通过与组胺竞争结合效应器官细胞膜上组胺受体而发挥抗组胺作用;③改善效应器官反应性的药物,如肾上腺素、葡萄糖酸钙、维生素 C 等可解除痉挛,减少腺体分泌,收缩血管、升高血压,降低毛细血管通透性。严重超敏反应时使用糖皮质激素等免疫抑制剂可缓解症状。

思考与练习

一、单项选择题(以下每道题有 A、B、C、D、E 五个备选答案,请从中选一个最佳答案)

1. 补体参与的超敏反应是 （ ）
   A. Ⅰ型和Ⅱ型   B. Ⅱ型和Ⅲ型   C. Ⅰ型和Ⅲ型
   D. Ⅰ型和Ⅳ型   E. Ⅱ型和Ⅳ型

2. 下列哪项是Ⅰ型超敏反应性疾病 （ ）
   A. 过敏性休克   B. 肾小球肾炎   C. 类风湿关节炎
   D. 接触性皮炎   E. 新生儿溶血症

3. ABO 血型不符引起的输血反应属于 （ ）
   A. Ⅰ型超敏反应   B. Ⅱ型超敏反应   C. Ⅲ型超敏反应
   D. Ⅳ型超敏反应   E. 以上均不是

4. 下列哪项不属于超敏反应性疾病 （ ）
   A. 青霉素过敏   B. 输血反应   C. 结核菌素试验
   D. 输液反应   E. 支气管哮喘

5. Ⅰ型超敏反应的特点有 （ ）
   A. 发作反应迅速   B. 有明显的个体差异   C. 补体不参与
   D. 以生理功能紊乱为主   E. 以上均是

6. 介导Ⅰ型超敏反应的抗体是 （ ）
   A. IgG   B. IgA   C. IgM
   D. IgE   E. SIgA

7. 下列哪项不属于Ⅳ型超敏反应 （ ）
   A. 接触性皮炎   B. 结核菌素试验   C. 器官移植排斥反应
   D. 支气管哮喘   E. 传染性迟发超敏反应

8. 关于Ⅳ型超敏反应的特点,下列哪项是对的 （ ）
   A. 需抗体参加   B. 需补体参加   C. 反应发生快
   D. 不需致敏 T 细胞参与   E. 反应发生慢

9. 引起Ⅲ型超敏反应的是 （ ）
   A. 大分子免疫复合物   B. 中等大小免疫复合物   C. 小分子免疫复合物
   D. 抗原聚合物   E. 抗体聚合物

10. 由 T 细胞介导的超敏反应是 （ ）
   A. Ⅰ型超敏反应   B. Ⅱ型超敏反应   C. Ⅲ型超敏反应
   D. Ⅳ型超敏反应   E. 混合型超敏反应

11. 下列哪项是Ⅳ型超敏反应性疾病 （ ）
   A. 过敏性休克   B. 肾小球肾炎   C. 类风湿关节炎
   D. 接触性皮炎   E. 新生儿溶血症

12.感染链球菌引起的肾小球肾炎可能属于　　　　　　　　　（　　）

    A.Ⅰ型超敏反应和Ⅱ型超敏反应

    B.Ⅱ型超敏反应和Ⅲ型超敏反应

    C.Ⅰ型超敏反应和Ⅲ型超敏反应

    D.Ⅰ型超敏反应和Ⅳ型超敏反应

    E.Ⅱ型超敏反应和Ⅳ型超敏反应

二、名词解释

1.超敏反应

2.变应原

3.血清过敏性休克

4.药物热

三、问答题

1.简述Ⅰ型超敏反应机制及防治原则。

2.简述Ⅰ、Ⅱ、Ⅲ、Ⅳ型超敏反应的特点。

3.简述Ⅰ、Ⅱ、Ⅲ、Ⅳ型超敏反应引起的临床常见病。

4.简述临床注射青霉素的注意事项。

5.简述特异性脱敏和减敏疗法。

（秦庆颖、杨本寿）

参考答案

第八章 免疫缺陷病与自身免疫病

第一节 免疫缺陷病

一、免疫缺陷病的概念

免疫缺陷病(IDD)是因免疫系统先天发育障碍或后天损伤而致的一组综合征,患者可出现免疫细胞发育、分化、增生、调节和代谢异常,并导致因免疫功能障碍而出现的临床综合征。IDD 按病因不同可分为原发性免疫缺陷病(PIDD)和获得性免疫缺陷病(AIDD)两大类。

二、免疫缺陷病的共同特征

(一)易感染

患者对各种病原体的易感性增加,易发生反复感染且难以控制,感染往往是造成死亡的主要原因。

(二)易发生肿瘤

T 细胞免疫缺陷患者,恶性肿瘤的发生率比同龄正常人群高 $100 \sim 300$ 倍,以白血病和淋巴系统肿瘤等居多。

(三)易患自身免疫病

正常人群自身免疫病的发病率约为 $0.001\% \sim 0.01\%$,而免疫缺陷患者可高达 14%,以类风湿关节炎和系统性红斑狼疮等多见。

(四)具有遗传倾向

多数免疫缺陷患者有遗传倾向,约 $1/3$ 为常染色体遗传,$1/5$ 为性染色体隐性遗传。

三、原发性免疫缺陷病

原发性免疫缺陷病又称为先天性免疫缺陷病,是由于免疫系统遗传基因异常或先天性免疫系统发育障碍而致免疫功能不全引起的疾病。根据所累及的免疫细胞或免疫分子分为原发性 B 细胞缺陷、原发性 T 细胞缺陷、原发性联合免疫缺陷、补体系统缺陷、吞噬细胞缺陷。

四、继发性免疫缺陷病

继发性免疫缺陷病又称为获得性免疫缺陷病(AIDD),是后天因素造成的,继发于某些疾病或使用药物后产生的免疫缺陷性疾病。诱发获得性免疫缺陷病的因素很多,如恶性肿瘤、营养不良、医源性免疫缺陷病、病毒感染等。其中,对人类危害最大的是感染 HIV 后继发的获得性免疫缺陷综合征(AIDS)。

AIDS 是一种以细胞免疫缺陷为主的联合免疫缺陷症,它是由人类免疫缺陷病毒(HIV)感染所致。自 1981 年发现首例 AIDS 患者以来,已有数千万人死于 AIDS,目前全球 HIV 感染者有 3500 多万。我国于 1985 年发现了第 1 例 AIDS 患者,目前我国的 HIV 感染者有70 余万人,其中 62.9% 的人不知晓自己已经被 HIV 感染。人类免疫缺陷病毒主要侵犯 CD4$^+$T 细胞,引起以 CD4$^+$T 细胞缺损为中心的严重免疫缺陷。其特征是在免疫缺陷基础上出现一系列临床症状,主要是机会感染、恶性肿瘤和中枢神经系统损害。本病流行广泛,病死率高,至今尚无有效的治疗方法。

五、免疫缺陷病的治疗原则

免疫缺陷病治疗的基本原则是尽可能减少感染并及时控制感染,设法重建或者恢复患者的免疫功能。

(一)控制感染

持续、严重的反复感染常常是免疫缺陷病患者的主要致死原因,应用抗真菌、抗原虫、抗支原体、抗衣原体、抗病毒药物治疗,以控制感染,缓解病情。

(二)免疫重建

通过同种异体骨髓干细胞移植以替代患者受损的免疫系统,重建患者机体的免疫功能。免疫重建已用于治疗重症联合免疫缺陷病、慢性肉芽肿病和 Wiskott-Aldrich 综合征。胎儿胸腺移植可用于治疗 DiGeorge 综合征。

(三)基因治疗

借助反转录病毒载体将正常腺苷脱氨酶(ADA)基因感染患者淋巴细胞,再回输体内以治疗腺苷脱氨酶缺陷引起的重症联合免疫缺陷病已获得成功,患者免疫功能可逐渐趋于正常。

(四)免疫制剂

输注免疫球蛋白、新鲜血浆(补体)、中性粒细胞可用于治疗体液免疫缺陷病、补体缺陷病和吞噬细胞缺陷病,如定期给 Bruton 病患者补充免疫球蛋白,可以明显减轻感染;干扰素(IFN)、白细胞介素 2(IL-2)及某些中药(如香菇多糖、云芝多糖等)对细胞免疫缺陷病都有一定疗效;集落刺激因子(CSF)可增强中性粒细胞和单核—巨噬细胞的吞噬杀菌功能。

临 床 案 例

患者,男,30岁,近几个月持续低烧,身体消瘦。查体:全身浅表淋巴结肿大;HIV抗体阳性;CD4$^+$T淋巴细胞计数为90个/ml。

1.临床诊断疾病为什么?

2.该患者为什么CD4$^+$T淋巴细胞减少?

3.HIV抗体阳性对免疫功能有何影响?

第二节　自身免疫病

自身免疫病(AID)是一组临床表现广泛的疾病,国际上认为是"5D"病,即痛苦、残废、药物中毒、经济损失和死亡。自身免疫病的治疗目标主要是修补特定的免疫缺陷或改变整体免疫反应,目的是在不破坏正常的免疫防御的前提下能够终止自身免疫反应的破坏作用。但事实上对于每一位临床医师来说,该类疾病的治疗极具挑战性,通常采用的糖皮质激素和免疫抑制剂等化学药品治疗虽然有效,但长期使用都不可避免地带来很多毒副作用,使病情得到缓解的同时增加了患者发生肿瘤和感染扩散的危险。近10余年来,基于该类疾病发病机制中不同环节的特异性的生物学治疗已成为研究的热点,并有可能应用于临床治疗。

一、自身免疫病概念

机体免疫系统对自身成分发生免疫应答的现象称自身免疫。自身免疫既可以是生理性的,也可以是病理性的。一定限度的生理性的自身免疫有利于机体清除衰老、损伤或突变的细胞,维持机体的稳定。若自身免疫过强达到一定程度,以至于破坏自身正常组织结构并引起相应的临床症状时,可检测到自身抗体或自身反应性免疫细胞,就称为自身免疫病。

二、自身免疫病的特点

1.自身抗体或自身反应性免疫细胞可作用于人体正常组织,造成组织损伤或功能障碍。

2.病情的转归与自身免疫反应强度密切相关。

3.患者以女性多见,发病率随年龄增长而升高,有遗传倾向。

4.易反复发作,慢性迁延。

三、自身免疫病发生的相关因素

对于启动自身免疫病的确切原因目前仍不是很清楚,但与下述因素有关。

(一)抗原方面的因素

1.隐蔽抗原的释放　在人体,脑、睾丸、眼球、心肌和子宫中的某些抗原成分和免疫系统相对隔离,机体对这些隔离抗原未经历诱导免疫耐受过程。在手术、外伤或感染等情况下,免疫隔离部位的抗原释放进入血流,与免疫系统接触,发生免疫应答,引发自身免疫病。如眼外伤时,释放的眼内容物激活特异性CTL,此CTL可对健侧眼的细胞发动攻击,引发自身免疫性交感性眼炎。

2. 自身抗原的改变 生物、物理、化学以及药物等因素可使自身抗原发生改变,从而诱导机体发生免疫应答,导致自身免疫病的发生。如肺炎支原体可改变红细胞的抗原性使其刺激机体产生抗红细胞的抗体,引起溶血性贫血。有时吸附到红细胞上的小分子药物,如青霉素、头孢菌素可获得免疫原性,刺激人体产生自身抗体,引起药物诱导的溶血性贫血。

3. 分子模拟 有些微生物与人的细胞有相同或类似的抗原表位,感染人体后激发的免疫应答也能攻击人体细胞,引起自身免疫病,这种现象被称为分子模拟。如感染乙型溶血性链球菌可引发急性肾小球肾炎和风湿热;EB病毒编码的蛋白和髓磷脂碱性蛋白(MBP)有较高的同源性,这些病毒感染可能引起多发性硬化的症状;柯萨奇病毒感染可诱发免疫应答,造成胰岛的β细胞损伤,引发糖尿病;肺炎衣原体感染与冠状血管疾病的发生也有一定的关系。

(二)免疫系统方面的因素

1. 免疫忽视的打破 免疫忽视是指免疫系统对低水平抗原或低亲和力抗原不发生免疫应答的现象。多种因素可打破淋巴细胞克隆对自身抗原的免疫忽视,如细菌超抗原等多克隆激活剂可激活处于耐受状态的T淋巴细胞,使其向B淋巴细胞发出辅助信号刺激其产生自身抗体,进而引发自身免疫病。

2. 表位扩展 一个抗原分子可有两种表位:优势表位和隐蔽表位。优势表位是首先激发免疫应答的表位;而隐蔽表位是指后续刺激免疫应答的表位。免疫系统针对一个优势表位发生免疫应答后,可能继而对隐蔽表位发生免疫应答,这种现象被称为表位扩展。在自身免疫病中,机体的免疫系统可不断扩大所识别的自身抗原表位范围,对自身抗原不断发动新的攻击,使疾病迁延不愈并不断加重。在系统性红斑狼疮、类风湿关节炎患者中均可发现表位扩展现象。

(三)遗传因素

遗传因素在自身免疫病的发病机制中起重要作用,如系统性红斑狼疮在不同人种间的发病率有很大差别。自身免疫病常有在家族中群集发生的特征。同卵双生子中的一人若发生了胰岛素依赖性糖尿病、类风湿关节炎、多发性硬化或系统性红斑狼疮,则另一人发生同样疾病的机会约为20%,而异卵双生子间发生同样疾病的机会仅为5%。HLA等位基因的基因型和自身免疫病的易感性相关,如DR3与重症肌无力、DR4与类风湿关节炎、B27与强直性脊柱炎等。

四、常见自身免疫病

自身免疫病分类方法也较多,尚待统一。根据有无明确的外因可分为原发性和继发性两类。常见的分类是按自身抗原的分布范围分为器官特异性自身免疫病和系统性自身免疫病。临床上常见的自身免疫病主要有系统性红斑狼疮(SLE)、类风湿关节炎(RA)、强直性脊柱炎、多发性硬化症(MS)、干燥综合征(SS)、皮肌炎及混合结缔组织病等,近几年的研究认为动脉粥样硬化也为一种由自身免疫反应引起的疾病。随着人类基因组计划的逐步完成,后基因时代的逐步到来,功能基因组学和蛋白质组学的蓬勃发展,对于自身免疫病的研究是挑战与机遇并存。人类自身免疫病见表8-1。

表 8-1　常见自身免疫病

分类	疾病	自身抗原	免疫应答	症状
器官特异性自身免疫病	桥本甲状腺炎(HT)	甲状腺球蛋白	抗甲状腺球蛋白抗体	甲状腺功能降低
	Graves 病	促甲状腺素(TSH)受体	抗 TSH 受体抗体	甲状腺功能亢进
	重症肌无力(MG)	乙酰胆碱受体	抗乙酰胆碱受体抗体	进行性肌无力
	胰岛素依赖性糖尿病	胰岛 β 细胞	抗胰岛 β 细胞抗体	糖尿病
	自发性不孕	精子	抗精子抗体	不孕
	肺出血—肾炎综合征	肾及肺泡基底膜	抗肾及肺泡基底膜抗体	肺出血、肾炎
	自身免疫性溶血性贫血	血小板	抗血小板膜蛋白抗体	异常出血
非器官特异性自身免疫病	类风湿关节炎	自身变性 IgG	抗自身变性 IgG 抗体	关节炎症
	多发性硬化症	髓磷脂碱蛋白	抗髓磷脂碱蛋白抗体	神经脱髓鞘疾病
	系统性红斑狼疮	DNA、核蛋白	抗 DNA、核蛋白抗体	多部位炎症

五、自身免疫病的防治原则

1. 预防和控制微生物感染　多种微生物可诱发自身免疫病,采用疫苗和抗生素控制微生物的感染,可降低某些自身免疫病的发生率。

2. 应用免疫抑制剂　环孢素 A 和 FK506 对多种自身免疫病有明显的治疗效果,其机制是抑制 IL-2 基因的活化,进而抑制 T 细胞的分化增殖。

3. 应用细胞因子及其受体的阻断剂　应用细胞因子及其受体的阻断剂可以治疗自身免疫病,如 TNF 单克隆抗体对类风湿关节炎具有明显疗效。

小　结

1. 免疫缺陷病(IDD)是因免疫系统先天发育障碍或后天损伤而致的一组综合征。IDD 按病因不同可分为原发性免疫缺陷病(PIDD)和获得性免疫缺陷病(AIDD)两大类。

2. 免疫缺陷病治疗的基本原则是尽可能减少感染并及时控制感染,设法重建或者恢复患者的免疫功能。

3. 自身免疫过强达到一定程度,以至于破坏自身正常组织结构并引起相应的临床症状时,就产生自身免疫病(AID)。自身免疫病发生的相关因素有抗原方面的因素、免疫系统方面的因素、遗传因素。

思考与练习

一、单项选择题(以下每道题有 A、B、C、D、E 五个备选答案,请从中选一个最佳答案)

1. 下列哪个选项不是免疫缺陷病的共同特征 （　　）
   A. 易感染　　　　　　B. 易发生肿瘤　　　　　　C. 易患自身免疫病
   D. 具有遗传倾向　　　E. 易发生过敏反应

2. 下列有关 AIDS 的说法错误的是 （　　）
   A. 是由人类免疫缺陷病毒(HIV)感染所致
   B. 引起以 $CD8^+T$ 细胞缺损为中心的严重免疫缺陷
   C. 本病流行广泛,病死率高
   D. 是一种以细胞免疫缺陷为主的联合免疫缺陷症
   E. 至今尚无有效的治疗方法。

3. 下列哪个选项不是免疫缺陷病的治疗原则 （　　）
   A. 服用环孢素　　　　B. 控制感染　　　　　　　C. 免疫重建
   D. 基因治疗　　　　　E. 免疫制剂

4. 下列哪项不是自身免疫病发生的相关因素 （　　）
   A. 隐蔽抗原的释放　　B. 自身抗原的改变　　　　C. 免疫忽视的打破
   D. 表位扩展　　　　　E. 分子伴侣

5. 下列哪种疾病不是自身免疫病 （　　）
   A. 类风湿关节炎　　　B. 重症肌无力　　　　　　C. 自发性不孕
   D. AIDS　　　　　　　E. 多发性硬化症

二、名词解释

1. 免疫缺陷病
2. 自身免疫病
3. 分子模拟

三、问答题

1. 简述免疫缺陷病的共同特征。
2. 简述免疫缺陷病的治疗原则。
3. 简述与自身免疫病发生相关的因素。

（崔道林）

参考答案

第九章　肿瘤免疫

　　肿瘤是危害人类生命与健康的重大疾病。肿瘤细胞是一种失去正常生长调控机制、发生恶性转化的异常增生的自身细胞。人们早就设想肿瘤细胞可能存在着与正常组织不同的抗原成分,通过检测这种抗原成分或用这种抗原成分诱导机体的抗肿瘤免疫应答,可能会达到诊断和治疗肿瘤的目的。直到20世纪50年代,科学家们以确切的实验结果证实了化学致癌剂甲基胆蒽诱发小鼠发生肉瘤所表达的移植排斥抗原是肿瘤特异性的。随后,在其他致癌因素导致的肿瘤中亦证实了肿瘤抗原的存在,并证明其所诱导的机体免疫应答具有抗肿瘤作用。20世纪60年代以后,大量的体外实验证明,肿瘤患者的淋巴细胞、巨噬细胞和细胞毒性抗体等具有抗肿瘤免疫效应。20世纪70年代单克隆抗体的问世,推动了肿瘤免疫诊断技术和肿瘤免疫治疗的发展。20世纪80年代,随着分子生物学和分子免疫学的迅速发展和交叉渗透,科学家们对肿瘤抗原的性质、机体抗肿瘤免疫应答等有了更深入的了解。20世纪90年代以来,多种人类肿瘤抗原基因克隆的成功大大推动了肿瘤免疫学理论的发展,也促进了肿瘤免疫诊断技术和免疫治疗的应用。

第一节　肿瘤免疫概述

一、肿瘤免疫的概念

　　肿瘤免疫学是研究肿瘤的发生、发展、转归以及与机体免疫的相互关系的学科,主要研究肿瘤抗原的性质与特点、机体对肿瘤的免疫应答及抗肿瘤免疫效应的机制、肿瘤的免疫逃逸机制以及肿瘤的免疫诊断与免疫防治等内容。

二、肿瘤抗原

　　肿瘤抗原是细胞在癌变过程中出现的新抗原或过度表达的抗原物质。关于肿瘤抗原产生的分子机制,目前认为有以下六个方面:

1. 细胞癌变过程中合成了新的蛋白质分子。

2. 由于糖基化等原因产生异常的细胞蛋白及其降解产物。

3. 由于突变等使正常的蛋白质分子结构发生改变。

4. 正常情况下处于隐蔽状态的抗原表位暴露。

5. 膜蛋白分子的异常聚集。

6. 胚胎抗原或分化抗原的异常表达。

三、肿瘤抗原的分类

目前已在自发性和实验性的动物、人类肿瘤细胞表面发现了多种肿瘤抗原。归纳起来，肿瘤抗原主要有以下两种分类方法。

(一)根据肿瘤的诱发原因和发生情况分类

1. 理化因素诱发的肿瘤抗原　某些化学致癌物质(如甲基胆蒽、氨基偶氮染料、二乙基亚硝胺)或物理因素(如紫外线、X射线)可诱发肿瘤,此类抗原具有特异性高、抗原性弱、有明显的个体特异性等特点。

2. 病毒诱发的肿瘤抗原　某些肿瘤由病毒感染引起,如EB病毒与B细胞淋巴瘤和鼻咽癌的发生有关;人乳头瘤病毒与人宫颈癌的发生有关;乙型肝炎病毒、丙型肝炎病毒与原发性肝癌有关。这类肿瘤抗原的特点是同一种病毒诱发的不同类型肿瘤均可表达相同的抗原,且具有较强的免疫原性。由于此类抗原由病毒基因编码,故又称病毒肿瘤相关抗原。

3. 自发性肿瘤抗原　是指无明确诱发因素的肿瘤表达的抗原。人类肿瘤中大多数属于自发性肿瘤,可表达胚胎抗原或分化抗原。自发性肿瘤细胞也可表达肿瘤特异性抗原。癌基因的活化和抑癌基因的失活是自发性肿瘤发生的原因之一。

4. 胚胎抗原　是指在胚胎发育阶段由胚胎组织产生的正常成分,胎儿出生后逐渐减少或消失但在肿瘤中表达升高的抗原,例如甲胎蛋白(AFP)、癌胚抗原(CEA)等,因为曾在胚胎期出现过,宿主对之已形成免疫耐受性,因此不能引起宿主免疫系统对这种抗原的免疫应答。

(二)根据肿瘤抗原特异性分类

1. 肿瘤特异性抗原(TSA)　是肿瘤细胞特有的或只存在于某种肿瘤细胞而不存在于正常细胞的新抗原。

2 肿瘤相关抗原(TAA)　是肿瘤细胞和正常细胞组织均可表达的抗原,只是其含量在细胞癌变时明显增高。此类抗原只表现出量的变化而无严格肿瘤特异性。甲胎蛋白(AFP)是其中的典型代表。

四、机体的抗肿瘤免疫效应机制

机体的免疫功能与肿瘤的发生发展有密切关系,当宿主免疫功能低下或受抑制时,肿瘤发病率增高,而在肿瘤进行性生长时,肿瘤患者的免疫功能受抑制,两者互为因果。当肿瘤发生后,机体可通过免疫效应机制发挥抗肿瘤作用。机体的抗肿瘤免疫机制包括固有免疫和适应性免疫,两者共同参与机体免疫监视和抗肿瘤效应。

(一)非特异性肿瘤免疫

参与固有抗肿瘤免疫的细胞主要有NK细胞、巨噬细胞、T细胞、中性粒细胞等。NK细胞在机体早期抗肿瘤免疫机制中起重要作用,处于机体抗肿瘤的第一道防线。此外,NK

还可经 ADCC 作用机制杀伤肿瘤细胞。巨噬细胞被某些细胞因子(如 TNF-γ)激活后能有效杀伤肿瘤细胞。

(二)特异性抗肿瘤免疫

特异性抗肿瘤免疫包括体液免疫和细胞免疫,其中细胞免疫在机体抗肿瘤效应中占主导地位,体液免疫通常仅在某些情况下起协同作用。

1.抗肿瘤体液免疫应答　机体抗肿瘤体液免疫应答主要通过以下机制完成:激活补体系统溶解肿瘤细胞;抗体依赖性细胞介导的细胞毒作用(ADCC)杀伤肿瘤细胞;抗体的调理作用,促进吞噬细胞对肿瘤细胞的吞噬作用;抗体封闭肿瘤细胞上的某些受体而抑制肿瘤生长;抗体使肿瘤细胞的黏附特性改变或丧失;控制肿瘤细胞生长和转移等。

2.抗肿瘤细胞免疫应答　机体抗肿瘤细胞免疫应答主要通过以下两种方式:①肿瘤特异性 $CD8^+$ Tc 细胞(Tc):是抗肿瘤免疫的主要效应细胞。Tc 杀伤肿瘤细胞的机制详见免疫应答。②$CD4^+$ T 细胞:主要作用是辅助 Tc 激活和分泌细胞因子激活非特异性免疫系统的巨噬细胞、NK 细胞杀伤肿瘤细胞,少数 $CD4^+$ T 细胞也有直接细胞毒作用。

五、肿瘤的免疫逃逸机制

在正常情况下机体每天有许多细胞可能发生突变,但并不发生肿瘤。对此,澳大利亚病毒学家和免疫学家 Burnet 在总结了大量的实验和临床资料的基础上,于 1967 年提出了免疫监视学说,认为机体免疫系统通过细胞免疫机制识别并特异性杀伤突变细胞,使突变细胞在未形成肿瘤之前即被清除。尽管机体存在免疫监视机制,机体的抗肿瘤免疫应答可在一定程度上抵抗和阻止肿瘤的发生与发展,但还是有许多肿瘤能在体内进行性生长,甚至导致宿主死亡,这表明肿瘤细胞能通过某些机制逃避宿主免疫系统的攻击,或是通过某种机制使机体不能产生有效的抗肿瘤免疫应答。肿瘤逃避机体免疫的主要机制有:

(一)肿瘤细胞的抗原缺失

由于肿瘤细胞表达的抗原与正常蛋白差别很小或免疫原性弱,致使机体无法产生有效的抗肿瘤免疫应答。

(二)肿瘤细胞漏逸

由于肿瘤细胞生长迅速,超越了机体抗肿瘤免疫效应的发生,致使机体不能有效清除大量生长的肿瘤细胞。

(三)肿瘤细胞 MHC-Ⅰ类分子表达低下

肿瘤细胞内抗原需经加工处理并与 MHC-Ⅰ类分子结合后,才能被呈递至肿瘤细胞表面,并被 $CD8^+$ Tc 识别。由于肿瘤细胞的 MHC-Ⅰ类分子表达低下或缺陷,使肿瘤抗原无法呈递,从而导致 $CD8^+$ Tc 不能识别和杀伤肿瘤细胞。

(四)肿瘤细胞分泌免疫抑制因子

肿瘤细胞可分泌 TGF-β、IL-10 等抑制性细胞因子,抑制机体抗原呈递细胞、T 细胞和固有免疫细胞的功能,使宿主处于免疫功能低下状态或免疫抑制状态,从而逃避机体的免疫效应。

(五)肿瘤细胞缺乏共刺激信号

T 细胞激活除需通过 TCR 识别 MHC 分子呈递抗原肽产生的第一信号外,还需共刺激信号。许多肿瘤细胞很少表达 CD80 和 CD86 等共刺激分子,故不能为 T 细胞的活化提供足够的第二信号。

知 识 拓 展

1. 免疫系统是人体的防御体系,一方面发挥着清除细菌、病毒、外来异物的功能,另一方面起着消除体内衰老细胞以及发生突变的细胞(有的突变细胞会变成癌细胞)的作用。机体免疫系统和癌细胞相互作用的结果决定了癌症的最终演变。对于健康的人来说,其免疫系统的强大足以及时清除突变的癌细胞。但对于癌症患者来说,普遍存在免疫系统低下,不能有效地识别、杀灭肿瘤细胞外,肿瘤细胞大量增殖,会进一步抑制患者的免疫功能,而且肿瘤细胞有多种机制来逃脱免疫细胞的识别与杀伤。

2. 癌症的免疫治疗就是借助分子生物学技术和细胞工程技术,提高肿瘤细胞的免疫原性,给机体补充足够数量的功能正常的免疫细胞和相关分子,激发和增强机体抗瘤免疫应答,提高肿瘤细胞对机体抗癌症免疫效应的敏感性,达到最终清除癌症的目的。

3. 癌症的生物免疫治疗通过调动人类自身机体的防御机制,可阻止肿瘤生长,实现患者自身机体的"自主抗癌",有望达到完全消灭肿瘤细胞并根治癌症的目的,将成为未来癌症治疗的一个主要方向。

第二节　肿瘤的免疫学诊断和治疗

一、肿瘤的免疫诊断

肿瘤的免疫诊断主要是通过生化和免疫技术检测肿瘤抗原、抗肿瘤抗体或肿瘤标志物,有助于肿瘤患者的诊断及其免疫功能状态的评估。检测肿瘤抗原是目前最常用的肿瘤免疫诊断方法。例如,检测 AFP 有助于原发性肝癌的诊断;检测 CEA 有助于直肠结肠癌的诊断;检测 CA199 有助于肠癌、胰腺癌的诊断;检测前列腺特异性抗原(PSA)有助于前列腺癌的早期诊断、临床分期、术后疗效观察及随访。除了血清或其他体液中的肿瘤标志物外,对细胞表面肿瘤标志物的检测具有重要意义,如对淋巴瘤和白血病细胞表面 CD 分子的检测,有助于淋巴瘤和白血病的诊断和组织分型。此外,还可通过检测肿瘤抗原、抗肿瘤抗体和其他肿瘤标志物水平,对肿瘤的发生、发展及其预后进行免疫评估。

二、肿瘤的免疫治疗

肿瘤的免疫治疗是通过激发和增强机体的免疫功能,达到控制和杀灭肿瘤细胞的目的。免疫治疗只能清除少量的、播散的肿瘤细胞,对晚期的实体肿瘤疗效有限,故将其作为一种辅助疗法与手术、化疗、放疗等疗法联合应用:先用常规疗法清扫大量的肿瘤细胞后,再用免疫疗法清除残存的肿瘤细胞可提高疗效。目前将肿瘤免疫治疗方法分主动免疫治疗和被动免疫治疗两类。①主动免疫疗法,主要是针对肿瘤细胞的免疫原性,使宿主免疫系统产生针对治疗抗原的抗肿瘤免疫应答,具体是给宿主注射具有免疫原性的瘤苗。此法对于清除手术后残留的微小转移瘤灶和隐匿瘤、预防复发和转移有较好的效果。主动免疫疗法适用于具有免疫应答能力的宿主和(或)具有免疫原性的肿瘤。②被动免疫疗法,是给机体输注外源性免疫效应物质,如抗体、细胞因子、免疫效应细胞等,由这些外源性免疫效应物质在宿主体内发挥抗肿瘤作用。近年来,应用基因工程抗体治疗肿瘤取得了显著进展,疗效确切的多种基因工程抗体已广泛应用于临床,如靶向抗原为人类表皮生长因子受体-2 的基因工程抗体用于乳腺癌的治疗、靶向抗原为 CD20 的基因工程抗体用于 B 细胞淋巴瘤的治疗等。

小　结

1.肿瘤免疫学主要研究肿瘤抗原的性质和特点、机体对肿瘤的免疫应答及抗肿瘤免疫效应的机制、肿瘤的免疫逃逸机制以及肿瘤的免疫诊断与免疫防治等内容。

2.肿瘤抗原是细胞在癌变过程中出现的新抗原或过度表达的抗原物质。肿瘤抗原根据诱发原因和发生情况分为理化因素诱发的肿瘤抗原、病毒诱发的肿瘤抗原、自发性肿瘤抗原和胚胎抗原;肿瘤抗原根据特异性分为肿瘤特异性抗原(TSA)和肿瘤相关抗原(TAA)。

3.当肿瘤发生后,机体可通过免疫效应机制发挥抗肿瘤作用。机体的抗肿瘤免疫机制包括非特异性免疫和特异性免疫,两者共同参与机体免疫监视和抗肿瘤效应。参与固有抗肿瘤免疫的细胞主要有 NK 细胞、巨噬细胞、T 细胞、中性粒细胞等。适应性抗肿瘤免疫包括体液免疫和细胞免疫,其中细胞免疫在机体抗肿瘤效应中占主导地位。机体抗肿瘤体液免疫应答主要通过以下机制完成:激活补体系统溶解肿瘤细胞;抗体依赖性细胞介导的细胞毒作用(ADCC)杀伤肿瘤细胞;抗体的调理作用,促进吞噬细胞对肿瘤细胞的吞噬作用。机体抗肿瘤细胞免疫应答主要通过以下机制完成:$CD8^+$ Tc 细胞(Tc)杀伤肿瘤细胞;$CD4^+$ T 细胞辅助 Tc 激活和分泌细胞因子激活非特异性免疫系统的巨噬细胞、NK 细胞杀伤肿瘤细胞。

4.尽管机体存在免疫监视机制,机体的抗肿瘤免疫应答可在一定程度上抵抗和阻止肿瘤的发生与发展,但还是有许多肿瘤能在体内进行性生长,甚至导致宿主死亡,这表明肿瘤细胞能通过某些机制逃避宿主免疫系统的攻击,或是通过某种机制使机体不能产生有效的抗肿瘤免疫应答。

思考与练习

一、单项选择题(以下每道题有 A、B、C、D、E 五个备选答案,请从中选一个最佳答案)

1.根据肿瘤诱发和发生情况分类,属于胚胎抗原的是　　　　　　　　　　　　(　　)

　A.肿瘤特异性抗原

　B.病毒诱发的肿瘤抗原

　C.甲胎蛋白

　D.自发性肿瘤抗原

　E.化学或物理因素诱发的肿瘤抗原

2.下列不属于肿瘤抗原的是　　　　　　　　　　　　　　　　　　　　　　　(　　)

    A. 病毒诱发的肿瘤抗原

    B. 异嗜性抗原

    C. 甲胎蛋白

    D. 自发性肿瘤抗原

    E. 化学或物理因素诱发的肿瘤抗原

3. CEA 的检测有助于诊断　　　　　　　　　　　　　　　　　　（　　）

    A. 原发性肝癌　　　　　　B. 肺癌　　　　　　　　C. 结肠癌

    D. 鼻咽癌　　　　　　　　E. 前列腺癌

4. 与鼻咽癌的发生有关的病毒是　　　　　　　　　　　　　　　（　　）

    A. 人乳头瘤病毒　　　　　B. EB 病毒　　　　　　　C. HAV 病毒

    D. HIV 病毒　　　　　　　E. HBV 病毒

5. 与原发性肝癌有关的病毒是　　　　　　　　　　　　　　　　（　　）

    A. 人乳头瘤病毒　　　　　B. EB 病毒　　　　　　　C. HAV 病毒

    D. HIV 病毒　　　　　　　E. HBV 病毒

6. AFP 的检测有助于诊断　　　　　　　　　　　　　　　　　　（　　）

    A. 原发性肝癌　　　　　　B. 肺癌　　　　　　　　C. 结肠癌

    D. 胰腺癌　　　　　　　　E. 前列腺癌

二、名词解释

1. 肿瘤抗原

2. 胚胎抗原

3. 肿瘤特异性抗原

三、问答题

1. 简述肿瘤抗原的分类。

2. 简述抗肿瘤免疫效应机制。

3. 简述肿瘤的免疫学诊断和治疗。

（杨云魁）

参考答案

第十章　免疫学应用

科技日新月异也带动着免疫学的飞速发展。利用免疫学的方法来诊断、预防和治疗疾病在医学中显得越来越重要。随着免疫标记技术的不断完善,免疫学诊断方法向着微量、自动化方向不断发展。新方法的敏感性高,特异性好,快速,简单,稳定,所得结果为临床诊断疾病、观察病情、制定治疗方案提供了可靠的依据。通过疫苗的接种,消灭了天花等相关传染病,癌症的死亡率也呈逐年下降趋势(癌症发病率目前逐年上升)。抗体、细胞因子、细胞治疗和免疫调节剂的应用为临床医生提供了更多有效的治疗手段。

第一节　免疫学检测

免疫学检测是指运用免疫学、分子生物学、细胞生物学等原理和技术,对抗原、免疫分子、免疫细胞进行检测。免疫学检测可分为抗原抗体的检测、免疫细胞及其功能的检测等。

一、抗原抗体的检测

抗原抗体反应是指抗原与相应抗体在体内(外)合适条件下通过非共价键发生特异性结合的反应,因抗体多来源于血清,故又称为血清学反应。根据抗原性质、标记物、反应现象可分为凝集反应、沉淀反应、免疫标记技术等。

(一)抗原抗体反应的特点

1.特异性　抗原与抗体的结合具有高度特异性。抗原表面的抗原决定基结合到相应抗体的超变区上,在结构与空间构型上具有互补性。抗原抗体结合的特异性越强,亲和力也越高。利用这一特点,在体外可以对许多未知的生物学物质进行特异性鉴定,如利用抗-HAV检测甲肝病毒感染。

2.可逆结合　抗原—抗体复合物在一定条件下可解离为游离的抗原和抗体。抗原与抗体结合除了空间构象互补外,还以静电引力、疏水作用力、范德华力、氢键等分子表面的化学基团之间的非共价键结合。非共价键结合易受酸碱度、离子强度、温度的影响而解离,解离后抗原和抗体仍具有原有的特性。

3.可见性与带现象　抗原与抗体结合后是否会出现肉眼可见的现象取决于两者适当的比例和浓度。当两者的比例和浓度适当时，复合物才能相互结合成为巨大网格立体状，可出现肉眼可见的反应；若抗原（或抗体）过剩，由于过剩一方的结合价不能被完全占据，多呈游离的小分子复合物形式，或所形成的复合物易解离，不能被肉眼察见。抗体过剩为前带现象，抗原过剩为后带现象。前带现象与后带现象统称为带现象。

4.阶段性　抗原抗体反应可分为两个阶段：第一个阶段是抗原与抗体特异性结合阶段，该阶段反应迅速，可在数秒钟至几分钟内完成，一般不出现肉眼可见的反应。第二阶段为可见反应阶段，小的抗原—抗体复合物之间靠电荷吸引形成较大复合物的过程，该阶段需数分、数小时甚至数日才能出现肉眼可见的现象。

（二）抗原抗体反应的影响因素

1.离子浓度和酸碱度　抗原、抗体通常为蛋白质分子，在中性或弱碱条件下，表面带有较多的负电荷。pH 值过高或过低，均可直接影响抗原、抗体的理化性质，当反应液的 pH 值接近抗原或抗体的等电点时，抗原和抗体所带正、负电荷相等，自身相吸引，导致非特异性反应而出现凝集（即假阳性反应）。抗原抗体反应的最适 pH 值为 6～8。

2.电解质　抗原和抗体在合适浓度的电解质中会失去一部分负电荷，相互结合，出现肉眼可见的凝集团块或沉淀物。常用 0.85% NaCl 溶液作稀释液，以提供适当浓度的电解质。

3.温度　抗原与抗体的反应还需要合适的温度。在一定范围内，温度越高，形成可见反应的速度越快；反之，温度越低，反应速度越慢。但温度高于 56℃ 时，可导致抗原—抗体复合物解离，甚至抗原或抗体变性失活。通常 37℃ 是最适温度。

（三）凝集反应

凝集反应是指抗原与相应抗体特异性结合，在适当条件下形成肉眼可见的凝集小块。参与的抗原称为凝集原，抗体称为凝集素。凝集反应可分为直接凝集反应、间接凝集反应、间接凝集抑制反应等（图 10-1）。

1.直接凝集反应　颗粒性抗原与相应抗体在适当电解质参与下结合产生肉眼可见的凝集现象。直接凝集反应的检测可分为玻片法和试管法。

（1）玻片法：一般用已知抗体（诊断血清）与受检颗粒抗原各加一滴在玻片上混匀，数分钟后出现颗粒凝集小块的为阳性反应。此法简便、快速，多用于抗原的定性检测，如鉴定菌种、ABO 血型等。

（2）试管法：用已知抗原液（一般为细菌）与一系列稀释的受检血清混合，放入温度合适的地方，一段时间后观察每管抗原凝集程度，产生明显凝集现象的最高稀释度可作为血清中抗体的效价（滴度）。试管法多用于抗体的半定量检测，如肥达反应、外斐反应、交叉互配血等。

2.间接凝集反应　是可溶性抗原（或抗体）吸附于载体颗粒（如红细胞、乳胶颗粒等）的表面，成为致敏颗粒后与相应抗体（或抗原）结合出现的凝集现象。间接凝集反应可分为正向间接凝集反应、反向间接凝集反应、间接凝集抑制反应、协同凝集反应四类。其敏感性高于沉淀反应和直接凝集反应，临床上应用广泛，常用于检查甲胎蛋白（AFP）、乙型肝炎表面抗原（HBsAg）、绒毛膜促性腺激素（HCG）、可溶性微量抗原诊断。

3.间接凝集抑制反应　将可溶性抗原（或抗体）与相应抗体（或抗原）混合，然后再加入抗原（或抗体）致敏的颗粒物，不出现凝集现象称间接凝集抑制反应。

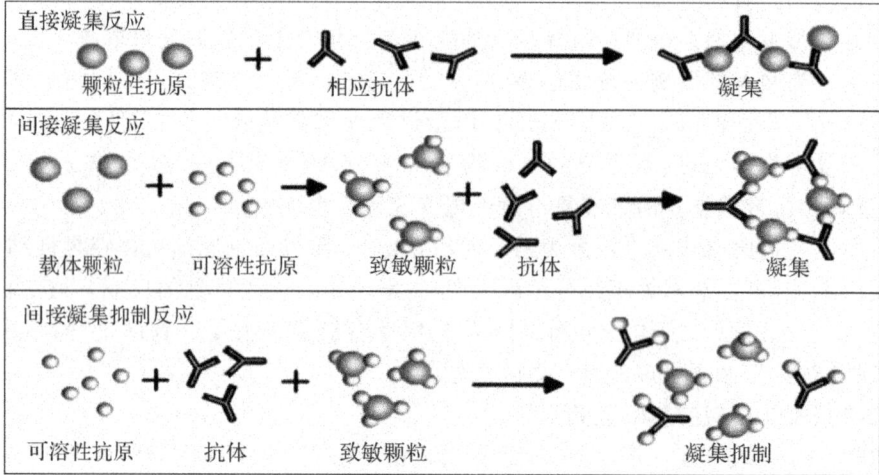

图 10－1　凝集反应系

(四)沉淀反应

沉淀反应是指可溶性抗原和相应抗体在适当的条件下形成肉眼可见的沉淀物。沉淀反应可分为液体内沉淀试验(如絮状沉淀试验、环状沉淀试验、免疫浊度分析)和凝胶内沉淀试验(如免疫扩散试验、免疫电泳技术)。沉淀反应常用于血浆药物浓度、蛋白质的测定,如血清免疫球蛋白和补体含量的测定。

1.单向免疫扩散试验　将琼脂与抗体混匀后浇注成板,凝固后在板上打孔,孔中加入抗原,抗原向孔的四周扩散,与琼脂中的抗体相遇形成免疫复合物,出现以小孔为中心的圆形沉淀圈,沉淀圈的直径与加入的抗原浓度呈正相关。单向免疫扩散试验常用于定量测定血清 IgG、IgM、IgA 和 C3 等(图 10－2)。

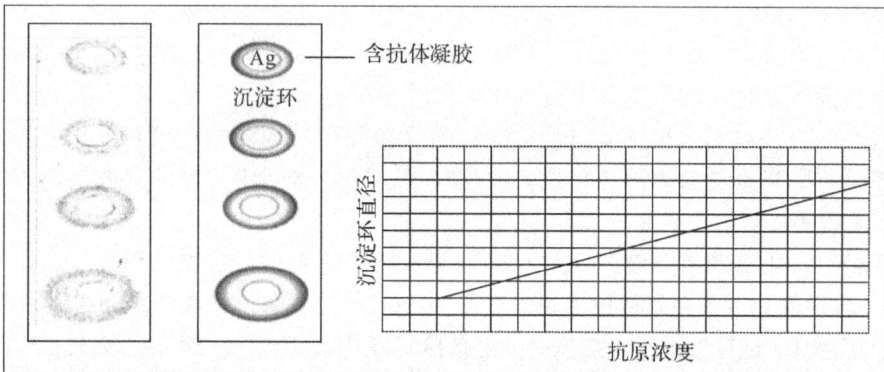

图 10－2　单项免疫扩散试验

2.双向免疫扩散试验　在琼脂板上按一定距离打数个小孔,在相邻的两孔内分别放入抗原和抗体,当抗原和抗体向四周扩散后两孔间可出现沉淀线。本法用于抗原(或抗体)的定性或定量检测,用已知抗体(或抗原)检测未知抗原(或抗体);可鉴定抗原性物质或免疫血清的浓度、纯度及比较抗原之间的异同点,如检测血清免疫球蛋白、甲胎蛋白、乙型肝炎表面抗原等(图 10－3)。

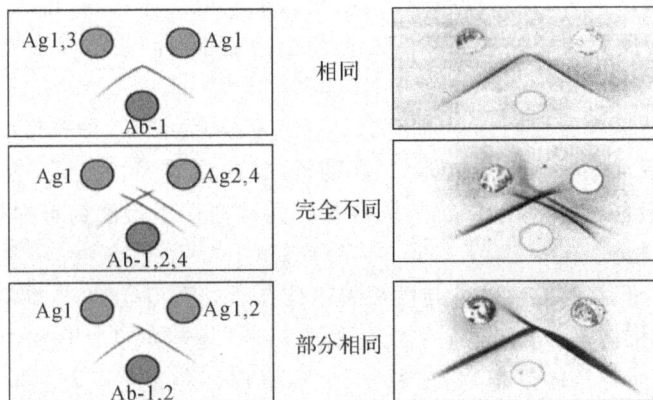

图 10 - 3　双向免疫扩散试验

3.免疫电泳试验　琼脂板的小孔内加入抗原进行电泳,琼脂板中央挖一横槽,加入已知相应的免疫血清,相互扩散一定时间后,在抗原和抗体比例最适处可形成沉淀弧。参照已知抗原、抗体形成的电泳图,根据沉淀弧的外形、数量和位置,即可分析样品中所含成分。本法主要用于以下几方面:抗原、抗体的纯度检测;抗体各组分的研究;各种疾病中血清蛋白组分的分析,如多发性骨髓瘤、肝病、全身性红斑狼疮等。

4.免疫比浊法　在一定的抗体浓度下,加入一定体积的样品,经过一段时间,用光散射浊度计测量反应液体的浊度,来推算样品中的抗原含量。本法快速、简便、敏感,可取代单向扩散法定量测定免疫球蛋白的浓度。

(五)免疫标记技术

免疫标记技术是指用已知抗原(或抗体)标记上易显示的物质,通过检测标记物,间接测定抗原—抗体复合物的方法。免疫标记技术具有快速、灵敏、可定性(或定量),甚至定位的优点,成为目前应用最广泛的免疫学检测技术。常见的标记物有酶、荧光素、放射性核素、胶体金、化学发光物质等。

1.酶免疫技术　酶免疫技术是将酶的高效催化反应的专一性和抗原—抗体反应的特异性相结合,通过酶作用于底物而显色,证明发生了相应免疫反应的一种免疫检测技术。按实际应用分为酶免疫组化技术和酶免疫分析技术两大类。

(1)酶免疫组化技术:酶免疫组化技术是应用抗原与抗体特异性结合的原理,使标记抗体在组织细胞原位与抗原发生反应,通过化学反应显色,对相应抗原进行定量、定性、定位的检测技术。该技术主要用于细胞表面的抗原、组织切片中的抗原(如肿瘤)的检测,自身免疫疾病的诊断,寄生虫的检测,病毒、细菌的鉴定等。

(2)酶免疫分析技术:酶免疫分析技术(EIA)是用酶标记抗原(或抗体)检测特异性抗原(或抗体)含量的一种微量分析技术,主要用于可溶性抗原或抗体的定量和定性测定。常用的标记物有碱性磷酸酶(AP)和辣根过氧化物酶(HRP)等。常用的方法有酶联免疫吸附试验(ELISA)等。酶联免疫吸附试验是将已知的抗原(或抗体)吸附在某固相载体(聚苯乙烯微量反应板)表面,酶标记抗原—抗体反应后结合到固相载体上,用洗涤的方法将液相中的游离成分洗除,最后加入酶反应的底物,根据反应的颜色深浅来进行定量或定性分析。因具有简便、快速、特异性强等优点,该技术成为应用最广的酶免疫分析技术。

ELISA三种必要的试剂为：①免疫吸附剂：固相的抗原或抗体；②标记物：酶标记的抗原或抗体；③显色剂：酶反应的底物。最常用方法有检测抗体的间接法以及检测抗原的双抗体夹心法(图10-4)。

1)间接法：将抗原包被在固相载体上，加入待检标本后特异性结合形成固相抗原—待检抗体复合物，洗涤后加入酶标记抗抗体(又名酶标二抗)形成固相抗原—待检抗体—酶标二抗复合体，加底物显色，判定标本中抗体的含量。间接法用于检测梅毒螺旋体抗体、人免疫缺陷病毒抗体等的检测。

2)双抗体夹心法：将特异性抗体与固相载体结合形成固相抗体，与待检标本中的相应抗原形成固相抗原—抗体复合物，洗涤后加入的酶标记抗体与免疫复合物中的抗原结合形成固相抗体—抗原—酶标抗体复合物，加底物显色，根据显色程度进行抗原的定量或定性检测。这是一种非竞争结合测定，常用于甲胎蛋白、乙肝表面抗原等检测。

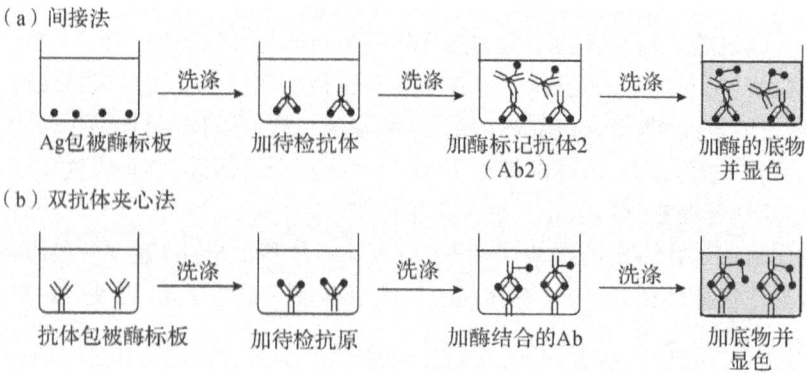

（a）间接法

Ag包被酶标板 →洗涤→ 加待检抗体 →洗涤→ 加酶标记抗体2（Ab2）→洗涤→ 加酶的底物并显色

（b）双抗体夹心法

抗体包被酶标板 →洗涤→ 加待检抗原 →洗涤→ 加酶结合的Ab →洗涤→ 加底物并显色

图10-4 酶联免疫吸附试验

2.免疫荧光技术 免疫荧光技术是将抗原—抗体反应与荧光标记检测结合起来的一种免疫标记技术，具有直观性、敏感性和特异性，可用于自身抗体检测来辅助诊断自身免疫病、肿瘤相关抗原鉴定、淋巴细胞亚群的鉴定、病原体抗原或抗体检测等。

3.放射免疫测定法 放射免疫测定法是用放射性核素标记抗原或抗体进行的免疫测定，具有准确性高、重复性好等优点，临床用于测定激素水平、药物、肿瘤标志物、病原体抗原或抗体等。

4.免疫印迹技术 免疫印迹技术是用凝胶电泳分离得到的蛋白质转移到固相载体膜上，再用标记的抗体对蛋白质进行定性或定量分析的技术，具有敏感性高、特异性强、分析容量大等优点，广泛用于医学研究，如检测蛋白质特性和分布、HIV感染的确认等。

二、免疫细胞及其功能的检测

免疫细胞是免疫系统的基本功能单位，泛指与免疫应答或与免疫应答有关的细胞，包括淋巴细胞、单核—巨噬细胞、粒细胞等，可以通过对免疫细胞进行分离后检测其数量及功能。

(一)免疫细胞的分离

目前，用于人体免疫学研究的单个核细胞主要来源于外周血，外周血也是免疫功能检测最常用的材料，外周血中含有红细胞、淋巴细胞、单核细胞、血小板等。在体外测定免疫细胞的功能，需从待检材料中分离所需细胞。由于细胞表面标志、理化性状及功能等存在各种差异,所以可根据其特点设计不同方法进行分离。先用葡聚糖—泛影葡胺密度梯度离心法分离出单个核细胞,又用吸附柱过滤法(或 Percoll 分离液法、贴壁黏附法)得到纯化的淋巴细胞,再用 E-花环试验或尼龙毛分离法分离 T 细胞或 B 细胞,用流式细胞仪分离技术(或磁珠分离法)可进一步鉴定 T 细胞亚群和某些特定类型。

1.外周血单个核细胞的分离 外周血单个核细胞(PBMC)包括单核细胞和淋巴细胞。常用的分离方法是葡聚糖—泛影葡胺密度梯度离心法。血小板比重为 1.030~1.035,单个核细胞的比重为 1.075~1.090,多核白细胞和红细胞比重为 1.092 左右,层次非常明显。将单个核细胞层吸出,经洗涤后便可用于某些试验。

2.淋巴细胞的分离 根据密度离心分离得到的单个核细胞包括单核细胞和淋巴细胞,需把单核细胞去除后才能得到纯化的淋巴细胞。纯化可借助吸附柱过滤法,即利用单核细胞具有贴壁生长的特点,从柱上洗脱下来的主要是淋巴细胞。

3.淋巴细胞及其亚群的分离 淋巴细胞中含有 T、B 淋巴细胞,需进一步分离,分离的方法很多,比较成熟的方法有 E-花环试验、免疫磁珠分离技术、流式细胞术等。

(1)E-花环试验:指 T 细胞表面的绵羊红细胞(SRBC)受体(即 CD_2 分子/E 受体)与 SRBC 结合形成玫瑰花环。E-花环密度大,易沉底,分离后可获得纯化的 T 细胞,可以用于外周血中 T 细胞数量和功能的检测。

(2)免疫磁珠分离技术(IMB):是将免疫学反应的高度特异性与磁珠特有的磁响应性相结合的一种新的免疫学技术。其原理是磁珠上的抗体与特异性抗原物质结合后,形成抗原—抗体—磁珠免疫复合物,这种复合物在磁力的作用下定向移动,使复合物与其他物质分离。如采用抗 CD3(CD4 或 CD8)特异性抗体 IMB 可分离 T 淋巴细胞($CD4^+$ T 或 $CD8^+$ T 淋巴细胞)。

(3)流式细胞术(FCM):是利用流式细胞仪为检测手段对单个细胞定量分析和分选的新技术,可用于淋巴细胞及其亚群的分析、淋巴细胞功能分析、艾滋病患者 $CD4^+$ T 或 $CD8^+$ T 淋巴细胞数量检测等。

(二)免疫细胞功能的测定

检测 T、B 细胞的数量及功能有助于某些疾病的辅助诊断、疗效观察及科研分析。

1.T 细胞功能测定

(1)T 细胞增殖试验(淋巴细胞母细胞转化):T 细胞受抗原或有丝裂原(植物血凝素、刀豆蛋白 A、美洲商陆等)刺激后,细胞形态和代谢发生变化,发生一系列增殖反应,并转化为淋巴母细胞,用于了解细胞增殖情况。T 细胞增殖试验有形态学检查法、^{3}H-TdR 渗入法、MTT 比色法三种。

(2)T 细胞分泌功能测定:T 细胞受各种抗原或丝裂原刺激后分泌各种细胞因子,反映 T 细胞功能。

(3)T 细胞介导的细胞毒试验:细胞毒性 T 细胞(CTL)经抗原刺激后,可特异性杀伤具有抗原的靶细胞,可用形态学检查、^{51}Cr 释放法、细胞增殖评价法了解靶细胞被杀伤情况。

(4)体内试验:①特异性抗原皮肤试验:外来抗原刺激机体产生免疫应答后,再用相同的抗原做皮试可导致迟发型超敏反应。如结核菌素试验,用旧结核菌素(OT)注射到受试者前臂,于 24~48h 后观察局部是否有红肿和硬结,硬结直径大于 0.5cm 者为阳性。②PHA 皮肤试验:将定量 PHA 注射到受试者前臂皮内,可非特异性刺激 T 细胞发生母细胞转化,呈现以单个核细胞浸润为主的炎症反应,常用于检测机体的细胞免疫水平。

2.B细胞功能测定 B细胞在抗原刺激下,增殖分化为浆细胞分泌免疫球蛋白,介导体液免疫应答,若B细胞功能低下或缺乏,特异性抗体的产生将会减少或缺损。

(1)可通过单向琼脂扩散法、速率比浊法、ELISA法等测定标本中的 IgM、IgG、IgA 等各类 Ig 的含量。

(2)溶血空斑试验:指抗体生成细胞所产生的抗体与 SRBC 表面相应抗原表位结合,加入新鲜补体后,补体溶解细胞,形成肉眼可见的溶血空斑。空斑数为抗体形成细胞数;空斑大小为抗体形成细胞产生抗体的多少。

案 例 分 析

李某,男,24岁,间断发热8个月,发热伴腹胀、腹痛7天到医院就诊,患者自从发病以来,体重下降 6kg。既往体健,无吸毒和输血史,有不洁性行为史。查体:口腔内可见白色片状膜性物。HIV初筛阳性。

1.要确认 HIV 感染,需要做什么免疫学检测?

2.在 AIDS 疾病治疗过程中,要用什么方法检测 CD4$^+$T 或 CD8$^+$T 淋巴细胞数量?

第二节 免疫学防治

免疫学防治包含免疫学预防和免疫学治疗两方面内容。

一、免疫学预防

随着疫苗的广泛运用,传染病呈逐年下降趋势。由于牛痘疫苗的接种,1979年全球消灭了天花。目前,疫苗应用已扩展到了抗肿瘤、避孕、防止病理损伤等方面。人体获得特异性免疫的方式有自然免疫和人工免疫两种。自然免疫是指通过天然的方式使机体获得特异性免疫,包括自然自动免疫(指机体感染病原体后建立的特异性免疫)和自然被动免疫(新生儿从母体胎盘获得的 IgG 或乳汁中获得的 SIgA)。人工免疫是通过人为的方法使机体获得特异性免疫,包括人工自动免疫和人工被动免疫。

(一)人工自动免疫

人工自动免疫是指用人为的方式接种抗原类生物制剂(疫苗),使机体产生特异性免疫,从而预防疾病的措施。常用制剂有灭活疫苗、减毒活疫苗、类毒素等。使用的疫苗要求安全、有效、实用。

1.传统疫苗

(1)灭活疫苗(死疫苗):选用免疫原性较强的病原体进行人工培养后,用理化方法灭活,使其不具有感染和增殖能力,但保留了病原体的免疫原性。优点:性质稳定,容易保存和运输。缺点:接种量大、次数多、效果局限,易引起较重的全身或局部不良反应。目前常用生物死疫苗有百日咳、伤寒、鼠疫等。

(2)减毒活疫苗:用减毒或无毒力的活病原微生物制成的疫苗。优点:免疫效果良好、持久,接种剂量小,副作用轻。缺点:稳定性差,不易保存和运输,存在回复突变为致病株的危险,孕妇、免疫缺陷者不宜接种。目前常用减毒活疫苗有麻疹、风疹、脊髓灰质炎、水痘、腮腺炎、伤寒、轮状病毒等。

(3)类毒素:用 0.3% ~0.4% 甲醛处理细菌的外毒素,使其失去毒性,但保留免疫原性,接种后能诱导机体产生抗毒素。常用的制剂主要有破伤风类毒素、白喉类毒素等。

灭活疫苗和减毒活疫苗的区别见表 10-1。

表 10-1 灭活疫苗和减毒活疫苗的比较

区别	灭活疫苗	减毒活疫苗
制剂特点	死,强毒株	活,无毒或弱毒株
接种剂量和次数	量较大,2~3 次	量较小,一般 1 次
接种途径	多采用皮下注射	多采用自然感染途径,较少皮下注射
不良反应	较重(局部或全身反应)	较轻
免疫效果	较差,维持数月至 2 年	较好,维持 3~5 年,甚至更长

2.新型疫苗

(1)亚单位疫苗:去除病原体中与激发保护性免疫无关的以及有害的成分,保留有效免疫原成分制成的疫苗。该疫苗副作用小。常用亚单位疫苗有脑膜炎球菌、肺炎球菌多糖疫苗、无细胞百日咳疫苗。

(2)结合疫苗:为提高细菌疫苗多糖抗原的免疫原性,采用化学方法将多糖共价结合在蛋白载体上,制备成多糖—蛋白结合疫苗。如肺炎球菌疫苗、b 型流感杆菌疫苗、脑膜炎球菌疫苗。

(3)合成肽疫苗:是一种仅含抗原决定基组分的小肽(约 20~40 个氨基酸),用人工方法与载体连接后加佐剂所制成的疫苗。如预防口蹄疫、霍乱毒素、疟疾等的合成肽疫苗。

(4)基因工程疫苗:是指使用重组 DNA 技术克隆并表达保护性抗原基因,利用表达的抗原产物或重组体本身制成的疫苗,包括重组抗原疫苗、重组载体疫苗、DNA 疫苗、转基因植物疫苗。

3.计划免疫

计划免疫是根据特定传染病的疫情监测和人群免疫状况分析,有计划地对人群进行免疫接种,预防传染病,达到控制和消灭相应传染病的目的的措施。自我国普及计划免疫工作以来,传染病的发病率大幅度下降。

4.我国儿童计划免疫程序

(1)乙肝疫苗:接种 3 剂次,儿童出生时、1 月龄、6 月龄各接种 1 剂次。第 1 剂在出生后 24h 内尽早接种。

(2)卡介苗:接种 1 剂次,儿童出生时接种。

(3)脊灰疫苗:口服 4 剂次,儿童 2 月龄、3 月龄、4 月龄各口服脊灰疫苗(液体)1 剂次,4 周岁口服脊灰疫苗(糖丸)1 剂次。

(4)百白破疫苗:接种 4 剂次,儿童 3 月龄、4 月龄、5 月龄和 18~24 月龄各接种 1 剂次。

(5)白破疫苗:接种 1 剂次,儿童 6 周岁时接种。

121

(6)麻疹疫苗:接种1剂次,儿童8月龄时接种。

(7)麻腮风疫苗:接种1剂次,儿童18~24月龄时接种。

(8)乙脑减毒活疫苗:接种2剂次,儿童8月龄和2周岁时各接种1剂次。

(9)A群流脑疫苗:接种2剂次,儿童6~18月龄时接种2剂次。

(10)A+C群流脑疫苗:接种2剂次,儿童3周岁和6周岁时各接种1剂次。

(11)甲肝疫苗:甲肝减毒活疫苗接种1剂次,儿童18月龄时接种。

(二)人工被动免疫

人工被动免疫是给机体输入含特异性抗体或细胞因子的制剂,使机体获得特异性免疫力,主要用于紧急预防或治疗。常用制剂有抗毒素、人免疫球蛋白制剂等。

1.抗毒素 抗毒素是用细菌外毒素或类毒素免疫动物制备的免疫血清,具有中和外毒素毒性的作用。抗毒素具有双重性(既是抗体,又是抗原),可以中和抗体又能引起超敏反应,因此在注射前必须先做皮试。常用制剂有破伤风、白喉抗毒素。

2.人免疫球蛋白制剂 人免疫球蛋白制剂是从正常人的血浆或胎盘血中提取的免疫球蛋白,可分为人血丙种球蛋白和胎盘丙种球蛋白两种。常用制剂有麻疹、甲型/乙型肝炎等疾病的丙种球蛋白。

人工自动免疫和人工被动免疫的比较见表10-2。

表10-2 人工自动免疫和人工被动免疫比较

区别点	人工自动免疫	人工被动免疫
输入物质	抗原(疫苗、类毒素)	抗体(抗毒素、丙种球蛋白)
免疫力出现时间	慢(接种后2~4周)	快(立即)
免疫力维持时间	长(数月至数年)	短(2~3周)
用途	多用于预防	多用于紧急预防或治疗

二、免疫学治疗

免疫学治疗是利用免疫学原理,通过物理、化学和生物学手段调节机体免疫应答的功能,对机体免疫功能进行干预,达到治疗疾病的目的。免疫学治疗主要是从分子、细胞和整体等不同水平调整机体的免疫功能。目前,关于免疫学治疗的研究方向主要有治疗性疫苗、基因工程抗体和细胞因子等干预分子的研究;通过调控免疫细胞的分化、增殖、活化、凋亡等在细胞水平进行干预;通过免疫调节制剂增强或抑制机体整体免疫功能。

知 识 拓 展

2016年,该研究结果来自斯坦福大学医学院的研究者发现,利用纳米粒子就可以激活免疫细胞,进而杀死肿瘤。该研究结果发表在国际杂志 *Nature Nanotechnology* 上。2017年,来自美国梅奥诊所等机构的研究人员通过研究开发出一种新型的抗癌纳米颗粒,该颗粒能够让乳腺肿瘤萎缩并阻止疾病的复发。

(一)分子治疗

分子治疗是通过给机体输入分子疫苗、抗体和细胞因子等干预分子制剂来调节机体的免疫应答,从而达到治疗疾病的目的的治疗方法。分子疫苗主要有合成肽疫苗、重组载体疫苗和 DNA 疫苗等,能通过激活特异性 T 细胞,诱导特异性 CTL 的抗肿瘤效应,如人工合成的 HBsAg 多肽疫苗可用于乙型肝炎病毒感染的治疗。目前,用于临床的治疗性抗体主要包括多克隆抗体、单克隆抗体和基因工程抗体。细胞因子的生物学功能广泛,其变化会明显影响机体生理或病理变化,所以调整细胞因子已成为免疫治疗的重要手段,补充外源性细胞因子或阻断内源性细胞因子的病理作用是临床常用的免疫治疗方法,如 IFN-α 主要治疗病毒感染和肿瘤。

(二)细胞治疗

细胞治疗是通过给机体输入细胞制剂激活或增强机体的免疫应答,对疾病进行治疗,包括造血干细胞移植、免疫效应细胞过继疗法、应用细胞疫苗等。造血干细胞移植可以达到促进造血和增强免疫功能的目的,使患者免疫系统得以重建或恢复造血,是临床治疗造血系统疾病(包括肿瘤)和自身免疫病的重要方法。免疫效应细胞过继疗法是把自体淋巴细胞经体外激活、增殖后再回输患者,直接杀伤肿瘤或激发机体抗肿瘤免疫效应。细胞疫苗主要有树突状细胞疫苗、基因修饰瘤苗。

(三)免疫调节

免疫调节是指应用免疫调节制剂调节机体免疫功能,对肿瘤、感染、免疫缺陷或自身免疫病进行治疗。按其作用性质和效果可分为免疫增强和免疫抑制。

1. 免疫增强剂　免疫增强剂是具有免疫增强作用的制剂。

(1)化学合成药:一些化学合成药具有免疫刺激作用,如左旋咪唑能增强免疫细胞活性,促进 T 细胞增殖,NK 细胞活性,对免疫低下的机体有较好的免疫增强作用。

(2)中草药:一些中草药不但营养价值高,还具有较好的增强机体免疫功能的作用,如真菌多糖、灵芝、人参、党参等。

(3)微生物制剂:某些微生物或其成分可非特异增强机体免疫功能,促进巨噬细胞、NK 细胞、Th 细胞和 CLT 的活化,例如卡介苗、短小棒状杆菌。

2. 免疫抑制剂　免疫抑制剂是具有免疫抑制作用的制剂。

(1)化学合成药:主要有糖皮质激素、烷化剂(环磷酰胺、氮芥)、抗代谢药物(嘌呤和嘧啶、叶酸拮抗剂)。糖皮质激素对 T 细胞、B 细胞和巨噬细胞均有较强的抑制作用,常用于超敏反应、移植排斥反应的治疗。

(2)抗生素制剂:有环孢素 A 和 FK-506。环孢素 A 和 FK-506 为真菌代谢产物,作用是阻断 T 细胞内 IL-2 基因的转录,抑制 IL-2 依赖的 T 细胞活化。

(3)中草药:雷公藤对细胞免疫和体液免疫均有抑制作用,大黄、天冬、五味子、苦参等具有一定的免疫抑制作用。

小　结

1. 抗原抗体检测方法类型主要包括凝集反应、沉淀反应和免疫标记技术。免疫标记技术具有高度的灵敏度,是目前常用的免疫学检测技术。

2.对 T、B 免疫细胞数量和功能的测定,是判断机体免疫功能状态的重要指标,是疾病诊断、治疗、疗效评估的重要依据。

3.免疫预防包括人工主动免疫和人工被动免疫,是通过人工免疫使机体获得特异性免疫,达到预防或治疗疾病的目的。

4.人工主动免疫使用的传统疫苗包括灭活疫苗、减毒活疫苗和类毒素,新型疫苗有亚单位疫苗、合成肽疫苗、结合疫苗及基因工程疫苗。人工被动免疫是给机体输入含特异性抗体或细胞因子的制剂,使机体获得特异性免疫力,主要用于疾病的紧急预防或治疗。

5.免疫学治疗是通过调节机体的免疫功能达到治疗疾病的目的,主要从分子、细胞和整体等不同水平调节机体的免疫功能。

思考与练习

一、单项选择题(以下每道题有 A、B、C、D、E 五个备选答案,请从中选一个最佳答案)

1.抗原抗体反应的特点是　　　　　　　　　　　　　（　　）
  A. 非特异性　　　　　B. 不可逆性　　　　　C. 立即可见
  D. 共价键　　　　　　E. 带现象

2.抗原抗体反应的影响因素不包括　　　　　　　　　（　　）
  A. 离子浓度　　　　　B. 酸碱度　　　　　　C. 电解质
  D. 湿度　　　　　　　E. 温度

3.ABO 血型鉴定常用的方法是　　　　　　　　　　（　　）
  A. 玻片凝集法　　　　B. 试管凝集法　　　　C. 间接凝集反应
  D. 间接凝集抑制反应　E. 沉淀反应

4.下列哪项不是沉淀反应　　　　　　　　　　　　　（　　）
  A. 单向免疫扩散　　　B. 双向免疫扩散　　　C. 多向免疫扩散
  D. 免疫电泳　　　　　E. 免疫比浊法

5.目前应用最广泛的免疫学检测技术是　　　　　　　（　　）
  A. 凝集反应　　　　　B. 沉淀反应　　　　　C. 免疫标记技术
  D. 免疫电泳　　　　　E. 免疫比浊法

6.用于 HIV 感染确认的试验是　　　　　　　　　　（　　）
  A. ELISA　　　　　　B. 免疫印迹技术　　　C. 酶联免疫斑点试验
  D. 免疫荧光技术　　　E. 放射免疫测定法

7.能与绵羊红细胞形成 E-花环的细胞是　　　　　　（　　）
  A. B 细胞　　　　　　B. T 细胞　　　　　　C. NK 细胞
  D. 单核细胞　　　　　E. 吞噬细胞

8.B 细胞功能检测试验为　　　　　　　　　　　　　（　　）
  A. 流式细胞术　　　　B. 结核菌素试验　　　C. 细胞毒试验
  D. 溶血空斑试验　　　E. 免疫磁珠分离法

9.下列哪项属于人工自动免疫制剂 （　　）

    A.疫苗　　　　　　　　B.抗毒素　　　　　　　　C.丙种球蛋白

    D.胸腺肽　　　　　　　E.细胞因子

10.免疫增强剂是 （　　）

    A.卡介苗　　　　　　　B.环磷酰胺　　　　　　　C.硫唑嘌呤

    D.糖皮质激素　　　　　E.环孢素 A

二、名词解释

1.凝集反应

2.人工自动免疫

3.血清学反应

4.类毒素

三、问答题

1.比较人工自动免疫和人工被动免疫的区别。

2.简述抗原抗体反应的特点。

3.简述直接凝集反应和间接凝集抑制反应的原理。

4.新生儿应接种什么疫苗？

（马素媛）

参考答案

第二篇
病原微生物学

第十一章　细菌的形态与结构

```
【知识要点】
  1.细菌的大小与形态。
  2.细菌的基本结构与特殊结构。
  3.革兰阳性菌(G⁺菌)和革兰阴性菌(G⁻菌)细胞壁的区别。
  4.革兰染色的方法及意义。
```

教学 PPT

细菌属于原核细胞型微生物,形体微小,结构简单,具有细胞壁和原始核质,无核仁和核膜,除核糖体外无其他细胞器。在微生物界,细菌广义上泛指各类原核细胞型微生物,包括细菌、放线菌、支原体、衣原体、立克次体、螺旋体等,狭义上则专指其中数量最大、种类最多、具有典型代表性的细菌。本章主要任务是认识病原性微生物,了解细菌的形态和结构对研究细菌的生理活动、致病性和免疫性以及鉴别细菌、诊断疾病和防治细菌性感染等均有重要的理论和实际意义。

第一节　细菌的大小与形态

一、细菌的大小

细菌由于体积微小,常用光学显微镜来观察,细菌大小一般以微米(μm)为测量单位。细菌由于种类不同大小也不一,同一种属的细菌也因菌龄和环境因素的影响而有差异。

二、细菌的形态

细菌为无色半透明体,显微镜下呈现三种基本形态,主要有球菌、杆菌和螺形菌三大类。

(一)球菌

球菌呈圆球形或近似圆球形,有的呈矛头状或肾状。单个球菌的直径在 $0.8\sim1.2\mu$m。根据繁殖时细菌细胞分裂方向和分裂后细菌粘连程度及排列方式不同可分为:①葡萄球菌:在几个不规则的平面上分裂,菌体多堆积在一起而呈葡萄状排列,如金黄色葡萄球菌;②链球菌:在一个平面上分裂,成链状排列,如溶血性链球菌;③双球菌:在一个平面上分裂成双排列,如肺炎双球菌、脑膜炎双球菌;④四联球菌:在两个相互垂直的平面上分裂,以四个球菌排成方形,如四联球菌;⑤八叠球菌:在三个互相垂直的平面上分裂,八个菌体重叠呈立方体状。

(二)杆菌

各种杆菌的大小、长短、弯度、粗细差异较大,大多数杆菌中等大小,长 2～5μm,宽0.3～1μm。菌体的形态多数呈直杆状,也有的菌体微弯。菌体两端多呈钝圆形,少数两端平齐,也有的菌体两端尖细或末端膨大呈棒状。杆菌一般分散存在,无一定排列形式,偶有成对或链状,个别呈特殊的排列形式如栅栏状或 V、Y、L 字样。

(三)螺形菌

1.弧菌　菌体只有一个弯曲,呈弧状或逗点状,如霍乱弧菌。

2.螺菌　菌体有数个弯曲,如梅毒螺旋菌。

每类菌又根据其形态特征分为若干种(图 11－1)。

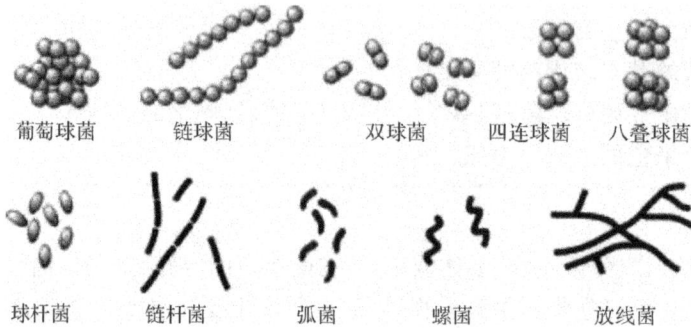

葡萄球菌　链球菌　双球菌　四连球菌　八叠球菌

球杆菌　链杆菌　弧菌　螺菌　放线菌

图 11－1　细菌的各种形态

不同种类的细菌形态大小不一,同一种细菌的形态受菌龄和环境因素的影响而有差异,如生长的程度、pH、培养基成分和培养时间等因素对细菌的形态影响很大。一般细菌在适宜的生长条件下培养 8～18h 形态比较典型,在不利环境或菌龄大时常出现不规则的多形性。因此,观察细菌的大小和形态,应选择适宜生长条件下的对数期细菌为宜。

第二节　细菌的结构

细菌虽小,仍具有一定的细胞结构和功能。细菌的基本结构包括细胞壁、细胞膜、细胞质和核质;细菌的特殊结构包:荚膜、鞭毛、菌毛、芽胞(图 11－2)。

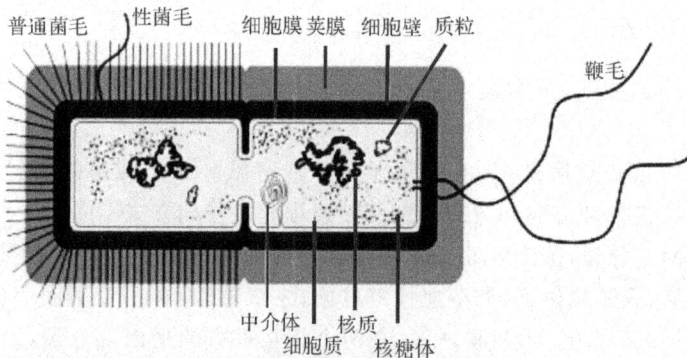

普通菌毛　性菌毛　细胞膜荚膜　细胞壁　质粒　鞭毛

中介体
细胞质　核质
核糖体

图 11－2　细菌细胞结构模式

一、细菌的基本结构

(一)细胞壁

细胞壁位于菌细胞的最外层,包绕在细胞膜的周围,并随不同细菌而异。通过革兰染色后发现革兰阳性菌(G^+菌)和革兰阴性菌(G^-菌)细胞壁的共有组分为肽聚糖,但各自有其特殊组分。

1. 肽聚糖 肽聚糖是细菌细胞壁的主要组分,为原核细胞所特有。革兰阳性菌(如金黄色葡萄球菌)的肽聚糖由聚糖骨架、四肽侧链和五肽交联桥三部分组成(图 11-3),革兰阴性菌(如大肠埃希菌)的肽聚糖仅由聚糖骨架和四肽侧链两部分组成(图 11-4)。

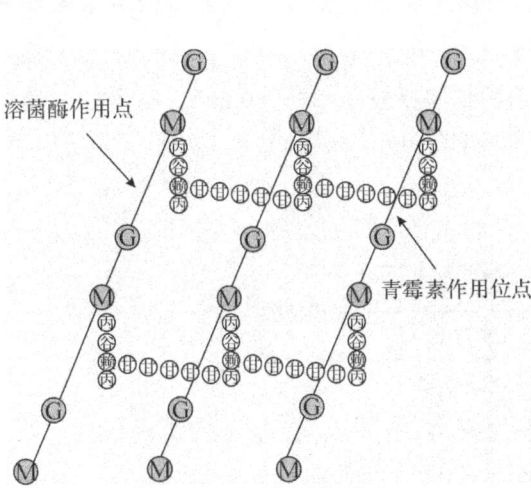

图 11-3 金黄色葡萄球菌
细胞壁的肽聚糖结构

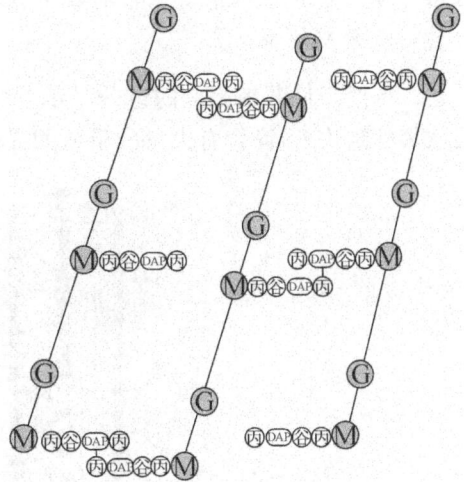

图 11-4 大肠埃希菌的
肽聚糖结构

聚糖骨架由 N-乙酰葡糖胺和 N-乙酰胞壁酸交替间隔排列,经 β-1,4 糖苷键连接而成。各种细菌细胞壁的聚糖骨架均相同。在 N-乙酰胞壁酸的分子上连接着四肽侧链,四肽侧链的组成和连接方式随菌不同而异。如金黄色葡萄球菌(革兰阳性菌)细胞壁的四肽侧链的氨基酸依次为 L-丙氨酸、D-谷氨酸、L-赖氨酸和 D-丙氨酸;第三位的 L-赖氨酸通过五个甘氨酸组成的交联桥连接到相邻聚糖骨架四肽侧链末端的 D-丙氨酸上,从而构成机械强度十分坚韧的三维立体网状结构。在大肠埃希菌(革兰阴性菌)的四肽侧链中,第三位氨基酸是二氨基庚二酸(DAP),并由 DAP 与相邻四肽侧链末端的 D-丙氨酸直接连接,没有五肽交联桥,因而只形成单层平面网状的二维结构。

青霉素作用位点:青霉素是一种常用的抗生素,其作用机制就是干扰了肽聚糖四肽侧链与五肽交联桥的交联,使细菌不能合成完整的细胞壁而死亡。溶菌酶的作用位点:溶菌酶能切断 N-乙酰胞壁酸和 N-乙酰葡糖胺之间的 β-1,4 糖苷键,破坏肽聚糖的聚糖骨架,引起细菌裂解。

知 识 拓 展

1921年,患重感冒的弗莱明坚持工作,在一培养基中发现溶菌现象,细究之下发现是鼻涕所致,由此发现了溶菌酶。

1928年7月下旬,弗莱明将众多培养基未经清洗就摞在一起,放在试验台阳光照不到的位置,就去休假了。9月1号,在工作22年后,他因溶菌酶的发现等多项成就,获得教授职位。9月3号,度假归来的弗莱明,刚进实验室,其前任助手普利斯来串门,寒暄中问弗莱明最近在做什么,于是弗莱明顺手拿起顶层第一个培养基,准备给他解释时,发现培养基边缘有一块因溶菌而显示的苍白色区域,因此发现青霉素,并于次年6月发表最终使其获诺贝尔奖的论文。

2.革兰阳性菌细胞壁的组分 革兰阳性菌的细胞壁较厚(20～80nm)。除含有15～50层肽聚糖结构外,尚含有大量的磷壁酸或磷壁醛酸(图11-5)。

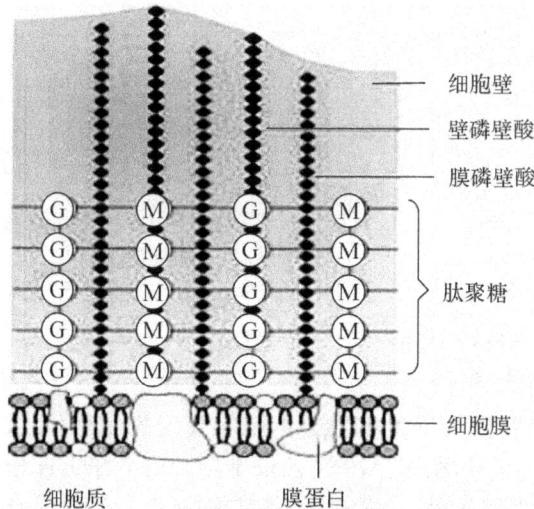

图 11-5 革兰阳性菌细胞壁结构模式

磷壁酸是由核糖醇或甘油残基经磷酸二酯键互相连接而成的多聚物,其结构中少数基团被氨基酸或糖所取代,多个磷壁酸分子组成长链穿插于肽聚糖层中。按其结合部位不同,分为壁磷壁酸和膜磷壁酸两种。前者的一端通过磷脂与肽聚糖上的胞壁酸共价结合,另一端伸出细胞壁游离于菌细胞外。膜磷壁酸,一端与细胞膜外层上的糖脂共价结合,另一端穿越肽聚糖层伸出细胞壁表面呈游离状态。磷壁醛酸是一种与磷壁酸相似的多聚体,区别仅在于其结构中以糖醛酸(如 N-乙酰甘露醛酸或 D-葡萄糖醛酸)代替磷酸。磷壁醛酸仅在磷酸盐供给受限的情况下合成,以代替磷壁酸。此外,某些革兰阳性菌细胞壁表面尚有一些特殊的表面蛋白质,如金黄色葡萄球菌的 A 蛋白、A 群链球菌的 M 蛋白等。

3.革兰阴性菌细胞壁的组分 革兰阴性菌细胞壁较薄(10～15nm),但结构较复杂,在1～2层肽聚糖结构外侧,尚有其特殊组分外膜(图11-6)。

外膜由脂蛋白、脂质双层和脂多糖三部分组成。脂蛋白位于肽聚糖层和脂质双层之间,

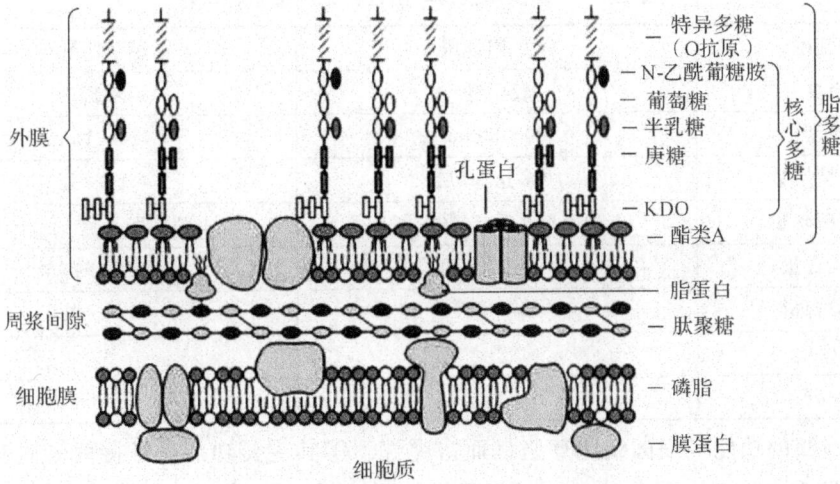

图 11 - 6　革兰阴性菌细胞壁结构模式

其蛋白质部分与肽聚糖侧链的二氨基庚二酸相连,其脂质部分与脂质双层非共价结合,使外膜和肽聚糖层构成一个整体。脂质双层的内小叶组成与细胞膜的内小叶相似,而外小叶的磷脂被脂多糖分子所替代,呈不对称的膜结构。脂质双层内镶嵌着多种蛋白质称为外膜蛋白,其中有的为孔蛋白,呈三聚体,如大肠埃希菌的 OmpF、OmpC;有的为噬菌体、性菌毛或细菌素的受体。脂质双层向细胞外伸出的脂多糖(LPS)由脂质 A、核心多糖和特异多糖三部分组成,即革兰阴性菌的内毒素。

(1)脂质 A:由 β-1,6 糖苷键相联的 D-氨基葡萄糖双糖组成的基本骨架,双糖骨架的游离羟基和氨基可携带多种长链脂肪酸和磷酸基团。不同种属细菌的脂质 A 骨架基本一致,其主要差别是脂肪酸的种类和取代的磷酸基团,其中 β-羟基豆蔻酸是肠道菌所共有的。脂质 A 是内毒素的毒性和生物学活性的主要组分,无种属特异性,故不同细菌产生的内毒素的毒性作用均相似。

(2)核心多糖:位于脂质 A 的外层,由外核心和内核心两部分组成。前者包括己糖(葡萄糖、半乳糖等),后者包括庚糖、2-酮基-3-脱氧辛酸、磷酸乙醇胺等。经 KDO 与脂质 A 共价连接。核心多糖有属特异性,同一属细菌的核心多糖相同。

(3)特异多糖:是脂多糖的最外层,由数个至数十个低聚糖(3~5 个单糖)重复单位构成的多糖链。特异多糖即革兰阴性菌的菌体抗原(O 抗原),具有种特异性,因其多糖中单糖的种类、位置、排列和空间构型各不相同所致。特异多糖的缺失,细菌从光滑(S)型变为粗糙(R)型。少数革兰阴性菌(如淋病奈瑟菌)的 LPS 结构不典型,其外膜糖脂含有短链分枝状聚糖组分,称为脂寡糖(LOS)。脂寡糖与哺乳动物细胞膜的鞘糖脂成分非常相似,从而使这些细菌逃避宿主免疫细胞的识别。

革兰阳性菌和阴性菌细胞壁结构显著不同(表 11 - 1),导致这两类细菌在染色性、抗原性、致病性及对药物的敏感性等方面有很大差异。

表 11-1　革兰阳性菌与阴性菌细胞壁结构比较

细胞壁	革兰阳性菌	革兰阴性菌
强度	较坚韧	较疏松
厚度	20～80nm	10～15nm
肽聚糖层数	可多达50层	1～2层
肽聚糖含量	占细胞壁干重50%～80%	占细胞壁干重5%～20%
糖类含量	约45%	15%～20%
脂类含量	1%～4%	11%～22%
磷壁酸	+	—
外膜	—	+

4. 细胞壁的功能　细菌细胞壁坚韧而富弹性。①其主要功能是维持菌体固有的形态，并保护细菌抵抗低渗外环境，并能在相对低渗的环境下生存；②细菌细胞内各种营养物质的浓度高出胞外数百倍，但由于细胞壁的保护作用，使细菌能承受内部巨大的渗透压而不会破裂，其承受的渗透压高达5～25个大气压；③细菌细胞壁上有许多小孔，协助细胞膜完成菌体内外的物质交换；④菌体表面带有多种抗原表位，可以诱发机体产生免疫应答。

(二)细胞膜

细胞膜是细菌赖以生存的重要结构之一，其功能也与真核细胞类似，位于细胞壁内侧，紧包着细胞质，厚约5～10nm，柔韧致密，富有弹性，占细胞干重的10%～30%。细菌细胞膜的结构为典型的"单位膜"，与真核细胞基本相同，由磷脂和多种蛋白质组成，但不含胆固醇。

其功能主要有：①具有选择性通过作用，与细胞壁共同完成菌体内外的物质交换；②细胞膜上有多种呼吸酶，如细胞色素酶和脱氢酶，可转运电子，完成氧化磷酸化，参与细胞呼吸过程，与能量产生、储存和利用有关；③细胞膜上有多种合成酶，是细菌细胞生物合成的重要场所，如肽聚糖、磷壁酸、脂多糖等均可由细胞膜合成；④形成中介体。中介体是部分细胞膜内陷、折叠、卷曲形成的囊状小体，多见于革兰阳性细菌（图11-7）。中介体的形成，有效地扩大了细胞膜面积，相应地增加了酶的含量和能量的产生，其功能类似于真核细胞的线粒体，故亦称为拟线粒体。

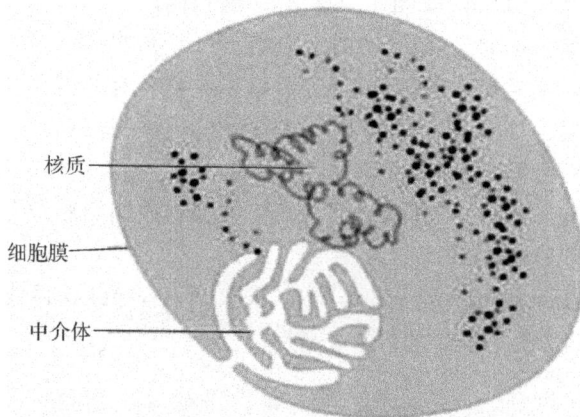

图 11-7　细菌中介体模式

(三)细胞质

细胞质或称原生质,由水、蛋白质、脂类、核酸及少量糖和无机盐组成,其中含有许多重要结构。

1.核糖体　核糖体又称核蛋白体,是细菌合成蛋白质的主要场所,游离存在于细胞质中,每个细菌体内可达数万个,由 RNA 和蛋白质组成。细菌核糖体沉降系数为 70S,由 50S 和 30S 两个亚基组成。真核生物的核糖体与细菌不同(真核细胞为 80S,由 60S 和 40S 两个亚基组成)。链霉素、红霉素分别与细菌核糖体的 30S 亚基和 50S 亚基结合,干扰细菌蛋白质合成导致细菌死亡,但对人类细胞则无毒害作用。

2.质粒　质粒是染色体外的遗传物质,存在于细胞质中,医学上重要的质粒有 F 质粒、R 质粒等。质粒为闭合环状的双链 DNA,带有遗传信息,控制细菌某些特定的遗传性状。质粒能独立自行复制,随细菌分裂转移到子代细胞中。质粒不是细菌生长必不可少的,失去质粒的细菌仍能正常存活。质粒除决定该菌自身的某种性状外,还可通过接合或转导作用等将有关性状传递给另一细菌。质粒编码的细菌性状有菌毛、毒素和耐药性等。

3.胞质颗粒　细菌细胞质中含有多种颗粒,大多为贮藏的营养物质,包括糖原、淀粉等多糖、脂类、磷酸盐等。异染颗粒是胞质颗粒的一种,含 RNA 和多偏磷酸盐,嗜碱性强,亚甲蓝染色呈紫色,常见于白喉棒状杆菌,有助于鉴定该菌。

(四)核质

细菌是原核细胞,不具有成形的核。细菌的遗传物质称为核质或拟核,集中于细胞质的某一区域,多在菌体中央,无核膜、核仁和有丝分裂器;因其功能与真核细胞的染色体相似,故习惯上亦称之为细菌的染色体。核质是细菌遗传变异的物质基础,决定细菌的遗传性状。

二、细菌的特殊结构

(一)荚膜

某些细菌在其细胞壁外包绕一层黏液性物质,为多糖或多肽的多聚体,用理化方法去除后并不影响菌细胞的生命活动。若黏液性物质疏松地附着于菌细胞表面,边界不明显且易被洗脱者称为黏液层。介于荚膜和黏液层之间的结构称为糖萼或糖被,由多糖组成,是从菌体伸出的纤维构成的疏松网状结构。某些细菌附着于宿主细胞表面或无生命物体表面,通过荚膜多糖或糖萼使细菌相互粘连形成的结构群体称为生物膜。荚膜对一般碱性染料亲和力低,不易着色,普通染色只能见到菌体周围有未着色的透明圈。如用墨汁负染,则荚膜显现更为清楚(图 11-8)。用特殊染色法可将荚膜染成与菌体不同的颜色。荚膜的功能如下:①抗吞噬作用:荚膜具有抵抗宿主吞噬细胞的作用,因而荚膜是病原菌的重要毒力因子。例如,肺炎链球菌的有荚膜株数个菌就可使实验小鼠致死,无荚膜株则高达上亿个菌才能使小鼠死亡。②黏附作用。荚膜多糖或糖萼可使细菌彼此之间粘连,也可黏附于组织细胞或无生命物体表面。③抗有害物质的损伤作用。荚膜处于菌细胞的最外层,有保护菌体,避免和减少受溶菌酶、补体、抗菌抗体、抗菌药物等有害物质的损伤作用。

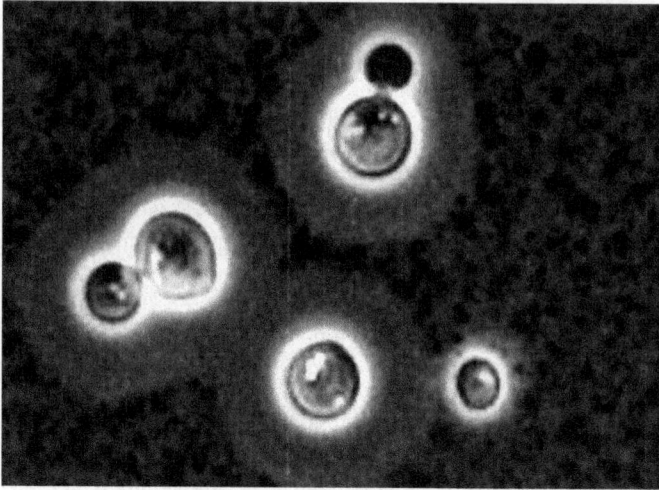

图 11 - 8　墨汁负染荚膜

(二)鞭毛

许多细菌,包括所有的弧菌和螺菌,约半数的杆菌和个别球菌在菌体上附有细长并呈波状弯曲的丝状物,少者1~2根,多者达数百。这些丝状物称为鞭毛,其化学成分为蛋白质,是细菌的运动器官。鞭毛长5~20μm,需用电子显微镜观察或经特殊染色法使鞭毛增粗后才能在普通光学显微镜下看到。

根据鞭毛的数量和部位,可将鞭毛菌分成4类(图11-9)。①单毛菌:只有一根鞭毛,位于菌体一端,如霍乱弧菌;②双毛菌:菌体两端各有一根鞭毛,如空肠弯曲菌;③丛毛菌:菌体一端或两端有一丛鞭毛,如铜绿假单胞菌;④周毛菌:菌体周身遍布许多鞭毛,如伤寒沙门菌。

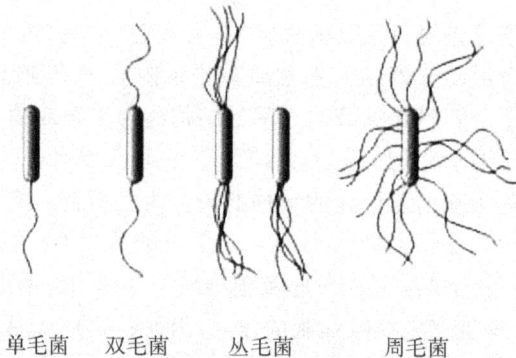

单毛菌　　双毛菌　　丛毛菌　　周毛菌

图 11 - 9　细菌鞭毛的类型

鞭毛的功能:具有鞭毛的细菌在液体环境中能自由游动,细菌的运动具有方向性,受环境因素的影响极大。菌细胞膜上有众多的特异信号受体,能接受不同的理化和生物学刺激而作出相应反应。例如,大肠埃希菌细胞膜上的特异性糖结合受体,既能察觉化学趋化信号,也参与该物质的运输。如果遇到吸引性刺激,细菌就会暂时性抑制发动器的顺时针方向转动,使菌体向吸引物移动;反之,遇到有害物质时,也会增强发动器的顺时针方向转动,于是细菌背离有害物运动以保护自己。有些细菌的鞭毛与致病性有关。例如,霍乱弧菌通过活泼的鞭毛运动穿透小肠黏膜表面覆盖的黏液层,使菌体黏附于肠黏膜上皮细胞,释放毒性物质导致病变的发生。鞭毛可用以鉴定细菌和进行细菌分类。

(三)菌毛

许多革兰阴性菌和少数革兰阳性菌菌体表面存在着一种比鞭毛更细、更短而直硬的丝状物,与细菌的运动无关,称为菌毛。菌毛由结构蛋白亚单位菌毛蛋白组成,呈螺旋状排列成圆柱体,新形成的菌毛蛋白分子插入菌毛的基底部。菌毛蛋白具有抗原性,其编码基因位于细菌的染色体或质粒上。菌毛在普通光学显微镜下看不到,必须用电子显微镜观察。

根据功能不同,菌毛可分为普通菌毛和性菌毛两类。

1. 普通菌毛 遍布菌细胞表面,每菌可达数百根。这类菌毛是细菌的黏附结构,能与宿主细胞表面的特异性受体结合,这是细菌感染的第一步。因此,普通菌毛与细菌的致病性密切相关。

2. 性菌毛 仅见于少数革兰阴性菌。性菌毛数量少,一个菌只有1～4根,但比普通菌毛长而粗,中空呈管状。性菌毛由F质粒编码,故性菌毛又称F菌毛。带有性菌毛的细菌称为F^+菌或雄性菌,无性菌毛者称为F^-或雌性菌。当F^+菌与F^-菌相遇时,F^+的性菌毛与F^-菌相应的性菌毛受体结合,F^+菌体内的质粒或染色体DNA可通过中空的性菌毛进入F^-菌体内。细菌编码毒力和耐药性等性状的遗传物质也可通过此方式传递。

(四)芽胞

某些细菌在一定的环境条件下,胞质脱水浓缩,在菌体内部形成一个圆形或卵圆形折光性强、通透性很低的小体,称为芽胞。产生芽胞的细菌都是革兰阳性菌。芽胞带有完整的核质、酶系统和合成菌体组分的结构,能保存细菌的全部生命必需物质。芽胞形成后,菌体即成为空壳,有些芽胞可从菌体脱落游离。芽胞折光性强,壁厚,不易着色,染色时需经媒染、加热等处理。芽胞的大小、形状、位置等随菌种而异,有重要的鉴别价值(图11-10)。例如,炭疽芽胞杆菌的芽胞为卵圆形,比菌体小,位于菌体中央;破伤风梭菌芽胞正圆形,比菌体大,位于顶端,状如鼓槌;肉毒梭菌芽胞亦比菌体大,位于次极端。

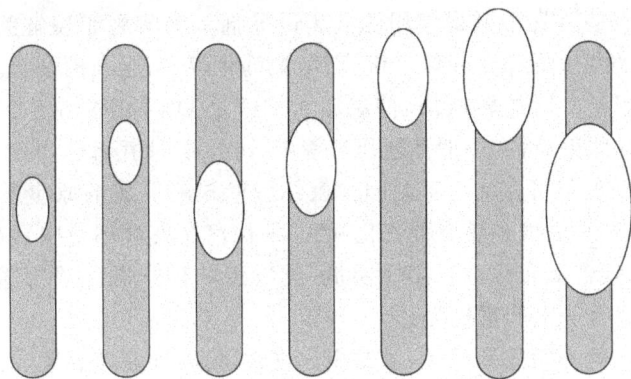

图11-10 细菌芽胞的形态

一个细菌只形成一个芽胞,一个芽胞发芽也只生成一个菌体,细菌数量并未增加,因而芽胞不是细菌的繁殖方式,而是细菌的休眠形式。未形成芽胞而具有繁殖能力的菌体可称为繁殖体。细菌的芽胞对热量、干燥、辐射、化学消毒剂等理化因素均有强大的抵抗力。一般细菌繁殖体在80℃水中迅速死亡,而有的细菌芽胞可耐100℃沸水数小时。炭疽杆菌的芽胞在自然界可存活数十年。杀灭芽胞最可靠的方法是高压蒸汽灭菌法。临床上,常以芽胞是否被杀死作为判断灭菌效果的标准。细菌芽胞并不直接引起疾病,仅当发芽成为繁殖体后,繁殖体迅速大量繁殖而使机体致病。

三、细菌 L 型

细胞壁受损的细菌一般在普通环境中不能耐受菌体内的高渗透压而胀裂死亡。但有些细胞壁受损的细菌能够在高渗透环境中生长和分裂,称为细菌 L 型。细菌 L 型在体内或体外、人工诱导或自然情况下均可形成。细菌 L 型的形态因缺失细胞壁而呈高度多形性,大小不一,有球形、杆状和丝状等(图 11-11),着色不匀。细菌 L 型难以培养,其营养要求基本与原菌相似,但需在高渗低琼脂含血清的培养基中生长。去除诱发因素后,有些 L 型可恢复为原菌,有些则不能恢复,其决定因素为 L 型是否含有残存的肽聚糖作为自身再合成的引物。

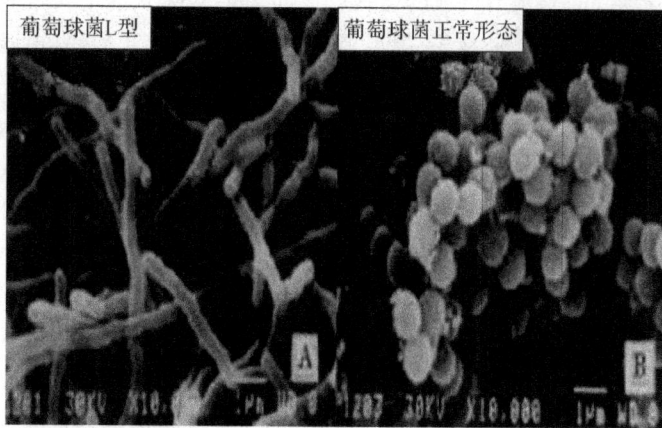

图 11-11 L 型细菌的多形性形态

溶菌酶和青霉素是细菌 L 型最常用的人工诱导剂。溶菌酶能裂解肽聚糖中 N-乙酰葡糖胺和 N-乙酰胞壁酸之间的 β-1,4 糖苷键,破坏聚糖骨架,引起细菌裂解。青霉素能与细菌竞争合成肽聚糖过程中所需的转肽酶,抑制四肽侧链上 D-丙氨酸与五肽桥之间的连接,使细菌不能合成完整的肽聚糖,在一般渗透压环境中,可导致细菌死亡,但在高渗情况下,这些细胞壁缺陷的细菌 L 型仍可存活。革兰阳性菌细胞壁缺陷形成的原生质体,由于菌体内渗透压很高,在普通培养基中很容易胀裂死亡,故必须保存在高渗环境中。革兰阴性菌细胞壁中肽聚糖含量较少,其含量亦比革兰阳性菌低,且该菌具有外膜,故细胞壁缺陷形成的原生质体在低渗环境中仍有一定的抵抗力。

某些细菌 L 型仍有一定的致病力,通常引起慢性感染,如尿路感染、心内膜炎等,并常在使用作用于细胞壁的抗菌药物(β-内酰胺类抗生素等)过程中发生。临床上遇有症状明显而标本常规细菌培养阴性者,应考虑细菌 L 型感染的可能性,宜做 L 型的专门分离培养,并更换抗菌药物。

第三节　细菌的形态检查法

细菌形态学是研究细菌的一个重要方面,了解细菌的形态和结构对研究细菌的生理活动、致病性和免疫性,以及鉴别细菌、诊断疾病和防治细菌性感染等均有重要的理论和实际意义。由于细菌个体微小,肉眼不能直接看到,必须借助显微镜放大后才能观察。根据不同的研究目的和要求,可分别选择普通光学显微镜、电子显微镜、有暗视野显微镜、相差显微镜、荧光显微镜和同焦点显微镜等,以便观察不同情况下的细菌形态和(或)结构。另外,由于细菌呈半透明状,要想更清楚地观察其大小和形态,需要进行染色。显微镜检查有不染色标本检查法和染色标本检查法两种。

一、不染色标本检查法

不染色标本主要用于检查活菌的动力及运动状况。细菌未染色时无色透明,在显微镜下主要靠细菌的折光率与周围环境的不同来进行观察。有鞭毛的细菌运动活泼,无鞭毛的细菌则呈不规则布朗运动。梅毒苍白密螺旋体、钩端螺旋体、弯曲杆菌等活菌各有特征鲜明的形态和运动方式,具有诊断意义。常用方法有压滴法或悬滴法,用这些方法将细菌置于普通光学显微镜或暗视野显微镜下观察。

1.压滴法　取菌液一滴,置于清洁载玻片中央,覆上盖玻片,于高倍镜下观察。制片时菌液要适量,不可有气泡,不可外溢。这是观察细菌动力的一种简便方法。

2.悬滴法　取洁净的凹窝载玻片及盖玻片各1块,将凹孔四周的平面上涂上一层凡士林,取一个环菌液置于盖玻片中央,将凹窝载玻片的凹面向下,对准盖玻片的液滴上,然后迅速翻转玻片,用小镊子轻压盖玻片使之与凹孔边缘粘紧。镜下观察时先低倍后高倍,不可压碎盖玻片。可见有动力的细菌从一处移到另一处,无动力的细菌呈布朗运动。

3.毛细管法　本法主要用于厌氧菌的动力观察。将待检菌接种于液体培养基厌氧培养后,用长60~70mm、孔径0.5~1.0mm的毛细管轻触细菌培养物,利用虹吸作用将菌液吸进毛细管中,用火焰将毛细管两端熔封,再用胶带固定于载波片上置显微镜下观察。

上述不染色标本片于显微镜下观察,有鞭毛的细菌呈有方向性位移,为真正运动,无鞭毛的细菌由于水分子撞击而引起原位颤动,称布朗运动。

4.暗视野荧光法　由于细菌微小而且半透明,不染色时在普通显微镜下不易看清楚,如使显微镜视野变暗,使菌体发亮,则更容易观察。

二、染色标本检查法

在对细菌进行显微观察时,因为其细胞小而透明,菌体和背景没有显著的明暗差,所以难以看清它们的形态和结构。因此,用普通光学显微镜观察细菌时,往往要先对细菌进行染色,借助于颜色的反衬作用,可以更清楚地观察到细菌的结构。染色技术是微生物学实验中十分重要的基本技术。简单染色法是利用单一染料对细菌进行染色的一种方法,操作简单,适用于菌体一般形状和细菌排列的观察。常用碱性染料进行简单染色,这是因为在中性、碱性或弱酸性溶液中,细菌细胞通常带负电荷,而碱性染料在电离时,其分子的染色部分带正电荷,所以碱性染料的染色部分很容易与细菌结合使细菌着色。经染色后的细菌细胞与背景形成鲜明的对比,在显微镜下更易于识别。常用的染色法有单染法和复染法两种。①单染法:只用一种染料染色,可观察细菌的形态、大小和排列情况,但不能用于细菌的鉴别。操作过程:涂片→固定→染色→水洗→干燥→镜检。②复染法:用两种或两种以上的染料染色,可将细菌染成不同的颜色,除可以观察细菌的形态外还能显示出细菌的特殊结构,在细菌的鉴别上有一定的意义。

1.革兰染色法　细菌的革兰染色是最常用的鉴别染色法,由丹麦细菌学家革兰于1884年发明。

(1)染色过程:①初染:用结晶紫染色1min,水洗;②媒染:加碘液覆盖1min后水洗;③脱色:连续滴加95％乙醇30~60s,直到滴下的乙醇无色为止,水洗;④复染:加复红染色1min,水洗。根据其染色结果将细菌分为革兰阳性菌和革兰阴性菌。

(2)革兰染色法的意义:①鉴别细菌:通过革兰染色,将细菌分为革兰阳性菌(紫色)和革兰阴性菌(红色)两类;②与细菌致病性有关:大多数革兰阳性菌产生的是外毒素,大多数革兰阴性菌产生的是内毒素;③临床上帮助选择药物,如在一般情况下,青霉素对革兰阳性菌敏感,对革兰阴性菌不敏感。

2.抗酸染色法原理和操作方法　分枝杆菌属的细菌细胞壁脂质含量较高,主要是分枝菌酸,一般不易着色,若经加温或延长染色时间而着色后能抵抗强脱色剂盐酸乙醇的脱色。这种针对分枝杆菌的染色法称为齐尼抗酸染色法。抗酸染色法操作方法:①结核病患者痰涂片,干燥、固定;②滴加数滴石炭酸复红染液,酒精灯外焰上方微微加温至冒蒸汽,维持4min,勿煮沸、烧干,染液要干时随即添加,小心水洗洗净染液;③滴加3％盐酸酒精数滴,脱色半分钟至1min,水洗;④滴加碱性美兰复染0.5~1min,水洗,晾干;⑤油镜镜检:分枝杆菌呈红色,细长稍弯曲。而其他杂菌和细胞均呈蓝色。

3.特殊染色法　用于荚膜、芽胞、鞭毛等特殊结构的染色方法。

小　结

1.细菌是一类人们熟悉而又陌生的微小生物,由于体积微小,常用光学显微镜来进行观察。细菌大小一般以微米(μm)为测量单位。细菌主要有球菌、杆菌和螺形菌三大类。本章以细菌的主要特征为中心展开,通过探究细菌的大小、形态、结构走进微观世界。

2.细菌虽小,但仍具有一定的细胞结构和功能。细菌的基本结构包括细胞壁、细胞膜、细胞质和核质;细菌的特殊结构包括荚膜、鞭毛、菌毛、芽胞。

3.革兰阳性菌和革兰阴性菌的细胞壁结构不同:①革兰阳性菌的细胞壁较厚,除含有15~50层肽聚糖结构外,尚含有大量的磷壁酸或磷壁醛酸。②革兰阴性菌细胞壁较薄,但结构较复杂,在1~2层肽聚糖结构外侧,尚有其特殊组分外膜。G^+菌和G^-菌细胞壁结构的不同点决定着青霉素和溶菌酶的作用效果。

4.某些细菌存在一些特殊结构,这些特殊结构也有重要的作用。①芽胞因其抵抗力强,所以也作为灭菌的重要标准,如果灭菌不彻底,很容易导致各种器械的污染,引起患者感染;②荚膜是包绕细胞壁外的一层黏液性物质,本身无毒性,能抵抗吞噬细胞的吞噬,增强细菌的致病性;③鞭毛是细菌的运动器官,其化学成分是蛋白质,与致病性有关;④许多革兰阴性菌和少数革兰阳性菌菌体表面存在着一种比鞭毛更细、更短而直硬的丝状物,与细菌的运动无关,称为菌毛。菌毛可分为普通菌毛和性菌毛两类。

5. 在对细菌进行显微观察时,由于其细胞小而透明,所以用普通光学显微镜观察细菌时,往往要先对细菌进行染色,这样可以更清楚地观察到细菌的结构。染色技术是微生物学实验中十分重要的基本技术。细菌的革兰染色是最常用的鉴别染色法,根据其染色结果将细菌分为革兰阳性菌和革兰阴性菌。

思考与练习

一、单项选择题(以下每道题有 A、B、C、D、E 五个备选答案,请从中选一个最佳答案)

1. 细菌个体微小,通常以什么为测量单位　　　　　　　　　　　　　　　　　　(　　)
   A. μm　　　　　　　　　B. nm　　　　　　　　　C. cm
   D. pm　　　　　　　　　E. mm

2. 下列哪项不是细菌的基本结构　　　　　　　　　　　　　　　　　　　　(　　)
   A. 细胞壁　　　　　　　　B. 细胞膜　　　　　　　　C. 细胞质
   D. 芽胞　　　　　　　　　E. 核质

3. G^+ 菌细胞壁内特有的成分是　　　　　　　　　　　　　　　　　　(　　)
   A. 肽聚糖　　　　　　　　B. 磷壁酸　　　　　　　　C. 脂蛋白
   D. 外膜　　　　　　　　　E. 脂多糖

4. 内毒素的毒性基团是　　　　　　　　　　　　　　　　　　　　　　(　　)
   A. 类脂 A　　　　　　　　B. 核心多糖　　　　　　　C. 特异性多糖
   D. 磷壁酸　　　　　　　　E. 肽聚糖

5. 维持细菌固有外形的是　　　　　　　　　　　　　　　　　　　　　(　　)
   A. 细胞壁　　　　　　　　B. 细胞膜　　　　　　　　C. 细胞浆
   D. 核质　　　　　　　　　E. 芽胞

6. 青霉素和头孢霉素杀菌的机制是　　　　　　　　　　　　　　　　　(　　)
   A. 破坏磷壁酸
   B. 裂解肽聚糖骨架
   C. 损伤细胞膜
   D. 抑制菌体蛋白质的合成
   E. 抑制四肽侧链与五肽交联桥的连接

7. 抵御吞噬细胞吞噬的细菌结构是　　　　　　　　　　　　　　　　　(　　)
   A. 细胞壁　　　　　　　　B. 荚膜　　　　　　　　　C. 芽胞
   D. 鞭毛　　　　　　　　　E. 菌毛

8. 与细菌黏附有关的细菌结构是　　　　　　　　　　　　　　　　　　(　　)
   A. 细胞壁　　　　　　　　B. 荚膜　　　　　　　　　C. 芽胞
   D. 鞭毛　　　　　　　　　E. 普通菌毛

9. 对细胞壁的功能描述错误的是　　　　　　　　　　　　　　（　　　）

　　A. 维持细菌故有形态

　　B. 保护细菌抵抗低渗环境

　　C. 具有抗吞噬作用

　　D. 有抗原性

　　E. 与细胞膜一起维持细胞内外物质交换

10. 细菌的特殊结构不包括　　　　　　　　　　　　　　　　　（　　　）

　　A. 荚膜　　　　　　　　B. 芽胞　　　　　　　C. 鞭毛

　　D. 菌毛　　　　　　　　E. 核质

11. 对鞭毛的叙述正确的是　　　　　　　　　　　　　　　　　（　　　）

　　A. 化学成分为蛋白质

　　B. 是细菌的运动器官

　　C. 某些鞭毛与细菌致病有关

　　D. 根据鞭毛的位置、多少,可进行细菌鉴别

　　E. 以上均是

12. 对细菌芽胞的描述错误的是　　　　　　　　　　　　　　　（　　　）

　　A. 均为 G^+ 菌产生

　　B. 芽胞是细菌的休眠状态

　　C. 不能保存细菌的全部生命物质

　　D. 对外界抵抗力强

　　E. 一个芽胞发芽只形成一个菌体

13. G^- 菌对青霉素不敏感是因为　　　　　　　　　　　　　　（　　　）

　　A. 细胞壁含肽聚糖少,其外侧有外膜覆盖

　　B. 细胞壁含有类脂 A

　　C. 细胞壁缺乏磷壁酸

　　D. 细胞壁含脂多糖

　　E. 以上均是

14. 对荚膜的叙述正确的是　　　　　　　　　　　　　　　　　（　　　）

　　A. 菌体分泌到体外的一层黏液状物质

　　B. 化学成分是多糖

　　C. 可抵抗吞噬

　　D. 具有抗原性,可用于鉴别细菌

　　E. 以上均是

15. 对菌毛的叙述错误的是　　　　　　　　　　　　　　　　　（　　　）

　　A. 菌毛比鞭毛细短而直

　　B. 有普通菌毛与性菌毛两种

　　C. 是细菌的运动器官

　　D. 普通菌毛与细菌黏附有关

　　E. 细菌的耐药性可通过性菌毛传递

16.革兰染色使用染液的顺序是 （   ）

    A.稀释复红—碘液—乙醇—结晶紫

    B.结晶紫—乙醇—碘液—稀释复红

    C.结晶紫—碘液—乙醇—稀释复红

    D.稀释复红—乙醇—结晶紫—碘液

    E.稀释复红—结晶紫—碘液—乙醇

17.细菌合成蛋白质的主要场所是 （   ）

    A.细胞壁   B.细胞膜   C.核糖体

    D.胞质颗粒   E.质粒

二、名词解释

1.荚膜

2.鞭毛

3.芽胞

4.质粒

三、问答题

1.G^+菌与G^-菌细胞壁的主要区别有哪些？

2.简述细菌的基本结构。

3.简述细菌的特殊结构及意义。

（欧 燕）

参考答案

第十二章 细菌的生长繁殖与培养

【知识要点】

1. 细菌生长繁殖的条件、方式和速度。
2. 细菌生长曲线的分期及特点。
3. 细菌合成代谢产物和分解代谢产物的种类及意义。
4. 细菌在固体、半固体、液体培养中的生长现象。

教学 PPT

　　细菌与其他生物细胞一样,不断从外界环境中摄取营养物质,合成自身细胞成分并获得能量,同时不断排出废物,完成新陈代谢,得以生长繁殖。细菌的生长繁殖与环境条件密切相关,在适宜条件下,细菌的生长繁殖及代谢旺盛,改变条件可使细菌生命活动受到抑制或使细菌死亡。了解细菌生长繁殖所需的条件、规律及代谢产物,有助于对细菌进行人工培养、分离鉴定以及判断病原菌的致病性,同时对细菌性疾病的诊断、治疗及预防均有重要意义。

第一节 细菌的生长繁殖

一、细菌的化学组成和物理性状

(一)细菌的化学组成

　　细菌和其他生物细胞相似,含有多种化学成分,包括水、无机盐、蛋白质、糖类、脂类与核酸等。水是细菌的重要组成部分,占菌体重量的 80% 左右,固体成分仅占 $15\%\sim20\%$,多为复合蛋白组成的结构蛋白与功能蛋白,如核蛋白、糖蛋白和脂蛋白;另外,糖类占固体成分的 $10\%\sim30\%$,脂类占 $1\%\sim7\%$,无机盐占 $3\%\sim10\%$。核酸包括 DNA 与 RNA 两种。细菌还含有与其他生物细胞不同的成分,如肽聚糖、磷壁酸、二氨基庚二酸、吡啶二羧酸等。

(二)细菌的物理性状

　　1.带电现象　　细菌蛋白由许多氨基酸组成,在溶液中可电离成带正电荷的氨基(NH_4^+)和带负电荷的羧基(COO^-)。氨基酸的电离与细菌所处环境的 pH 值有关。当 pH 值高时细菌带负电荷,pH 值低时细菌带正电荷。革兰阳性菌的等电点为 pH $2\sim3$,革兰阴性菌的等电点为 pH $4\sim5$,一般在中性培养基中,环境中的 pH 值均比细菌的等电点高,故细菌均带负电荷;由于革兰阳性菌等电点较阴性菌低,故带更多的负电荷。细菌的带电现象与细菌的染色性、菌体凝集试验、抑菌和杀菌作用等都有密切关系。

2. 渗透压　细菌体内含有高浓度的营养物质和无机盐,一般革兰阳性菌的渗透压高达 $20\sim25$ 个大气压,革兰阴性菌的渗透压为 $5\sim6$ 个大气压。一般细菌所处环境相对低渗,但细菌有坚韧细胞壁的保护而不至于崩解。若处于比菌体内渗透压更高的环境中,菌体内水分逸出,胞质浓缩,细菌就不能生长繁殖。

3. 表面积　细菌体积虽小,但其单位体积的细胞表面积总和却比其他生物体大,如葡萄球菌直径约 $1.0\mu m$,$1.0cm^3$ 体积细菌的表面积可达 $60000cm^2$;直径为 $1.0cm$ 的其他生物组织块,每立方厘米体积的表面积仅 $6cm^2$,两者差 1 万倍。细菌表面积大,有利于同外界进行物质交换,故细菌的代谢旺盛、繁殖迅速。

4. 半透性　细菌的细胞壁和细胞膜均具半透膜性质,只允许水分子和小分子物质通过,细菌吸收营养物质和排出代谢产物,均有赖于选择性通透作用。

二、细菌的营养物质

营养物质是构成菌体成分的原料,也是细菌生命活动所需能量的来源。营养物质与细菌化学组成密切相关。细菌生长繁殖所需要的营养物质有以下几类。

(一)水

水是细菌重要成分之一,细菌对物质的吸收、渗透、分泌、排泄及代谢过程中的生化反应均需在有水的条件下进行。水是微生物细胞不可缺少的成分。不同种类微生物细胞含水量不同。同种微生物处于不同的发育时期或不同的环境中其水分含量也有差异,幼龄菌含水量较多,衰老菌、休眠体含水量较少。微生物代谢过程中所有的化学反应、营养物质的吸收和渗透、分泌、排泄、调节等均需要有水才能完成。

(二)无机盐类

细菌需要钾、钠、钙、镁、铁、硫、磷等以及某些微量金属元素,如锌、钼、铜、钴等。这些物质大多数以盐的形式提供给细菌。各类无机盐的作用为:①构成细胞成分;②调节细胞内外渗透压;③作为酶的辅基和酶激活剂;④某些元素与微生物的生长繁殖及致病作用密切相关。

(三)碳源

细菌主要从含碳化合物如糖类中获得碳源,以合成菌体的糖类、脂类、蛋白质、核酸等成分,同时为细菌提供能量。在微生物发酵工业中,常根据不同微生物的需要,利用各种农副产品,如玉米粉、米糠、甘薯以及各种野生植物的淀粉作为微生物生产廉价的碳源。

(四)氮源

氮源是用于微生物生长繁殖时合成原生质和细胞某些结构的原材料,一般不作为微生物的能源。微生物多以有机氮化合物(如氨基酸、牛肉膏、蛋白胨、酵母膏)作为氮源,但消化细菌可利用无机氮源,如铵盐、硝酸盐、亚硝酸盐。氨基酸则能为微生物直接加以吸收利用。蛋白质等复杂的有机氮化合物需要先经微生物分泌的胞外蛋白酶水解成氨基酸等简单的小分子化合物后才能被吸收利用。在实验室和发酵工业生产中,常以肉汤、铵盐、鱼粉、豆饼粉、花生饼粉等作为微生物的氮源。细菌多以有机氮化物如氨基酸、蛋白胨作为氮源,只用于合成菌体的某些部分,如蛋白质、酶、核酸等。

(五)生长因子

生长因子是某些细菌生长所必需而又不能自身合成的有机化合物,主要是 B 族维生素、氨基酸、嘌呤、嘧啶等。它们主要是作为某些辅酶和辅基的组分。此外,某些细菌还要特殊的生长因子,如 X 因子和 V 因子,这类因子均存在于血液中。前者是细胞色素和过氧化氢酶的辅基,后者是辅酶 1 或辅酶 2 脱氢酶的辅酶,均为细菌呼吸必需的物质。

三、细菌的生长繁殖

(一)细菌生长繁殖的条件

细菌的生长繁殖需要合适的环境条件。不同种类的细菌,生长繁殖的条件不完全相同,个别种类细菌要求特殊的环境条件,但其基本条件包括营养、pH 值、温度、气体等方面。

1. 营养物质　细菌的人工培养,必须按细菌的种类不同满足其营养需要。

2. 温度　各类细菌对温度的要求不同,大多数病原菌生长最适温度为 37℃,故实验室中常用 37℃ 恒温箱培养细菌。个别细菌,如鼠疫杆菌在 28～30℃ 的条件下生长最好,嗜热菌能在 50～60℃ 下生长等。

3. pH 值　大多数病原菌的最适 pH 值为 7.2～7.6,在此 pH 值下,细菌的酶活性强,生长繁殖旺盛。个别细菌,如霍乱弧菌在 pH 8.4～9.2 的碱性条件下生长最好,结核分枝杆菌在 pH 6.5～6.8 最适宜。细菌代谢过程中分解糖类产酸,pH 值下降,不利于细菌生长。

4. 气体　细菌生长繁殖需要的气体是氧和二氧化碳。根据细菌对氧的需要情况,可将细菌分为三类。①兼性厌氧菌:兼有需氧呼吸与无氧发酵两种功能,在有氧或无氧环境中均能生长,但在有氧时生长较好,大多数病原菌属此类。一般细菌在代谢过程中自身产生的二氧化碳即可满足需要。某些细菌,如脑膜炎奈瑟菌、淋病奈瑟菌在初次分离培养时需供给 5%～10% 的二氧化碳才能生长。②专性需氧菌:具有完整的呼吸酶系统,需要分子氧作为受氢体以完成需氧呼吸,必须在有氧的环境中才能生长的细菌,如结核分枝杆菌。其中有的细菌在低氧压(5%～6%)下生长良好,高氧压(10%)对其有抑制作用,称微需氧菌,如空肠弯曲菌。③专性厌氧菌:缺乏完善的呼吸酶系统,利用氧以外的其他物质作为受氢体,只能在无氧环境中进行发酵,有游离氧存在时不但不能利用分子氧,而且因为缺乏分解有毒氧基团的酶,受其在有氧环境中产生的 H_2O_2 和超氧阴离子(O_2^-)的毒害,甚至死亡,如破伤风芽胞梭菌。

(二)细菌繁殖的方式和速度

1. 细菌的繁殖方式　细菌以二分裂方式进行无性繁殖。革兰阳性菌生长到一定时期,体积增大、染色体复制并与中介体相连,菌体中介体部位细胞膜内陷形成横隔,中介体一分为二,染色体分属于两个子细胞,最后细胞壁内陷,子细胞分离,完成一次分裂。革兰阴性菌无中介体,染色体直接连接在细胞膜上,复制后附着在邻近,当细菌分裂完成,染色体被分隔在两个子细胞中。通常球菌沿不同平面进行分裂,杆菌则沿横轴分裂。

2. 细菌的繁殖速度　细菌的繁殖速度与细菌的种类及其所在环境条件有关,在适宜条件下,细菌繁殖快。多数细菌每 18～20min 分裂一代,有的细菌繁殖较慢,如结核分枝杆菌约 18～20h 才分裂一次,故结核病患者标本培养需要时间较长。

3. 细菌的繁殖规律　细菌繁殖速度较快,若按 20min 繁殖一代计算,10h 后 1 个细菌可达 10 亿个以上。但实际上,由于营养物质的消耗,毒性代谢产物的积累,以及环境 pH 值的改变,细菌不可能无限快速繁殖而具有一定的规律性。将一定量的细菌接种于定量的液体培养基中培养,间隔不同时间取样检查活菌数目,以培养时间为横坐标,活菌数的对数为纵坐标,可绘出一条反映细菌繁殖规律的曲线,称为生长曲线(图 12-1),生长曲线分为 4 个时期。

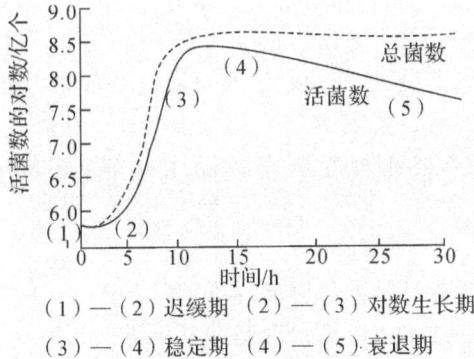

(1)—(2)迟缓期 (2)—(3)对数生长期
(3)—(4)稳定期 (4)—(5)衰退期

图 12-1 细菌生长曲线

(1)迟缓期:为细菌进入新环境的适应阶段,约 1~4h。此期细菌体积增大,代谢活跃,但不分裂,主要是合成各种酶、辅酶和代谢产物,为繁殖准备必要的条件。

(2)对数期:细菌培养至 6~8h,则以几何级数快速繁殖,在曲线图上,活菌数的对数直线上升至顶峰。此期细菌的大小、形态、染色性、生理活性等都较典型,对抗生素等外界环境的作用也较为敏感,故细菌的鉴定等选用此期为佳。

(3)稳定期:由于培养基中营养物质的消耗,毒性代谢产物积聚,pH 值下降,使细菌的繁殖速度逐渐减慢,死亡数逐步上升,此时,细菌繁殖数与死亡数趋于平衡。此期细菌形态和生理特性可发生变异,如革兰阳性菌可能被染成阴性菌;同时细菌产生和积累代谢产物,如:外毒素、抗生素等;芽胞也多在此期形成。

(4)衰亡期:细菌繁殖速度减慢或停止,死菌数迅速超过活菌数。此期细菌形态显著改变,菌体变长、肿胀或扭曲,出现畸形或衰退型等形态,有的菌体自溶,难以辨认,代谢活动停止。

第二节 细菌的人工培养

根据细菌生长繁殖的条件与规律,可在体外对细菌进行人工培养,以研究各种细菌的生物学性状、生物制品的制备及各种细菌性疾病的诊断与防治等。

一、培养基

培养基是人工配制的适合于细菌生长繁殖的营养基质。培养基按其理化性状可分为液体、半固体和固体三大类。液体培养基可供细菌增殖及鉴定使用;在液体培养基中加入 0.2%~0.5% 的琼脂即成为半固体培养基,可用于细菌动力的观察及保存菌种;如琼脂加入量为 2%~3%,即为固体培养基,可供细菌的分离培养、保存菌种等使用。按用途不同可将培养基分为五大类。

(一)基础培养基

含有一般细菌生长繁殖所需要的基本营养成分。最常用的是肉汤培养基和普通琼脂培养基。其成分是牛肉膏或肉汤、蛋白胨、氯化钠、水等,可供大多数细菌培养用。

(二)营养培养基

在基础培养基中加入葡萄糖、血液、血清、酵母浸液等营养物质,即成营养培养基。营养培养基专供营养要求较高或有特殊营养需求的细菌生长。如肺炎链球菌的生长需要血液、血清;结核分枝杆菌的生长需要加入鸡蛋、马铃薯、甘油等。最常用的营养培养基是血琼脂平板。

(三)厌氧培养基

专供培养厌氧菌用的无氧环境的培养基称厌氧培养基。一般采用两种方法制备厌氧培养基。①在培养基中加入还原剂以降低培养基的氧化还原电势,并用石蜡或凡士林封口,隔绝空气。常用的如疱肉培养基,是在肉浸液中加入煮过的肉渣,肉渣中含有不饱和脂肪酸和谷胱甘肽等还原物质,在氧化还原反应中造成厌氧环境。②将细菌接种在固体琼脂培养基上,然后放在无氧环境中培养,如厌氧袋、厌氧箱培养等培养法。

(四)鉴别培养基

以培养和鉴别细菌为目的而配制的培养基称鉴别培养基。它是根据细菌分解糖和蛋白质能力的不同,在培养基中加入特定的作用底物和指示剂,接种待检细菌培养后,观察细菌分解底物的情况,从而鉴别细菌。各种糖发酵管、硫化氢管、双糖铁培养基等均属鉴别培养基。

(五)选择培养基

根据使用目的,人为地在培养基中加入某些化学物质,以抑制某些细菌生长,却促进另一类细菌的生长繁殖,从而将目的菌株选择出来,这类培养基叫选择培养基。如 SS 琼脂培养基中含有胆盐、煌绿、枸橼酸,可抑制革兰阳性球菌和部分革兰阴性菌生长繁殖,而对沙门菌和志贺菌的生长没有影响,故该培养基常用于肠道致病菌的分离与培养。

二、细菌在培养基中的生长现象

将细菌接种到培养基中,置 37℃ 培养 18～24h 后,即可观察生长现象,极少数生长缓慢的细菌,可在数周后观察。不同的细菌在不同培养基中的生长现象不同。观察生长现象可帮助鉴别细菌。

(一)细菌在液体培养基中的生长现象

细菌在液体培养基中生长可有三种现象(图 12－2)。

1.混浊生长　大多数细菌在液体培养基中生长后呈均匀混浊现象,如葡萄球菌。

2.沉淀生长　少数呈链状生长的细菌或粗糙型细菌在液体培养基底部形成沉淀,培养液较清,如链球菌。

3.菌膜生长　专性需氧性细菌接种于液体培养基生长后,在液体表面形成菌膜,如枯草杆菌。

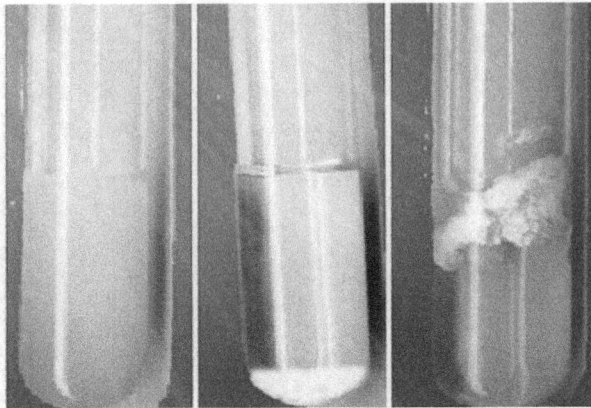

图 12 - 2　细菌在液体培养基中生长现象

(二)细菌在半固体培养基中的生长现象

因为半固体培养基琼脂含量少,较软,有鞭毛的细菌可沿穿刺线向四周扩散生长,使培养基呈混浊状,穿刺线模糊不清;无鞭毛的细菌只沿穿刺线生长,周围培养基澄清透明。因此,半固体培养基常用来观察细菌有无动力现象(图 12 - 3)。

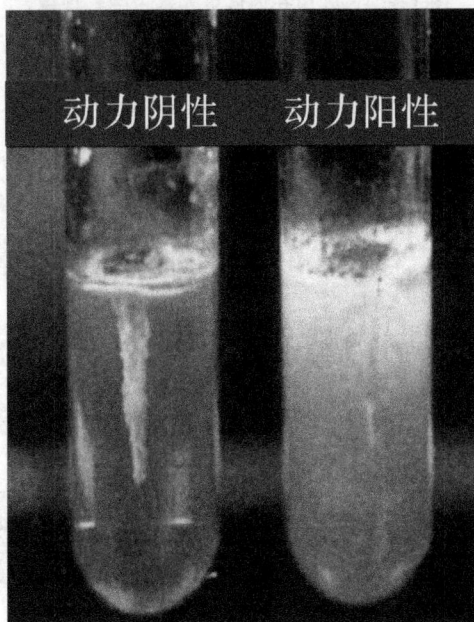

图 12 - 3　细菌在半固体培养基中生长现象

(三)细菌在固体培养基中的生长现象

细菌在固体培养基上可出现由单个细菌生长繁殖形成的肉眼可见的细菌集团,称为菌落。一个菌落一般是由一个细菌繁殖形成,故可将混杂在一起的细菌,划线接种在固体培养基的表面,以分离纯种细菌(图 12 - 4)。各种细菌在固体培养基上形成的菌落大小、形状、颜色、透明度、表面光滑或粗糙、边缘整齐或不规则、溶血情况有差异(图 12 - 5)。因此,菌落的特征是鉴别细菌的重要依据之一。

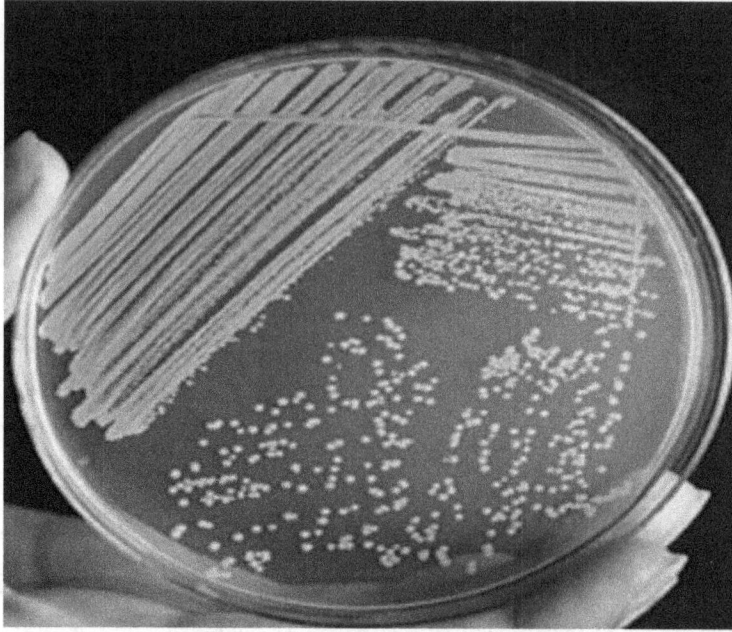

图 12 - 4　细菌在固体培养基中生长现象

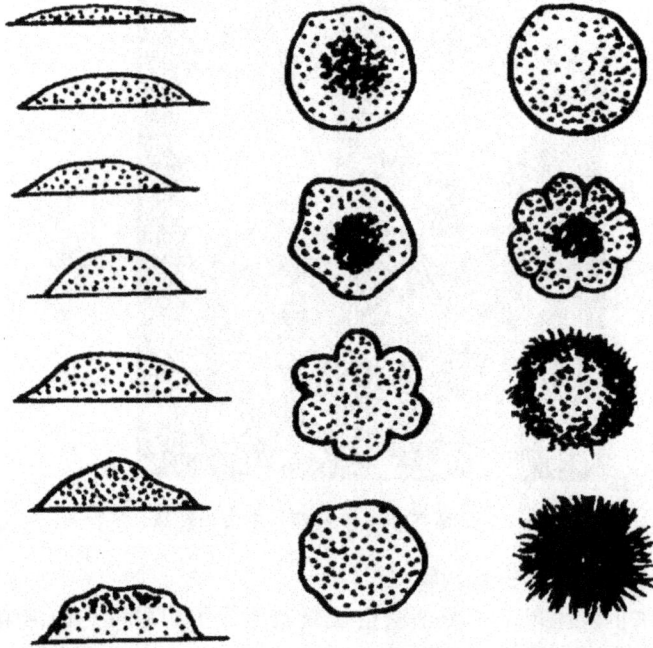

图 12 - 5　细菌菌落形态

三、人工培养细菌的意义

(一)在医学中的应用

1.细菌的鉴定和研究 对细菌进行鉴定,研究其形态、生理、抗原结构、致病性、遗传与变异等生物学特性,均需人工培养细菌。

2.细菌性疾病的诊断和治疗 细菌感染引起的疾病,常需从患者体内分离出病原菌才能确诊。同时对分离出的病原菌做药物敏感试验,帮助临床选择有效的药物对疾病进行治疗。

3.生物制品的制备 人工分离培养所得的纯种细菌及其代谢产物,可制成疫苗、类毒素、诊断用标准菌液或经类毒素、纯种细菌免疫动物后制备抗毒素及诊断血清,用于传染性疾病的诊断、防治。

4.细菌毒力分析及细菌学指标的检测 人工培养细菌后,再用免疫学和其他方法检测细菌的毒力因子,配合动物实验来鉴定细菌的侵袭力并进行毒力分析;也可通过定量培养计数等对饮水、食品等方面的微生物学卫生指标进行检测。

(二)其他方面的应用

1.在基因工程中的应用 由于细菌繁殖快,容易培养,故常用细菌作为基因受体细胞。如将人或动物细胞中编码胰岛素的基因重组到质粒上,再导入大肠埃希菌,就能从大肠埃希菌的培养液中获得大量基因工程胰岛素。基因工程还用于制造干扰素、乙型肝炎疫苗等。

2.在工农业生产中的应用 利用细菌的培养和发酵,可提纯精制出抗生素、维生素、氨基酸、醇类味精等产品,还可用于石油脱蜡、污水处理、制造菌肥等。

第三节 细菌的代谢产物及意义

细菌的生长繁殖实际上是进行物质的分解与合成的新陈代谢过程。通过分解代谢将复杂的营养物质降解为简单的化合物,同时获得能量;通过合成代谢将简单的小分子合成复杂的菌体成分和酶,同时消耗能量。细菌分解与合成代谢过程均可生成多种代谢产物,其中某些在医学上具有重要意义。

一、细菌的合成代谢产物及意义

细菌在合成代谢过程中,除合成菌体自身成分外,尚可合成一些与医学有关的特殊产物,它们分泌至菌体外,或存于菌体内,这些产物有的与致病有关,有的可用于鉴别细菌或防治疾病。

(一)热原质

大多数 G^- 菌与少数 G^+ 菌在代谢过程中能合成一种物质,该物质注入机体可致发热反应,称为热原质或致热原。G^- 菌的热原质就是细胞壁中的脂多糖、G^+ 菌的热原质是一种多糖。热原质耐热,不被高压蒸汽灭菌(121.3℃ 20min)所破坏。注射用药液、器皿等如被细菌污染,即可能有热原质产生。因此,制备注射用药剂时应严格无菌操作,防止细菌污染,必须用无热原质的蒸馏水配制,玻璃器皿和用具要经过 250℃高温干烤才能破坏热原质,液体中的热原质可用吸附剂或过滤等方法除去。

(二)毒素和毒性酶类

致病菌能合成对人和动物有毒性的物质,称为毒素。细菌的毒素分内毒素和外毒素,均有很强的毒性,尤以外毒素更甚。内毒素是 G^- 菌细胞壁中的脂多糖,菌体死亡或裂解后才能释放出来。外毒素是由多数 G^+ 菌及少数 G^- 菌在代谢过程中合成的能分泌到菌体外的毒性蛋白质,某些细菌尚能产生具有损伤机体组织,促使细菌扩散的侵袭性酶,如链球菌产生的透明质酸酶与链激酶、产气荚膜杆菌产生的卵磷脂酶等。细菌产生的毒素和侵袭性酶是细菌重要的致病因素。

(三)抗生素

某些微生物在代谢过程中产生一种能抑制和杀灭其他微生物的物质称为抗生素。由细胞产生的抗生素很少,仅有多黏菌素、杆菌肽等。大多数抗生素是由放线菌和真菌产生的,如链霉素、青霉素等。

(四)维生素

某些细菌能合成自身所需的维生素,并能分泌到菌体外供人体吸收利用。如人体肠道内的大肠埃希菌能合成维生素 B_6、B_{12} 和维生素 K 等。

(五)细菌素

细菌素是某些细菌产生的一种仅对有近缘关系的细菌有抗菌作用的蛋白质。细菌素的产生受菌体内质粒控制。如大肠菌素为大肠埃希菌的 Col 质粒编码。细菌素的种类很多,常按产生的细菌命名,如大肠菌素、绿脓菌素、弧菌素、葡萄球菌素等。细菌素的主要功能是抑制菌体蛋白的合成,并且具有种和型的特异性。因此,细菌素在细菌分型和流行病学调查上具有一定的应用价值。

(六)色素

某些细菌在一定条件(营养丰富、氧气充足、温度适宜)下能产生不同颜色的色素。细菌产生的色素有两类:①水溶性色素,能弥散至整个培养基或周围组织,如铜绿假单胞菌产生的绿色色素为水溶性的,可使整个培养基、伤口或感染性的浓汁与敷料染成绿色;②脂溶性色素,不溶于水,色素仅局限在菌落内,而培养基颜色不变,如金黄色葡萄球菌产生的金黄色色素。细菌的色素有助于细菌的鉴别。

二、细菌的分解代谢产物及生化反应

(一)细菌对糖和蛋白质的分解

1.细菌对蛋白质的分解 细菌不能直接利用大分子蛋白质,必须由细菌分泌胞外酶,将蛋白质分解为短肽或氨基酸后才能透过细菌细胞壁和细胞膜,后经胞内酶分解氨基酸,通过脱氨作用生成氨和各种酸类,或通过脱羧作用生成胺类和 CO_2。

2.细菌对糖的分解 细菌一般不能直接利用多糖,必须经胞外酶分解成单糖后才能利用。细菌可经多途径分解葡萄糖产生丙酮酸。丙酮酸进一步分解时,需氧菌和厌氧菌的分解产物有所不同,需氧菌将丙酮酸通过三羧酸循环分解为 CO_2 和 H_2O,并产生 ATP 及其他代谢产物;厌氧菌则发酵丙酮酸产生各种酸、醛、醇、酮等多种产物。

(二)细菌的生化反应

由于细菌产生的酶系不同,因而对底物的分解能力不同,其代谢产物也不同。用生物化学方法测定这些代谢产物,可用来鉴定细菌,这种生化反应测定方法也称生化试验。

细菌的生化试验是将已分离纯化的待检细菌,接种到一系列含有特殊物质和指示剂的鉴别培养基中,观察该菌在这些培养基内的 pH 值变化,或是否产生某种特殊的代谢产物。现代细菌学已普遍采用微量、快速、自动化等鉴定系统,有很多相应的配套试剂供种属鉴定使用。常见的生化试验有:

1.甲基红试验　细菌分解葡萄糖形成丙酮酸,丙酮酸进一步分解成甲酸、乙酸、乳酸等混合酸,使培养基 pH 值下降至 4.4 以下,加入甲基红指示剂变为红色。若待检细菌产酸量少或将酸进一步分解为醇、酮、醛等,使培养基 pH 值在 5.4 以上,甲基红试验则呈橘黄色。该试验简称为 MR 试验。将待检细菌接种于葡萄糖蛋白胨水培养基内,培养后滴加甲基红试剂,呈红色的为 MR 试验阳性,橘红色为弱阳性,橘黄色为阴性。该试验主要用于大肠埃希菌和产气肠杆菌的鉴别,前者显阳性,后者显阴性。

2.吲哚试验　有些细菌含有色氨酸酶,可分解培养基中的色氨酸产生吲哚,吲哚与对二甲基氨基苯甲醛作用,形成玫瑰吲哚而呈红色。该试验也称靛基质试验。将待检细菌接种于蛋白胨水培养基中,培养后沿管壁加入对二甲基氨基苯甲醛试剂 0.5ml,使其形成两层液面,若两液面接触处呈红色为阳性,无色为阴性。该试验主要用于肠道杆菌的鉴定。

3.VP 试验　有些细菌能使丙酮酸脱羧生成乙酰甲基甲醇,进而在碱性溶液中被空气中的氧氧化成双乙酰,双乙酰在 α-萘酚和肌酸的催化下,生成红色化合物,为 VP 试验阳性。将待检细菌接种于葡萄糖蛋白胨水培养基,培养后按每毫升培养基加入含 0.3% 肌酸或肌酐的 0.1ml 40% KOH 溶液,48~50℃水浴 2h 或 37℃水浴 4h,充分摇动后观察结果,红色为 VP 试验阳性。

4.硫化氢试验　有些细菌分解含硫氨基酸生成硫化氢,遇培养基中的醋酸铅或硫酸亚铁可形成黑色的硫化铅或硫化亚铁沉淀。将待检细菌接种于醋酸铅培养基中培养,有黑色沉淀者为阳性,无变化者为阴性。硫化氢试验常用于肠杆菌科菌属间的鉴定。

5.糖发酵试验　不同的细菌所带的酶系统不同,故对各种糖的分解能力及代谢产物也不同,依此可鉴定细菌。如大肠埃希菌可分解葡萄糖和乳糖,产酸产气(用 ⊕ 表示);而伤寒沙门菌仅能分解葡萄糖,产酸不产气(用 ＋ 表示),不分解乳糖(用 － 表示)。糖发酵试验是鉴定细菌最常用的生化反应,特别用于肠杆菌科细菌的鉴定。

知 识 拓 展

基因工程乙肝疫苗(酵母重组)是一种乙肝表面抗原(HBsAg)亚单位疫苗,它采用现代生物技术将乙肝病毒表达表面抗原的基因进行质粒构建,克隆进入啤酒酵母菌中,通过培养这种重组酵母菌来表达乙肝表面抗原亚单位。这种乙肝表面抗原亚单位具有原料易得、产量大、安全、高效等特点。

小　结

1.细菌生长繁殖的条件包括营养物质(水、无机盐、碳源、氮源等)、大多数细菌适宜的pH(7.2～7.6)、温度(37℃)、必要的气体环境。

2.细菌以二分裂方式进行无性繁殖。在适宜条件下,细菌繁殖速度快。多数细菌每18～20min分裂一代,有的细菌繁殖较慢,如结核分枝杆菌约18h～20h才分裂一次。

3.将一定量的细菌接种于定量的液体培养基中培养,间隔不同时间取样检查活菌数目,以培养时间为横坐标,活菌数的对数为纵坐标,可绘出一条反映细菌繁殖规律的曲线,称为生长曲线。生长曲线分为迟缓期、对数期、稳定期和衰亡期4个时期。

4.细菌的代谢产物及意义。

(1)与致病有关的代谢产物:毒素与侵袭性酶、热原质。

(2)与治疗有关的代谢产物:抗生素、维生素等。

(3)与鉴别细菌有关的代谢产物:色素、细菌素、糖的分解代谢产物、蛋白质的分解产物。

5.培养基是人工配制的适合于细菌生长繁殖的营养基质。培养基按其理化性状可分为液体、半固体和固体三大类。液体培养基可供细菌增殖及鉴定使用;半固体培养基可用于细菌动力的观察及保存菌种;固体培养基,主要用于细菌的分离培养使用。按用途不同可将培养基分为五大类,即基础培养基、营养培养基、选择培养基、鉴别培养基和厌氧培养基。

思考与练习

一、单项选择题(以下每道题有 A、B、C、D、E 五个备选答案,请从中选一个最佳答案)

1.细菌生长繁殖的方式是　　　　　　　　　　　　　　　　　　(　)
　　A.无性二分裂　　　　　　B.有丝分裂　　　　　　C.孢子生殖
　　D.复制　　　　　　　　　E.出芽

2.下列有关菌落的叙述,错误的是　　　　　　　　　　　　　　(　)
　　A.可分为 S、R 和 M 型菌落
　　B.肉眼可见
　　C.由 1 个细菌形成
　　D.一个菌落包含成千上万个细菌
　　E.在液体培养基中生长

3.研究细菌性状应选用　　　　　　　　　　　　　　　　　　　(　)
　　A.迟缓期　　　　　　　　B.对数期　　　　　　　C.稳定期
　　D.衰亡期　　　　　　　　E.任何时期

4.细菌合成抗生素、外毒素多在　　　　　　　　　　　　　　　(　)
　　A.迟缓期　　　　　　　　B.对数期　　　　　　　C.稳定期

D. 衰亡期　　　　　　　　E. 任何时期

5. 多数致病菌最适宜的 pH 值是　　　　　　　　　　　　　　　　（　　）

A. 4.2～4.6　　　　　　B. 5.2～6.6　　　　　　C. 6.2～6.6

D. 7.2～7.6　　　　　　E. 8.0～9.2

6. 大多数细菌分裂一代需要的时间是　　　　　　　　　　　　　　（　　）

A. 18h　　　　　　　　B. 20min　　　　　　　C. 72h

D. 60min　　　　　　　E. 20s

7. 可用于鉴别细菌的合成代谢产物是　　　　　　　　　　　　　　（　　）

A. 色素　　　　　　　　B. 抗生素　　　　　　　C. 维生素

D. 毒素　　　　　　　　E. 热原质

8. 细菌在液体培养基中生长现象有　　　　　　　　　　　　　　　（　　）

A. 1 种　　　　　　　　B. 2 种　　　　　　　　C. 3 种

D. 4 种　　　　　　　　E. 5 种

9. 下列产物注入动物体内可导致发热反应的是　　　　　　　　　　（　　）

A. 抗生素　　　　　　　B. 细菌素　　　　　　　C. 热原质

D. 色素　　　　　　　　E. 外毒素

10. 下列不是细菌生长繁殖所需条件的是　　　　　　　　　　　　（　　）

A. 营养物质　　　　　　B. 酸碱度　　　　　　　C. 温度

D. 外毒素　　　　　　　E. 气体

二、名词解释

1. 菌落

2. 培养基

三、问答题

1. 简述细菌生长繁殖的条件、繁殖方式及繁殖速度。

2. 简述细菌的合成代谢产物及意义。

3. 简述培养基定义种类及用途。

4. 简述细菌在不同培养基中的生长现象。

（代立云）

参考答案

第十三章　细菌的分布与消毒灭菌

【知识要点】

1. 人体正常菌群的概念及生理、病理意义。
2. 消毒和灭菌的概念。
3. 无菌操作的概念。
4. 常用的物理消毒灭菌法。
5. 常用的化学消毒剂和化学消毒剂的杀菌机制。

教学 PPT

第一节　细菌的分布

细菌种类繁多、数量庞大、繁殖速度快、适应环境能力强,因此广泛分布于自然界。在水、土壤、空气、食物、人和动物的体表以及与外界相通的腔道中,有各种细菌和其他微生物存在。认识细菌的分布,对保护环境、加强无菌观念、严格无菌操作、防止医院感染等具有重要意义。

一、细菌在自然界的分布

(一)细菌在土壤中的分布

土壤中含有细菌生长繁殖所需要的水分、无机物和有机物等营养物质为细菌生长所适宜的生长环境。土壤中的细菌多数为非致病菌,它们在自然界的物质循环中起重要作用。土壤中也有来自人和动物的粪、尿、痰等排泄物以及死于传染病的人和动物尸体遗留的致病菌。这些致病菌在土壤中大多数容易死亡,但一些能形成芽胞的细菌,如破伤风杆菌、产气荚膜杆菌、炭疽芽胞杆菌等,在土壤可存活几年甚至几十年,并能通过创伤或战伤引起人的感染。所以,当人体伤口被泥土污染时,要严防这些厌氧菌等细菌的感染。

(二)细菌在水中的分布

水中的细菌主要来自土壤、污水、人和动物的排泄物及垃圾等。一般地,地面水比地下水含菌数量多,并易被病原菌污染。若水源被伤寒沙门菌、痢疾杆菌、霍乱弧菌等污染,可引起消化道传染病的暴发流行。因此,注意饮水卫生,加强水源、粪便的卫生管理和监督对于预防和控制消化道传染病具有重要意义。我国规定生活饮用水的卫生指标为每毫升水中细菌总数不得超过 100 个,每升水中的大肠菌群数不得超过 3 个。

(三)细菌在空气中的分布

空气中的细菌主要来源于人和动物从呼吸道排出、土壤中的细菌随尘土飞扬等。由于空气中缺少微生物生存必需的营养和水分,常受阳光的照射和干燥的影响,所以不利于微生物的存活。只有抵抗力较强的细菌和真菌或细菌芽胞才能存留较长时间。室内空气中的细菌比室外多,尤其是人口密集的公共场所、医院病房、门诊间等处,易受到带菌者和患者的污染。常见的病原菌有脑膜炎奈瑟菌、结核分枝杆菌、溶血性链球菌、金黄色葡萄球菌、白喉棒状杆菌、百日咳鲍特菌等,它们在不同的场所存在的种类和数量不同。这些细菌可引起呼吸道传染病或伤口感染。因此,医院的手术室、病房、制剂室、实验室等要经常进行空气消毒,来控制呼吸道传染病的流行,防止手术室的污染。

二、人体正常菌群及分布

人的体表以及与外界相通的腔道中,如口腔、鼻咽腔、肠道、泌尿生殖道中都存在不同种类和数量的微生物。但是正常人体的血液、内脏、骨骼、肌肉等部位是无菌的(表 13-1)。

表 13-1 人体各部位常见的正常菌群(微生物群)

部 位	主 要 微 生 物 种 类
皮 肤	葡萄球菌、类白喉棒状杆菌、大肠埃希菌、铜绿假单胞菌、丙酸杆菌、白假丝酵母菌
口 腔	表皮葡萄球菌、甲型或丙型链球菌、肺炎链球菌、奈瑟菌、乳杆菌、类白喉棒状杆菌、白假丝酵母菌、放线菌、类杆菌等
鼻咽腔	葡萄球菌、甲型或丙型链球菌、肺炎链球菌、奈瑟菌、类杆菌等
外耳道	葡萄球菌、类白喉棒状杆菌、铜绿假单胞菌、非结核分枝杆菌等
眼结膜	葡萄球菌、结膜干燥杆菌、类白喉棒状杆菌等
肠 道	大肠埃希菌、产气肠杆菌、变形杆菌、铜绿假单胞菌、葡萄球菌、粪链球菌、类杆菌梭菌、破伤风杆菌、双歧杆菌、乳酸杆菌等
前尿道	葡萄球菌、棒状杆菌、非结核分枝杆菌、大肠埃希菌、白假丝酵母菌
阴 道	乳杆菌、大肠埃希菌、类杆菌、白假丝酵母菌

三、人体正常菌群及其意义

(一)正常菌群的概念

正常人的体表以及与外界相通的口腔、鼻咽、肠道、泌尿生殖道等腔道黏膜上存在着不同种类和一定数量的微生物,这些微生物通常对人体不仅无害,甚至有益。通常把这些在人体各部位寄居而对人体无害的微生物称为正常微生物群或正常菌群。

(二)正常菌群的生理意义

在正常情况下,正常菌群与人体之间以及正常菌群不同种类的微生物之间相互制约、相互依存,保持相对平衡状态,以维持人体微生态系的平衡。正常菌群的主要生理作用有以下几方面:

1.营养作用 正常菌群参与机体的物质代谢、营养转化和合成。有的菌群还能合成宿主所必需的氨基酸,如肠道内的大肠埃希菌能合成维生素 B、维生素 K 等,供机体利用;双歧杆菌产酸造成的酸性环境,可促进维生素 D 和钙、铁的吸收。

2.生物拮抗作用　正常菌群构成皮肤和黏膜的重要生物屏障。寄居在各部位的正常菌群可通过竞争营养或产生有害代谢产物和细菌素等方式来拮抗病原菌的生长。如口腔中的唾液链球菌能产生过氧化氢,可限制白喉棒状杆菌和脑膜炎奈瑟菌生长。

3.免疫作用　正常菌群可促进宿主免疫器官的发育,刺激机体产生免疫应答,诱生的抗体对具有交叉抗原组分的致病菌有一定的抑制或杀灭作用。正常菌群还能激活巨噬细胞,增强其吞噬和抗原呈递能力,并使其释放多种细胞因子,以抵御病原生物的入侵。

4.抗衰老作用　正常菌群中的双歧杆菌、乳杆菌及肠球菌等许多细菌具有抗衰老作用。其机制之一认为与其产生过氧化物歧化酶(SOD)有关。SOD 是一种抗氧化损伤生物酶,保护组织细胞免受损伤。

此外,正常菌群还具有一定的抗肿瘤作用。

(三)条件致病菌

寄居在人体一定部位的正常菌群相对稳定,通常情况不致病,但在特定条件下,正常菌群与宿主之间、正常菌群中的各种细菌之间的生态平衡被破坏而使机体生病。这些在特定条件下能引起疾病的细菌,称为条件致病菌或机会致病菌。

1.致病的特定条件　通常是:①机体免疫功能低下,如大面积烧伤患者、慢性消耗性疾病以及使用大剂量糖皮质激素、抗肿瘤药物等造成机体免疫功能降低时,正常菌群中的某些细菌可引起自身感染而出现各种疾病;②正常菌群的寄居部位发生变迁,如外伤、外科手术、留置尿管等侵入性诊疗操作将黏膜或皮肤的正常菌群带入腹腔、泌尿道或血液,大量繁殖可引起相应感染;③不适当的抗菌药物治疗导致菌群失调。机体因感染性疾病使用抗生素,特别是长期服用广谱抗生素后,正常菌群中的敏感菌被抑制或杀灭,耐药菌大量繁殖而致病。

2.菌群失调及菌群失调症　由于某些原因使正常菌群中细菌的种类、数量和比例发生较大幅度的改变,导致人体微生态系失去平衡称为菌群失调。由于严重的菌群失调而导致宿主出现一系列临床症状,称为菌群失调症。菌群失调往往是在抗菌药物等治疗感染性疾病过程中产生的另一种新的感染,临床上又称二重感染。引起二重感染的细菌以金黄色葡萄球菌、革兰阴性杆菌、白假丝酵母菌多见。临床上常见假膜性肠炎、医院内肺炎、尿路感染、鹅口疮或败血症等。

第二节　消毒与灭菌

利用物理学、化学或生物学方法来抑制或杀灭外环境中的病原微生物,杀灭物品、器械上的微生物,以防止实验室或医疗过程中微生物的污染与感染,从而控制或消灭传染病。

一、消毒灭菌的常用术语

(一)消毒

杀灭物体上病原微生物的方法叫灭菌,并不一定杀死细菌的芽胞。用以消毒的制剂称为消毒剂。一般消毒剂在常用浓度下,只对细菌的繁殖体有效,杀灭芽胞则需要提高消毒剂的浓度及延长作用的时间。

(二)灭菌

杀灭物体上所有微生物的方法叫灭菌。灭菌比消毒的要求高,包括杀灭芽胞在内的全部病原微生物和非病原微生物。

(三)无菌和无菌操作

无菌是指物体上没有活的微生物存在,是灭菌的结果。无菌操作是防止微生物进入机体或局部环境的操作技术。进行外科手术、医学诊疗操作以及微生物学实验等需严格的无菌操作。

(四)防腐

防止或抑制体外微生物生长繁殖的方法叫防腐,细菌一般不死亡。用于防腐的化学药物称为防腐剂。许多化学药品在低浓度时常为防腐剂,在高浓度时为消毒剂。

二、物理消毒灭菌法

用于消毒灭菌的物理方法有加热、紫外线照射、电离辐射、滤过除菌法等。

(一)热力灭菌法

高温对细菌有明显的致死作用,因此常用于消毒与灭菌。热力灭菌主要是利用高温使菌体蛋白变性或凝固,酶失去活性,从而使细菌死亡。热力灭菌是最可靠且普遍应用的灭菌法,包括湿热灭菌法和干热灭菌法。

1. 湿热灭菌法　最常用,在同样的温度下,湿热的杀菌效果比干热好,其原因有:①湿热比干热穿透力强;②湿热易使细菌菌体蛋白凝固变性;③温热的蒸汽存在潜热,能迅速提高被灭菌物体的温度。常用的湿热灭菌法如下:

(1)高压蒸汽灭菌法:是一种方法最常用、最有效的灭菌方法。在密闭压力蒸汽灭菌器中进行,在 103.4kPa(1.05kg/cm²)蒸汽压强下,温度达到 121.3℃,维持 15~30min,可杀死包括细菌芽胞在内的所有微生物。本法常用于耐高温、不怕潮湿的物品,如手术器械、敷料、一般培养基等的灭菌。

(2)煮沸法:水温 100℃,煮沸 5min,能杀灭细菌的繁殖体。细菌芽胞需经煮沸 1~2h 才杀灭。在水中加入 2%碳酸氢钠,可提高水的沸点达 105℃,既可促进芽胞的杀灭,又能防止金属器皿生锈。煮沸法可用于饮水、餐具消毒和一般器械的消毒。

(3)流通蒸汽消毒法:一般采用阿诺流通蒸汽灭菌器,利用 100℃左右的水蒸气进行消毒,加热 15~30min,可杀死细菌繁殖体,但芽胞不能被全部杀灭。消毒时物品的包装不宜过大、过紧,以利于蒸汽穿透。

(4)间歇灭菌法:利用反复多次的流通蒸汽,以达到灭菌的效果。一般用流通蒸汽灭菌器,100℃加热 15~30min,可杀死其中的繁殖体,但芽胞尚有残存。取出后放置 37℃孵箱过夜,使芽胞发育成繁殖体,次日再蒸一次,如此连续 3 次以上,可达到灭菌的效果。本法适用于不耐高温的营养丰富的培养基灭菌。

(5)巴氏消毒法:由巴斯德创用而得名,是用较低温度杀灭液体中的病原菌或特定微生物,而仍保持物品中的营养成分及香味不被破坏的消毒方法。巴氏消毒法主要有两种方法:61.1~62.8℃加温 30min,或 71.7℃加温 15~30s,现在广泛采用后法,常用于不耐高温食品,如牛奶、酒类、饮料等的消毒。

知 识 拓 展

巴氏消毒法的产生来源于巴斯德解决啤酒变酸问题。当时,法国酿酒业面临着一个令人头疼的问题,那就是啤酒在酿出后会变酸,根本无法饮用,而且这种变酸现象还时常发生。巴斯德受人邀请去研究这个问题。经过长时间的观察,他发现使啤酒变酸的罪魁祸首是乳酸杆菌。营养丰富的啤酒简直就是乳酸杆菌生长的天堂。采取简单的煮沸的方法是可以杀死乳酸杆菌的,但是,这样一来啤酒也就被煮坏了。巴斯德尝试使用不同的温度来杀死乳酸杆菌,而又不会破坏啤酒本身。最后,巴斯德的研究结果是:以 50~60℃ 的温度加热啤酒半小时,就可以杀死啤酒里的乳酸杆菌,而不必煮沸。这一方法挽救了法国的酿酒业。这种灭菌法也就被称为"巴氏消毒法",在我们生活中有着广泛的应用,如酸奶大多数都是巴氏消毒法制成的。

2.干热灭菌法　干热法是通过脱水干燥和使大分子变性的作用灭菌。干热灭菌法比湿热灭菌需要更高的温度与较长的时间。一般细菌繁殖体在干燥状态下,80~100℃ 经 1h 可被杀死;芽胞则需 160~170℃ 经 2h 才死亡。

(1)烧灼和焚烧:烧灼是直接用火焰杀死微生物,适用于微生物实验室的接种针等不怕热的金属器材、试管口等的灭菌。焚烧是一种彻底的灭菌方法,但仅适用于处理废弃的污染物品,如无用的衣物、纸张、垃圾或动物尸体等。

(2)干烤:利用干烤箱,加热 160~170℃ 维持 2h,可杀死一切微生物,包括细菌的芽胞。干烤主要用于高温下不变质、不损坏的物品,如玻璃器皿、瓷器、玻璃注射器等物品的灭菌。

(二)紫外线与电离辐射灭菌法

1.日光与紫外线　日光照射是有效的天然杀菌法。书报、患者的衣服、被褥等经日光直接暴晒数小时,可杀死大部分微生物。其主要的作用因素为日光中的紫外线。紫外线杀菌作用最强的波长为 265~266nm,此波长与 DNA 吸收光谱范围一致,易被细菌 DNA 吸收,使一条 DNA 链上的两个相邻的胸腺嘧啶以共价键结合,形成二聚体,从而干扰 DNA 的复制与转录,导致细菌的变异或死亡。紫外线的穿透能力较弱,普通玻璃、纸张、水蒸气、尘埃等均能阻挡紫外线,故一般用于手术室、传染病房、无菌实验室等的空气消毒以及物品表面消毒。应用人工紫外线灯进行空气消毒时,有效距离为 2~3m,照射时间为 1~2h。杀菌波长的紫外线对人体皮肤、眼睛有损伤作用,使用时应注意防护。

2.电离辐射　包括高速电子、X 射线和 γ 射线等。电离辐射具有较高的能量与穿透力,对各种细菌均有致死作用,可在常温下对不耐热的物品灭菌,故又称"冷灭菌"。其杀菌原理为产生游离基,破坏 DNA。电离辐射常用于一次性医用塑料制品和导管等的消毒,也可以用于食品、药品和生物制品的消毒和灭菌,而不破坏营养成分。

(三)滤过除菌法

滤过除菌法是用物理阻留的方法将液体或空气中的细菌除去,以达到无菌的目的。所用的滤菌器含有微细小孔,只允许小于孔径的物体如液体和空气通过,大于孔径的细菌等颗粒物不能通过。滤过除菌法主要用于一些不耐热的血清、毒素、抗生素、药液、空气等除菌,但一般不能除去病毒、支原体和细菌 L 型。目前常用的有薄膜滤菌器、玻璃滤菌器、石棉滤菌器(亦称 Seitz 滤菌器)等。

(四)超声波杀菌法

不被人耳所感受的高于 20kHz/s 的声波,称为超声波。超声波可裂解大多数细菌,尤其是革兰阴性菌最敏感,而葡萄球菌对超声波抵抗力较强。

(五)干燥和低温抑菌法

有些细菌的繁殖体在干燥的环境中很快死亡,例如脑膜炎奈瑟菌、淋病奈瑟菌、霍乱弧菌等。但有些细菌的抗干燥力较强,如结核分枝杆菌在干痰中可存活几个月。低温可使细菌的新陈代谢减慢,因此常用来保存细菌菌种。

三、化学消毒灭菌法

化学消毒灭菌法是利用化学药物杀死病原微生物的方法。化学药物能影响细菌的分子组成、理化结构和生理活动,从而发挥防腐、消毒甚至灭菌的作用。消毒及防腐药物对人体组织与病原微生物无选择性,吸收后对人体有害,只能外用或用于环境的消毒。

(一)消毒剂的主要种类及作用机制

根据消毒剂的化学结构与性质的不同,可分为以下几类:

1. 酚类 石炭酸、来苏儿、洗必泰等酚类化合物,低浓度时破坏细菌细胞膜,使胞质内容物漏出;高浓度时使菌体蛋白质凝固,抑制细菌脱氢酶、氧化酶的活性。

2. 醇类 杀菌机制是去除细菌细胞膜中的脂类,并使菌体蛋白质变性。乙醇最常用,浓度为 $70\% \sim 75\%$ 时杀菌力最强,更高浓度因能使菌体表面蛋白质迅速凝固影响其继续渗入,杀菌效力反而减弱。乙醇主要用于皮肤消毒和浸泡体温计等。

3. 重金属盐类 高浓度时易与带负电荷的菌体蛋白质结合,使之发生变性或沉淀,又可与细菌酶蛋白的—SH 基结合,使其丧失酶活性。

4. 氧化剂 杀菌作用依靠其氧化能力,可与酶蛋白中的—SH 基结合,转变为—SS—键,导致酶活性的丧失。常用的有过氧化氢、过氧乙酸、高锰酸钾与卤素等。

5. 表面活性剂 又称去污剂,易溶于水,能降低液体的表面张力,使物品表面油脂乳化易于除去,故具清洁作用,并能吸附于细菌表面,改变细胞壁通透性,使菌体内的酶、辅酶、代谢中间产物逸出,发挥杀菌作用。

6. 烷化剂 杀菌机制在于对细菌蛋白质和核酸的烷化作用。烷化剂杀菌谱广,杀菌力强,常用的有甲醛、环氧乙烷和戊二醛等。环氧乙烷能穿透包裹物,对分枝杆菌、真菌、病毒和细菌芽胞均有较强的杀灭作用。

(二)化学消毒剂的浓度与主要用途(表 13-2)

表 13-2 常用消毒剂的种类、作用机制、浓度与用途

类别	作用机制	常用消毒剂	用途
酚类	蛋白质变性、损伤细胞膜	3%～5%石炭酸 2%来苏儿	地面、家具、器具表面的消毒
醇类	蛋白质变性与凝固、干扰代谢	70%～75%乙醇	皮肤、温度计消毒

续表

类别	作用机制	常用消毒剂	用途
重金属盐类	氧化作用、蛋白质变性	0.05%～0.1%升汞	非金属器皿的消毒
		2%红汞	皮肤、黏膜小创伤消毒
		0.1%硫柳汞	皮肤手术部位消毒
		1%硝酸银,1%～5%弱蛋白银	新生儿滴眼;预防淋病奈瑟菌感染
氧化剂	氧化作用、蛋白质沉淀	0.1%高锰酸钾	皮肤、尿道和蔬菜水果消毒
		3%过氧化氢	创口、皮肤和黏膜消毒
		0.2%～0.5%过氧乙酸	塑料、玻璃器材消毒
		2.0%～2.5%碘酒	皮肤消毒
		0.2～0.5mg/kg氯	饮水及游泳池消毒
		10%～20%漂白粉	地面、厕所与排泄物消毒
表面活性剂	损伤细胞膜、灭活氧化酶的酶活性、使蛋白质沉淀	0.05%～0.1%新洁尔灭	外科手术洗手,皮肤、黏膜消毒,浸泡手术器械
		0.05%～0.1%杜灭芬	皮肤创伤冲洗,金属器械、塑料、橡胶类消毒
醛类	蛋白质变性	10%甲醛	物体表面、空气消毒
		2%戊二醛	精密仪器、内镜等消毒
烷化剂	菌体蛋白质及核酸烷基化	50mg/L环氧乙烷	手术器械、敷料等消毒

(三)影响消毒灭菌效果的因素

大多数消毒剂浓度越高,越容易杀死微生物;作用时间越长,杀死微生物的机率也越大。消毒剂浓度与作用时间在一定程度上可以相互补偿,浓度降低可用延长时间补偿,但当浓度降低到一定限度后,即使延长作用时间,也无杀菌作用。因此,消毒剂灭菌作用受环境、微生物种类以及消毒剂本身等多种因素的影响。

1.消毒剂的性质、浓度与作用时间 各种消毒剂的理化性质不同,对微生物的作用大小也有差异。例如,表面活性剂对革兰阳性菌的杀菌效果比对革兰阴性菌好,而且表面活性剂一般只能对细菌繁殖体有作用,不能杀灭细菌芽胞;龙胆紫(甲紫)对葡萄球菌的作用较强。同一种消毒剂的浓度不同,其消毒效果也不一样,乙醇浓度为70%～75%时消毒效果最好,过高浓度的醇类使菌体蛋白质迅速脱水凝固,影响了醇类继续向内部渗入,降低了杀菌效果。在一定浓度下,消毒剂对细菌的作用时间越长,消毒效果也越好。

2.细菌的种类、数量与状态 不同的细菌对消毒剂的抵抗力不同。细菌的芽胞抵抗力强;有荚膜的细菌抵抗力强;幼龄菌比老龄菌对消毒剂敏感;细菌数量越大,所需的消毒时间越长,所以在处理污染严重的物品时,必须加大消毒剂浓度,或延长消毒作用的时间。

3.环境因素的影响 环境中有机物的存在能影响消毒剂的消毒效果。病原菌随同排泄物、分泌物一起存在,这些物质对细菌有保护作用,并与消毒剂发生化学反应,影响消毒效果。因此,在消毒皮肤及器械前应先清洁。

4.温度、酸碱度　升高温度可提高消毒剂的杀菌效果,例如,2%戊二醛杀灭含10^4个/ml炭疽芽胞杆菌的芽胞,20℃时需15min,40℃时需2min,56℃时仅1min即可。消毒剂的杀菌作用还受酸碱度的影响。例如,戊二醛本身呈中性,其水溶液呈弱酸陛,不具有杀芽胞的作用,只有在加入碳酸氢钠后才发挥杀菌作用。

5.化学拮抗物　阴离子表面活性剂可降低季铵盐类和洗必泰的消毒作用,因此不能将新洁尔灭等消毒剂与肥皂、阴离子洗涤剂合用。次氯酸盐和过氧乙酸会被硫代硫酸钠中和。金属离子的存在对消毒效果也有一定影响,可降低或增加消毒作用。

小　结

1.人的体表以及与外界相通的腔道黏膜上存在着不同种类和一定数量的细菌,这些细菌通常对人体无害,称为正常菌群。正常菌群一般情况下不致病,只有当机体免疫力降低、寄居部位改变或不恰当的抗菌药物治疗导致菌群失调时才致病。这些在特定条件下引起疾病的细菌称为条件致病菌或机会致病菌。由于某些原因使正常菌群中细菌的种类、数量和比例发生较大幅度的改变,导致人体微生态系失去平衡称为菌群失调。由于严重的菌群失调而导致宿主发生一系列临床症状,则称为菌群失调症。

2.消毒指杀灭物体上病原微生物的方法。灭菌指杀灭物体上所有微生物的方法,包括杀灭芽胞在内的全部病原微生物和非病原微生物。无菌是指物体上没有活的微生物存在。无菌操作是防止微生物进入机体或局部环境的操作技术。进行外科手术、医学诊疗操作以及微生物学实验等,需严格的无菌操作。

3.物理消毒灭菌常用的方法有热力灭菌法、紫外线照射、电离辐射、滤过除菌法等,其中热力灭菌法中的高压蒸汽灭菌法是一种最常用、最可靠的灭菌方法,可杀死包括细菌芽胞在内的所有微生物。化学消毒灭菌法是利用化学消毒剂杀灭病原微生物,主要用于人体体表和医疗器械、周围环境的杀菌消毒。

思考与练习

一、单项选择题(以下每道题有 A、B、C、D、E 五个备选答案,请从中选一个最佳答案)

1.正常菌群在人体分布的部位是　　　　　　　　　　　　　　　　　　（　　）

A.脑组织　　　　　　　B.胃　　　　　　　　　C.血液

D.心　　　　　　　　　E.体表及与外界相通的腔道

2.内源性感染的主要来源是　　　　　　　　　　　　　　　　　　　　（　　）

A.患者　　　　　　　　B.医务人员　　　　　　C.诊疗器械

D.手术室空气　　　　　E.正常菌群

3.灭菌的概念是　　　　　　　　　　　　　　　　　　　　　　　　　（　　）

A.杀灭物体上所有微生物,包括芽胞的方法

B. 杀灭物体上病原微生物的方法

C. 杀灭细菌繁殖体的方法

D. 物体中无活菌存在

E. 抑制微生物生长繁殖的方法

4. 临床上最常用、最有效的灭菌方法是 （ ）

A. 干烤灭菌法　　　　B. 紫外线照射　　　　C. 煮沸法

D. 间歇蒸汽灭菌法　　E. 高压蒸汽灭菌法

5. 患者排泄物消毒宜采用的方法是 （ ）

A. 氯气　　　　　　　B. 70%～75%乙醇　　　C. 2%～4%龙胆紫

D. 生石灰　　　　　　E. 0.5%～1%碘伏

6. 紫外线的杀菌机制是 （ ）

A. 干扰 DNA 复制

B. 破坏细菌细胞壁结构

C. 使菌体蛋白质变性凝固

D. 改变细胞膜的通透性

E. 干扰细菌的酶系统

7. 判断灭菌是否彻底的主要依据是 （ ）

A. 杀死细菌的繁殖体　　B. 杀灭细菌芽胞　　　C. 破坏菌体 DNA 结构

D. 菌体蛋白质变性凝固　E. 使菌体酶活性丧失

8. 使正常菌群成为条件致病菌的条件中,下列叙述错误的是 （ ）

A. 机体免疫力低下　　　B. 寄居部位改变　　　C. 机体外伤

D. 饮食不洁　　　　　　E. 大剂量使用抗生素

二、名词解释

1. 正常菌群　　　　　　2. 消毒　　　　　　　3. 灭菌

4. 无菌操作　　　　　　5. 菌群失调

三、问答题

1. 简述正常菌群的生理及病理意义。

2. 简述常用的化学和物理消毒灭菌法。

3. 简述影响消毒灭菌效果的因素。

（陈　琳、陈柱花）

参考答案

第十四章 细菌的遗传与变异

遗传和变异现象是所有生物的共同生命特征之一,细菌亦是如此。所谓遗传,就是指子代和亲代之间,不论在形态构造还是在生理功能上都很相似。遗传保证了细菌基本特征的相对稳定,使其种属得以延续;但是,亲代和子代之间,子代各个体之间不会完全相同,总会有所差异,这种现象叫变异。变异使细菌更能适应外界环境的变化,并产生新的变种,新的变种的特性靠遗传得以巩固,使物种得以发展与进化,所以这两个特性是所有生物都具有的相互依存而又对立统一的生命运动形式的两方面。

第一节 细菌的变异现象

一、形态结构的变异

细菌的大小和形态在不同的生长时期可不同,生长过程中受外界环境条件的影响也可发生变异。如鼠疫耶尔森菌在陈旧的培养物或含 $30g/L$ NaCl 的培养基上,形态可从典型的两极浓染的椭圆形小杆菌变为多形态性,如球形、酵母样形、哑铃形等。又如许多细菌在青霉素、免疫血清、补体和溶菌酶等因素影响下,细胞壁合成受阻,成为细胞壁缺陷型细菌(细菌 L 型变异),L 型细菌革兰染色多为阴性,呈球形、长丝状或多形态性,在含血清的高渗低琼脂培养基(含 20％血清、5％NaCl、0.8％琼脂)上能缓慢生长,形成中央厚而四周薄的荷包蛋样小菌落。

二、毒力变异

细菌的毒力变异包括毒力的增强和减弱。无毒力的白喉棒状杆菌常寄居在咽喉部,不致病;当它感染了 β-棒状杆菌噬菌体后变成溶原性细菌,则获得产生白喉毒素的能力,引起白喉。有毒菌株长期在人工培养基上传代培养,可使细菌的毒力减弱或消失。如卡—介(Calmette-Guerin)二氏曾将有毒的牛分枝杆菌在含有胆汁的甘油、马铃薯培养基上,经过

13 年,连续传 230 代,终于获得了一株毒力减弱但仍保持免疫原性的变异株,即卡介苗（BCG）。

三、菌落变异

细菌的菌落主要有光滑(S)型和粗糙 (R)型两种。S 型菌落表面光滑、湿润、边缘整齐。细菌经人工培养多次传代后菌落表面变为粗糙、干燥、边缘不整,即从光滑型变为粗糙型,称为 S-R 变异。S-R 变异常见于肠道杆菌,该型变异是由于失去 LPS 的特异性寡糖重复单位。变异时不仅菌落的特征发生改变,而且细菌的理化性状、抗原性、代谢酶活性及毒力等也发生改变。一般而言,S 型菌的致病性强。但有少数细菌是 R 型菌的致病性强,如结核分枝杆菌、炭疽芽胞杆菌和鼠疫耶尔森菌等。这对分离、挑选致病菌落具有实际意义。

四、耐药性变异

从抗生素的诞生到目前的广泛使用,细菌产生耐药性的速度逐渐加快,而新药研发的速度逐渐减慢,导致抗生素开发的速度远远落后于耐药性细菌产生的速度。世界上第一个抗生素—盘尼西林在临床上治疗传染病方面起到了重要的作用,特别是在第二次世界大战期间,挽救了数万名伤员的性命。直到 1967 年,第一株抗盘尼西林的肺炎链球菌在澳大利亚分离出来,1972 年,美国第二例抗盘尼西林的肺炎链球菌在一名脑膜炎患者身上出现。据统计,在 1980 年 3‰～5‰的肺炎链球菌为耐盘尼西林菌株,到了 1998 年,耐药性菌株高达 34％。四环素作为临床上治疗肠球菌类感染的药物,从 1950 年到 1990 年,耐药菌株由 2％增长到 80％。卡那霉素在 20 世纪 50 年代广泛使用,但由于大量抗卡那霉素菌株的出现,目前该药在临床上已经没有多大的用处。

肠球菌作为临床上常见的致病菌,在过去对很多抗生素都很敏感,但自从 1980 年暴发耐 β-内酰胺类抗生素的细菌以来,临床上供选择治疗肠球菌感染的药物越来越少,直到最近,最后一个对肠球菌有效的抗生素碳青霉烯类抗生素也产生了抗性(CRE 抗性菌株),我们所做的只有加大抗生素的剂量,这意味着更大的毒性;或者开发新的抗生素,这意味着漫长的等待。2010 年 8 月 11 日,在印度最先发现 CRE 抗性菌株能产生新德里金属-β-内酰胺酶 1(NDM1 酶),粘菌素作为强力抗生素是治疗其感染的最后一种选择,但是很快就失去疗效。当医生面对因严重感染多重耐药菌株的患者时,他们将面临无药可用的可怕局面。

在医院感染中,常见的有耐甲氧西林金黄色葡萄球菌（MRSA）和耐万古霉素肠球菌等耐药细菌感染。治疗抗 2,6-二甲氧基苯青霉素金黄色葡萄球菌只能使用万古霉素。目前,治疗由志贺菌引起的带血腹泻所选用的药物为环丙沙星,但是对环丙沙星日益快速出现的耐药性正在减少安全有效地治疗志贺菌感染的可选方案。头孢菌素是治疗淋病的首选药物,面对日益严重的耐药性,无法治愈的淋球菌感染增多,导致发病和死亡的比例上升。在德国刚暴发的大肠杆菌对 8 种抗生素产生了耐药性,该菌株携带氨基糖苷类、大环内酯类、磺胺类、头孢菌素、单酰胺菌素、青霉素和链霉素类抗生素抗性基因,使得该菌株对至少 8 种抗生素可能产生耐性。综上所述,病原菌对各种抗生素产生耐药性的速度越来越快,而新抗生素的研发速度反而越来越慢,必将导致在不久的将来出现无药可用的危险局面,严重威胁着人类的健康和生命。

知 识 拓 展

1929年,英国科学家弗莱明发现了青霉菌能抑制细菌的生长,自此开创了伟大的抗生素时代。抗菌制剂曾被视为"神奇药物",是我们对抗传染病的主要武器。抗生素能够减轻因细菌感染给人类造成的痛苦,是人类治疗疾病史中的突破。然而,伴随着抗生素的广泛使用,临床上出现大量的耐药性菌株,从而使原本有效的抗菌药物失去作用。越来越多的抗药性菌株涌现,给患者带来更多的痛苦、残疾甚至死亡,同时也产生了更高的医疗费用。

第二节　细菌遗传变异的物质基础

细菌的遗传物质是DNA,DNA靠其特定基因来传递遗传信息。细菌的基因组是指细菌染色体和染色体以外遗传物质所携带基因的总称。染色体外的遗传物质是指质粒DNA和转位因子等。

一、细菌染色体

细菌作为原核型微生物,虽没有完整的核结构,但却有核区(或核质),由互补的双股核酸链组成。细菌的染色体与真核生物细胞染色体不同,前者不含组蛋白,基因是连续的,无内含子。由于细菌核区DNA的功能与真核细胞染色体的功能相同,因此又称其为细菌染色体。致病岛是致病菌染色体上编码与毒力相关基因的大分子量外源DNA基因群,其两端往往有重复序列或插入序列,G+C百分比和密码使用与宿主菌染色体有明显差异。

二、质粒

质粒是细菌染色体外的遗传物质。目前已在很多种细菌中发现质粒,如决定是否产生性菌毛的致育质粒或F质粒、决定耐药性的R质粒、决定产细菌素的Col因子、编码与致病性有关的毒力质粒或Vi质粒,以及与代谢相关的质粒等。质粒DNA的特征是:能在细菌胞浆内进行自我复制,可不依赖于染色体;质粒可赋予细菌某些性状;质粒并非细菌生存所必不可少的遗传物质,可以自行丢失与消除;质粒可通过接合、转化、转导等方式在细菌间转移;质粒有相容性与不相容性。

三、噬菌体

噬菌体是感染细菌、真菌、放线菌和螺旋体等微生物的病毒(图14-1)。噬菌体,有宿主细胞的特异性。在敏感菌中增殖并裂解细菌的噬菌体称为毒性噬菌体。另有一类称为温和噬菌体,这类噬菌体感染细菌后有两种后果,即或裂解细菌或形成溶原状态。温和噬菌体裂解细菌的过程与毒性噬菌体相同,而形成溶原状态则为噬菌体的基因组整合于细菌的染色体上,并随细菌的繁殖传至子代。带有噬菌体基因组的细菌称为溶原细菌,而整合于细菌染色体上的噬菌体则称为前噬菌体。有些温和噬菌体携带的基因在细菌染色体上,可相当于遗传物质,也能决定细菌的某些特性。由噬菌体基因决定细菌的某些生物学特性称为溶原性转换。例如,以β棒状杆菌噬菌体感染无毒的白喉棒状杆菌后,可发生溶原性转换,形成产生外毒素的白喉棒状杆菌。此外,溶血性链球菌产生红疹毒素的能力以及沙门菌有特异性O抗原等,均通过溶原性转换获得。当各细菌失去相应噬菌体后,则失去产生毒素或表达特异抗原的特性。

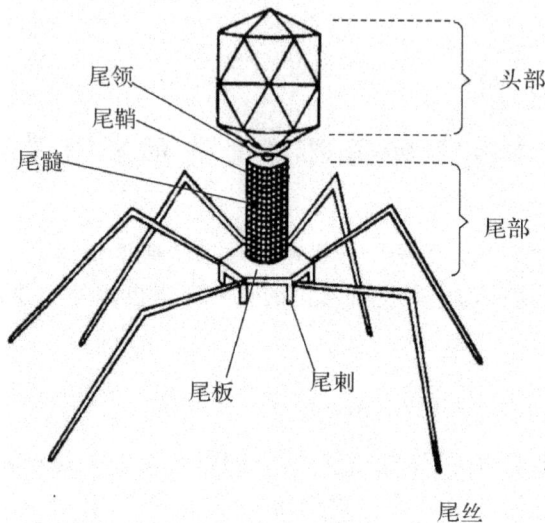

图 14-1 噬菌体

四、转座因子

转座因子是一类在细菌染色体、质粒或噬菌体之间自行移动的遗传成分,是基因组中一段特异的具有转位特性的独立的 DNA 序列。转座因子分为插入序列和转座子或复合转座子。插入序列是最简单的或序列较短的转座子,长度不超过 2kb,仅携带自身转座所需酶的基因,不携带任何与插入功能无关的基因区域。转座子或复合转座子的序列长度超过 2kb,除携带表达与转座有关的基因外,还携带表达其他特殊功能的基因,如耐药性基因等。转位因子主要有三类。

(一)插入序列

插入序列是最小的转位因子,长度不超过 2kb,不携带任何已知与插入功能无关的基因区域,往往是插入后与插入点附近的序列共同起作用,可能是原细胞正常代谢的调节开关之一。

(二)转座子

转座子(Tn)长度一般超过 2kb,除携带与转位有关的基因外,还携带耐药性基因、抗金属基因、毒素基因及其他结构基因等(表 5-1)。因此,当 Tn 插入某一基因时,一方面可引起插入基因失活产生基因突变,另一方面可因带入耐药性基因而使细菌获得耐药性。转座子可能与细菌的多重耐药性有关。

(三)转座噬菌体或前噬菌体

转座噬菌体或前噬菌体是一些具有转座功能的溶原性噬菌体,当整合到细菌染色体上时,能改变溶原性细菌的某些生物学性状,如白喉棒状杆菌、肉毒梭菌等的外毒素就是由转座噬菌体的有关基因所编码的。另外,转座噬菌体从细菌染色体分离脱落时,可能连带有细菌的 DNA 片段,故它还可能在遗传物质转移过程中起载体作用。

第三节 细菌变异的机制

一、基因突变

突变为细菌的基因结构发生突然而稳定的改变,是 DNA 序列的永久性变化,可自然发生或人工诱变。首次从自然界分离的称为野生型,指的是没有发生突变的基因;而突变型是指野生型基因发生突变从而发生表型的改变。基因突变可分为小突变和大突变。小突变也叫点突变,是指 DNA 一对或少数几对碱基发生改变,其中有单点突变和多点突变。大突变涉及大段 DNA 的改变,如插入或缺失几百个碱基对。DNA 序列的改变包括碱基置换和移码等。碱基置换包括两种类型:转换是由嘌呤置换嘌呤或嘧啶置换嘧啶;颠换是指嘌呤置换嘧啶或嘧啶置换嘌呤。

(一)突变率

在细菌生长繁殖过程中,突变经常自发发生,但自然突变率($10^{-9} \sim 10^{-6}$)极低,即细菌每分裂 $10^6 \sim 10^9$ 次可发生一次突变。如果用高温、紫外线、X 射线、烷化剂、亚硝酸盐等理化因素去诱导细菌突变,可使诱导突变率提高 10~1000 倍,达到 $10^{-6} \sim 10^{-4}$。

(二)突变与选择

突变是随机的,不定向的。发生突变的细菌只是大量菌群中的个别菌,要从大量细菌中找出该突变菌,必须将菌群放在一个有利于突变菌而不利于其他菌生长的环境中,才能将其选择出来。

突变的随机性早在 1943 年就被 Luria 和 Delbruck 通过彷徨试验(又称变量试验或波动试验)所证实。他们先将一定数量(10^3/ml)对特定噬菌体敏感的大肠埃希菌分别接种于相等体积的两种肉汤培养基中,一种集中在一个大试管内,另一种分装于 50 支小试管中,每种培养基约容纳 10^9 个菌。经 24~36h 培养后,分别将大试管和小试管内的细菌培养液涂布于含有噬菌体的平板上,测定噬菌体抗性菌的菌落数。结果发现,从同一大试管中取出菌液涂布的 50 个平板,各平板上噬菌体抗性菌生长的菌落数(3~7 个)波动范围很小,而从 50 支小试管内取出的菌液涂布相应的 50 个平板,结果各平板上噬菌体抗性菌菌落数量极不均匀,有的可达上百个,有的甚至为 0。又如耐药性突变是细菌在未接触药物之前就已发生,并非是细菌在药物环境中逐渐适应而成为耐药菌。但是,将细菌培养在普通培养基中不知其中有无耐药性变异株存在,想要从中选择出耐药突变株,就必须将敏感性细菌接种在含有药物的培养基中,凡对药物敏感的细菌均遭淘汰,只有耐药突变株才能长出菌落来。药物在此过程中仅起筛选作用。为此,Lederberg 等(1952)设计了影印试验。先将敏感菌点种在不含抗生素的琼脂平板上,待长出分散的单个菌落后,取一块包有无菌丝绒的压模,在琼脂平板表面轻轻按印,使压模丝绒表面粘有细菌菌落印迹,再将此菌落印迹按印到一个含有抗生素的琼脂平板上,经培养后敏感菌完全被抑制,但平板上可见到耐药菌菌落的位置,可在原无抗生素的平板上找出与耐药菌落相同的菌落,将此菌落移种至含抗生素的肉汤中可见细菌生长。琼脂平板上原菌落的细菌从未接触过抗生素,但已对抗生素具有抗性。上述两个实验证明,突变是自发的、随机的,突变是细菌在接触噬菌体或抗生素之前已经发生,而且突变发生越早,产生抗性突变株的比例越多。

(三)回复突变

某种细菌在自然环境下具有的表现型称野生型,发生突变后的菌株称突变株。细菌由野生型变为突变型是正向突变,有时突变株经过又一次突变可恢复野生型的性状,这一过程称回复突变。回复突变并不一定恢复原来的基因型,再一次突变可以是一个抑制基因突变代偿了第一次突变在性状上的改变。若再次回复突变发生在同一基因的不同部分,称为基因内抑制;若回复突变发生在不同的基因,则称为基因间抑制。

二、基因的转移与重组

在基因转移中,提供 DNA 的细菌为供体菌,而接受 DNA 的细菌是受体菌。基因转移后获得重组的子代,即具有供体菌与受体菌两者的主要特性。实现基因转移需要两个基本条件:一是全部或部分供体菌的基因相应进入受体菌;二是在受体菌中形成重组(杂交)的基因组。基因的转移与重组的方式有转化、接合、转导、溶原性转换和原生质体融合。

(一)转化

受体菌直接摄取供体菌游离的 DNA 片段,通过与染色体重组,获得了供体菌的部分遗传特性。转化的 DNA 可以是细菌溶解后释放的,也可用人工方法抽提而获得。转化现象在肺炎链球菌、葡萄球菌和流感嗜血杆菌等中被证实。Griffith(1928)用肺炎链球菌进行试验,有荚膜的肺炎链球菌为Ⅲ型,属光滑(S)型菌落,ⅢS 型菌有毒力;无荚膜的肺炎链球菌为Ⅱ型,属粗糙(R)型菌落,ⅡR 型菌无毒力。分别用ⅡR 型菌和ⅢS 型菌注射给小鼠,前者存活,后者死亡,而且从死鼠心血中分离到ⅢS 型菌。如将ⅢS 型菌杀死后再注射小鼠,则小鼠存活。若将杀死的ⅢS 型菌与活的ⅡR 型菌混合在一起给小鼠注射,则小鼠死亡,并从死鼠心血中分离出活的ⅢS 型菌。这表明活的ⅡR 型菌从死的ⅢS 型菌中获得了产生ⅢS 型菌荚膜的遗传物质,使活的ⅡR 型菌转化为ⅢS 型菌,如图 14-2 所示。后来 Avery(1944)用活的ⅡR 型菌加上提取的ⅢS 型菌 DNA 片段注射小鼠,同样致小鼠死亡,且从死鼠中分离到ⅢS 型菌,进一步证实引起转化的物质是 DNA;如应用 DNA 酶处理转化物质,可破坏转化。

在转化过程中,转化的 DNA 片段称为转化因子。转化因子分子量小于 1×10^7,最多不超过 $10\sim20$ 个基因。受体菌只有处于感受态时,才能摄取转化因子。细菌处于感受态是因为其表面有一种吸附 DNA 的受体。感受态一般出现在细菌对数生长期的后期,保持时间短,仅数分钟至 $3\sim4h$,加用 Ca^{2+} 与 Mg^{2+} 处理,可增加感受细胞摄取 DNA 的能力。

在转化时,转化因子首先吸附在受体菌表面受体上,然后再被摄入。在摄入前,供体菌的双链 DNA 片段被受体菌表面的核酸内切酶切开,其中一链进入受体菌,另一链为进入提供能量。进入的供体菌 DNA 片段与受体菌相应 DNA 进行重组,重组后受体菌两 DNA 序

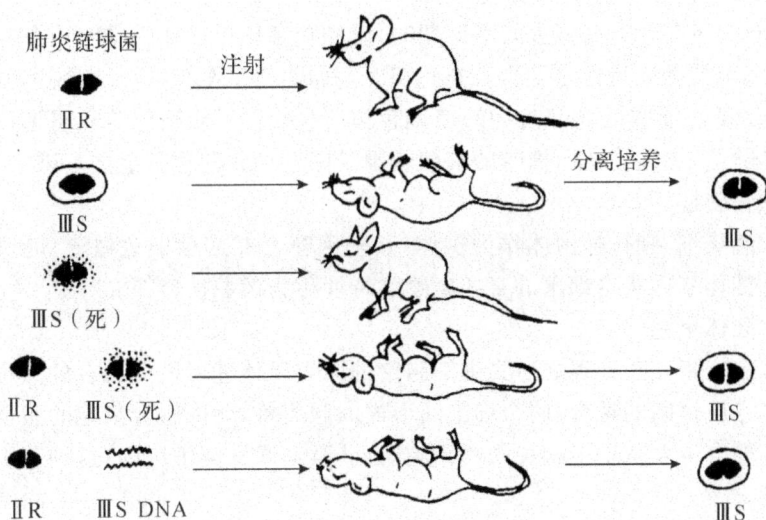

图 14 - 2　肺炎链球菌转化实验

列不完全一样。当重组菌繁殖,DNA 复制时,与原型菌一样的 DNA 序列链仍保持原来的性状,而比原型菌多一段外来的供体菌 DNA 序列链的重组菌则获得新的性状,成为转化菌突变株。

(二)接合

两个细菌通过性菌毛相互连接沟通进行基因转移的过程为接合。F 质粒编码在细菌表面产生的性菌毛,可以促进供体菌向受体菌传递染色体 DNA 或质粒。F 质粒编码的性菌毛可在供体菌与受体菌间形成胞浆内连接桥,以滚环式复制的方式完成质粒的传递。有些耐药 R 质粒可通过接合而传递,另一些则不能,可通过接合转移者除有决定耐药性的 r 区段 DNA 外(耐药 r 决定子),还有耐药传递因子(RTF)。RTF 决定性菌毛的形成,通过接合而传递。如果只有耐药 r 决定子而无 RTF 则不能通过接合传递。非接合性质粒必须经传递性质粒带动、噬菌体转导或以转化方式转入受体菌。

R 质粒决定耐药的机制是:①使细菌产生灭活抗生素的酶类,如 β-内酰胺酶能水解青霉素、头孢霉素等的 β-内酰胺环而使其失去作用。又如通过耐药菌株产生磷酸转移酶,该酶以 ATP 为辅基,使链霉素、卡那霉素及新霉素等氨基糖苷类抗生素失活。②R 质粒控制细菌改变药物作用的靶部位。如链霉素和红霉素的结合靶位分别是细菌核糖体上的 30S 或 50S 亚基,R 质粒可编码产生甲基化酶,使药物作用靶位上的氮原子甲基化,因而药物不能与核糖体结合,也就不能抑制菌体蛋白的合成。③R 质粒可控制细菌细胞对药物的通透性。如 R 质粒能编码产生新的蛋白质,阻塞了细胞壁上的通水孔,使抗生素(四环素、异烟肼等)不能进入细菌体内。

(三)转导

以温和噬菌体为媒介,把供体菌的基因转移到受体菌内,导致后者基因改变的过程称为转导。转导分为普遍性转导和局限性转导。当溶原状态的前噬菌体转入溶菌周期时,将细菌的 DNA 误作为噬菌体本身的 DNA 包入头部蛋白衣壳内,当裂解细菌后,释放出来的噬菌体通过感染易感细菌将供体菌的 DNA 携带进入受体菌内并进行重组,这一过程称为普遍性转导。质粒也有可能被包入衣壳进行转导。局限性转导指仅仅特殊局限的一部分细菌DNA能被转导。当温和噬菌体进入溶原期时,温和噬菌体以前噬菌体形式整合于细菌染色体的一个部位,当其受激活或自发进入裂解期时,如果该噬菌体 DNA 在脱离细菌染色体时发生偏离,则仅仅与前噬菌体邻近的细菌染色体 DNA 有可能被包装入噬菌体蛋白质衣壳内。因此,局限性转导噬菌体所携带的细菌基因只限于插入部位附近的基因。

(四)溶原性转换

当噬菌体感染细菌时,噬菌体作为供体,其基因整合在细菌染色体上,能决定细菌的某些特性。由噬菌体基因决定细菌的某些生物学特性称为溶原性转换。

(五)原生质体融合

原生质体融合指经过处理之后失去细胞壁的原生质体进行彼此融合的过程。聚乙二醇可促进两种原生质体间的融合,两个细胞间形成的胞质桥,允许融合细胞的胞质混合及遗传物质的交换。融合可发生于不相关的两细胞间,甚至不同种类细胞间,这种基因转移的机制称为基因转输。

原生质体融合后,两个完整的染色体合在一起形成二倍体。融合的二倍体细胞寿命很短,但此期间可获得具有亲代细胞许多特异性的重组体。原生质体融合是一种人工基因转移系统,本质上它与基因转移无关或关系很小,然而现已证明原生质体融合是一种有价值的实验工具。

第四节 细菌变异的实际应用

细菌变异的理论知识与技术在医学微生物学、临床医学及预防医学等方面已被广泛应用。近几十年来,由分子遗传学发展起来的遗传工程更为人类控制遗传特征,改造现有生物品系,生产新的生物制品开辟了道路。

一、在诊断中的应用

在诊断工作中,常遇到一些变异菌株,其形态、毒力、生化反应或抗原性都不典型,这给细菌鉴定带来困难,如在有些使用抗生素的患者体内可分离到 L 型细菌。因此,必须了解 L 型细菌培养的特点以及如何使其返祖而恢复其典型形态与菌落,从而做出正确的诊断。

二、在预防中的应用

减毒活疫苗有较好的预防效果。减毒活菌苗可从自然界分离获得,也可用人工方法选择改变毒力的变异株。目前应用的减毒活菌苗(如卡介苗)是十分成功的例子,此外通过细菌变异还获得了预防鼠疫和布氏菌的活菌苗。

三、在治疗中的应用

抗生素生产中常用紫外线照射产生抗生素的菌株以促突变,从而获得产生抗生素量高的菌种。耐药性菌株的出现是临床上存在的大问题。通过了解产生耐药性的原理,可采取有针对性的措施。临床上强调对细菌做抗生素敏感试验,从而选用敏感药物有效地治疗,可避免在使用抗生素中促进耐药性突变株的产生。

四、检查致癌物质的作用

正常细胞发生遗传信息的改变可致肿瘤。因此,导致突变的条件因素均被认为是可疑的致癌因素。目前已被采用的 Ames 试验(图 14-3)是以细菌为诱变对象,以待测的化学因子为诱变剂,将待测的化学物质作用于鼠伤寒沙门杆菌的组氨酸营养缺陷型细菌后,将此菌接种于无组氨酸的培养基中。如果该化学物质有促变作用,则有少数细菌可回复突变而获得在无组氨酸培养基上生长的能力。这种以该菌株的回复突变作为检测致癌因子指标的方法比较简便,可供参考。

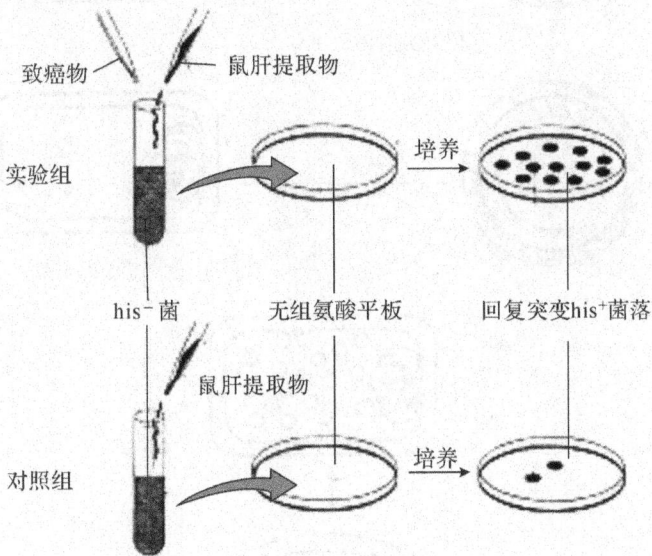

图 14-3　Ames 试验

五、在遗传工程方面的作用

遗传工程是人工对所需的目的基因进行分离剪裁,将目的基因与载体结合后导入宿主细胞或细菌进行扩增获得大量的目的基因,重组基因中的目的基因可被转入宿主细菌进行基因产物的表达,从而获得用一般方法难以获得的产品,如胰岛素、生长激素、干扰素等。遗传工程技术还可应用于生产具有抗原性的无毒性疫苗,这是预防传染病的一种新途径,如图 14-4 所示。

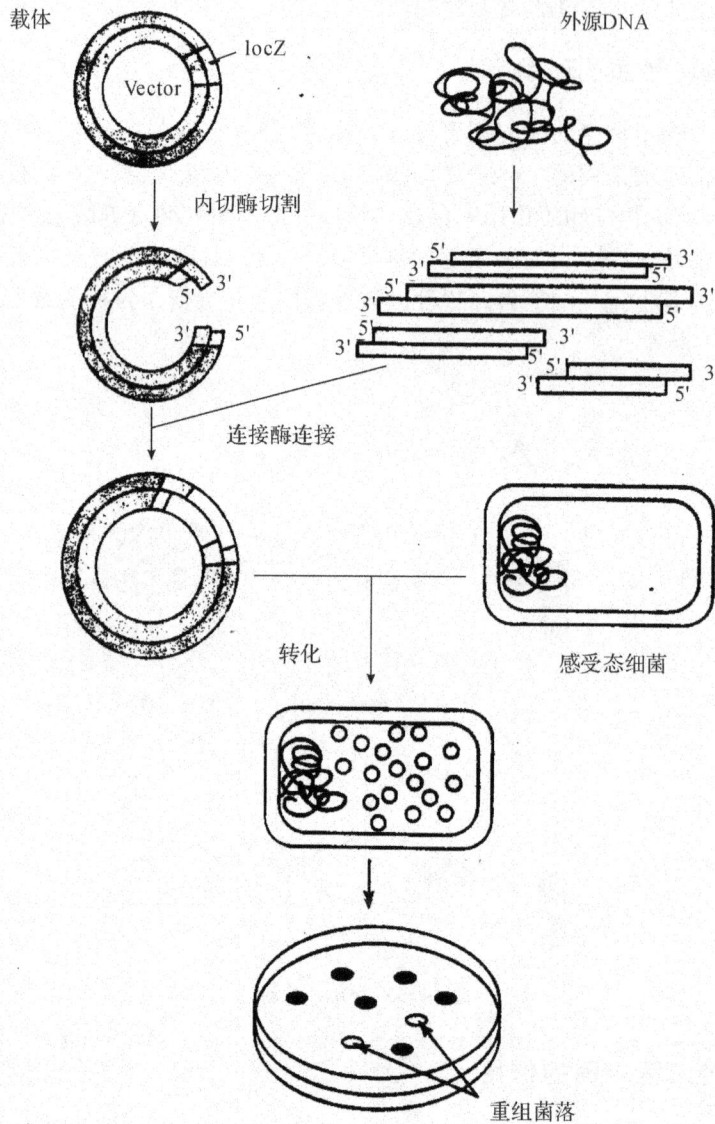

图 14 - 4　重组菌落

小　结

1.细菌的变异现象主要有形态结构的变异、毒力变异、菌落变异、耐药性变异。细菌的基因组是指细菌染色体和染色体以外遗传物质所携带基因的总称。

2.细菌的染色体由互补的双股核酸链组成,不含有组蛋白,基因是连续的,无内含子。质粒是细菌染色体外的遗传物质,常见的有 F 质粒和 R 质粒。质粒 DNA 的特征是:能在细菌胞浆内进行自我复制,可不依赖于染色体;质粒可赋予细菌某些性状;质粒并非细菌生存所必不可少的遗传物质,可以自行丢失与消除;质粒可通过接合、转化、转导等方式在细菌间转移;质粒有相容性与不相容性。

3.噬菌体是感染细菌、真菌、放线菌和螺旋体等微生物的病毒,有宿主细胞的特异性,分为毒性噬菌体和温和噬菌体。

4.转座因子是一类在细菌染色体、质粒或噬菌体之间自行移动的遗传成分,是基因组中一段特异的具有转位特性的独立的 DNA 序列,主要有插入序列、转座子和转座噬菌体或前噬菌体。

5.细菌变异的机制主要有基因突变、基因的转移与重组。转化:受体菌直接摄取供体菌游离的 DNA 片段,通过与染色体重组,获得了供体菌的部分遗传特性。接合:两个细菌通过性菌毛相互连接沟通进行基因转移的过程。转导:以温和噬菌体为媒介,把供体菌的基因转移到受体菌内,导致后者基因改变的过程。转导分为普遍性转导和局限性转导。

思考与练习

一、单项选择题(以下每道题有 A、B、C、D、E 五个备选答案,请从中选一个最佳答案)

1.细菌的变异现象是 （　　）

  A.形态结构的变异　　　　B.毒力的变异　　　　C.耐药性的变异

  D.菌落的变异　　　　　　E.以上均是

2.不是细菌遗传变异物质基础的是 （　　）

  A.噬菌体　　　　　　　　B.染色体　　　　　　C.质粒

  D.芽胞　　　　　　　　　E.转座子

3.耐药性质粒是指 （　　）

  A.F 质粒　　　　　　　　B.R 质粒　　　　　　C.P 因子

  D.Vi 质粒　　　　　　　 E.Col 因子

4.噬菌体是感染什么的病毒 （　　）

  A.人　　　　　　　　　　B.动物　　　　　　　C.植物

  D.细菌　　　　　　　　　E.寄生虫

5.直接摄取供体菌游离的 DNA 片段,获得部分遗传特性称为 （　　）

  A.转导　　　　　　　　　B.接合　　　　　　　C.转化

  D.突变　　　　　　　　　E.融合

二、名词解释

1.转导

2.噬菌体

3.接合

4.点突变

三、问答题

1. 简述细菌耐药性的严重性。
2. 简述细菌出现耐药性的原因。
3. 讨论人们对细菌耐药性的对策。

（崔道林）

参考答案

第十五章　细菌的致病性与感染

【知识要点】
1. 感染的概念。
2. 细菌的致病因素。
3. 感染的来源和感染的类型。
4. 细菌的内毒素与外毒素的区别。

教学 PPT

第一节　细菌的致病性

细菌的致病性是指细菌能引起机体疾病的性能。具有致病性的细菌称为病原菌或致病菌。细菌的致病性是对特定宿主而言,有的细菌只对人有致病性,有的细菌只对动物有致病性,有的细菌对人和动物都有致病性。不同的病原菌对机体可引起不同的病理过程和不同的疾病,如结核分枝杆菌引起结核病,痢疾志贺菌引起细菌性痢疾。病原菌侵入机体引起疾病的强弱与细菌的毒力、侵入数量、侵入途径以及机体的免疫力等密切相关。

一、细菌的毒力

细菌的毒力是指细菌致病力的强弱程度。毒力常用半数致死量或半数感染量表示,即在规定时间内,通过指定的感染途径,能使一定体重或年龄的某种动物半数死亡或感染需要的最小细菌数或毒素量。但由于实验对象是实验动物,且接种途径常为非自然感染途径,故这类指标只能作为判断细菌毒力的参考。决定细菌毒力大小的主要是侵袭力和毒素。

(一)侵袭力

侵袭力是指病原菌突破机体防御功能,在机体内定居、繁殖和扩散的能力。侵袭力与细菌菌体表面结构和侵袭性酶类相关。

1. 菌体表面结构　主要包括荚膜、微荚膜、菌毛等特殊结构及细胞壁表面一些具有黏附作用的黏附因子(或黏附素)。

(1)黏附素:黏附素是细菌表面与黏附相关的蛋白质。革兰阴性菌的黏附素通常为普通菌毛,如痢疾志贺菌、霍乱弧菌的菌毛;革兰阳性菌黏附素通常为细胞壁的成分。黏附是感染的第一步,细菌通过黏附素牢固黏附于宿主体内或体表,在局部生长繁殖,产生毒素或继续侵入组织细胞引起疾病,例如淋病奈瑟菌黏附于泌尿生殖道,痢疾志贺菌黏附于结肠黏膜。

(2)荚膜:细菌的荚膜本身没有毒性,但具有抗吞噬和抵抗体液中杀菌物质的作用,使病原菌在宿主体内不易被清除,进而迅速繁殖和扩散。有的细菌有微荚膜或类似荚膜物质,如金黄色葡萄球菌的 A 蛋白、A 群链球菌的 M 蛋白等,其功能和荚膜相似。

2.侵袭性酶类　细菌由侵入部位向组织扩散时产生的一些对宿主细胞有损伤作用的侵袭性物质。在感染过程中起到抗吞噬或协助病原菌扩散等作用。

(1)血浆凝固酶:致病性葡萄球菌产生的血浆凝固酶,能使血浆中可溶性纤维蛋白原变为不溶的纤维蛋白,沉积在菌体表面及病灶周围,保护病原菌不被吞噬细胞和体液中的抗菌物质消灭,有利于细菌在局部繁殖。同时这也是造成金黄色葡萄球菌感染的伤口边界清晰、脓汁黏稠的原因之一。

(2)透明质酸酶:A 群溶血性链球菌产生的透明质酸酶(又称扩散因子),它能溶解结缔组织中的透明质酸,导致组织疏松,通透性增加,有利于细菌及其毒性产物在组织中扩散,造成全身性感染。

(3)链激酶:又称溶纤维蛋白酶,大多数链球菌能产生此酶。它能激活溶纤维蛋白酶原成为溶纤维蛋白,使已凝固的纤维蛋白凝块溶解,有利于细菌在体内扩散。同时这也是造成链球菌感染的伤口边界不清、脓汁稀薄的原因之一。

(4)链道酶:能降解脓液中具有高度黏稠性的 DNA,使脓液变得稀薄,促进细菌扩散。

此外,肠侵袭性大肠埃希菌产生侵袭素,使细菌侵入上皮细胞;福氏志贺菌产生侵袭性蛋白,使细菌向临近细胞扩散。

(二)毒素

毒素是细菌在生长繁殖过程中产生和释放的对人体有毒性作用的成分,可直接或间接损伤宿主细胞、组织和器官,或干扰机体生理功能。按其来源、性质和作用不同可分为外毒素和内毒素两大类。

1.外毒素　外毒素是某些细菌在代谢过程中产生并分泌到菌体外的毒性蛋白质。外毒素主要由革兰阳性菌和部分革兰阴性菌产生。例如,革兰阳性菌中的破伤风梭菌、肉毒梭菌、产气荚膜梭菌、白喉棒状杆菌、金黄色葡萄球菌、A 群链球菌等;以及革兰阴性菌中的产毒性大肠埃希菌、痢疾志贺菌、霍乱弧菌、鼠疫耶尔森菌、铜绿假单胞菌等。外毒素的特性有:①大多数外毒素的化学成分为蛋白质。②毒性作用强,如肉毒梭菌产生的肉毒毒素是目前已知毒素中最强的一种,它的毒力比氰化钾毒力强一万倍,1mg 纯化的肉毒毒素即可杀死 2 亿只小鼠,对人的致死量为 $0.1\mu g$。③外毒素对组织细胞具有高度选择性,并能引起特殊的临床表现。如破伤风外毒素能与中枢神经系统抑制性突触前膜结合,阻断抑制神经递质释放,引起骨骼肌强直性痉挛;肉毒毒素作用于胆碱能神经末梢,阻断乙酰胆碱释放,使眼和咽肌麻痹,引起眼睑下垂、复视、斜视、吞咽困难等。④外毒素免疫原性强,可刺激机体产生抗体,其抗体称为抗毒素,抗毒素可中和外毒素的毒性。外毒素经 $0.3\%\sim0.4\%$ 甲醛作用后可以脱去有毒性的 A 亚单位,保留有免疫原性的 B 亚单位,从而制成类毒素。类毒素注入机体后,可刺激机体产生具有中和外毒素作用的抗毒素抗体。类毒素主要用于人工自动免疫预防相应疾病,抗毒素常用于治疗和紧急预防。⑤对理化因素不稳定,外毒素一般不耐热,易被酸和热等理化因素破坏,如破伤风外毒素 $60℃$ 加热 20min 即可被破坏,但葡萄球菌肠毒素是个例外,它能耐受 $100℃$ 30min 不被破坏。

外毒素种类多,一种细菌可产生多种外毒素。根据外毒素对宿主细胞的亲和性及作用机制不同,可分为神经毒素、细胞毒素和肠毒素三大类,其作用机制见表 15-1。

表 15-1 外毒素的种类及作用特点

类型	外毒素	产生的细菌	作用机制	主要症状和体征	所致疾病
神经毒素	痉挛毒素	破伤风梭菌	阻断神经元之间抑制性神经递质冲动的传递	骨骼肌强直性痉挛	破伤风
	肉毒毒素	肉毒梭菌	抑制胆碱能运动神经释放乙酰胆碱	肌肉松弛性麻痹	肉毒中毒
细胞毒素	白喉毒素	白喉棒状杆菌	抑制细胞蛋白质的合成	心肌损伤、外周神经麻痹	白喉
	表皮剥脱毒素	金黄色葡萄球菌	使表皮与真皮脱离	红斑、大疱、表皮脱落	烫伤样皮肤综合征
	致热外毒素	A 群链球菌	破坏毛细血管内皮细胞	皮疹	猩红热
肠毒素	肠毒素	霍乱弧菌	激活肠黏膜腺苷环化酶,增高细胞内 cAMP 水平	小肠上皮细胞内水、电解质丢失,呕吐、腹泻	霍乱
		产肠毒素大肠埃希菌	不耐热肠毒素同霍乱肠毒素;耐热肠毒素使细胞内 cGMP 增高	呕吐、腹泻	腹泻
		金黄色葡萄球菌	刺激呕吐中枢和肠壁	呕吐、腹泻	食物中毒

2.内毒素　内毒素是革兰阴性菌细胞壁的脂多糖(LPS)成分,只有当细菌死亡裂解或用人工方法破坏菌体后才能释放出来。内毒素的特性有:

(1)内毒素的化学成分为脂多糖(LPS),由特异性多糖、非特异性核心多糖、脂质 A(类脂 A)三部分组成。

(2)内毒素对理化因素稳定,需 160℃ 加热 2~4h,或用强碱、强酸、强氧化剂煮沸 30min 才能被破坏。

(3)内毒素免疫原性较弱,能刺激机体产生少量抗体,但此抗体无保护作用。内毒素不能用甲醛脱毒制成类毒素。

(4)内毒素毒性作用较外毒素弱,且对机体组织器官无选择性毒害作用,不同革兰阴性菌产生的内毒素的致病作用基本相似。致病作用主要有下列表现:①发热反应:极微量(1~5ng/kg)的内毒素就可引起机体的发热反应,其机制是内毒素的脂多糖(LPS)能激活单核—巨噬细胞,使其释放白细胞介素 1(IL-1)、肿瘤坏死因子(TNF)等细胞因子,这些因子作为内源性致热原作用于宿主下丘脑体温调节中枢而引起发热反应;②白细胞反应:当大量内毒素进入血液循环后,白细胞先急剧减少,1~2h 后又显著增多。白细胞减少是由于内毒素能使白细胞大量黏附于毛细血管壁,白细胞增多则是内毒素刺激骨髓释放大量中性粒细胞所致;③内毒素血症与休克:当血液中的细菌或病灶内细菌释放大量内毒素入血时,可导致内毒素血症。内毒素作用于巨噬细胞、中性粒细胞、内皮细胞、血小板、补体系统、凝血系统等,形成和释放各种生物活性介质,使小血管功能紊乱而出现微循环衰竭和低血压,组织器官有效循环血量减少,毛细血管灌注不足、缺氧、酸中毒等,严重者可致休克;④弥漫性血管内凝血(DIC):内毒素可激活凝血系统,使血液凝固,形成 DIC。广泛性血管内凝血致使血小板和凝血因子大量消耗,产生出血倾向,引起皮肤、黏膜出血和渗血或内脏广泛出血,严重者可致死亡。外毒素与内毒素的主要区别见表 15-2。

表 15-2　外毒素与内毒素的主要区别

区别要点	外毒素	内毒素
来源及释放方式	革兰阳性菌及部分革兰阴性菌分泌或溶解后释放	革兰阴性菌细胞壁成分,菌体崩解后释放
化学成分	蛋白质	脂多糖
稳定性	不稳定,不耐热,60~80℃ 30min 破坏	稳定,耐热,160℃ 2~4h 才被破坏
免疫原性	强,可刺激机体产生抗毒素。经甲醛脱毒成为类毒素,可用于人工自动免疫	较弱,刺激机体产生抗体作用弱。不能经甲醛处理成为类毒素
毒性作用	强,对组织细胞有选择性毒害作用,引起特殊临床症状	较弱,不同细菌产生的内毒素毒性作用大致相同,可引起发热、白细胞反应、内毒素血症、休克、DIC

二、细菌的侵入数量

病原菌侵入机体后是否引起疾病,除了病原菌必须具有一定的毒力外,还与侵入机体的细菌数量有关。一般来说,病原菌的致病数量与毒力成反比,毒力越强,致病所需菌量越少;反之则需菌量越多。如毒力强的鼠疫耶尔森菌,只需几个细菌侵入机体就可引起鼠疫,而毒力较弱的肠炎沙门菌则需要数亿个细菌侵入才引起食物中毒。

三、侵入途径

病原菌除具有一定的毒力和足够数量外,还必须通过合适的侵入门户侵入机体才能致病。如志贺菌必须经口侵入肠道才能引起痢疾;破伤风杆菌及其芽胞经伤口必须侵入窄而深的伤口才能引起破伤风;有的细菌可通过多种途径侵入机体,如结核分枝杆菌可通过呼吸道、消化道、皮肤创伤等多途径侵入机体引起感染。

第二节　感染的来源与类型

细菌的感染是指病原菌侵入宿主机体后与机体防御功能相互作用引起不同程度损害的病理过程。

一、感染的来源

根据病原体来源的不同,感染分为以下两种。

(一)外源性感染

外源性感染是指病原菌来源于宿主体外的感染。病原菌的来源主要有:

1.患者　是主要的传染源,病原菌可通过多种方式在人群之间传播,从疾病的潜伏期、发病到病后的恢复期都可具有传染性。对患者及早做出诊断、隔离和治疗是控制传染病的根本措施。

2.带菌者　指恢复期传染病患者以及携带某种病原菌但未出现临床症状的健康人,即健康带菌者和恢复期带菌者。带菌者不出现临床症状,不易被他人和自己察觉,但不断向体外排出病原菌,因此,在疾病的传播上,其危害性高于患者。

3.患病及带菌动物　有些细菌如鼠疫耶尔森菌、炭疽芽胞杆菌、布鲁菌等属于人畜共患病的病原菌,故患病或带菌动物排出的病原菌也可传染给人。

(二)内源性感染

内源性感染主要指来自宿主体内的正常菌群以及某些曾感染过而潜伏下来的微生物(如结核分枝杆菌的感染)。引起内源性感染的细菌多为条件致病菌。当机体长期大量使用广谱抗生素以及各种原因使机体免疫力下降时,常发生内源性感染,如葡萄球菌引起的假膜性肠炎。目前,内源性感染有逐渐增多的趋势。

二、感染方式与途径

(一)传播方式

传播方式主要指病原生物感染宿主的中间过程与方式,又称感染方式,包括水平传播和垂直传播。

1.水平传播　指病原生物在人群中不同个体之间的传播,例如细菌性痢疾、结核、流行性感冒等;某些以动物为宿主的病原生物可通过不同媒介传播给人,引起人畜共患病或动物源性疾病。

2.垂直传播　指病原微生物由亲代传给子代的传播方式,主要发生在胎儿期、分娩期和哺乳期。通常存在于母体的病原生物可经胎盘、产道或母乳,由亲代传播给子代,此种方式引起的感染称为垂直感染。垂直传播常见的病原微生物有淋病奈瑟菌、梅毒螺旋体、人类免疫缺陷病毒(HIV)、乙肝病毒等。垂直感染常导致死胎、流产、早产或先天畸形,子代也可没有任何症状而成为病毒携带者。

(二)感染途径

1.呼吸道感染　许多病原菌通过呼吸道感染,患者或带菌者通过咳嗽、喷嚏等将含有病原菌的呼吸道分泌物随飞沫排至空气中,健康人通过吸入被病原体污染的空气而引起感染。经呼吸道感染的细菌有结核分枝杆菌、白喉棒状杆菌等。

2.消化道感染　某些病原菌从消化道侵入机体,又从消化道排出,污染食品、饮水,再通过污染的食品、饮水侵入其他宿主。消化道感染又称粪—口途径。苍蝇等节肢动物是消化道传染病的重要传播媒介。经消化道感染的细菌有伤寒杆菌、痢疾杆菌和霍乱弧菌等。

3.皮肤黏膜创伤感染　病原菌通过皮肤、黏膜创伤或动物咬伤侵入引起的感染。如金黄色葡萄球菌、链球菌引起的化脓性感染;破伤风芽胞梭菌进入深部伤口,大量繁殖引起感染。

4.接触感染　通过食入与患者或带菌者直接接触或间接接触被病原菌污染的物品而引起的感染。通过接触感染的病原菌有淋病奈瑟菌、梅毒螺旋体等。

5.节肢动物媒介感染　病原菌以节肢动物为媒介,当带有病原菌的节肢动物叮咬人时可引起感染。如鼠蚤叮咬可传播鼠疫、斑疹伤寒等疾病。

6.多途径感染　有些细菌可经多种途径进入机体引起感染。如结核分枝杆菌、炭疽芽胞杆菌等细菌,既可发生呼吸道感染,也可发生消化道及皮肤的感染。

三、感染的类型

感染的发生、发展和结局是机体免疫力与病原菌在一定条件下相互作用的复杂过程。双方力量对比与作用的结果,决定了感染在临床上可以出现不同类型。

(一)隐性感染

当侵入机体的病原菌毒力弱,数量较少,同时机体的免疫防御功能正常或相对较强时,感染对机体造成的损伤较轻,不出现或出现不明显的临床症状,称为隐性感染或亚临床感染。隐性感染后,机体一般可获得一定的特异性免疫力,对防御同种病原菌的再次感染有一定作用。

(二)显性感染

当侵入机体的病原菌毒力较强,数量多且宿主机体免疫功能相对较弱时,感染造成的病理损伤使宿主出现临床症状或体征,称为显性感染。

1.根据病情发展的快慢、缓急分类

(1)急性感染:表现为突然发病,症状明显而急,病程较短,一般持续数日或数周,痊愈后病原菌从体内消失。急性感染的病原菌有霍乱弧菌、脑膜炎奈瑟菌等。

(2)慢性感染:起病缓慢,病程长,可达数月至数年。引起慢性感染的病原菌多为胞内寄生菌,如结核分枝杆菌、麻风分枝杆菌等。

2.根据感染发生的部位及扩散程度分类

(1)局部感染:病原菌侵入机体后,局限在某一部位生长繁殖,引起局部病变。如金黄色葡萄球菌感染引起的疖、痈等。

(2)全身感染:感染发生后,病原菌、毒性代谢产物向全身扩散引起全身症状。临床常见的全身感染有以下几种表现:①毒血症:产生外毒素的病原菌在局部组织中繁殖,病原菌不侵入血流,但其产生的外毒素进入血流引起特殊的中毒症状,称为毒血症,如破伤风、白喉等。②菌血症:病原菌在局部生长繁殖,一时或间断地侵入血流,但不在血液中繁殖或极少量繁殖,且无明显中毒症状,称为菌血症,如伤寒早期的菌血症。③败血症:病原菌侵入血流,并在其中大量生长繁殖,产生毒性代谢产物(包括内、外毒素),造成机体严重损伤,引起全身严重的中毒症状,症状主要有高热、皮肤和黏膜淤血、肝脾肿大甚至肾功能衰竭等。④脓毒血症:化脓性细菌侵入血流后,在血液中大量繁殖,通过血流扩散到机体其他组织器官,产生新的化脓性病灶。如金黄色葡萄球菌脓毒血症,常引起多发性肝脓肿、肺脓肿、皮下脓肿等。⑤内毒素血症:革兰阴性菌侵入血流,在其中大量繁殖,崩解后释放出大量内毒素,或病灶中的细菌死亡后释放的内毒素侵入血液引起的症状。其症状可轻可重,轻则仅发热或轻微不适,重则出现严重症状,如 DIC、休克甚至死亡。

临 床 案 例

患者,男,42 岁,10 天前感到后颈部热、痛,检查发现局部红肿,诊断为疖。现局部红肿发展到手掌大,体温 38℃,采用局部手术切开引流。当晚出现寒战、高热、头痛,次日发现患者轻度黄疸,肝脾大,体温 39.5℃,白细胞计数 $21×10^9/L$。

问题:试分析该患者出现了哪种全身感染?

(三)潜伏感染

当机体与病原菌在相互作用过程中暂时处于平衡状态时,病原菌潜伏在病灶内或某些特殊组织中,一般不出现在血液、分泌物或排泄物中。当机体免疫力下降时,潜伏的病原菌大量繁殖而引发疾病,如继发性肺结核等。

(四)带菌状态

机体在显性感染或隐性感染后,病原菌并未立即消失,而在宿主体内存留一定时间,与机体的免疫力处于相对平衡状态,并可经常或间歇性向体外排出,称为带菌状态。处于带菌状态的人称为带菌者。带菌者有健康带菌者和恢复期带菌者两种。如伤寒、白喉等病后可出现带菌状态。由于带菌者可经常或间歇性向体外排出病原菌,但没有临床症状,不容易引起注意,成为重要的传染源之一。

知 识 拓 展

危险的带菌者——伤寒玛丽

玛丽原本是纽约的一名厨师,曾被许多家庭雇佣。1906 年夏天,她被纽约的银行家华伦雇佣,8 月底,华伦的 6 个家人相继感染了伤寒。在那个没有特效抗生素的年代,伤寒是一种非常可怕的传染病。为此,银行家非常焦虑,他找到了有处理伤寒疫情经验的专家,通过广泛调查,怀疑玛丽可能是传染源,经检查发现她的粪便中含有大量的伤寒沙门菌。为了防止再成为传染源,玛丽被送到纽约附近一个小岛上的传染病房。3 年后,因公众的同情,当地卫生部门解除了对她的隔离。然而她更名后继续做厨师,引发多次伤寒暴发。根据纽约流行病学的调查结果,证实玛丽为传染源,于是她被终生隔离在小岛上。她是美国第一位被发现的伤寒健康带菌者,她一生引发 10 次伤寒暴发、47 人感染、3 人死亡。1938 年,69 岁的她死于脑卒中,尸检后发现她的胆囊中有大量活的伤寒沙门菌。

第三节　医院感染

随着医院规模的逐步扩大,就医人员的迅猛增加,医院成了以患者为中心的人群密集地,医院亦成了病原生物传播的重要场所。近年来,医院内发生的感染日益增多。目前,医院感染发生率高达 5%～20%,已成为当今世界所有医院面临的突出公共卫生问题,应当高度重视。

一、医院感染的概念

医院感染又称医院内感染、医院获得性感染,是指医院内的各类人群,包括住院患者、门诊患者、探视者、陪护人员及医院工作人员等,在医院内接受诊断、治疗、护理时获得的感染。医院感染的对象广义地讲,指在医院中活动的所有人群,包括住院患者、探视者、陪护人员以及医院工作人员等,但主要是住院患者。医院感染发生地点必须是医院内,包括住院期间发生并发病的感染和在医院内获得但在出院后不久发病的感染,但不包括入院前已经发生或者处于潜伏期的感染。

二、医院感染的来源与途径

根据感染来源的不同,可将医院感染分为外源性感染和内源性感染两大类。

(一)外源性感染

1. 交叉感染　患者之间、患者与医护人员通过咳嗽、交谈、经手等方式密切接触而直接感染或者通过生活用品等物质接触间接感染。

2. 医源性感染　在治疗、诊断和护理过程中,使用了消毒不严的器械或医护用品被污染而引起的感染。

外源性感染的病原菌主要来自其他患者或携带者,其次来自周围环境。

(二)内源性感染

患者在医院内由于某些原因使自身的正常菌群转变成为机会致病菌,大量繁殖而导致感染。如寄居在肠道或咽喉部的机会致病菌侵入肺部引起的医院获得性肺炎;寄居在尿道口处的细菌经导尿管上行后引起的尿路感染。

三、医院感染的常见病原菌

(一)医院感染中常见的病原生物

医院感染中常见的病原生物包括细菌、病毒、真菌、支原体、衣原体及寄生虫等,其中以各种细菌最为常见,占 95%以上(表 15-3)。

表 15-3　医院感染中常见的病原生物

感染部位	常见病原生物
泌尿道感染	大肠埃希菌、变形杆菌、表皮葡萄球菌、肠球菌、铜绿假单胞菌、白假丝酵母菌等
呼吸道感染	流感嗜血杆菌、肺炎链球菌、分枝杆菌、嗜肺军团菌、呼吸道病毒等
胃肠道感染	志贺菌、沙门菌、致病性大肠埃希菌、病毒等
手术伤口感染	金黄色葡萄球菌、凝固酶阴性葡萄球菌、大肠埃希菌、铜绿假单胞菌、厌氧菌、变形杆菌等

(二)医院感染的病原菌特点

1. **以条件致病菌为主** 引起医院感染的细菌大多为条件致病菌,如表皮葡萄球菌和不动杆菌,可黏附于动脉、静脉导管表面,一旦导管被污染,抵抗力低下的患者则会引起菌血症;大肠埃希菌可通过导尿管上行黏附于泌尿道的上皮细胞上,从而成为泌尿道感染的主要病原菌。

2. **多为多重耐药菌** 医院感染中的细菌,尤其是革兰阴性菌,有许多是多重耐药菌,因而可使引起医院感染的病原体在感染过程中进一步增强毒力,从而使患者对这些耐药的病原体更易感。

3. **主要侵犯免疫力低下的患者** 包括由于某种原发性疾病导致的机体免疫功能低下者,接受放疗、化疗、激素及免疫抑制剂治疗的患者以及实施外科手术、内镜检查、器官移植、血液透析的患者等,这些人均有不同程度的免疫力低下,处于感染的高敏状态,所以极易成为各种病原菌感染目标。

四、医院感染的预防与控制

(一)建立管理制度

健全和完善预防医院感染的管理制度,进行广泛宣传,提高患者和医护人员对医院感染的认识。

(二)严格消毒与灭菌

医院感染的病原菌主要来源于:①各种医疗器械及医用材料(镊子、剪刀、缝线、敷料等);②被污染的血液制品;③被污染的食品及药品等;④患者自身正常菌群;⑤医护人员正常菌群及其携带的病原菌。所以,严格消毒与灭菌,是控制医院感染的一项重要措施。通过使用无菌器械、物品及药品以及对患者有关部位的严格消毒,医护人员手的消毒,医院各种设施及空气的严格消毒等都能在一定程度上降低医院感染的发生率。

(三)规范治疗手段

1. 合理使用抗生素,及时控制原有感染并避免二重感染。

2. 慎用糖皮质激素、免疫抑制剂等药品,尽量保障患者免疫力正常。

3. 严格血液制品检测制度,避免血源性传播。

4. 严格执行无菌操作。

总之,为控制和降低医院感染的发病率,各级卫生行政部门和医务人员必须高度重视医院感染,完善管理制度、加强宣传教育、规范诊疗手段,最终达到控制传染源、切断传播途径、降低医院感染的发生。

小 结

1. 细菌的致病性是指细菌能引起疾病的性能。细菌的致病因素包括细菌的毒力、侵入数量、侵入途径。决定细菌毒力大小的主要是侵袭力和毒素。侵袭力包括菌体表面结构和侵袭性酶类。毒素可分为外毒素和内毒素,外毒素主要由革兰阳性菌产生,化学本质是蛋白质,不耐热,可经甲醛脱毒成为类毒素,毒性强,对组织细胞有选择性毒害作用,引起特殊临床症状。内毒素主要为革兰阴性菌细胞壁的脂多糖成分,细菌死亡崩解后释放,耐热,毒性较弱,不同内毒素的毒性作用大致相同,可引起发热、白细胞反应、内毒素血症、休克、DIC等。病原菌入侵机体能否引起疾病,除了是否具有一定的毒力外,还需要足够的数量和适当的侵入途径。

2.细菌的感染是指病原菌侵入宿主机体后与机体防御功能相互作用引起不同程度损害的病理过程。根据感染来源的不同分为外源性感染和内源性感染。外源性感染的病原菌主要来自患者、带菌者和患病及带菌动物。内源性感染的病原菌多数是人体正常菌群,这些菌群在一定条件下转变成条件致病菌。病原菌侵入机体,机体随之与其相互作用,根据双方力量对比,感染可出现隐性感染、显性感染、潜伏感染和带菌状态。显性感染按起病缓急分为急性感染和慢性感染;按感染部位不同分为局部感染和全身感染,全身感染又包括菌血症、毒血症、败血症、内毒素血症和脓毒血症。

3.医院感染又称医院内感染、医院获得性感染,是指医院内的各类人群,包括住院患者、门诊患者、探视者、陪护人员及医院工作人员等,在医院内接受诊断、治疗、护理时获得的感染。医院感染发生地点必须是医院内,包括住院期间发生并发病的感染和在医院内获得但在出院后不久发病的感染。近年来,医院内发生的感染日益增多。目前,医院感染发生率高达5%～20%,已成为当今世界所有医院面临的突出公共卫生问题,应当高度重视。

思考与练习

一、单项选择题(以下每道题有 A、B、C、D、E 五个备选答案,请从中选一个最佳答案)

1.对机体器官组织细胞毒害作用没有选择性的是　　　　　　　　　（　　　）

　　A.外毒素　　　　　　　　　B.内毒素　　　　　　　　　C.类毒素

　　D.肠毒素　　　　　　　　　E.抗毒素

2.与细菌黏附作用有关的物质是　　　　　　　　　　　　　　　　（　　　）

　　A.荚膜　　　　　　　　　　B.菌毛　　　　　　　　　　C.鞭毛

　　D.芽胞　　　　　　　　　　E.侵袭素

3.能被甲醛脱毒成类毒素的物质是　　　　　　　　　　　　　　　（　　　）

　　A.外毒素　　　　　　　　　B.内毒素　　　　　　　　　C.透明质酸酶

　　D.血浆凝固酶　　　　　　　E.溶纤维蛋白酶

4.与内毒素作用无关的是　　　　　　　　　　　　　　　　　　　（　　　）

　　A.发热反应　　　　　　　　B.白细胞反应　　　　　　　C.肌肉松弛性麻痹

　　D.DIC　　　　　　　　　　E.休克

5.带菌者是指　　　　　　　　　　　　　　　　　　　　　　　　（　　　）

　　A.体内带有正常菌群者

　　B.病原菌潜伏在体内,不向体外排菌者

　　C.体内带有条件致病菌者

　　D.感染后,临床症状明显,并可传染他人者

　　E.临床症状消失,但体内病原菌未被彻底清除,还不断向体外排菌者

6.下列哪项不是细菌的毒力物质 （　　）

    A.细菌素 　　　　　　　B.外毒素 　　　　　　　　C.荚膜

    D.菌毛 　　　　　　　　E.内毒素

7.下列关于外毒素的说法,哪项是错误的 （　　）

    A.化学成分为蛋白质

    B.经甲醛处理可脱毒成为类毒素

    C.毒性比内毒素强

    D.多由革兰阳性菌产生

    E.各种细菌的外毒素的致病作用大致相同

8.病原菌侵入血流,并在其中大量生长繁殖,产生毒素,引起全身严重的中毒症状属于

（　　）

    A.菌血症 　　　　　　　B.毒血症 　　　　　　　　C.败血症

    D.内毒素血症 　　　　　E.脓毒血症

二、名词解释

1.感染

2.菌血症

3.毒血症

4.败血症

5.脓毒血症

三、问答题

1.试述细菌外毒素与内毒素的区别。

2.试述病原菌引起全身感染的临床类型。

3.简述细菌的致病因素。

（陈　琳）

参考答案

第十六章 化脓性感染球菌

球菌种类繁多,分布广泛,大部分为非致病菌,少部分具有致病性,且因机体感染后能引起化脓性炎症,故又称为化脓性感染球菌。临床常见的化脓性感染球菌有葡萄球菌、链球菌、脑膜炎奈瑟菌、淋病奈瑟菌和肺炎链球菌等。

第一节 葡萄球菌属

葡萄球菌属是一群革兰阳性球菌,因排列成葡萄串状而得名。具有致病性的葡萄球菌主要引起化脓性炎症,是最常见的化脓性感染球菌。因正常人带菌率达 20%~50%,医务人员带菌率高达 70%,所以该菌也是医院感染的重要来源。

一、生物学性状

(一)形态与染色

菌体呈球形或椭圆形,典型者排列成葡萄串状,革兰染色阳性(图 16-1),无鞭毛、无芽胞,幼龄菌可见荚膜。

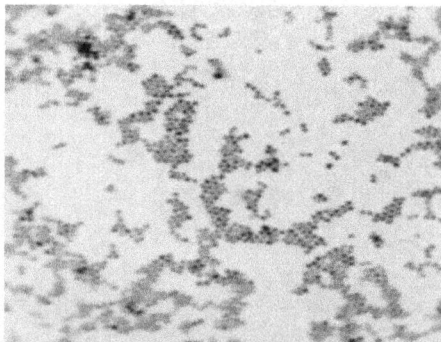

图 16-1 葡萄球菌

(二)培养特性和生化反应

营养要求不高,耐盐(10%),在普通培养基上生长良好,需氧或兼性厌氧,最适生长温度为37℃,最适 pH 值为7.4。在普通琼脂平板上可形成圆形、隆起、表面光滑、湿润、边缘整齐不透明的菌落。不同菌种可产生不同的脂溶性色素,如金黄色、白色、柠檬色。在血琼脂平板上,多数致病性菌株能形成明显的透明溶血环。

(三)抗原构造

葡萄球菌抗原构造复杂,种类繁多,其中与医学有密切关系的有以下两种:

1.葡萄球菌 A 蛋白(SPA) SPA 是存在于细胞壁表面的、能与肽聚糖共价结合的单链多肽,能与人类 IgG 的 Fc 段特异结合后发挥抗吞噬、促细胞分裂、引起超敏反应、损伤血小板等功能。临床上可用 SPA 与特异性抗体 Fc 段结合进行协同凝聚反应。

2.多糖抗原 具有群特异性,是存在于细胞壁上的半抗原,本质多为磷壁酸。

(四)分类

根据菌种产生的色素和生化反应不同可将其分为金黄色葡萄球菌、表皮葡萄球菌和腐生葡萄球菌三种。其中金黄色葡萄球菌多为致病菌,表皮葡萄球菌偶尔致病,腐生葡萄球菌一般不致病。三种葡萄球菌的主要生物学性状见表16-1。

表 16-1 三种葡萄球菌的主要生物学性状

性状	金黄色葡萄球菌	表皮葡萄球菌	腐生葡萄球菌
菌落色素	金黄色	白色	白色或柠檬色
血浆凝固酶	+	-	-
α溶血素	+	-	-
发酵甘露醇	+	-	-
耐热核酸酶	+	-	-
SPA	+	-	-
致病性	强	弱或无	无

(五)抵抗力

葡萄球菌对外界理化因素抵抗力强,在干燥的脓汁、痰液中可存活2~3个月。耐热,80℃加热30min才能被杀死。耐盐性强,对红霉素、青霉素、庆大霉素等较敏感,但易产生耐药性,耐青霉素 G 的葡萄球菌菌株高达90%以上。

二、致病性与免疫性

(一)致病物质

金黄色葡萄球菌致病性强,可产生与致病有关的多种侵袭性酶和毒素。

1.血浆凝固酶 是一种能使含有抗凝剂的人或兔血浆发生凝固的酶,是鉴别葡萄球菌有无致病性的重要指标,金黄色葡萄球菌血浆凝固酶阳性,致病性强。血浆凝固酶有以下两种:

(1)结合型:位于菌体表面,能使纤维蛋白原转变成纤维蛋白进而阻碍吞噬细胞对细菌的吞噬和杀灭作用。

(2)游离型:是一种分泌到菌体外的凝固酶,被血浆中的协同因子激活后可使纤维蛋白沉积在病灶周围,阻止杀菌物质及药物接触细菌,对细菌有保护作用。

2.葡萄球菌溶血素 是一种外毒素,分 α、β、γ、δ、ε 五种,其中对人致病的主要是 α 溶血素,它不仅对多种哺乳动物红细胞有溶血作用,还对白细胞、血小板及其他组织细胞有破坏作用。α 溶血素抗原性强,为外毒素,可经甲醛处理制成类毒素。

3.杀白细胞素 多数致病性葡萄球菌能产生杀白细胞素,能破坏人和动物的中性粒细胞和巨噬细胞,导致机体免疫功能降低。

4.肠毒素 是一种外毒素,分 A～I 9 个血清型,以 A 型最多见。肠毒素耐热,100℃加热 30min 仍保持部分活性,也能耐受胃肠液中蛋白酶的水解作用。若食用被肠毒素污染的食物,肠毒素可到达中枢神经系统后可刺激呕吐中枢,进而导致食物中毒。

5.表皮剥脱毒素 又称表皮溶解素,是某些菌株产生的外毒素,可经甲醛处理制成类毒素,能使表皮与真皮剥离引起烫伤样皮肤综合征(即剥脱性皮炎)。

6.毒性休克综合征毒素-1(TSST-1) 能引起机体发热,增加机体对内毒素的敏感性,导致毒性休克综合征(TSS)。

(二)所致疾病

1.侵袭性感染 主要引起多种组织器官的化脓性炎症。

(1)皮肤及软组织感染:如毛囊炎、疖、痈、蜂窝织炎、伤口化脓、甲沟炎等,脓汁多黏稠,病灶多局限,与周围组织界限明显。

(2)内脏器官感染:如气管炎、肺炎、中耳炎、脑膜炎、心内膜炎及心包炎等。

(3)全身感染:常因原发病灶处理不当或机体免疫力低下所致,可引起败血症或脓毒血症等。

2.毒素性疾病 葡萄球菌产生的毒素引起的疾病。

(1)食物中毒:食入含肠毒素的食物后 1～6h 出现头晕、呕吐、腹泻等胃肠炎症状,其中呕吐最为突出,多数患者 1～2 天内可自行恢复,预后良好。

(2)烫伤样皮肤综合征:致病物质为金黄色葡萄球菌产生的表皮剥脱毒素,多见于新生儿和免疫低下者,起初皮肤有红斑,逐渐形成水疱,最后表皮上层大片脱落。

(3)毒性休克综合征:多由毒性休克综合征毒素-1(TSST-1)引起,多见于女性,病死率高,临床表现为急性高热、低血压、皮疹伴脱屑,甚至休克。

(三)免疫性

人类对葡萄球菌有一定的天然免疫力,只有当皮肤黏膜受创伤后或机体免疫力降低时才引起感染。但患病后所获免疫力不强,难以防止再次感染。

三、微生物学检查

取脓液、血液、脑脊液或呕吐物等标本直接涂片镜检,可根据镜下细菌形态、排列和染色性作出初步诊断,也可将标本分离接种在血琼脂平板上培养,然后观察菌落特征或做必要的鉴定试验。近年来,还可采用 ELISA 检测纳克水平的肠毒素或用 DNA 基因探针杂交技术检测肠毒素菌种。

四、防治原则

注意个人卫生,及时消毒处理皮肤创伤。加强食品卫生管理,皮肤化脓性感染者不能从事食品加工或饮食工作。加强医院管理,防止医源性感染,避免滥用抗生素,防止耐药性的产生。对反复感染患者,可试用类毒素进行自身疫苗疗法。

第二节 链球菌属

链球菌属是另一类常见的化脓性感染球菌,广泛分布于自然界、人及动物的粪便和健康人的口腔、鼻咽部等处,大多数为正常菌群,少数为致病菌,可引起各种化脓性炎症、猩红热、丹毒、新生儿败血症、风湿热和急性肾小球肾炎等疾病。

一、生物学性状

(一)形态与染色

菌体呈球形,单个、成双或多个链状排列,链的长短不一,革兰染色阳性(图 16-2)。无芽胞,无鞭毛,幼龄菌有透明质酸荚膜,随着细菌生长荚膜会逐渐消失而出现菌毛样结构。

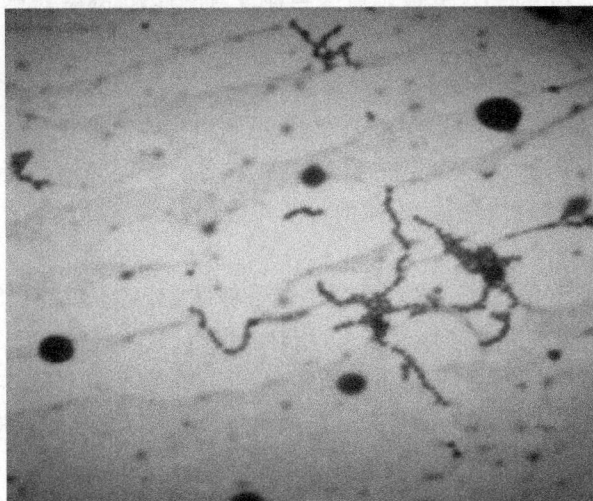

图 16-2 链球菌

(二)培养特性

营养要求较高,在含有血液、血清、葡萄糖的培养基上才能生长,兼性厌氧或需氧。在液体培养基中易形成长链,呈絮状沉淀生长;在血琼脂平板上形成灰白色、光滑、圆形、透明或半透明的细小菌落,且不同菌株溶血情况不同。

(三)分类

1.根据溶血现象分为以下三类:

(1)甲型溶血性链球菌:菌落周围有狭窄的草绿色溶血环,故又称为草绿色链球菌,多为条件致病菌。

(2)乙型溶血性链球菌:菌落周围有宽大的透明溶血环,故又称为溶血性链球菌,致病力强,常引起多种疾病。

(3)丙型链球菌:不产生溶血素,菌落周围无溶血环,故又称为非溶血性链球菌,一般不致病。

2.根据抗原构造分类　根据链球菌细胞壁中多糖抗原的不同,将链球菌分为A～V 20个群,致病菌 90%左右属 A 群。

(四)抵抗力

链球菌对外界理化因素抵抗力不强,60℃加热 30min 可被杀死,在干燥的尘埃中可生存数月,对常用消毒剂敏感,对青霉素、红霉素及磺胺药等敏感,不易产生耐药性。

二、致病性与免疫性

(一)致病物质

链球菌属中 A 群链球菌的致病力最强,能产生外毒素和酶等多种致病物质。

1.致热外毒素　又称红疹毒素或猩红热毒素,是引起猩红热的主要毒性物质,化学成分为蛋白质,可引起机体发热或皮疹。

2.链球菌溶血素　有溶解红细胞、破坏白细胞和血小板、引起心肌损伤等作用。根据其对氧的稳定性,分为链球菌溶血素 O(SLO)和链球菌溶血素 S(SLS)两种。

(1)链球菌溶血素 O(SLO):SLO 本质是一种蛋白质毒素,对氧敏感,遇氧时可被氧化失去溶血能力,若经还原又可恢复溶血能力。SLO 可与细胞膜上的胆固醇结合,进而导致细胞溶解,其中对红细胞的溶解作用最强,对白细胞、血小板及神经细胞也有一定的毒性作用,还可引起不同程度的心肌损伤。SLO 免疫原性强,可刺激机体产生抗体,在被链球菌感染 2～3 周后,85%～95%的患者血清中可检测出 SLO 的抗体。风湿热活动期患者 SLO 抗体显著增高,故临床上测定 SLO 抗体含量,可辅助诊断风湿热及其活动性或作为链球菌近期感染指标之一。

(2)链球菌溶血素 S(SLS):SLS 本质是小分子糖肽,对氧不敏感。SLS 无免疫原性,溶血能力较强,与血平板上的溶血环形成有关,还对白细胞、血小板等有破坏作用。

3.M 蛋白　是链球菌细胞壁中的蛋白质组分,具有杀菌和抗吞噬作用。M 蛋白与人心肌有共同抗原,可发生交叉反应。M 蛋白可刺激机体产生特异性抗体,并与之结合引发急性肾小球肾炎等超敏反应性疾病。

4.透明质酸酶　又称为扩散因子,能分解细胞间质的透明质酸,使组织疏松,有利于细菌扩散。

5.链道酶(SD)　又称为链球菌 DNA 酶,能分解脓汁中具有高度黏稠性的 DNA,使脓汁稀薄而有利于细菌扩散,所以链球菌引起的化脓性感染病灶与周围界限不清。

6.链激酶(SK)　又称为链球菌纤维蛋白溶酶,能使血液中的纤维蛋白酶原变为纤维蛋白酶,溶解血块或阻止血浆凝固,有助于细菌扩散。

(二)所致疾病

致病性链球菌中 90%左右属 A 群,其所致疾病可分为化脓性、中毒性和超敏反应性三类。

1.化脓性感染　致病菌经皮肤伤口入侵,引起皮肤及皮下组织出现化脓性炎症,如疖、痈、蜂窝织炎等;经淋巴管和血液扩散,可引起丹毒、淋巴管炎和败血症等;经呼吸道感染可引起扁桃体炎、咽峡炎及中耳炎等。

2.中毒性疾病　猩红热是 A 群链球菌感染后释放的致热外毒素引起的中毒性疾病,属于小儿急性传染病。经飞沫传播,临床主要症状为发热、咽炎、全身弥漫性鲜红色皮疹及疹后明显脱屑。

3.超敏反应性疾病　常见有风湿热和急性肾小球肾炎。

(1)风湿热:发病机制尚不清楚,临床表现以心肌炎、关节炎为主。

(2)急性肾小球肾炎:发病机制是 M 蛋白与其特异性抗体结合,形成循环免疫复合物沉积于肾小球基底膜,引起肾小球肾炎。临床表现为蛋白尿、水肿、高血压等。

(3)其他链球菌感染:甲型溶血性链球菌是寄居在人口腔、上呼吸道、消化道的正常菌群。当拔牙或扁桃体摘除时,可侵入血流,若心瓣膜有病损者可引起亚急性细菌性心内膜炎。此外,变异链球菌可产生葡聚糖转移酶,将蔗糖分解成不溶性的葡聚糖,进而将口腔中的细菌黏附于牙齿表面形成菌斑,其中乳杆菌可发酵糖类产酸导致牙釉质脱钙形成龋齿。

B 群链球菌是寄居在人类呼吸道、阴道、直肠的正常菌群,可引起新生儿败血症、脑膜炎、化脓性关节炎、肺炎等,可引起成年人肾盂肾炎、肺炎、子宫内膜炎等。

(三)免疫性

链球菌感染后可有一定的免疫力,但产生的抗体(主要是抗 M 蛋白的抗体)由于型别多,无交叉免疫力,常发生反复感染。猩红热痊愈后可对产生红疹毒素的同型菌株形成牢固的免疫力。

三、微生物学检查

取脓液、血液、鼻咽拭子等标本直接涂片染色镜检,发现典型链状排列的革兰阳性球菌可做初步诊断;也可取脓液或咽拭子用血琼脂平板分离培养,若为败血症则需取血液标本做肉汤增菌后分离培养,根据菌落形态及相关鉴定试验进行鉴定。对疑似风湿热或急性肾小球肾炎患者,可用抗链球菌溶血素 O 做抗原,检测患者血清中的抗链球菌溶血素 O 抗体含量,若血清中抗 O 抗体效价超过 1∶400 有诊断意义。现亦可用 PCR 做分子生物学检查。

四、防治原则

链球菌主要通过飞沫传播,所以应及时治疗患者和带菌者。对急性咽峡炎和扁桃体炎患者,应早期彻底治疗,以防止急性肾小球肾炎和风湿热等超敏反应性疾病的发生。若为 A 群链球菌感染,治疗首选青霉素。

第三节　奈瑟菌属

奈瑟菌属主要寄居在人类的鼻咽部、胃肠道和泌尿生殖道,是一群无芽胞、无鞭毛、有菌毛的革兰阴性双球菌。一般不致病,对人致病的只有脑膜炎奈瑟菌和淋病奈瑟菌。

一、脑膜炎奈瑟菌

脑膜炎奈瑟菌又称脑膜炎球菌,是流行性脑脊髓膜炎(简称流脑)的病原菌。

(一)生物学性状

1.形态与染色　呈肾形,为凹面相对的革兰阴性双球菌,在流脑患者脑脊液中常位于中性粒细胞内。新分离的菌株大多有荚膜和菌毛。

2.培养特性 营养要求高,必须在含有血液或血清的培养基上才能生长良好。在巧克力血琼脂平板上培养后可形成无色透明、光滑、圆形、似露滴状的菌落。专性需氧,初次分离培养需 5%～10%CO_2。在血清肉汤中混浊生长易产生自溶酶,培养物需及时接种以防菌体裂解死亡,可分解葡萄糖和麦芽糖,产酸不产气,氧化酶及触酶试验阳性。

3.抗原构造与分类 脑膜炎球菌多数有外膜蛋白型特异性抗原、荚膜多糖群特异性抗原、脂寡糖抗原及核蛋白抗原。按荚膜多糖抗原不同,可将该菌分为 A、B、C 等 13 个血清群,对人致病的多属于 A、B、C 群,我国以 A 群为主。

4.抵抗力 脑膜炎球菌对外界理化因素抵抗力极弱,对寒冷、干燥、热等极为敏感,在室温中 3h 即死亡。对常用消毒剂敏感,对青霉素、链霉素敏感,对磺胺药易产生耐药性。

(二)致病性与免疫性

1.致病物质 致病物质主要有荚膜、菌毛及内毒素。荚膜可抗吞噬,菌毛有利于细菌黏附和入侵。内毒素是脑膜炎球菌最主要的致病物质,可引起毛细血管损伤出血,导致微循环障碍、DIC,甚至中毒性休克。

2.所致疾病 流脑的传染源是患者或带菌者,主要经飞沫通过呼吸道传播。15 岁以下的青少年易感染。细菌经鼻咽部侵入,若机体抵抗力强则多无症状或仅表现为上呼吸道炎症;当机体抵抗力弱时细菌则进入血液引起菌血症或败血症,临床表现为患者突发高热、寒战、呕吐,皮肤黏膜出现出血点或瘀斑,若细菌进一步达脑膜可出现脑膜刺激征(剧烈头痛、喷射性呕吐、颈项强直等),严重时出现 DIC 和中毒性休克。

3.免疫性 以体液免疫为主。6 个月以内的婴儿可通过母体获得 IgG 类抗体而极少患病,6 个月～2 岁儿童免疫力弱,发病高,成人因交叉抗原可获得一定的免疫性。

(三)微生物学检查

采集患者脑脊液、血液或瘀斑渗出液等标本后应保暖保湿立即送检,最好是床边接种。脑脊液标本需先离心沉淀取沉渣直接涂片镜检,若在中性粒细胞内外发现革兰阴性双球菌,结合临床症状可作出初步诊断;若未发现细菌,可经肉汤增菌后接种于巧克力血琼脂平板上进行分离培养与鉴定。

(四)防治原则

控制传染源,切断传播途径,做到早发现、早隔离、早治疗。治疗首选青霉素和磺胺药,对儿童可接种流脑荚膜多糖疫苗进行特异性预防。

二、淋病奈瑟菌

淋病奈瑟菌,又称淋球菌(图 16-3),是淋病的病原菌。

(一)生物学性状

1.形态与染色 形态与脑膜炎球菌相似,呈肾型,凹面相对,为革兰阴性双球菌。无芽胞、无鞭毛,新分离菌株有荚膜和菌毛。

2.培养特性 专性需氧,营养要求高,用巧克力血平板初次培养时须 5～10%CO_2,37℃、24～48h 才能形成圆形、凸起、灰白光滑型菌落。淋球菌能分解葡萄糖产酸,不分解麦芽糖,氧化酶和过氧化氢酶试验阳性。

3.抗原构造与分类 淋球菌有菌毛蛋白、脂寡糖、外膜蛋白等多种抗原。

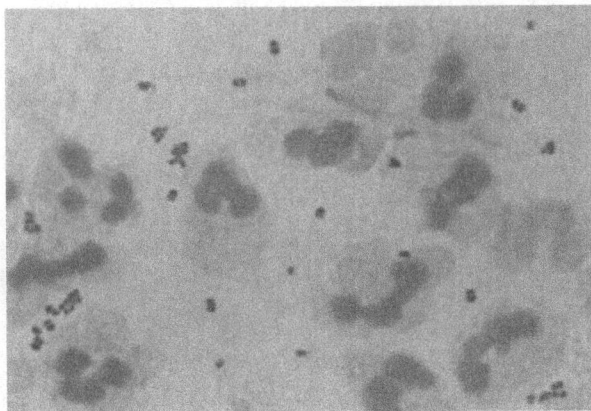

图 16-3 淋病奈瑟菌

4.抵抗力 抵抗力弱,在自然界迅速死亡。对青霉素和磺胺药敏感,但易产生耐药性。

(二)致病性与免疫性

1.致病物质 该菌主要依靠菌毛、荚膜、脂多糖和外膜蛋白等物质致病。

2.所致疾病 淋病为男女泌尿生殖道的化脓性感染,是发病率最高的性传播疾病,人是唯一的自然宿主,可通过性接触传播、间接传播、垂直传播等方式感染,新生儿还可经产道感染引起淋球菌性眼结膜炎。

3.免疫性 人类对淋球菌普遍易感,多数患者可自愈,感染后机体可产生特异性 IgM、IgG 和分泌型 IgA 抗体,但由于淋球菌抗原易变异,反复感染的现象普遍。

(三)微生物学检查

取泌尿生殖道或眼结膜脓性分泌物等标本直接涂片镜检,发现中性粒细胞内有革兰阴性双球菌可作初步诊断,也可将脓性分泌物及时接种于含多种抗生素的巧克力血琼脂平板进行分离培养与鉴定,现亦可用 ELISA 法、核酸杂交、PCR 技术等快速诊断法进行检测。

(四)防治原则

开展性病防治知识教育,取缔娼妓,杜绝不正当的两性关系。对患者应早期诊断,彻底治疗,治疗可选青霉素。婴儿出生时,可用 1‰硝酸银滴眼预防新生儿淋病性眼结膜炎。

第四节 肺炎链球菌

肺炎链球菌,又称肺炎双球菌,广泛分布于自然界,通常寄居于呼吸道,多数不致病,在机体抵抗力下降时少数可引起大叶性肺炎。

一、生物学性状

(一)形态与染色

肺炎链球菌为双球菌,呈矛头状,成双排列,尖端相背,钝端相对,革兰染色阳性。无鞭毛,无芽胞,在人及动物体内能形成较厚荚膜(图 16-4),人工培养后无荚膜。

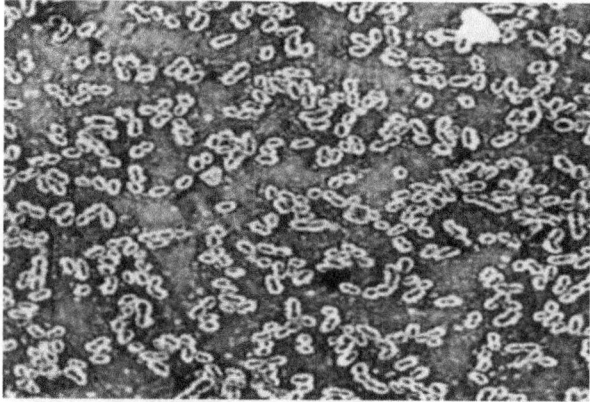

图 16－4　肺炎链球菌

(二)培养特性

需氧或兼性厌氧,营养要求较高,血平板上培养 24h 产生灰白色菌落,周围形成的草绿色溶血环与甲型溶血性链球菌相似,培养超过 48h 因产生自溶酶,菌落中间下陷呈"脐状"。

(三)抵抗力

肺炎球菌对理化因素抵抗力较弱,56℃加热 20min 可被杀死。对一般消毒剂敏感,对青霉素、红霉素等敏感。

二、致病性与免疫性

(一)致病物质

致病物质有荚膜、溶血素 O、紫癜形成因子及神经氨酸酶等,其中荚膜最主要。

(二)所致疾病

肺炎链球菌寄居于正常人呼吸道,一般不致病,当免疫力低下时可引起大叶性肺炎,临床表现为突发高热、寒战、胸膜剧烈疼痛、咳铁锈色痰,也可继发心内膜炎、胸膜炎、中耳炎、脑膜炎等。

(三)免疫性

病后可获得牢固免疫力,同型病菌的再次感染少见。

三、微生物学检查

取痰液、脓液、血液、脑脊液等标本直接涂片染色镜检,如发现典型的革兰阳性双球菌且有荚膜,可初步诊断,必要时可将标本接种于血琼脂平板分离培养,取可疑菌落作胆汁溶菌试验,进而与甲型溶血性链球菌鉴别。

四、防治原则

由于肺炎球菌对多种抗生素敏感,早期治疗患者通常可很快恢复,其中青霉素 G 为首选治疗药物。

临床案例

患者男,8岁,到医院急诊科就诊。主诉:3天前,因淋雨、受寒突然起病。有寒战、咳嗽、胸痛、咳铁锈色痰等症状。检查:体温39.6℃,WBC计数$20×10^9$/L。典型的X线表现为肺段、叶实变。

诊断:试分析该患者是什么病?

问题:是由什么病原微生物感染引起?

小 结

1. 临床常见的化脓性球菌有葡萄球菌、链球菌、脑膜炎奈瑟菌、淋病奈瑟菌和肺炎链球菌。其中葡萄球菌、链球菌、肺炎链球菌为革兰阳性球菌,脑膜炎奈瑟菌、淋病奈瑟菌为革兰阴性球菌。

2. 葡萄球菌是引起化脓性感染最常见的病原菌。根据色素和生化反应的不同,可为金黄色葡萄球菌、表皮葡萄球菌和腐生葡萄球菌三种。金黄色葡萄球菌多为致病菌,产生血浆凝固酶、葡萄球菌溶血素、肠毒素、杀白细胞素、表皮剥脱毒素、TSST-1等致病物质,引起侵袭性感染和毒素性疾病。

3. 链球菌分为甲、乙、丙三型或20个血清群,乙型链球菌对人致病性强。对人致病的90%属A群,可产生多种酶和毒素,引起化脓性感染、猩红热和某些超敏反应性疾病。

4. 脑膜炎奈瑟菌为革兰阴性肾形双球菌,可引起流行性脑脊髓膜炎。淋病奈瑟菌是淋病的病原体,主要通过性接触传播。

5. 肺炎链球菌为革兰阳性双球菌,主要致病物质为荚膜,是大叶性肺炎的主要病原菌。

思考与练习

一、单项选择题(以下每道题有 A、B、C、D、E 五个备选答案,请从中选一个最佳答案)

1. 属于革兰阴性化脓性感染球菌的是 （ ）
   A. 金黄色葡萄球菌　　　　B. 甲型溶血性链球菌　　　　C. 乙型溶血性链球菌
   D. 脑膜炎奈瑟菌　　　　E. 肺炎链球菌

2. 鉴别葡萄球菌有无致病性最主要的指标是 （ ）
   A. 血浆凝固酶　　　　B. 透明质酸酶　　　　C. 胶原酶
   D. 胶质酶　　　　E. 以上均不是

3. 金黄色葡萄球菌的致病因素不包括 （ ）
   A. 溶血素　　　　B. 血浆凝固酶　　　　C. 肠毒素
   D. 菌毛　　　　E. 表皮剥脱毒素

4. 链球菌属中主要的致病菌是 （ ）

A. C 群链球菌　　　　　　B. A 群链球菌　　　　　　C. D 群链球菌

D. B 群链球菌　　　　　　E. E 群链球菌

5. 乙型溶血性链球菌的致病物质不包括　　　　　　　　　　　　（　　）

A. 溶血素 O　　　　　　　B. M 蛋白　　　　　　C. 肠毒素

D. 透明质酸酶　　　　　　E. 致热外毒素

6. 可引起猩红热的化脓性感染球菌是　　　　　　　　　　　　（　　）

A. 葡萄球菌　　　　　　　B. A 群链球菌　　　　　　C. 淋病奈瑟菌

D. 脑膜炎奈瑟菌　　　　　E. 肺炎链球菌

7. 流行性脑脊髓膜炎的病原菌是　　　　　　　　　　　　　　（　　）

A. 葡萄球菌　　　　　　　B. 链球菌　　　　　　C. 淋病奈瑟菌

D. 脑膜炎奈瑟菌　　　　　E. 肺炎链球菌

8. 能引起大叶性肺炎的细菌是　　　　　　　　　　　　　　　（　　）

A. 葡萄球菌　　　　　　　B. 链球菌　　　　　　C. 淋病奈瑟菌

D. 脑膜炎奈瑟菌　　　　　E. 肺炎链球菌

9. 引起烫伤样皮肤综合征的微生物是　　　　　　　　　　　　（　　）

A. 肺炎链球菌　　　　　　B. 甲型溶血性链球菌　　　　　　C. 脑膜炎奈瑟菌

D. 淋病奈瑟菌　　　　　　E. 金黄色葡萄球菌

10. 淋病奈瑟菌的培养要求较高,常用的培养基是　　　　　　　（　　）

A. 巧克力血平板　　　　　B. 普通肉汤培养基　　　　　　C. 罗氏培养基

D. 半固体培养基　　　　　E. 柯氏培养基

二、名词解释

1. SPA

2. SLO

3. 猩红热

4. 链道酶

三、问答题

1. 常见的化脓性感染球菌主要有哪些？简述其染色性及形态特点。

2. 简述葡萄球菌的分类及所致疾病。

3. 简述链球菌的分类及所致疾病。

（刘昌亚）

参考答案

第十七章　呼吸道感染的细菌

【知识要点】
1. 呼吸道感染的细菌种类和所致疾病。
2. 呼吸道感染的细菌传播方式和防治原则。
3. 试述结核菌素试验的原理及结果判断。
4. 结核分枝杆菌的抗酸染色方法。

教学 PPT

呼吸道感染细菌是一类以呼吸道为主要传播途径,引起呼吸道感染或呼吸道以外器官感染的细菌,主要包括结核分枝杆菌、麻风分枝杆菌、白喉棒状杆菌、百日咳鲍特菌、嗜肺军团菌、流感嗜血杆菌等。

第一节　结核分枝杆菌

结核分枝杆菌简称结核杆菌,是引起结核病的病原菌,目前对人致病的主要有人型和牛型结核分枝杆菌。本菌可侵犯全身各组织器官,但以肺部感染最多见。随着抗结核药物的不断发展和卫生状况的改善,结核的发病率和死亡率曾一度大幅下降。但 20 世纪 90 年代以后,由于艾滋病和结核分枝杆菌耐药菌株的出现、免疫抑制剂的应用、吸毒、贫困及人口流动等因素,全球范围内结核病的疫情呈现回升趋势。据 WHO 统计,目前全球每年出现约 800 万结核新病例,并导致约 300 万人死亡。全世界约每 3 个人中就有 1 个人感染了结核分枝杆菌,在某些发展中国家成人结核分枝杆菌携带率高达 80%,其中约 5%～10%的携带者可发展为活动性结核病。我国每年死于结核病的人数约 25 万。因此,该病是全球尤其是发展中国家危害最为严重的慢性传染病之一。

一、生物学性状

(一)形态与染色

结核分枝杆菌细长略弯,有时呈分枝状,大小约 $1\sim4\mu m \times 0.4\mu m$,无芽胞、鞭毛,能形成荚膜(图 17-1)。在陈旧培养物中或药物治疗后可变为 L 型,呈丝状、球状、串珠状等。在结核性脓疡或痰标本中有时可见非抗酸性革兰阳性颗粒,称莫赫(Much)颗粒,亦为 L 型。此颗粒在体内或经培养后可转变为典型的结核分枝杆菌。

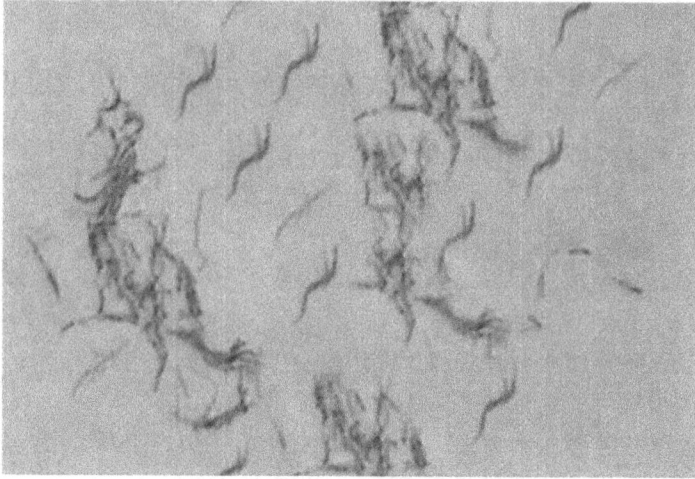

图 17 - 1　结核分枝杆菌抗酸染色

由于结核分枝杆菌细胞壁中含有大量的脂质,不易着色,故一般不用革兰染色法染色。用齐—尼(Ziehl-Neelsen)抗酸染色法,加温或延长染色时间着色后能抵抗酸性乙醇的脱色,被染成红色,为抗酸染色阳性,而其他非抗酸菌及背景则被美蓝复染成蓝色,为抗酸染色阴性。此外,结核分枝杆菌在药物如异烟肼的影响下,亦可变为抗酸染色阴性。

(二)培养特性

结核分枝杆菌为专性需氧菌,最适生长温度为 37℃,最适 pH 值为 6.5～6.8。常用罗氏(含甘油、胆汁、马铃薯、蛋黄、无机盐、孔雀绿等)固体培养基。生长缓慢,繁殖一代约需 18～20h,需培养 3～4 周才出现肉眼可见的菌落。菌落为乳白色或米黄色,不透明,表面粗糙呈颗粒、结节或菜花状。

(三)抵抗力

结核分枝杆菌对某些理化因素有较强的抵抗力。①抗干燥:在干燥痰中可存活 6～8 个月,附着在空气的尘埃中传染性可保持 8～10 天。②抗酸碱:在 6% H_2SO_4 或 4% NaOH 溶液中 30min 仍有活力。因此,常用酸碱处理标本以杀死杂菌和消化标本中的黏稠物质。③抗染料:如对 1∶13000 孔雀绿或 1∶75000 结晶紫有抵抗力,故在培养基中加入上述染料可抑制杂菌生长。

结核分枝杆菌对酒精、湿热及紫外线抵抗力较弱,如用 75% 酒精作用数分钟,液体中加热 62～63℃15min,或直接日光照射 2～7h 均可杀死细菌。对链霉素、异烟肼、利福平、环丝氨酸、乙胺丁醇、卡那霉素、对氨基水杨酸等抗结核药物敏感,但长期用药易出现耐药性。

(四)变异性

结核分枝杆菌的形态、菌落、毒力及耐药性等均可发生变异。卡介苗(BCG)是 Calmette 与 Guerin 两人将有毒的牛型结核分枝杆菌培养于含甘油、胆汁、马铃薯的培养基中,经13 年 230 次传代获得的减毒活菌株,目前广泛用于人类结核病的预防。在不良环境中经长期传代,粗糙型菌落可变为光滑型菌落。结核分枝杆菌对异烟肼、链霉素、利福平等抗结核药物较易产生耐药性,耐药菌株的毒力亦有所减弱。

二、致病性

结核分枝杆菌不产生外毒素,也不含内毒素和侵袭性酶类。其致病物质主要与菌体成分有关。致病机制可能与细菌在组织细胞内大量增殖引起的炎症反应、菌体成分的毒性作用以及机体对某些菌体成分产生的超敏反应有关。

(一)致病物质

1.脂质 本菌细胞壁所含的脂质约占细胞壁干重的60%,其含量与细菌毒力密切相关,含量愈高毒力愈强。脂质的毒性成分有:①索状因子:为分枝菌酸和海藻糖结合的糖脂,与结核分枝杆菌毒力密切相关,它具有破坏线粒体膜及酶类,抑制白细胞游走,引起慢性肉芽肿等作用;②磷脂:能刺激单核细胞增生,并能抑制蛋白酶对组织的分解作用,从而使病灶增生成结核结节和干酪样坏死;③蜡质D:是分枝菌酸与肽糖脂的复合物,能引起迟发型超敏反应,并具有佐剂作用;④硫酸脑苷酯:是有毒菌株细胞壁上的一种成分,能抑制吞噬细胞中的吞噬体与溶酶体融合,使结核分枝杆菌易于胞内寄生。

2.蛋白质 结核分枝杆菌含有多种蛋白质,其中有的能与蜡质D结合而使机体致敏产生迟发型超敏反应,导致组织坏死和全身中毒症状,并参与结核结节的形成。蛋白质也可刺激机体产生相应抗体。

3.荚膜 ①具有黏附作用,有助于结核分枝杆菌黏附及侵入;②有助于结核分枝杆菌抵抗吞噬细胞的吞噬作用;③荚膜中的酶可降解组织中的大分子物质,有助于获取营养;④可防止药物及其他化学物质等有害物质进入结核分枝杆菌。

(二)所致疾病

结核的主要传染源为排菌的肺结核患者。可经呼吸道、消化道、破损的皮肤黏膜等多种途径进入机体,侵犯多种组织器官,引起相应的结核病,其中以呼吸道最常见。

1.肺部感染 通过吸入含菌的飞沫微粒或尘埃,进入肺泡导致肺结核。根据易感机体的免疫状态、侵入的结核分枝杆菌的毒力、数量不同,肺结核可分为原发性和继发性感染。

(1)原发感染:结核分枝杆菌初次感染而在肺内发生的病变,称为原发性肺结核,常见于小儿。当结核分枝杆菌侵入肺泡后被巨噬细胞吞噬,由于菌体含有丰富的类脂,能抵抗巨噬细胞的吞噬杀菌作用而大量生长繁殖,导致巨噬细胞裂解破坏,释出的结核分枝杆菌再次被吞噬而重复上述过程,引起肺泡渗出性炎症,称为原发灶。原发灶好发于胸膜下通气较好的部位,多见于肺上叶下部和下叶上部。此时,人体缺乏对结核分枝杆菌的特异性免疫力,故病灶局部反应轻微。原发灶内的结核分枝杆菌常沿淋巴管扩散到肺门淋巴结,引起淋巴管炎及肺门淋巴结肿大。原发灶、淋巴管炎和肿大的肺门淋巴结合称为原发综合征,X线胸片显示哑铃状阴影。随着机体特异性免疫的建立,原发感染大多可经纤维化和钙化而自愈。但原发灶内常仍有一定量的结核分枝杆菌长期潜伏,机体处于带菌状态,一旦免疫力下降,则潜伏的结核分枝杆菌大量繁殖,成为日后内源性感染的来源。极少数免疫力低下者,结核分枝杆菌可经淋巴、血液播散至全身,引起全身粟粒性结核或结核性脑膜炎等。

(2)继发感染:多见于成年人;大多为内源性感染,少数为外源性感染。由于机体对结核分枝杆菌已有特异性免疫,故病变特点表现为:病灶局限,一般不累及邻近淋巴结,易形成结核结节、干酪样坏死和空洞。病变常发生在肺尖。

2.肺外感染 免疫力低下患者中,结核分枝杆菌可经血液、淋巴液扩散侵入肺外组织器官,引起相应的脏器感染。常见于脑、肾、骨、关节、生殖系统等结核。肺结核患者也可因痰菌被咽入消化道引起肠结核、腹膜结核等。此外,结核分枝杆菌通过破损的皮肤伤口感染可导致皮肤结核。

三、免疫性与超敏反应

(一)免疫性

人体对结核分枝杆菌的感染率较高,但发病率较低,这表明人体对结核分枝杆菌有较强的抵抗力。感染结核分枝杆菌或接种卡介苗后,机体可产生对该菌的特异性免疫力,此种免疫力的维持,依赖于结核分枝杆菌在体内的存在,一旦体内的结核分枝杆菌或其菌体成分消失,抗结核的免疫力也随之消失,故这种免疫称感染免疫或有菌免疫,以细胞免疫为主。

(二)免疫与超敏反应

在结核分枝杆菌感染时,细胞免疫与迟发型超敏反应同时存在,因为此两种免疫现象均为T细胞介导的。此种情况可用郭霍现象说明,将一定量的结核分枝杆菌初次注入健康易感豚鼠皮下,10~14天后局部发生坏死溃疡,深而不易愈合,附近淋巴结肿大,结核分枝杆菌扩散至全身,表现为特异性细胞免疫尚未建立的感染特点。若以同种等量的结核分枝杆菌再次对已感染过的豚鼠进行皮下注射,则在1~2天内局部迅速发生坏死溃疡,但此溃疡较浅且易愈合,附近淋巴结不肿大,结核分枝杆菌亦很少扩散,表现为原发后感染的特点。郭霍现象表明,再感染时病灶局限,溃疡浅而易愈合,表明机体对结核分枝杆菌已有一定的免疫力;而炎症反应发生迅速,溃疡很快形成,则说明机体在产生抗感染免疫的同时有超敏反应发生。

在自然感染过程中,由于是完整的结核分枝杆菌侵入机体,故细胞免疫与迟发型超敏反应同时存在。

(三)结核菌素试验

是用结核菌素来测定机体对结核分枝杆菌能否引起皮肤迟发型超敏反应的一种试验,以判断机体对结核分枝杆菌有无免疫力及检测机体的细胞免疫功能。

1.结核菌素试剂　有两种,一种为旧结核菌素(OT),为含有结核分枝杆菌蛋白的混合物。另一种为纯蛋白衍生物(PPD),是OT经三氯醋酸沉淀后的纯化物。PPD有PPD-C和BCG-PPD两种。BCG-PPD每0.1ml含5U。

2.试验方法及结果　目前常采用PPD法。取两种PPD 5U注入受试者两前臂掌侧皮内(目前仍有沿用单侧注射PPD),48~72h后,红肿硬结小于5mm为阴性,红肿硬结超过5mm者为阳性,红肿硬结≥15mm者为强阳性。两侧红肿中,若PPD-C侧大于BCG-PPD侧为感染,反之则可能为卡介苗接种所致。

3.结果分析　阳性反应表明机体已感染过结核分枝杆菌或卡介苗接种成功,对结核分枝杆菌有迟发型超敏反应及一定的特异性免疫力。强阳性反应则表明可能有活动性结核病。阴性反应表明受试者可能未感染结核分枝杆菌或未接种过卡介苗。此外,还应考虑下述几种情况:①受试者处于原发感染的早期,T淋巴细胞尚未被致敏;②老年人;③患严重结核病或其他传染病(如麻疹)的患者;④获得性免疫功能低下(如艾滋病患者)或使用免疫抑制剂治疗者,均可出现阴性反应。

4.应用　结核菌素试验可用于:①选择卡介苗接种对象及接种后免疫效果的测定;②作

为婴幼儿结核病的辅助诊断；③在未接种卡介苗的人群中做结核分枝杆菌感染的流行病学调查；④用于测定肿瘤患者的细胞免疫功能。

四、微生物学检查

(一)标本采集

根据不同的感染部位采取不同的标本，如痰、尿、粪、脑脊液及胸、腹水等。

(二)涂片染色镜检

标本直接涂片或集菌后涂片，用抗酸染色，镜检如发现抗酸阳性细菌，结合临床症状可作出初步诊断。为提高镜检阳性率，还可经金胺染色后用荧光显微镜观察，镜下结核分枝杆菌呈金黄色荧光。

(三)分离培养

将集菌后的标本接种于罗氏固体培养基于37℃培养8周，每周观察一次，3~4周后观察菌落特征。根据细菌生长缓慢、菌落的特点及菌落涂片抗酸染色结果进行鉴定。

(四)动物试验

将集菌后的标本注入易感动物豚鼠腹股沟皮下，3~4周后若局部淋巴结肿大，结核菌素试验阳性，即可进行剖检；若观察6~8周，仍未发病者，也要剖检，注意观察淋巴结、肝、脾、肺等有无结核病变，并涂片镜检或分离培养进行鉴定。

(五)细菌学基因诊断

PCR目前已应用于结核分枝杆菌的基因诊断。但PCR对实验条件和操作技术有较高的要求，且存在易于污染等问题，应注意实验结果的假阳性和假阴性。

此外，目前也可用结核分枝杆菌抗原成分采用ELISA法检测特异性抗体进行辅助诊断结核。

五、防治原则

(一)特异性预防

卡介苗(BCG)是目前唯一可预防结核的疫苗。接种对象主要是新生儿和结核菌素试验阴性的儿童。接种后2个月再做结核菌素试验，若为阴性需再次接种。接种后获得的免疫力可维持3~5年。

(二)药物治疗

抗结核治疗的原则是早期、联合、适量、规律、全程用药。常用的药物有链霉素、异烟肼、对氨基水杨酸、利福平、乙胺丁醇等。鉴于目前耐药菌株日益增多，在药物治疗过程中应定期做结核分枝杆菌药物敏感试验，以便选用敏感药物以提高疗效。

临 床 案 例

患者，男，20岁。就诊时主诉：近一个多月来咳嗽，咳痰少，无胸痛，但有明显乏力，消瘦，食欲不振，出汗，自觉午后微热，心悸。体格检查：T 38℃，慢性病容。实验室检查：血WBC 11×10^9/L，杆状核占3%，血沉为70mm/h。X线透视右肺尖有小块阴影，边缘模糊。取咳痰进行抗酸染色，镜下见到红色细长弯曲杆菌。

临床问题：

1.本病最可能的病原菌是什么？确诊还需做哪些微生物学检查？

2.该病原菌通过哪些途径传播？怎样进行特异性预防？

3.临床上如何进行治疗？

第二节　麻风分枝杆菌

麻风分枝杆菌简称麻风杆菌，是麻风的致病菌。麻风是一种慢性传染病，常累及皮肤、黏膜和周围神经组织，晚期可侵犯深部组织器官，部分患者伴有严重的畸形或残疾。本病世界各地均有报道，多见于贫困地区，主要分布于亚、非和拉丁美洲。据报道，全世界尚有 1000 万～1200 万麻风病患者，其中非洲约 400 万，印度约 380 万。近年来由于化疗药物的发展和卫生条件的改善，发病率明显降低。

一、生物学性状

(一)形态与染色

麻风分枝杆菌形态、染色与结核分枝杆菌相似。大小约 $0.3～0.4\mu m \times 2～7\mu m$，细长略弯曲，常呈束状排列或呈多形态，无芽胞、荚膜及鞭毛，抗酸染色阳性。其中，着色均匀者称为充实型菌，呈现颗粒或断裂状等不均匀着色菌称为非充实型菌，前者多为活菌状态。麻风分枝杆菌是典型的胞内寄生菌，某些型别患者的渗出物标本中可见感染细胞内有大量麻风分枝杆菌，这种细胞的胞浆呈泡沫状，称为泡沫细胞或麻风细胞，这是与结核分枝杆菌感染的一个重要区别。

(二)培养特性

麻风分枝杆菌目前尚不能在人工培养基中生长。用麻风分枝杆菌感染小鼠足垫或接种犰狳的皮内或静脉，可引起动物进行性麻风感染，是研究麻风病的动物模型。

(三)抵抗力

麻风分枝杆菌对干燥及低温抵抗力强。在干燥环境中 7 天以内仍有繁殖能力。低温环境中存活时间较长，$-60℃～-13℃$ 可存活数月，$0℃$ 可存活 3 周。但对湿热及紫外线敏感，湿热 $60℃$ 加热 1h 或在阳光下照射 3h 失去繁殖能力。

二、致病性与免疫性

麻风分枝杆菌的传染源主要为患者。未经治疗的瘤型麻风病患者鼻黏膜分泌液、皮疹渗出液、痰、汗、泪、乳汁、精液与阴道分泌液都可排出麻风分枝杆菌，故通过呼吸道、破损的皮肤黏膜和密切接触等方式传播，以家庭内传播多见。本病潜伏期长，平均 2～5 年，甚至可达数十年。人对麻风分枝杆菌有较强的抵抗力，以细胞免疫为主。流行地区的人群多为隐性感染，仅部分人发病，以幼年期最为敏感。麻风分枝杆菌循末梢神经、淋巴、血行扩散至全身，特别是皮肤和眼。临床可将大部分患者分为瘤型麻风和结核样型麻风。介于两型之间的少数患者又可分为界限类和未定类。

(一)瘤型麻风

传染性强且病情严重，病菌主要侵犯皮肤、黏膜、神经、眼及内脏。镜检时可见大量麻风细胞和肉芽肿。该型患者细胞免疫缺陷,麻风菌素试验阴性,而体液免疫正常,常在皮肤或黏膜下可见由自身抗体与受损的组织细胞抗原结合的免疫复合物沉积形成的红斑或结节,称为麻风结节,面部的结节可融合呈狮面状,是麻风的典型病症。

(二)结核样型麻风

此型麻风分枝杆菌数量极少,故传染性小,常为自限性疾病,损害可自行消退。病菌主要侵犯皮肤与外周神经,很少侵犯内脏。细胞免疫正常,麻风菌素试验阳性。

(三)界限类

界限类兼有瘤型和结核型的特点,但程度可以不同,能向两型演变。于病变部位可找到麻风细胞。大多数患者麻风菌素试验阴性。

(四)未定类

未定类属麻风病的前期病变,大多数病例多转化为结核样型。病变中很少能找到麻风分枝杆菌。麻风菌素试验大多为阳性。

三、微生物学检查

麻风病的临床表现和类型多,易与其他类似疾病相混淆,所以实验诊断有实际意义。主要用显微镜检查患者鼻黏膜及皮肤损伤处的刮取物涂片,进行抗酸染色。一般瘤型和界限类患者标本在细胞内找到抗酸染色阳性杆菌,有诊断意义。而结核样型患者标本中则很难找到细菌。由于麻风分枝杆菌抗酸性较结核分枝杆菌弱,故脱色时间宜短。有关 PCR 技术对麻风病的实验诊断价值尚在观察中。

四、防治原则

目前尚无有效的菌苗进行特异预防,主要依靠早期发现、早期隔离治疗,对密切接触者要做定期检查。因麻风分枝杆菌与结核分枝杆菌有共同抗原,在某些麻风病高发国家和地区有用 BCG 来预防麻风病并取得一定效果。

治疗麻风病的药物主要是砜类(如氨苯砜、醋氨苯砜、苯丙砜等),利福平、丙硫异烟胺、氯法齐明也有较强的抗麻风杆菌作用。因单一用药易形成耐药菌株,故应采取多种药物联合治疗。

第三节　白喉棒状杆菌

棒状杆菌属是一群 G^+ 杆菌,种类较多,因菌体一端或两端膨大呈棒状而得名。与人类有关的有假白喉棒状杆菌、溃疡棒状杆菌、结膜棒状杆菌、痤疮棒状杆菌等,这些菌分别寄生于人鼻腔、咽喉、眼结膜、外阴和皮肤等处,一般无致病性,多为条件致病菌。能引起人类传染性疾病的是白喉棒状杆菌,致病性强,可引起白喉。以下介绍的是白喉棒状杆菌。

一、生物学性状

(一)形态与染色

菌体为 $0.3 \sim 0.8 \mu m \times 1 \sim 5 \mu m$ 细长弯曲的棒状杆菌。革兰染色阳性,菌体粗细不一,常一端或两端膨大呈棒状(图 17-2)。排列不规则,呈栅栏状、V 字形或 L 字形,无荚膜、鞭毛,不产生芽胞。用美蓝或奈瑟染色(Neisser stain)后,菌体两端或一端可见着色较深的异染颗粒,是本菌的形态特征之一,具有鉴定意义。细菌衰老时异染颗粒可消失。

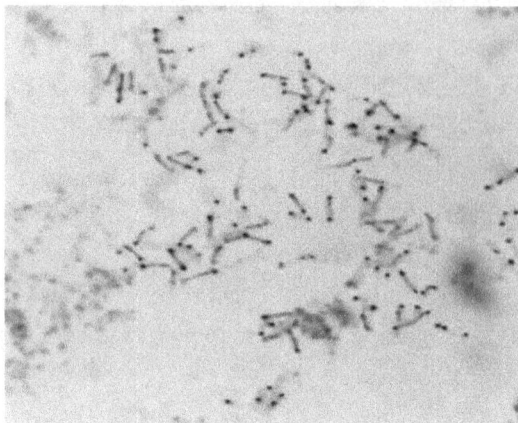

图 17 - 2　白喉棒状杆菌

(二)培养特性

需氧或兼性厌氧。生长适宜温度为 34~37℃,适宜的 pH 值为 7.0~7.6。细菌在含有凝固血清的吕氏培养基上生长迅速,12~18h 即形成细小、灰白色、湿润、圆形突起的菌落。涂片染色,菌体形态典型,异染颗粒明显。本菌在含有 0.03%~0.04%亚碲酸钾血琼脂平板上生长时,菌落呈黑色。根据菌落的形态及生化反应可将白喉棒状杆菌区分为 3 种类型:重型、轻型和中间型。我国以轻型为多见。

(三)变异

白喉棒状杆菌形态、菌落和毒力均可发生变异。菌落能由 S 型变为 R 型。无毒株白喉棒状杆菌携带 β-棒状杆菌噬菌体而成为溶原性细菌时,便可产生白喉毒素并遗传下去。

(四)抵抗力

白喉棒状杆菌对干燥、寒冷、日光的抵抗力较其他无芽胞细菌强,在衣物、床单、儿童玩具等各种物品中可生存数日至数周,在干燥的假膜中能存活 3 个月以上。但白喉棒状杆菌对湿热的抵抗力不强,100℃ 1min 或 58℃ 10min 即可将其杀死;对一般消毒剂敏感,1%石炭酸、3%来苏儿 10min 均可将其杀死;对青霉素及多数广谱抗生素敏感,但对磺胺不敏感。

二、致病性与免疫性

(一)致病物质

1. 白喉毒素是主要致病物质,只有受 β-棒状噬菌体感染的白喉棒状杆菌才会产生白喉毒素,此毒素是一种毒性强、抗原性强的外毒素,由 A、B 两个肽链经二硫键连接组成。A 肽链是白喉毒素的毒性片段,B 肽链无毒性,但能与宿主易感细胞(如心肌细胞、外周神经细胞、肾上腺组织细胞等)表面特异性受体结合,介导 A 肽链进入易感细胞,抑制易感细胞蛋白质的合成,造成细胞功能障碍。

2. 索状因子是一种毒性糖脂,能破坏细胞中的线粒体,影响细胞呼吸与磷酸化。

3. K 抗原是一种不耐热糖蛋白,有抗吞噬作用,有利于细菌在黏膜时定植。

(二)所致疾病

白喉棒状杆菌存在于患者或带菌者的鼻咽腔内,经飞沫或污染物品传播,引起白喉。最常侵犯的部位是咽喉和气管黏膜,偶尔也侵犯中耳、眼结膜、鼻、阴道等处黏膜,甚至皮肤创口。细菌感染机体后,在鼻、咽黏膜上繁殖并分泌外毒素。经 2～7 天潜伏期,局部由于细菌和毒素的作用,渗出的纤维素和白细胞及坏死组织凝固在一起,形成灰白色膜状物,即假膜。此假膜与黏膜下组织紧密粘连。咽、喉、气管黏膜水肿及假膜脱落,可引起呼吸道阻塞,甚至窒息死亡。细菌一般不入血,但外毒素入血,并与易感组织细胞如心肌、肝、肾上腺或支配咽、腭肌等的外周神经结合,临床上表现为心肌炎、软腭麻痹、声嘶、肾上腺功能障碍、血压下降等症状。

(三)免疫性

白喉的免疫主要依靠抗毒素。抗毒素的作用是阻止白喉毒素 B 肽链与易感细胞结合,使 A 肽链不能进入细胞发挥毒性作用。人体血清中抗毒素含量超 0.01U/ml 即有免疫力。白喉病后、隐性感染及预防接种均可获得免疫力。调查人群对白喉的免疫力可用锡克试验(Schick test)进行测定。目前有人采用白喉毒素致敏的红细胞做凝集试验来测定血清中的抗毒素水平。

三、微生物学检查法

(一)标本采集

主要是用棉拭子从患者病变部位假膜边缘取材作为标本。对无假膜的疑似患者或带菌者可采集鼻咽部或扁桃腺黏膜上的分泌物。

(二)涂片镜检

将取材标本直接涂片,进行美蓝、革兰或奈瑟(Neisser)染色法染色后镜检,如有典型异染颗粒的白喉棒状杆菌,结合临床症状可初步诊断。

(三)分离培养

将标本接种于吕氏血清斜面上,培养至 18h 即可见灰白色小菌落,再涂片染色镜检。必要时用生化反应和毒力试验进一步鉴定。为快速诊断,可在吕氏血清斜面培养基培养 6～12h 后,取菌再做涂片、镜检,检出率高。

(四)毒力试验

毒力试验是鉴别产毒白喉棒状杆菌与其他棒状杆菌的重要方法。

四、防治原则

(一)预防

1.人工自动免疫注射白喉类毒素是预防白喉的重要措施。目前我国应用白喉类毒素、百日咳菌苗、破伤风类毒素的混合制剂(DPT 三联疫苗)进行人工自动免疫,效果良好。婴儿满月即可接种白百破疫苗,以后在 3～4 岁和 6～8 岁时各加强注射一次。

2.人工被动免疫　对与白喉患者密切接触的易感儿童需肌肉注射 1000～2000U 白喉抗毒素进行紧急预防。

(二)治疗

对白喉患者采取早期、足量(2 万～10 万 U)注射白喉抗毒素中和体内游离的白喉外毒素,同时应用青霉素、红霉素等进行抗菌治疗。注射白喉抗毒素前应做皮肤试验,阳性者应采取脱敏注射,防止超敏反应的发生。

小 结

1.结核分枝杆菌为抗酸染色阳性菌,专性需氧,培养时对营养要求较高。生长缓慢,在罗氏培养基中典型菌落为粗糙型,如菜花样。致病物质是菌体成分,可经呼吸道、消化道及破损的皮肤黏膜传播,其中以呼吸道传播为主。临床上以肺结核最常见。免疫属于传染性免疫,以细胞免疫为主。结核的细胞免疫与迟发型超敏反应同时存在,临床上用结核菌素检测机体是否发生迟发型超敏反应,以测定机体是否感染结核杆菌及对结核杆菌有无免疫力。卡介苗是目前唯一可预防结核的疫苗。治疗采用联合用药。

2.麻风分枝杆菌是引起麻风病的病原菌。麻风病是一种慢性传染病。麻风分枝杆菌至今无法培养。麻风分枝杆菌主要通过抗酸染色做检测。

3.白喉棒状杆菌是白喉的病原菌,经飞沫或污染物品传播。白喉外毒素是主要的致病物质;免疫以抗毒素对外毒素的中和为主。微生物检查采用涂片镜检"异染颗粒"和吕氏培养基分离培养。特异性预防接种百白破(DPT)三联疫苗。

思考与练习

一、单项选择题(以下每道题有 A、B、C、D、E 五个备选答案,请从中选一个最佳答案)

1.结核分枝杆菌生长繁殖的最适 pH 值为　　　　　　　　　　　　（　　）
   A.6.5~6.8　　　　　　B.8.8~9.0　　　　　　C.7.2~7.6
   D.7.6~8.8　　　　　　E.6.8~7.6

2.PPD 试验用于辅助诊断下列哪种疾病　　　　　　　　　　　　（　　）
   A.痢疾　　　　　　　　B.伤寒　　　　　　　　C.大叶性肺炎
   D.猩红热　　　　　　　E.结核

3.不产生外毒素也不含内毒素和侵袭性酶类的细菌是　　　　　　（　　）
   A.大肠埃希菌　　　　　B.结核分枝杆菌　　　　C.伤寒沙门菌
   D.葡萄球菌　　　　　　E.霍乱弧菌

4.能形成异染颗粒的细菌是　　　　　　　　　　　　　　　　　（　　）
   A.大肠埃希菌　　　　　B.痢疾志贺菌　　　　　C.白喉棒状杆菌
   D.变形杆菌　　　　　　E.结核分枝杆菌

5.下列与结核分枝杆菌的染色性、致病性有关的主要成分是　　　（　　）
   A.多糖　　　　　　　　B.蛋白质　　　　　　　C.蜡质 D
   D.脂质　　　　　　　　E.荚膜

6.抗结核分枝杆菌的免疫属于　　　　　　　　　　　　　　　　（　　）
   A.终身免疫　　　　　　B.先天性免疫　　　　　C.传染性免疫
   D.自然被动免疫　　　　E.人工被动免疫

7.结核分枝杆菌的常用染色方法是 （ ）
　　A.革兰染色法　　　　　　B.抗酸染色法　　　　　　C.美蓝染色法
　　D.特殊染色法　　　　　　E.单染色法

8.不属于结核分枝杆菌致病物质的是 （ ）
　　A.蛋白质　　　　　　　　B.内毒素　　　　　　　　C.脂质
　　D.荚膜　　　　　　　　　E.多糖

9.结核分枝杆菌常用的培养基是 （ ）
　　A.血平板　　　　　　　　B.罗氏培养基　　　　　　C.巧克力平板
　　D.鲍—金培养基　　　　　E.疱肉培养基

10.结核菌素的化学本质是 （ ）
　　A.脂多糖　　　　　　　　B.多糖　　　　　　　　　C.磷脂
　　D.蛋白质　　　　　　　　E.核酸

二、名词解释

1.结核菌素试验
2.原发感染
3.有菌免疫

三、问答题

1.试述结核菌素试验的原理、结果判断及临床实际应用。
2.简述结核分枝杆菌的致病特点。
3.简述结核分枝杆菌镜下形态和培养特性。
4.简述结核分枝杆菌防治原则。
5.如何防治白喉？

（曾兴莲）

参考答案

第十八章　消化道感染的细菌

【知识要点】

1. 埃希菌属、志贺菌属、沙门菌属和弧菌属的生物学特性和致病性。
2. 埃希菌属、志贺菌属和沙门菌属的微生物学检查及防治原则。
3. 鉴别各种消化道感染细菌的主要生化反应。
4. 幽门螺杆菌的致病作用。

教学 PPT

消化道感染是临床常见的感染性疾病,常出现腹痛、腹泻、恶心、呕吐等症状。引起消化道感染的病原体主要为细菌,多种细菌感染都可引起消化道症状。在临床上,以肠道杆菌中的埃希菌属、志贺菌属、沙门菌属,以及弧菌属、幽门螺杆菌较为常见。肠道杆菌是一大群寄居于人和动物肠道中的细菌,大部分为肠道正常菌群。

肠道杆菌共同生物学特性如下:

1. **形态与染色**　革兰阴性杆菌或球杆菌,无芽胞,多数有周鞭毛,致病菌多有菌毛。

2. **培养特性与生化反应**　兼性厌氧或需氧,培养时对营养要求不高,在普通平板和血平板上生长良好。在血平板上,有些菌株可产生溶血环。在液体培养基中呈浑浊生长。生化反应活跃,能分解多种糖类和蛋白质,形成不同代谢产物,常用于鉴别细菌。乳糖发酵试验在初步鉴别肠道致病菌和非致病菌上有重要意义,一般致病菌不分解乳糖,非致病菌分解乳糖。

3. **抗原结构**　比较复杂,主要有菌体(O)抗原、鞭毛(H)抗原、表面(K)抗原、Vi(毒力)等,O 抗原和 H 抗原是肠杆菌科血清学分群和分型的依据。表面抗原可阻断 O 抗原与相应抗体的反应,加热或传代可去除表面抗原的阻断作用。

4. **抵抗力**　肠道杆菌抵抗力一般不强,加热 60℃ 30min 即被杀死,不耐干燥,对一般化学消毒剂如漂白粉、酚、甲醛和戊二醛等均敏感,对胆盐耐受,并在一定程度上能抵抗多种染料的抑菌作用。在自然界中生存力较强,在粪便、污水或冰中可生存数周至数月。

5. **变异性**　①S-R 变异:初次分离的细菌,菌体抗原上都有特异性多糖链,菌落为光滑型。在人工培养基中反复传代,可使特异性多糖链消失而核心多糖保留,菌落变为粗糙型;②H-O 变异:有鞭毛的细菌失去鞭毛,动力也随之消失,称为 H-O 变异,见于新分离的菌株中。

第一节　埃希菌属

埃希菌属包括 5 种细菌,其中最重要的为大肠埃希菌,是最常见的临床分离菌。大肠埃希菌俗称大肠杆菌,多数为人体肠道中最主要的正常菌群,婴儿出生后数小时该菌即可进入肠道,终生伴随,少数为肠道致病菌。大肠埃希菌在卫生学上常被用作检测环境与食品被粪便污染的指标,在分子生物学和基因工程研究中常用作基因工程菌。

一、生物学性状

(一)形态与染色

大肠埃希菌为革兰阴性短杆菌,大小为 $1.0 \sim 3.0 \mu m \times 0.4 \sim 0.7 \mu m$。多数菌株有周鞭毛,能运动。致病菌株有菌毛,某些菌株有微荚膜(图 18-1)。

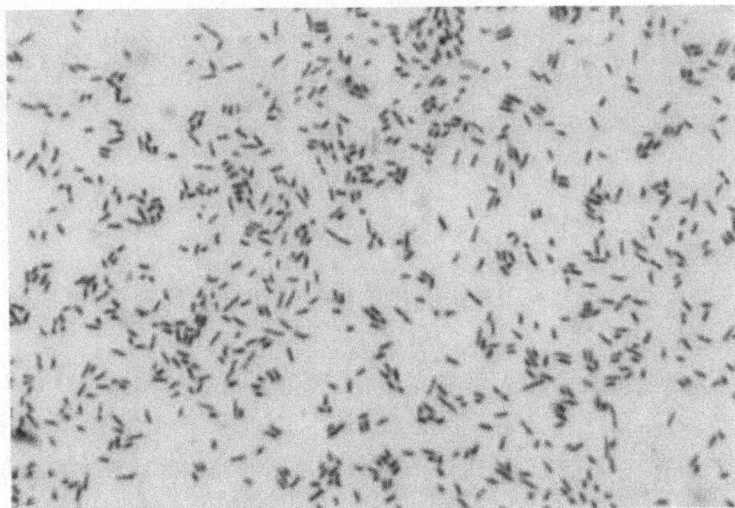

图 18-1　大肠埃希菌

(二)培养特性

大肠埃希菌兼性厌氧,营养要求不高,37℃在普通琼脂平板培养 24h 后,形成直径为 2～3mm 的圆形凸起灰白色 S 型菌落。但在人和动物肠道中繁殖速度要慢得多,成倍增长的时间为一天。在血琼脂平板上有些菌株呈 β 溶血。在液体培养基中呈均匀浑浊生长。其生长温度范围广(15～45℃)。有些菌株对热的抗性较强,经 60℃加热 15min 或 55℃加热 60min 仍可存活。在肥沃的土壤表层可存活数月。

(三)生化反应

大肠埃希菌能发酵葡萄糖等多种糖类,产酸并产气。绝大多数菌株发酵乳糖。在克氏双糖管中,斜面和底层均产酸产气,硫化氢阴性,动力阳性。根据此特性可同沙门菌、志贺菌等区别。吲哚、甲基红、VP、枸橼酸盐(IMViC)试验结果为"＋＋－－"。凡 IMViC 试验是此结果的,判为典型的大肠埃希菌,表明被检物已被粪便污染,有传播肠道传染病的危险。大肠埃希菌一般不产生硫化氢。90%以上的菌株用 MUG(4-甲基伞形酮-β-D 葡萄糖醛酸苷)作底物时,尿甘酸化物酶阳性,常用作尿道以外来自其他解剖部位大肠埃希菌分离菌株的确诊试验。

(四)抗原结构

大肠埃希菌抗原主要有 O、H 和 K 三种,是血清学分型的基础。通常使用的分型方法为细菌凝集试验。

1.O 抗原 为位于细胞壁最外层的脂多糖,由重复的多糖单位所组成。O 抗原为细菌的内毒素。大肠埃希菌的 O 抗原超过 170 种。某些型别 O 抗原与腹泻和泌尿道感染密切相关。O 抗原主要刺激机体产生 IgM 型抗体。

2.H 抗原 位于鞭毛上,加热和用酒精处理,可使 H 抗原变性或丧失。大肠埃希菌 H 抗原超过 56 种,大多为单相,但亦存在双相菌株。H 抗原主要刺激机体产生 IgG 型抗体,与其他肠道菌基本无交叉反应。

3.K 抗原 位于 O 抗原的外层,为多糖。K 抗原与细菌的侵袭力有关。大肠埃希菌 K 抗原在 100 种以上。

(五)抵抗力

大肠埃希菌在自然界中生存能力较强,在水中可存活数周至数月,在温度较低的粪便中可存活更久。对热抵抗比其他肠道菌强。对氯霉素、链霉素、庆大霉素、卡那霉素等敏感,易产生耐药性。胆盐、亚硝酸盐和煌绿对其有选择抑制作用。

二、致病性与免疫性

(一)致病物质

1.定居因子 又称黏附素(CF),是由质粒控制产生的特殊菌毛,帮助细菌黏附于肠黏膜表面,具有高度特异性。

2.外毒素 大肠埃希菌产生两种肠毒素:一种是不耐热肠毒素(LT),为蛋白质,加热 65℃ 30min 即被破坏,另一种是耐热肠毒素(ST),为低分子多肽,耐热,加热 100℃ 10～20min 不被破坏,两者均可使肠道细胞中 cAMP 的水平升高引起肠液大量分泌而导致腹泻。

(二)所致疾病

1.肠道外感染 多数大肠埃希菌在肠道内不致病,但如移位至肠道外的组织或器官,如尿道、胆道、前列腺、肺、骨和腹腔中其他部位则可引起肠道外感染。肠道外感染以泌尿系统和化脓性感染最为常见。化脓性感染如腹膜炎、阑尾炎、手术创口感染;婴儿、老年人或免疫力低下者的大肠埃希菌败血症;新生儿大肠埃希菌性脑膜炎。在泌尿系统感染中,尿道炎、膀胱炎、肾盂肾炎常见。大肠埃希菌常来源于患者肠道,细菌逆向上行引起感染。女性尿道较短、较宽,不能完全有效防止细菌上行,故女性泌尿道感染比男性高。年轻女性首次尿道感染,90%以上是由本菌引起。性交、怀孕亦为危险因素。在男性,前列腺肥大也是最常见的诱因。此外,因尿道阻塞、尿道结石、先天畸形、神经功能紊乱等引起的尿潴留在两性均易发生尿道感染。插管和膀胱镜也有可能带进细菌,造成医源性感染。尿道感染的临床症状主要有尿频、排尿困难、血尿和脓尿等。

2.肠道感染 大肠埃希菌引起的肠道感染表现为腹泻。其某些血清型可引起人类腹泻,与食入污染的食品和饮水有关,为外源性感染。根据其致病机制不同,主要有五种类型。

(1)肠产毒素型大肠埃希菌:是 5 岁以下婴幼儿和旅游者腹泻的重要病原菌。污染的水源在疾病传播中起重要作用。临床症状可从轻度腹泻至严重的霍乱样腹泻。

（2）肠侵袭型大肠埃希菌：较少见，主要侵犯较大儿童和成人。所致疾病与菌痢症状很相似，腹泻呈脓血便，有里急后重，故曾称志贺样大肠埃希菌。其不产生肠毒素，能侵袭结肠黏膜上皮细胞并在其中生长繁殖。

（3）肠致病型大肠埃希菌：是在流行病学研究中最早发现的引起腹泻的大肠埃希菌，是婴幼儿腹泻的主要病原菌，严重者可致死，特别在热带国家。在医院中常引起暴发流行，但在发达国家已不常见。该菌成人感染少见。其不产生肠毒素及其他外毒素，无侵袭力。

（4）肠出血型大肠埃希菌：亦称为毒素大肠埃希菌，为出血性结肠炎和溶血性尿毒综合征的病原体。

（5）肠集聚型大肠埃希菌：引起婴儿持续性腹泻，脱水，偶有血便，不侵袭细胞，可产生毒素和黏附素。毒素为肠集聚耐热毒素。

（三）免疫性

大肠埃希菌具有多种抗原，均可刺激机体产生抗体，但有保护作用的主要是 sIgA，具有杀菌、抑菌及抗黏附作用，故母乳喂养可减少婴儿腹泻的发生。

三、微生物学检查

（一）患者标本中细菌的分离鉴定

大肠埃希菌可引起肠外和肠道感染，应根据不同感染部位采集标本。无菌操作采取中段尿、血液、脓汁、脑脊液、粪便等。粪便和尿标本可直接接种到选择培养基上分离培养，血液、脑脊液等标本需经肉汤培养基增菌，再接种于血平板和选择培养基上，挑取可疑菌落，涂片染色镜检，通过生化反应和血清学试验进行鉴别。此外，还应对泌尿系感染患者的尿液做细菌总数测定，当尿液含菌量≥10 万/ml 时才有诊断价值。

（二）水、食品等卫生学检查

大肠埃希菌随粪便排出易污染环境、水源和食品。卫生学检查中常以细菌总数和大肠菌群数作为检测指标。我国现行的卫生标准是，每毫升饮水、汽水、果汁细菌总数不得超过100 个；每 1000mL 饮水中大肠菌群数不得超过 3 个；每 100mL 瓶装汽水、果汁中大肠菌群数不得超过 5 个。

四、防治原则

加强饮水、食品卫生监督和管理，改善公共卫生条件。大肠肝菌对磺胺、链霉素、卡那霉素、诺氟沙星等较敏感，但易产生耐药性，应根据药敏试验结果选择抗菌药物。

第二节　志贺菌属

志贺菌属是人类细菌性痢疾的病原菌，通称痢疾杆菌。细菌性痢疾是一种常见病，主要流行于发展中国家，全世界年病例数超过 2 亿，其中 500 万例需住院治疗，年死亡病例达65 万。

一、生物学性状

(一)形态与染色

志贺菌为 $0.5\sim0.7\mu m\times2\sim3\mu m$ 大小的革兰阴性短小杆菌,无芽胞,无鞭毛,无荚膜,有菌毛(图 18-2)。

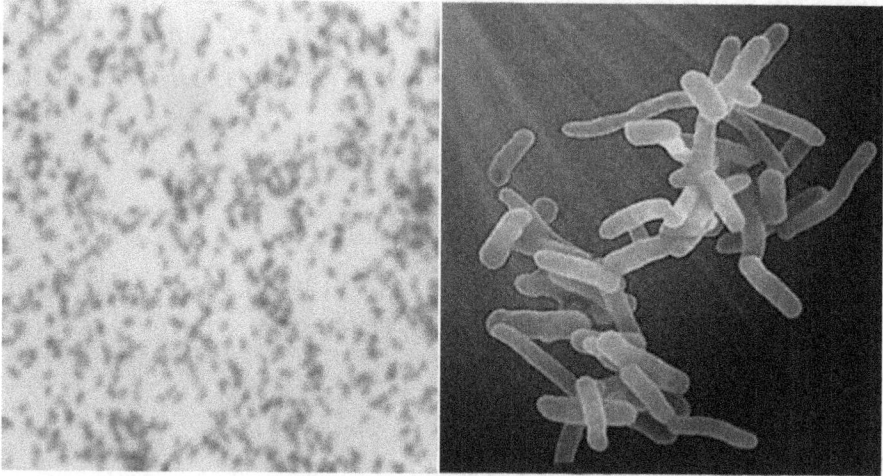

图 18-2　痢疾志贺菌

(二)培养特性

营养要求不高,在普通琼脂平板上经 24h 生长,形成直径达 2mm、半透明的光滑型菌落。志贺菌属中的宋内志贺菌常出现扁平的粗糙型菌落。

(三)生化反应

分解葡萄糖,产酸不产气。除宋内志贺菌个别菌株迟缓发酵乳糖(一般需 3~4 天)外,均不分解乳糖,故在 SS 等鉴别培养基上呈无色半透明菌落。在克氏双糖铁中,斜面不发酵,底层产酸不产气,硫化氢阴性,动力阴性。利用这个特点可与沙门菌、大肠埃希菌等区别。

(四)抗原构造及分类

无 H 抗原,有 O 抗原,部分菌种有 K 抗原。O 抗原是分类的依据,有群特异性和型特异性两种抗原,根据生化反应和 O 抗原的不同,将志贺菌属分为 4 个血清群(A、B、C、D)和 40余个血清型(表 18-1)。K 抗原在分类上无意义。K 抗原存在时能阻断 O 抗原与相应抗血清的凝集作用。

表 18-1　志贺菌属的抗原分类

菌　种	群	型	亚　型
痢疾志贺菌	A	1~13	8a,8b,8c
福氏志贺菌	B	1~6,x、y 变种	1a,1b,2a,2b,3a,3b,3c,4a,4b
鲍氏志贺菌	C	1~18	
宋内志贺菌	D	1	

(五)抵抗力

志贺菌的抵抗力比其他肠道杆菌弱,加热 60℃ 10min 可被杀死。对酸和一般消毒剂敏感。在粪便中,由于其他肠道菌产酸或噬菌体的作用常使本菌在数小时内死亡,故粪便标本应迅速送检。但在污染物品及瓜果、蔬菜上,志贺菌可存活 10～20 天。在适宜的温度下,可在水及食品中繁殖,引起水源或食物型的暴发流行。由于磺胺及抗生素的广泛运用,志贺菌的多重耐药性问题日趋严重,即使在边远地区分离的志贺菌也常见 4～8 种抗药谱,极大地影响了临床疗效。

二、致病性与免疫性

(一)致病物质

1.侵袭力 因菌毛作用使细菌黏附在肠黏膜表面的上皮细胞上,并穿入此细胞在黏膜固有层内繁殖形成感染灶,引起炎症反应。

2.内毒素 本菌属各菌株均有强烈的内毒素,由于内毒素的释放而造成上皮细胞死亡和黏膜下发炎,并形成毛细血管血栓,导致坏死、脱落和溃疡,临床上出现典型的脓血便;另一方面可引起全身中毒症状(内毒素血症),导致发热、意识障碍,甚至中毒休克。

3.外毒素 A 群志贺菌Ⅰ型和Ⅱ型产生的志贺毒素(ST),毒性较强,有细胞毒性、肠毒素性和神经毒性 3 种生物活性。

(二)所致疾病

主要引起细菌性痢疾(简称菌痢)。传染源是患者和带菌者,经粪—口传播。临床上常见的有:①急性细菌性痢疾,表现为腹痛、发热、大量水样便,1～2 天后转为少量腹泻(有里急后重现象),便中含有多量血、黏液和白细胞。志贺菌很少穿过黏膜层进入血流,在血液中极少发现该菌。痢疾志贺菌引起的菌痢特别严重,死亡率高达 20%。非典型菌痢因症状不典型,容易造成误诊和漏诊。②慢性细菌性痢疾,常因急性菌痢治疗不彻底,造成反复发作、迁延不愈,病程超过 2 个月以上视为慢性痢疾。此外有痢疾病史、但无症状,结肠镜检或大便培养阳性者称为隐匿型菌痢,此型在流行病学中有重要意义。③中毒性痢疾,多见于小儿,常无明显的消化道症状而表现为全身中毒症状,若抢救不及时,往往造成死亡。④携带者,有恢复期带菌、慢性带菌和健康带菌 3 种类型,后者为痢疾的主要传染源。

(三)免疫性

志贺菌感染恢复后,大多数人在血液中可产生循环抗体,但此种抗体无保护作用。其抗感染免疫主要是消化道黏膜表面的分泌型 IgA(SIgA)。病后免疫期短,也不巩固,除因细菌感染只停留在肠壁局部外,其型别多也是原因之一。

临床案例

患儿,女,2 岁 8 个月,发热 3h、惊厥 2 次。患儿下午吃了 3 个冰激凌后,晚上 7 时左右出现发热,在家喂退烧药后无好转,遂出现惊厥 2 次,急诊入院。检查:T 40.3℃,腹软,有抵触。血常规:白细胞总数升高,中性粒细胞计数升高。粪常规:稀便,量较少,有黏液、血和脓液夹杂。镜下可见红细胞和脓细胞。

思考:该患儿可能的诊断是什么? 由何种病原体引起?

三、微生物学检查

在发病早期(治疗前)采集黏液脓血便作床边接种。若不能及时送检,可将标本按1∶10保存于30％甘油缓冲盐水或专用运送培养基内。将标本先行增菌或直接接种于鉴别培养基上,取无色可疑菌落进行生化反应和血清学试验确定菌群和菌型,也可用免疫荧光菌球法、协同凝集试验及分子生物学方法鉴定。

四、防治原则

控制传染源、切断传播途径和增强机体免疫力。注意饮食卫生,加强对水源、食品的卫生学检测,近年来预防主要采取口服减毒活疫苗。治疗用磺胺类药物等,用药方案应根据药敏试验结果。

第三节　沙门菌属

沙门菌属是一群寄生在人类和动物肠道中,生化反应和抗原结构最复杂的革兰阴性杆菌。血清型现已达2400多种。广泛分布于自然界,其致病性具有种系特异性,有些专对动物致病,也有些对人和动物都能致病。沙门菌可致多种感染,轻者为自愈性胃肠炎,重者可引起致死性伤寒。

一、生物学性状

(一)形态与染色

沙门菌属为革兰阴性短杆菌,大小为 $1.0 \sim 3.0 \mu m \times 0.4 \sim 0.7 \mu m$。较细长,多具有周鞭毛,无芽胞,无荚膜,有菌毛(图18-3)。

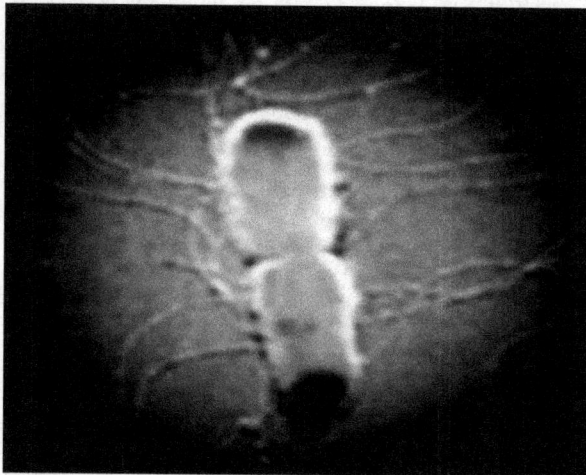

图18-3　沙门菌属(电子显微镜下观察)

（二）培养特性

营养要求不高,在普通营养琼脂上形成中等大小、无色半透明光滑型菌落,可发生 S-R 变异。

（三）生化反应

不发酵乳糖,在肠道选择培养基上菌落为透明或半透明,大多数产生 H_2S,在 SS 琼脂上形成中心黑色的菌落。

（四）抗原构造

抗原结构复杂,主要有 O 抗原、H 抗原,少数菌株有表面抗原(Vi 抗原、M 抗原等)。

1. O 抗原　存在于细菌细胞壁脂多糖中的特异性多糖,耐热。刺激机体产生的抗体以 IgM 为主,与相应的抗血清反应时呈颗粒状凝集。

2. H 抗原　为不稳定的蛋白抗原,加热或用乙醇处理均被破坏。根据其特异性高低可分为第 I 相和第 II 相。刺激机体产生的抗体以 IgG 为主,与相应的抗血清呈絮状反应。

3. Vi 抗原　又称毒力抗原,是一种不耐热的酸性多糖聚合物,可抗吞噬及保护细菌免受相应抗体和补体的溶菌作用。可阻止 O 抗原与相应抗体发生凝集。

（五）抵抗力

对理化因素抵抗力不强,在水中能存活 $2\sim3$ 周,在粪便中可存活 $1\sim2$ 个月。加热 $60\,℃$ $15\sim30\mathrm{min}$,即被杀死。对常用消毒剂敏感。但对某些化学物质如胆盐、煌绿等具有耐受性,故用作沙门菌选择培养基的成分。

二、致病性与免疫性

（一）致病物质

1. 侵袭力　有 Vi 抗原的沙门菌具有侵袭力,能穿过小肠上皮到达固有层。细菌在此部位常被吞噬细胞吞噬,有 Vi 抗原的保护作用,被吞噬后的细菌在细胞内不被破坏,反而在细胞内继续生长繁殖,并随游走的吞噬细胞将细菌带至机体的其他部位。

2. 肠毒素　某些沙门菌(如鼠伤寒沙门菌)能产生类似大肠埃希菌的肠毒素。

3. 内毒素　沙门菌有较强的内毒素,是沙门菌的主要致病因素,可引起发热、白细胞改变、中毒性休克,并能激活补体系统,产生多种生物学效应。

（二）所致疾病

沙门菌主要通过污染食品和水源经口感染,引起人类和动物的沙门菌病,出现相应的临床症状或亚临床感染。

1. 肠热症　即伤寒和副伤寒。最典型的是由伤寒沙门菌引起的伤寒,表现为发热,血培养或肥达试验阳性。肠热症也可由其他沙门菌引起,常表现为轻度发热和腹泻。本病潜伏期 $7\sim20$ 天,典型病程 $3\sim4$ 周,病程第 1 周细菌经消化道进入小肠,穿过肠黏膜上皮细胞而侵入肠壁淋巴组织,并经淋巴管之肠系膜淋巴结及其他淋巴组织繁殖,再经胸导管进入血流,引起菌血症,患者出现发热、全身不适、乏力等前驱症状。此时相当于病程的第 1 周(前驱期)。细菌随血流进入全身各脏器和组织,如肝、肾、脾、骨髓、胆囊等,并在其中繁殖,被脏器中吞噬细胞吞噬的细菌再次进入血流引起第二次菌血症,患者出现持续高热、肝脾肿大、皮肤玫瑰疹等典型症状,血中白细胞数明显下降。此时相当于病程的第 $2\sim3$ 周(极期)。由于胆囊中的细菌随胆汁排出肠腔,一部分随粪便排出体外,有些细菌再度侵入肠壁淋巴组织,使已致敏的组织发生变态反应,引起肠壁表层坏死、脱落和溃疡,发生肠出血,甚至肠穿孔。肾脏中的细菌可随尿排出。第 3 周是病程的转折时期,如无并发症,患者的各种症状逐渐缓解,进入缓解期。第 4 周后进入恢复期。

2.**菌血症和败血症** 以猪霍乱沙门菌、希沙门菌、鼠伤寒沙门菌和肠炎沙门菌感染为主,无明显的胃肠炎症状,表现为高热、寒战等,常伴有局部病灶,如胆囊炎、骨髓炎等。

3.**食物中毒** 此型最为常见,主要由猪霍乱沙门菌、鼠伤寒沙门菌和肠炎沙门菌感染所致,引起轻型或暴发型腹泻,伴有低热、恶心和呕吐。

4.**携带者** 伤寒沙门菌感染后约 3% 患者可成为携带者,在其粪便中可持续排菌长达 1 年或 1 年以上,是伤寒和副伤寒的重要传染源。

(三)免疫性

伤寒或副伤寒痊愈后,机体可获得牢固免疫力,很少再感染,主要是细胞免疫。食物中毒的免疫主要靠炎症反应和局部产生 SIgA 的作用。败血症患者细胞免疫和体液免疫均起重要作用。

三、微生物学检查

(一)细菌分离鉴定

根据不同疾病、不同病程取不同标本,肠热症于发病第 1 周采血,第 2、3 周取粪便或尿液,第 3 周也可取尿液,全程均可做骨髓培养。食物中毒可取粪便、呕吐物、可疑食物,败血症取血液分离培养细菌。血清学诊断应在病程的不同时期分别采集 2~3 份标本。血液和骨髓穿刺液需先增菌,粪便和经离心的尿沉渣可直接接种于鉴别培养基上培养,挑取无色可疑菌落进一步做生化反应和血清学试验进行鉴定。

(二)血清学试验

血清学试验主要用于肠热症的辅助诊断,应用较多的是肥达试验。用已知伤寒、副伤寒沙门菌的 O、H 抗原,检测受检血清中有无相应的抗体的半定量试管内凝集试验,称为肥达试验。

一般凝集效价 O 抗原≥1∶80,H 抗原≥1∶160,A、B、C 抗原≥1∶80 才有临床意义;或在疾病早期及中后期分别采集两次血清,若第二份血清比第一份血清的效价增高 4 倍以上具有诊断价值。在 O 与 H 抗体的判断中,O 抗原刺激机体产生的抗体为 IgM,出现较早,存在于血清内的时间较短;H 抗原刺激机体产生的抗体为 IgG,出现较迟,持续存在的时间较长。若 O、H 抗体都高,则肠热症的可能性大;O、H 抗体都低,则肠热症的可能性小;O 抗体高 H 抗体不高:可能为疾病的早期或与沙门菌属 O 抗原有交叉反应的其他沙门菌感染;H 抗体高 O 抗体不高:有可能是预防接种或非特异性回忆反应等;其他疾病如血吸虫病、败血症、结核病等可出现假阳性反应。

四、防治原则

加强饮水、食品卫生监督和管理,控制传染源,切断传播途径,及时发现隔离治疗。进行疫苗接种,提高人群免疫力,现用伤寒沙门菌 Ty21a 减毒活疫苗有明显免疫保护作用。治疗可首选氯霉素,头孢霉素、氨苄西林也有一定疗效。

知 识 拓 展

患者,男,25岁。畏寒、发热、头痛、乏力5天。患者自诉5天前无明显诱因感畏寒,随后出现发热,发热无明显规律性。无咽痛、流涕、鼻阻、咳嗽、咳痰、恶心、呕吐等。检查:体温最高40℃,用药后体温可下降。阵发性双侧颞部搏动性疼痛,胸前有玫瑰疹,肝脾略大。曾在当地县医院就诊,具体不详,病情无好转。血培养:沙门菌阳性。

思考:

1.该患者的诊断是什么?确诊手段是什么?

2.该患者出现持续高热的原因是什么?

3.给该患者制定护理措施时,应重点注意哪方面的护理?

第四节 霍乱弧菌

霍乱弧菌是引起烈性传染病霍乱的病原体,2000多年前就已有记载。自1817年以来,已发生过7次世界性霍乱大流行,前6次由霍乱弧菌古典生物型引起,均起源于孟加拉盆地。1961年开始的第7次大流行由霍乱弧菌ElTor生物型引起,首先由印度尼西亚传向远东,再回扫南亚,70年代初侵袭非洲,1991年到达南美,1993年在南美秘鲁发生第一次流行,有82万病例,死亡7000人,1992年一个新的流行株O139在沿孟加拉湾的印度和孟加拉一些城市出现,并很快传遍亚洲。

一、生物学性状

(一)形态与染色

霍乱弧菌菌体大小为 $0.5\sim0.8\mu m \times 1.5\sim3\mu m$。从患者新分离出的细菌形态典型,呈弧型或逗点状,但经人工培养后,细菌常呈杆状而不易与肠道杆菌区别。革兰染色阴性。特殊结构有菌毛,无芽胞,有些菌株(包括O139)有荚膜,在菌体一端有一根单鞭毛。若取患者"米泔水样"粪便或培养物做悬滴观察,细菌运动非常活泼,呈穿梭样或流星状(图18-4)。

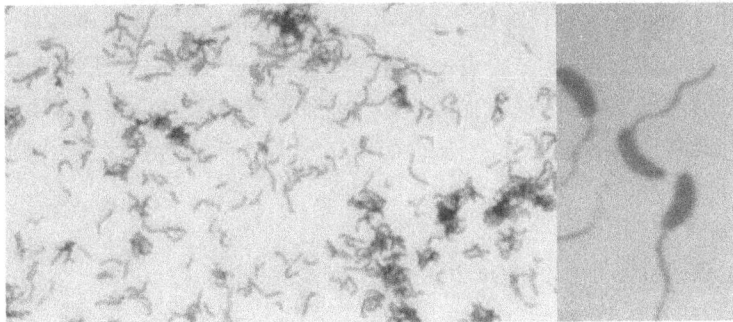

图18-4 霍乱弧菌

(二)培养特性

兼性厌氧,但在氧气充分的条件下生长更好。营养要求不高,可在普通培养基上生长,形成突起、光滑、圆形的菌落。生长繁殖的温度范围广(18~37℃),故可在外环境中生存。耐碱不耐酸,在 pH 值为 7.4~9.6 的条件下能迅速生长,特别在 pH 值为 8.8~9.2 的碱性蛋白胨水或碱性琼脂平板上生长良好,因其他细菌在此 pH 中不易生长,故初次分离霍乱弧菌常用碱性蛋白胨水增菌。酸能迅速杀死细菌,因此培养基中不能含有能被其发酵的糖类。霍乱弧菌可在无盐环境中生长,而其他致病性弧菌则不能。

(三)生化反应

霍乱弧菌为过氧化氢酶阳性,氧化酶阳性,能发酵很多常见的单糖、双糖和醇糖,如葡萄糖、蔗糖和甘露醇,产酸不产气;不分解阿拉伯胶糖;能还原硝酸盐,吲哚反应阳性。

(四)抗原构造

霍乱弧菌有耐热的 O 抗原和不耐热的 H 抗原。根据 O 抗原不同,现已有 155 个血清群,其中 O1 群、O139 群引起霍乱,其余血清群分布于地面水中,可引起人类胃肠炎等疾病,但从未引起霍乱流行。H 抗原无特异性,免疫扩散试验表明所有霍乱弧菌拥有相同的 H 抗原。

(五)抵抗力

ElTor 生物型和其他非 O1 群霍乱弧菌在外环境中的生存力较古典型强,在河水、井水及海水中可存活 1~3 周,有时还可越冬。本菌不耐酸,在正常胃酸中仅能存活 4min。55℃湿热 15min,100℃煮沸 1~2min,0.5ppm 氯 15min 能杀死霍乱弧菌。以 1∶4 比例加漂白粉处理患者排泄物或呕吐物,经 1h 可达到消毒目的。

二、致病性与免疫性

(一)致病物质

霍乱肠毒素本质是蛋白质。该毒素属外毒素,具有很强的免疫原性。其致病机制如下:毒素由 A 和 B 两个亚单位组成,A 亚单位为毒性单位,B 亚单位为结合单位,能特异地识别肠上皮细胞上的受体。在 B 亚单位的帮助下,A 亚单位进入细胞,使细胞内 cAMP 浓度增高,导致肠黏膜细胞分泌功能大为亢进,使大量体液和电解质进入肠腔而发生剧烈吐泻,由于大量脱水和失盐,可发生代谢性酸中毒,血循环衰竭,甚至休克或死亡。

(二)所致疾病

霍乱弧菌可引起烈性肠道传染病霍乱。人类在自然情况下是霍乱弧菌的唯一易感者,主要通过污染的水源或饮食经口传染。在一定条件下,霍乱弧菌进入小肠后,可能借菌毛作用黏附于肠壁上皮细胞上,在肠黏膜表面迅速繁殖,经过短暂的潜伏期后便急骤发病。该菌不侵入肠上皮细胞和肠腺,也不侵入血流,仅在局部繁殖和产生霍乱肠毒素,此毒素作用于黏膜上皮细胞与肠腺使肠液过度分泌,从而患者出现上吐下泻的症状,泻出物呈"米泔水样"并含大量弧菌,此为本病典型的特征。

(三)免疫性

患过霍乱的人可获得牢固的免疫力,再感染者少见。

三、微生物学检查

(一)直接镜检

采取患者"米泔水样"大便或呕吐物,镜检(涂片染色及悬滴法检查)观察细菌形态、动力特征。

(二)细菌分离培养

可将材料接种至碱性蛋白胨水 37℃培养 6~8h 后,取生长物做形态观察,并转种于碱性平板做分离培养,取可疑菌落做玻片凝集,阳性者再做生化反应及生物型别鉴定试验。

(三)特异性制动试验

取检材或新鲜碱性蛋白胨水培养物一滴,置于载玻片上,再加霍乱弧菌多价诊断血清,加盖玻片,用暗视野镜观察,3min 内运动被抑制的即为阳性。此法优点是快速而特异,操作简便,但必须有数量较多的弧菌才检出。

四、防治原则

做到早期诊断,早期隔离,早期治疗。主要以预防为主,做好对外交往及入口的检疫工作,严防本菌传入。此外,应加强水、粪管理,注意饮食卫生。对患者要严格隔离,必要时实行疫区封锁,以免疾病扩散蔓延。治疗主要为及时补充液体和电解质,应用抗菌药物,如链霉素、氯霉素、强力霉素等。

副溶血性弧菌

副溶血性弧菌为嗜盐性弧菌,革兰染色阴性,无芽胞,一端有单鞭毛,运动活泼,需氧或兼性厌氧。在含 3.5% NaCl 的培养基中生长良好。最适生长的 pH 值为 8.2~9.0,温度 37℃,不耐高温,80℃ 1min 或 56℃ 5min 即可杀灭。对酸敏感,在 2% 醋酸中或 50% 的食醋中 1min 即可死亡。

本菌被称为海洋细菌,主要来源于鱼、虾、蟹、贝类和海藻等海产品。因此,副溶血性弧菌引起的疾病多发生在夏秋季,海产品大量上市时。人们常因为食入未煮熟的海产品或污染本菌的盐腌制品而感染,致病机制尚未明确。

第五节 幽门螺杆菌

幽门螺杆菌(Hp)于 1982 年由 Marshall 和 Warren 首先从慢性活动性胃炎患者胃黏膜活检标本中分离成功,当时命名为幽门弯曲菌。本菌在胃黏液层下的黏膜上皮细胞表面被发现,说明该菌能突破胃黏膜表面的黏液屏障定植于此。

一、生物学性状

从胃黏膜分离的本菌形态呈典型的螺旋形、S 型或海鸥形,大小为 0.5~1.0μm×2.5~4.0μm。菌体一端有 2~6 根带鞘的鞭毛,运动活泼,常呈鱼群样排列。传代培养后变为杆状或球形。革兰染色阴性(图 18-5)。

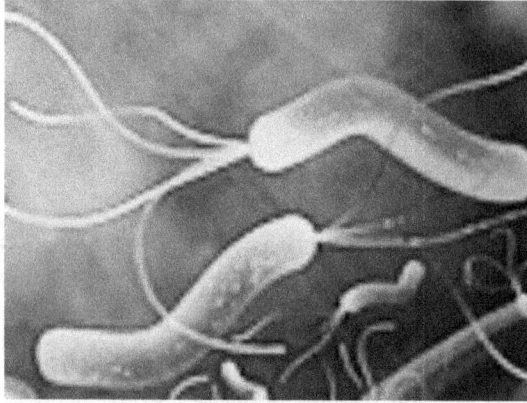

图 18－5　幽门螺杆菌(电子显微镜下观察)

微需氧菌,在 2‰～6‰低氧压微环境中生长良好。在大气中和绝对厌氧的条件下均不能生长。对低 pH 值有较强耐受力,一般在 pH4.5～7.0 的条件下培养。最适生长温度为 35～37℃,在 25℃ 或 42℃ 则不能生长。对营养要求高,生长缓慢,在含血液、血清或心脑浸液琼脂培养基上,通常需要 3～5 天或更长时间培养才形成细小、针尖状、无色透明菌落。生化反应不活跃。脲酶丰富是其显著特点,其脲酶活性是普通变形杆菌的 100 倍,快速脲酶试验呈强阳性。氧化酶、过氧化氢酶试验均阳性。不分解糖类。

二、致病性与免疫性

目前认为幽门螺杆菌是慢性胃炎、消化性溃疡的主要病因,与胃腺癌、黏膜相关淋巴组织淋巴瘤的发生也有密切关系。但其传播过程和致病物质,以及确切的致病机制还不十分清楚。人类是本菌感染的主要传染源,自然人群总感染率约 50%,有些地区高达 90%。感染幽门螺杆菌后,胃液中可检出特异性 SIgA、IgG,血清中出现特异性 IgG、IgM 和 IgA,可持续一年左右,保护作用不清楚。

小　结

1.引起消化道感染的病原体主要为细菌,在临床上,以肠道杆菌中的埃希菌属、志贺菌属、沙门菌属,以及弧菌属、幽门螺杆菌较为常见,其中最为常见的是肠道杆菌。

2.肠道杆菌为一大群两端钝圆的革兰阴性杆菌,无芽胞,多数有鞭毛,大多有菌毛,少数有荚膜或包膜。生化反应活泼,通过消化道传播,主要引起腹泻。志贺菌属主要引起细菌性痢疾,沙门菌属主要引起肠热症。

3.霍乱弧菌是革兰阴性弧菌,在 pH8.8～9.0 的碱性蛋白胨水或碱性琼脂平板上生长良好,经消化道感染,引起霍乱,导致严重的"米泔水样"呕吐和腹泻。

4.副溶血性弧菌具有嗜盐性,可经消化道感染引起食物中毒(急性胃肠炎)。

5.幽门螺杆菌是慢性胃炎、消化性溃疡的主要病因,与胃腺癌、黏膜相关淋巴组织淋巴瘤的发生也有一定关系。

思考与练习

一、单项选择题（以下每道题有 A、B、C、D、E 五个备选答案，请从中选一个最佳答案）

1. 卫生学上可用哪种细菌作为判断环境被粪便污染的指标　　　　　　　　　　（　　）
   A. 大肠埃希菌　　　　　　　B. 痢疾志贺菌　　　　　　　C. 伤寒沙门菌
   D. 变形杆菌　　　　　　　　E. 霍乱弧菌

2. 经消化道感染机体后引起患者出现黏液脓血便的细菌是　　　　　　　　　（　　）
   A. 大肠埃希菌　　　　　　　B. 痢疾志贺菌　　　　　　　C. 伤寒沙门菌
   D. 变形杆菌　　　　　　　　E. 霍乱弧菌

3. 引起肠热症的病原菌是　　　　　　　　　　　　　　　　　　　　　　（　　）
   A. 大肠埃希菌　　　　　　　B. 伤寒沙门菌　　　　　　　C. 变形杆菌
   D. 葡萄球菌　　　　　　　　E. 痢疾志贺菌

4. 细菌性痢疾患者出现腹痛、腹泻、黏液脓血便和里急后重的主要原因是　　（　　）
   A. 肠毒素　　　　　　　　　B. 侵袭性酶　　　　　　　　C. 内毒素
   D. 外毒素　　　　　　　　　E. 菌体化学成分

5. 肠热症第 1 周分离病原菌阳性率最高的标本是　　　　　　　　　　　　（　　）
   A. 粪便　　　　　　　　　　B. 尿液　　　　　　　　　　C. 血液
   D. 痰液　　　　　　　　　　E. 呕吐物

6. 下列需要在碱性环境中生长的细菌是　　　　　　　　　　　　　　　　（　　）
   A. 大肠埃希菌　　　　　　　B. 痢疾志贺菌　　　　　　　C. 伤寒沙门菌
   D. 变形杆菌　　　　　　　　E. 霍乱弧菌

7. 典型的霍乱腹泻物呈　　　　　　　　　　　　　　　　　　　　　　　（　　）
   A. 黏液血便　　　　　　　　B. 糊状便　　　　　　　　　C. 水样便
   D. 黏液脓血便　　　　　　　E. "米泔水样"便

8. 副溶血性弧菌的特性是　　　　　　　　　　　　　　　　　　　　　　（　　）
   A. 嗜酸　　　　　　　　　　B. 嗜碱　　　　　　　　　　C. 嗜盐
   D. 嗜糖　　　　　　　　　　E. 嗜温

9. 初步鉴定肠道致病菌与肠道非致病菌常用的试验是　　　　　　　　　　（　　）
   A. IMViC 试验　　　　　　　B. 甘露醇分解试验　　　　　　C. 乳糖发酵试验
   D. 胆汁溶菌试验　　　　　　E. 葡萄糖发酵试验

10. 下列细菌中有菌毛和鞭毛的细菌是　　　　　　　　　　　　　　　　　（　　）
    A. 葡萄球菌　　　　　　　　B. 脑膜炎球菌　　　　　　　C. 肺炎球菌
    D. 痢疾志贺菌　　　　　　　E. 大肠埃希菌

二、填空题

1. 肥达试验

2.肠道杆菌

三、问答题

1.简述志贺菌属内毒素的作用。

2.简述肠热症患者在采集标本时的注意事项。

3.简述肠道致病菌的防治原则。

（代立云）

参考答案

第十九章 厌氧性细菌

厌氧性细菌是一群在有氧环境中不生长,必须在无氧环境中才能生长繁殖的细菌。根据能否形成芽胞,将厌氧性细菌分为两大类:厌氧芽胞梭菌和无芽胞厌氧菌。

第一节 厌氧芽胞梭菌

厌氧芽胞梭菌是一群革兰染色阳性的大杆菌,有芽胞,一般芽胞直径比菌体宽,使菌体膨大呈梭状。在自然界中广泛分布于土壤、人与动物的肠道及腐败物中,多数为腐生菌,少数为致病菌。与人类疾病有关的主要有破伤风梭菌、肉毒梭菌、产气荚膜梭菌。

一、破伤风梭菌

破伤风梭菌是破伤风的病原菌,广泛分布于土壤及动物的粪便中。当创口被污染或分娩接生时使用不洁器械剪脐带时,破伤风梭菌或芽胞可侵入伤口生长繁殖,并释放毒素,引起破伤风。

(一)生物学性状

1.形态与染色 革兰阳性杆菌,菌体细长,无荚膜,有周鞭毛,芽胞正圆形,位于菌体顶端,直径大于菌体,使细菌呈鼓槌状,此为本菌的典型特征(图 19-1)。

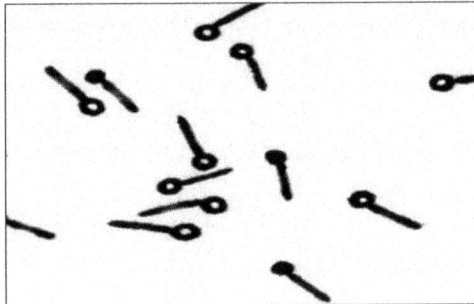

图 19-1 破伤风梭菌

2.培养特性与生化反应 专性厌氧培养。常用庖肉培养基培养,生长后肉汤均匀浑浊,肉渣微黑,可产生少量气体,有腐臭味。在血平板上呈薄膜爬行生长菌落,边缘不整齐,伴 β 溶血。大多生化反应阴性,不发酵糖类,不分解蛋白质。

3.抵抗力 芽胞抵抗力甚强,在土壤中可存活数十年,100℃煮沸 1h 可被破坏。对青霉素敏感。

(二)致病条件

破伤风梭菌主要通过破损的皮肤感染人体,引起破伤风。其感染的重要条件是伤口形成厌氧微环境:伤口窄而深,有泥土或异物污染;伤口面坏死组织多,局部缺血缺氧;伴有需氧菌或兼性厌氧菌混合感染。

(三)致病性与免疫性

1.致病物质 破伤风梭菌能产生两种外毒素:破伤风痉挛毒素和破伤风溶血毒素。破伤风痉挛毒素为主要致病物质,是一种神经毒素,对中枢神经(尤其脑干神经和脊髓前角运动细胞)有较强的亲和力,能阻止抑制性神经介质的释放,从而阻断上下神经元之间抑制性冲动的传递,导致屈肌和伸肌同时发生强烈的收缩,骨骼肌出现强直性痉挛。

2.所致疾病 可致破伤风。潜伏期平均 7～14 天,发病早期有发热、头痛、肌肉酸痛、全身不适等症状,随后局部肌群抽搐,出现破伤风典型症状:牙关紧闭呈苦笑面容、张口困难、颈项强直、角弓反张、呼吸困难,终因窒息而死亡。

3.免疫性 机体对破伤风的免疫属体液免疫,主要是抗毒素的中和作用。极微量毒素即可致人死亡,但尚不足以诱发机体产生足量抗体,故病后免疫力不强,再感染时仍可发病。

临 床 案 例

某患者,男性,43 岁。因光脚下地劳作被锐物刺伤,出现浑身乏力、头晕、头痛等症状,7 天后来就诊。患者牙关紧闭、张口困难、颈部发硬、气息微弱,并出现阵发性痉挛。

临床问题:

1.该患者患的可能是什么疾病?如何防治?

2.感染的病原菌是什么?

(四)微生物学检查

伤口直接涂片革兰染色镜检和细菌的分离培养阳性率很低,故一般不做细菌检验。根据破伤风的典型症状和病史即可做出诊断。

(五)防治原则

1.正确处理伤口 用 3% 过氧化氢溶液清洗伤口,及时清创扩创,防止厌氧微环境的形成。

2.特异性防治 儿童可接种"百白破"三联疫苗,成人可接种破伤风类毒素进行预防。对伤口深且污染严重者,应立即注射破伤风抗毒素进行紧急预防,同时应用抗生素治疗。

＊＊须做皮试,避免过敏反应。

二、肉毒梭菌

肉毒梭菌广泛分布于土壤中,在厌氧条件下能产生毒性极强的肉毒毒素,食入毒素引起以肌肉麻痹为主要表现的肉毒中毒,死亡率极高。

(一)生物学性状

革兰阳性粗大杆菌。无荚膜有周鞭毛,芽胞呈椭圆形,位于菌体的次级端,直径大于菌体,使细菌呈网球拍状(图 19-2)。专性厌氧培养,在血平板上呈不规则菌落,有 β 溶血环;在庖肉培养基中使肉渣变黑,有腐臭味。肉毒毒素不耐热,煮沸 1min 即可破坏。

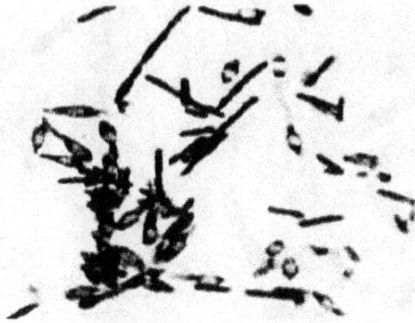

图 19-2 肉毒梭菌

(二)致病性

1.致病物质 为肉毒毒素,是目前已知毒性最剧烈的毒物。肉毒毒素作用于外周胆碱能神经,抑制神经肌肉接头处乙酰胆碱的释放,影响神经冲动的传递,导致肌肉迟缓性麻痹。

2.所致疾病

(1)肉毒中毒:食入被肉毒毒素污染的食品,如罐头、香肠、发酵豆制品等腌制食品引起。其临床表现以神经系统症状为主,胃肠道症状少见,与其他食物中毒不同。开始为眼部肌肉麻痹,出现斜视、复视、眼睑下垂,继而咽部肌肉麻痹出现吞咽困难,严重者因呼吸肌和心肌麻痹而死亡。

(2)婴儿肉毒病:6 个月以下婴儿,食用被污染的蜂蜜,因肠道缺乏正常菌群而感染。病程长(1～3 个月),一般可恢复。婴儿肉毒病是细菌在肠道定居繁殖产生毒素所致。

(3)创伤感染中毒:长期寄居于伤口处,不定期释放毒素,患者长期乏力。罕见。

(三)微生物学检查

肉毒梭菌分布广泛,检出意义不大,而是检测肉毒毒素。可取患者的血液或可疑食物的滤液,注入小鼠眼睑,观察小鼠的中毒症状。

(四)防治原则

加强食品卫生管理与监督。低温保存食品和食品加热是预防的关键。对患者应早期足量注射多价抗毒素血清,同时加强护理和对症治疗。

三、产气荚膜梭菌

产气荚膜梭菌广泛存在于土壤、人和动物肠道中,能引起人和动物多种疾病,是人类气性坏疽和食物中毒的主要病原菌。

（一）生物学性状

1.形态与染色 革兰阳性粗大杆菌,体内形成荚膜(图19-3),体外形成芽胞,芽胞椭圆形,位于菌体中央或次级端,没有菌体粗。

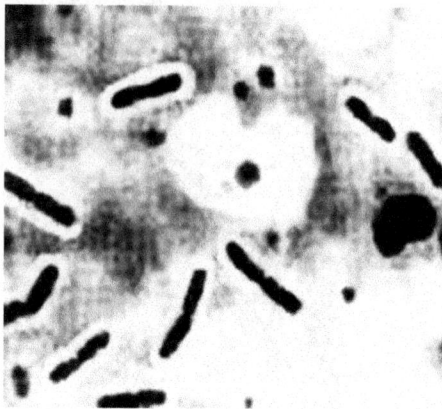

图19-3 产气荚膜梭菌

2.培养特性 厌氧不严格,可发酵多种糖类产生大量气体,恶臭。在血平板上多数菌株有双层溶血环,内环是θ毒素引起的β溶血,外环是α毒素引起的α溶血;在庖肉培养基中肉渣不被消化呈粉红色,产生大量气体;在卵黄琼脂平板上菌落周围出现乳白色浑浊圈,是由于细菌合成卵磷脂酶分解卵黄中的卵磷脂所致;在牛奶培养基中,细菌分解乳糖产酸使酪蛋白凝固,同时产生大量气体将凝固的酪蛋白冲成蜂窝状,气势汹涌,称为"汹涌发酵"现象,此为本菌的特点之一。

3.分型 根据所产生的外毒素不同,分A,B,C,D,E五型。对人致病的主要是A型,引起气性坏疽和食物中毒,此外C型可引起坏死性肠炎。

（二）致病性

1.致病物质 产气荚膜梭菌能产生多种外毒素和侵袭性酶类,有荚膜,侵袭性强。主要有α毒素(卵磷脂酶),是本菌最重要的毒素,能分解细胞膜上的磷脂,造成多种细胞溶解破坏,引起血管通透性增加伴大量溶血,组织坏死;其次产生多种侵袭性酶,如胶原酶、透明质酸酶和DNA酶等,能溶解组织促进细菌和毒素扩散,使组织液化、坏死,出现全身中毒症状。

2.所致疾病

(1)气性坏疽:产气荚膜梭菌是气性坏疽的主要病原菌;战伤、烧伤易得;潜伏期短,8～48h。产气荚膜梭菌在局部组织繁殖,造成局部组织坏死,水肿,气肿(触摸有捻发音),剧痛,恶臭。

(2)食物中毒:因食用被本菌污染的食物引起,临床表现为恶心、呕吐、腹痛、水样腹泻,1～2天可自愈。

(3)坏死性肠炎:由C型引起。24h发病,有剧烈腹痛、腹泻并伴血便。患者常有外周循环衰竭、急性腹膜炎、肠坏死等症状,病死率高(40%)。

（三）微生物学检查

因临床表现典型且发病急,一般不做微生物学检查。

1.涂片镜检 取深部伤口标本检查,可见革兰阳性粗大杆菌,有荚膜。

2.分离培养与动物试验

(1)方法：细菌培养物给小鼠腹腔或静脉注射，几分钟后处死，置于37℃培养5~8h。

(2)结果：小鼠躯体膨胀，解剖后有泡沫肝(像红豆腐)，且有恶臭。

(四)防治原则

以非特异性防治为主。

1.伤口处理：3%过氧化氢溶液冲洗，切除坏死组织，必要时截肢。

2.早期大剂量使用青霉素。

3.高压氧舱疗法：局部氧含量提高15倍以上。

第二节　无芽胞厌氧菌

无芽胞厌氧菌是一大类寄生于人和动物体内的正常菌群，包括革兰阳性和革兰阴性的球菌和杆菌。在人体正常菌群中厌氧菌占有绝对优势，其数量是其他非厌氧性细菌(需氧菌和兼性厌氧菌)的10~1000倍。在正常情况下，它们对人体无害，但在某些特定状态下，这些厌氧菌作为条件致病菌可导致内源性感染，甚至会危及生命。

一、生物学性状

1.球菌

(1)革兰阳性：消化链球菌属、消化球菌属。

(2)革兰阴性：韦荣菌属。

2.杆菌

(1)革兰阳性：丙酸杆菌、双歧杆菌、真杆菌、乳杆菌。

(2)革兰阴性：类杆菌、梭杆菌。

二、致病性

1.致病条件(厌氧菌感染因素)

(1)寄居部位改变。

(2)宿主免疫力下降：常见于恶性肿瘤、烧伤、放化疗、使用激素或免疫抑制剂的患者以及老年人、婴幼儿等。

(3)菌群失调：长期应用抗生素，使厌氧菌的拮抗菌减少或消失，而对抗生素不敏感的无芽胞厌氧菌大量繁殖。

(4)局部形成厌氧微环境。

(5)机械性或病理性损伤：如手术、拔牙、肠穿孔等。

2.致病因素

细菌毒力：菌毛、毒素、侵袭性酶协同作用。

3.感染特征

(1)内源性感染：感染部位可遍及全身，多呈慢性过程。

(2)无特定病型：大多为化脓性感染，形成局部脓肿或组织坏死，可侵入血流形成败血症。

(3)分泌物或脓液黏稠,乳白色、粉红色、血色或棕黑色,有恶臭,有时有气体。

(4)使用氨基糖苷类抗生素(链霉素、卡那霉素、庆大霉素)治疗长期无效。

(5)分泌物直接涂片可见细菌,但普通培养法无细菌生长。

4. 所致疾病——遍布全身各组织器官

(1)败血症。

(2)中枢神经系统感染。

(3)口腔与牙齿感染。

(4)呼吸道感染。

(5)腹部和会阴部感染。

(6)女性生殖道感染。

(7)无芽胞厌氧菌尚可引起皮肤和软组织感染、心内膜炎等。

三、微生物学检查

1. 标本 从感染中心取,避免正常菌群的污染,标本应立即放入采样标本收集瓶中迅速送检。

2. 直接涂片镜检。

3. 分离培养与鉴定 标本接种于牛心脑浸液血琼脂、硫乙醇酸钠培养基等,置于37℃厌氧培养2～3天,挑选生长的菌落接种两个血平板,分别置于有氧和无氧环境中培养48h,再按检验程序进一步鉴定细菌。

四、防治原则

1. 避免正常菌群侵入其不应存在的部位。

2. 防止局部出现厌氧微环境。

3. 在一个地区监测常见的厌氧菌菌株对抗生素敏感性的变化。

小 结

1. 厌氧性细菌根据有无芽胞分为厌氧芽胞梭菌和无芽胞厌氧菌。厌氧芽胞梭菌是能形成芽胞的革兰阳性大杆菌,多数是腐物寄生菌,少数对人致病。

2. 破伤风梭菌的芽胞使菌体膨大呈鼓槌状;经伤口感染,伤口的厌氧微环境是致病的主要条件;致病物质主要是破伤风痉挛毒素;本病的特异性防治可采用人工主动免疫(注射破伤风类毒素)和人工被动免疫法[注射破伤风抗毒素(TAT)]。

3. 产气荚膜梭菌在机体组织内形成明显的荚膜;在牛奶培养基上产生"汹涌发酵"现象;感染方式、发病条件与破伤风相似;可产生多种毒素和侵袭性酶导致气性坏疽。

4. 肉毒梭菌芽胞呈网球拍状;其致病物质主要是肉毒毒素,是目前已知毒性最剧烈的毒物。肉毒毒素作用于外周胆碱能神经,抑制神经肌肉接头处乙酰胆碱的释放,影响神经冲动的传递,导致肌肉迟缓性麻痹。

思考与练习

一、单项选择题(以下每道题有 A、B、C、D、E 五个备选答案,请从中选一个最佳答案)

1. 引起气性坏疽的细菌是　　　　　　　　　　　　　　　　　　　　　(　　)
　　A. 乙型溶血性链球菌　　　B. 肉毒梭菌　　　　　　C. 炭疽杆菌
　　D. 产气荚膜梭菌　　　　　E. 分枝杆菌

2. 注射破伤风抗毒素的目的是　　　　　　　　　　　　　　　　　　　(　　)
　　A. 对易感人群进行预防接种　　　　B. 对可疑破伤风患者治疗及紧急预防
　　C. 杀灭伤口中繁殖体的破伤风杆菌　　D. 主要用于儿童的预防接种
　　E. 中和与神经细胞结合的毒素

3. 下列哪项不是肉毒梭菌的特点　　　　　　　　　　　　　　　　　　(　　)
　　A. 肉毒毒素是毒性最强的物质
　　B. 肉毒毒素作用于胆碱能神经末梢,抑制乙酰胆碱的释放
　　C. 食入含有肉毒毒素的食物致病
　　D. 革兰染色阳性,形成芽胞,有荚膜
　　E. 肉毒中毒死亡率高

4. 牛乳培养基中出现"汹涌发酵"现象的细菌是　　　　　　　　　　　(　　)
　　A. 乙型溶血性链球菌　　　B. 肉毒梭菌　　　　　　C. 炭疽杆菌
　　D. 产气荚膜梭菌　　　　　E. 分枝杆菌

5. 芽胞位于菌体的顶端,菌体呈鼓槌状的细菌是　　　　　　　　　　(　　)
　　A. 乙型溶血性链球菌　　　B. 肉毒梭菌　　　　　　C. 炭疽杆菌
　　D. 破伤风梭菌　　　　　　E. 分枝杆菌

二、名词解释

1. 汹涌发酵　　　　　　2. 厌氧芽胞梭菌

三、问答题

1. 简述破伤风杆菌的感染条件和致病机制。
2. 简述厌氧芽胞梭菌的防治原则。

(叶　霞)

参考答案

第二十章　动物源性细菌

【知识要点】
　　1.常见动物源性细菌的主要生物学性状。
　　2.常见动物源性细菌的传播方式。
　　3.动物源性细菌的预防和治疗原则。

教学 PPT

　　动物源性细菌是人畜(兽)共患病的病原菌。一种病原菌可同时引起动物和人类的某些传染病,称为人畜(兽)共患病,其中绝大多数是以动物作为传染源,称为动物源性疾病。动物源性细菌主要有布鲁杆菌、炭疽芽胞杆菌、鼠疫耶尔森菌等。

第一节　布鲁杆菌

　　布鲁菌属是引起人类、家畜及其他动物布鲁菌病的病原体。主要侵犯牛、羊、猪等家畜,有 6 个种,其中只有牛、羊、猪和犬布鲁菌可引起人类疾病,是人畜共患性病原菌。

一、主要生物学性状

　　1.形态与染色　布鲁菌为革兰阴性小球杆菌或短杆菌,无鞭毛、无芽胞,光滑型有微荚膜。常在细胞内寄生。

　　2.培养特性　本菌为需氧菌,生长温度为 35℃,营养要求较高,培养时需加维生素、烟酸、酵母生长素等物质才能生长良好。生长缓慢,在血琼脂平板经 2～3 天出现微小针尖状菌落。

　　3.抵抗力　布鲁菌的抵抗力较强,在肉和乳制品、皮毛、水等中可存活数周至数月。对低温抵抗力强,对日光、热、常用消毒剂很敏感。

二、致病性

　　1.致病物质　布鲁菌的致病物质主要是毒力较强的内毒素、透明质酸酶等。

　　2.所致疾病　人直接或间接接触病原菌污染物,经皮肤、消化道、呼吸道、眼结膜等途径感染。细菌多次侵入血流而使患者呈波浪式发热,故布鲁菌病又称波浪热,易转为慢性。男性还可出现睾丸炎、附睾炎,女性可出现乳腺炎、输卵管炎等。布鲁菌是牛、羊、猪等动物的自然感染病原菌,可引起母畜流产等。

三、病原生物学检查

布鲁菌的微生物学检验,从患者的标本中分离出病原菌为确诊依据。在发病 4 个月内,特别是在发热期,应尽早抽取血液或骨髓做细菌的分离培养。根据菌落特征、镜检形态、生化反应、玻片凝集实验等进行种、型鉴定。血清学检查是诊断布鲁菌病最常用的方法,对早期和复发诊断都具有重要意义。

四、防治原则

家畜管理、切断传播途径和预防接种是控制布鲁菌病的根本措施。应加强乳制品及肉类的卫生监督。急性患者应选用抗生素,合并使用布鲁菌制剂,进行长疗程彻底治疗,以防转为慢性。

第二节 炭疽芽胞杆菌

炭疽芽胞杆菌简称炭疽杆菌,是引起人畜共患急性传染病——炭疽病的病原菌。其发病有明显的职业性和地区性。

一、主要生物学性状

1. 形态与染色 本菌为致病性细菌中最大的革兰阳性杆菌,两端平切,无鞭毛。在动物或人体标本中常单个或短链状排列,人工培养后形成长链,呈竹节状排列。在有氧环境下形成芽胞,芽胞为椭圆形,位于菌体中央,折光性强,小于菌体宽度(图 20-1)。

2. 培养特性 本菌为需氧或兼性厌氧,最适温度 30~35℃,营养要求不高,在普通培养基上形成灰白色、大而扁平、无光泽、边缘不整齐的粗糙型菌落,低倍镜下可见菌落边缘呈卷发状,此为炭疽芽胞杆菌的重要特征,可与其他革兰阳性芽胞杆菌鉴别。

3. 抵抗力 本菌芽胞抵抗力甚强,在干燥的土壤或皮毛中常温下可存活数十年,牧场一旦污染,传染性可持续数十年。

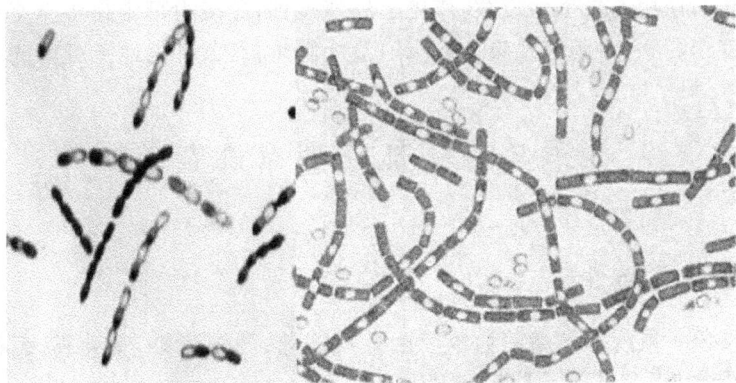

图 20-1 炭疽芽胞杆菌

二、致病性

1. 致病物质　本菌致病的主要因素是荚膜和毒素,两者缺一都会减弱毒力或丧失毒力。荚膜的抗吞噬作用有利于细菌在体内生存、繁殖和扩散。炭疽毒素是造成感染者致病和死亡的主要原因。

2. 所致疾病　炭疽病的主要传染源是患病的草食动物,如牛、马、羊、骆驼等,人可因直接或间接接触患病动物或使用含有芽胞的皮革、毛刷,误食病畜肉类或奶制品和吸入气溶胶而感染。人类炭疽根据感染的途径不同,分别引起皮肤炭疽、肠炭疽和肺、纵隔炭疽,均可并发败血症和脑膜炎。除皮肤炭疽外,其他类型病死率很高。病后可获得持久免疫力。

知 识 拓 展

生物战剂——炭疽芽胞杆菌

生物战剂是指能在人员或动植物体内繁殖并引起大规模疾病的微生物。生物战剂可分为致死剂、失能剂、接触剂(在接触过程中传染)和非接触剂。应用生物武器来达到其军事目的的作战称为生物战。日本侵华期间,臭名昭著的"731"部队和"100"部队,在我国用炭疽芽胞杆菌生产了石井式陶瓷细菌弹,使我国同胞受害惨重。在2001年,美国又发生"9·11"恐怖事件,恐怖分子邮寄"炭疽白粉",造成人员伤亡和公众恐慌,严重影响公众安全和社会稳定。

三、病原生物学检查

采集皮肤炭疽的脓液、渗出物,吸入性炭疽的咯痰,肠炭疽的粪便以及患者的血液等送检,将标本直接涂片,沙黄荚膜染色镜检,观察形态及荚膜特征,可以初步诊断,确诊应进行血平板分离培养。

四、防治原则

预防人类炭疽首先应防止家畜炭疽的发生。家畜炭疽感染消灭后,人类的传染源也随之消灭。目前我国使用的炭疽活疫菌,作皮上划痕接种,免疫力可维持半年至一年。青霉素是治疗炭疽的首选药物;对肠道及吸入性炭疽治疗困难,有条件的地区可用抗血清。

第三节　鼠疫耶尔森菌

一、主要生物学特性

1. 形态与染色　鼠疫耶尔森菌为革兰阴性短杆菌,两极浓染,有荚膜、无鞭毛、无芽胞,在陈旧培养物或含3%氯化钠琼脂培养基上呈多形性。

2. 培养特性　兼性厌氧,最适温度为28~30℃,在普通培养基上即可生长,但发育缓慢,16~18h呈现形状不一、浅灰色小菌落,这是培养初期特征,48h后形成黏稠的粗糙型菌落。

3.抵抗力 鼠疫杆菌在低温及有机体上生存时间较长,在脓痰中存活 10～20 天,尸体内可活数周至数月,蚤粪中能存活 1 个月以上;对光、热、干燥及一般消毒剂均甚敏感。日光直射 4～5h 即死,加热 55℃15min 或 100℃1min,5％石炭酸、5％来苏、5％～10％氯胺均可将病菌杀死。

二、致病性

鼠疫耶尔森菌是烈性传染病鼠疫的病原菌。该菌可在鼠类中造成流行,人被带有该菌的鼠蚤叮咬或接触感染动物而感染,临床上常见类型有腺鼠疫、败血症鼠疫和肺鼠疫三种。临床上表现为发热、严重毒血症症状、淋巴结肿大、肺炎、出血倾向等。鼠疫在世界历史上曾有多次大流行,死者以千万计;我国在解放前也曾发生多次流行,病死率极高。

三、病原生物学检查

鼠疫耶尔森菌的微生物检验,需有特殊的防护措施,实验用的器材和工作间需及时严格消毒灭菌。根据临床不同类型采集血液、痰、淋巴结穿刺液等作为标本,进行涂片染色、分离培养、生化反应、动物试验、噬菌体裂解试验及血清学试验进行鉴定。

四、防治原则

灭鼠灭蚤是切断鼠疫传播环节、消灭鼠疫传染源的根本措施。我国目前应用鼠疫无毒活疫苗接种进行预防。治疗时必须早期足量使用抗生素并注射用药。氨基糖苷类抗生素、四环素和磺胺类药物等均有效。

小 结

1.布鲁杆菌是细胞内寄生的革兰阴性小球杆菌,培养时需加维生素、烟酸、酵母生长素等促进其生长,生长缓慢。人直接或间接接触病原菌污染物,经皮肤、消化道、呼吸道、眼结膜等途径感染引起布鲁菌病。

2.炭疽芽胞杆菌呈粗大杆状、竹节状排列,有荚膜和不大于菌体的芽胞,普通培养基上低倍镜下可见菌落边缘呈卷发状。芽胞菌可存活数十年,致病性强,导致炭疽病,病死率高。

3.鼠疫耶尔森菌是烈性传染病鼠疫的病原菌。鼠疫耶尔森菌的检验,需有特殊的防护措施,根据临床不同类型采集不同标本,进行涂片染色、分离培养、生化反应、动物试验、噬菌体裂解试验及血清学试验进行鉴定。

思考与练习

一、单项选择题(以下每道题有 A、B、C、D、E 五个备选答案,请从中选一个最佳答案)

1.下列哪种细菌是动物源性细菌 （ ）

    A. 结核杆菌   B. 产气荚膜梭菌   C. 炭疽杆菌

    D. 霍乱弧菌   E. 伤寒杆菌

2. 下列除哪项外,都能引起人与动物共患病   (   )

    A. 布鲁杆菌   B. 炭疽杆菌   C. 鼠疫杆菌

    D. 立克次体   E. 淋球菌

3. 与炭疽芽胞杆菌毒力相关的主要是   (   )

    A. 芽胞   B. 荚膜   C. 内毒素

    D. 荚膜和炭疽毒素   E. 致死因子

4. 波浪热是下列哪一种细菌的临床表现   (   )

    A. 绿脓杆菌   B. 结核杆菌   C. 鼠疫杆菌

    D. 伤寒杆菌   E. 布氏杆菌

5. 鼠疫的主要传播媒介是   (   )

    A. 鼠   B. 鼠蚤   C. 鼠虱

    D. 蚊   E. 蜱

6. 控制和消灭鼠疫的关键措施是   (   )

    A. 对鼠疫患者早期诊断和治疗

    B. 疫区人群普遍接种活菌疫苗

    C. 灭鼠灭蚤

    D. 疫区的流行病学监测

    E. 疫区的现场消毒和隔离

7. "黑死病"是用于形容哪一细菌感染的临床表现   (   )

    A. 炭疽芽胞杆菌   B. 麻风杆菌   C. 布鲁杆菌

    D. 钩端螺旋体   E. 鼠疫杆菌

二、名词解释

1. 人兽共患病

2. 动物源性细菌

3. 波浪热

三、问答题

1. 简述布鲁杆菌的主要生物学特性及致病性。

2. 炭疽芽胞杆菌的传染源是什么?引起什么疾病?

（杨小珍）

参考答案

第二十一章　其他常见病原微生物

第一节　支原体

支原体是一类没有细胞壁、呈多形性、能通过滤菌器、能在无生命培养液上生长繁殖的最小的原核细胞型微生物,因生成时呈分支状而得名。

一、生物学性状

(一)形态与结构

支原体直径一般在 $0.2 \sim 0.3 \mu m$,能通过滤菌器,没有细胞壁,形态呈高度多形性。革兰染色不易着色,常用 Giemsa 染色法染成淡紫色。支原体的很多特性与 L 型细菌相似,应注意鉴别(见表 21-1)。

表 21-1　支原体与 L 型细菌的比较

生物学特性	支原体	L 型细菌
菌落形态	"油煎蛋样"	"油煎蛋样"
菌体形态	多种形态	多种形态
来源	自然界广泛存在	很少存在
培养特性	需胆固醇	不需胆固醇
返祖现象	任何情况下都不能恢复细胞壁	去除诱因可恢复细胞壁
细胞膜	含大量胆固醇	不含胆固醇
遗传	与原细菌无关	与原细菌有关

(二)培养特性

营养要求比一般细菌高,需提供胆固醇才能生长,且生长缓慢,在培养基中菌落呈特有的"油煎蛋样"。

(三)抗原构造

各种支原体都有特异性的表面抗原,很少有交叉,这对支原体鉴定有重要意义。

(四)抵抗力

对理化因素抵抗力弱,因缺乏细胞壁,对影响细胞壁的抗生素(如青霉素)不敏感,对干扰蛋白质合成的抗生素(如红霉素)敏感。

二、主要病原支原体及致病性

支原体种类繁多,广泛分布于自然界,与人类感染有关的主要有肺炎支原体和溶脲脲原体(见表21-2)。

表21-2 常见致病支原体

支原体	肺炎支原体	溶脲脲原体
致病物质	荚膜,顶端结构,神经毒素,磷脂酶C等	荚膜,顶端结构,神经毒素,磷脂酶C等
传播途径	飞沫传播	性接触或母婴垂直传播
所致疾病	支原体肺炎	泌尿生殖道感染、早产、不孕症等
防治原则	注意公共卫生,对患者注意隔离,治疗可选红霉素与喹诺酮类抗生素	加强宣传教育,切断传播途径。治疗可选多西环素、红霉素和庆大霉素

三、微生物学检查

可用病原体分离培养与血清学试验检测支原体,冷凝集试验效价在1:32以上时可协助诊断。目前更为快速、敏感、特异性强的是PCR技术检测。

四、防治原则

预防支原体感染应加强宣传教育,注意卫生,切断传播途径,注意隔离。治疗可选红霉素、喹诺酮类、多西环素等高度敏感的抗生素。

第二节 衣原体

衣原体是一类能通过滤菌器、严格在真核细胞内寄生、有独特发育周期的原核细胞型微生物。其特征为:①含有DNA和RNA两种核酸;②有细胞壁,有独特发育周期,二分裂繁殖;③严格细胞内寄生;④对多种抗生素敏感。

一、生物学性状

(一)形态与染色

根据衣原体独特的发育周期,可将其分为原体和始体两个阶段。原体小而致密,有细胞壁,有感染性,Giemsa染色呈紫色。始体大而疏松,无细胞壁,无感染性,是衣原体的繁殖阶段,Giemsa 染色呈蓝色。

(二)发育周期

原体进入宿主细胞后,被宿主细胞膜包绕形成空泡,在空泡内发育为始体,始体经二分裂方式繁殖出众多子代原体,并聚集形成包涵体。然后成熟的子代原体从破坏的宿主细胞中释出,再感染新的易感细胞,开始新的发育,每个发育周期为48～72h(见图21-1)。

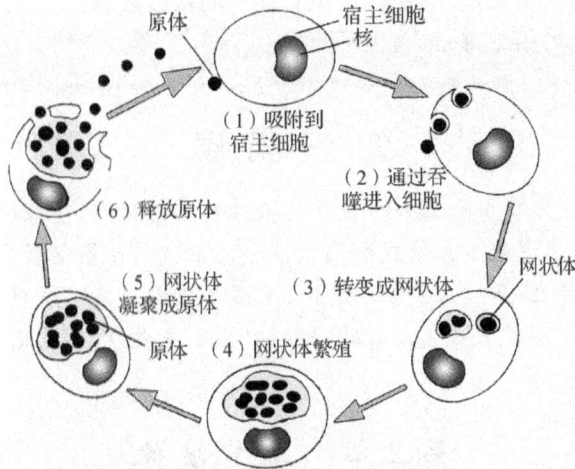

图 21-1 衣原体的发育周期

(三)培养特性

大多数衣原体能在6～8日龄鸡胚卵黄囊中繁殖,可在组织细胞中生长良好。

(四)抗原构造

主要有属特异性、种特异性、型特异性三种抗原。

(五)抵抗力

耐冷不耐热,50～60℃仅能存活5～10min,-70℃可保存数年。0.5％石炭酸30min、75％乙醇0.5min可杀死。对利福平、四环素等抗生素敏感。

二、主要病原衣原体及致病性

具有致病性的衣原体主要有沙眼衣原体、肺炎衣原体和鹦鹉热衣原体(见表21-3)。

表 21-3 常见致病性衣原体

性状	传播途径	所致疾病
沙眼衣原体	眼—眼 眼—手—眼	沙眼 包涵体结膜炎 泌尿生殖道感染 性病淋巴肉芽肿
肺炎衣原体	飞沫或呼吸道分泌物	肺炎,呼吸道感染 (少儿为主)
鹦鹉热衣原体	与鸟类接触	肺炎,呼吸道感染 (青少年为主)

三、微生物学检查

可用直接涂片镜检、鸡胚卵黄囊接种、细胞培养及血清学试验等诊断。

四、防治原则

注意个人卫生,不共用毛巾和脸盆,避免直接或间接接触感染。加强性传播疾病的宣传教育,隔离患者。治疗可用红霉素、利福平等。

知 识 拓 展

沙眼是由沙眼衣原体所引起的一种慢性传染性角膜结膜炎。沙眼常见的症状是眼睛有异物感、畏光、流泪,并出现较多黏液或黏液脓性分泌物。主要侵犯眼结膜,可有充血及血管模糊、乳头肥大、滤泡增生、角膜血管翳,最后以瘢痕形成而告终。严重的沙眼会引起一些并发症,造成乳头增生,长期沙眼可导致眼睑内翻,严重影响视力,甚至造成失明。

第三节 立克次体

一、生物学性状及特征

立克次体是一类严格细胞内寄生、通过节肢动物传播的原核细胞型微生物。为纪念研究斑疹伤寒感染而献身的美国医生霍华德·泰勒·立克次而命名。

立克次体的共同特征有:①含有 DNA 和 RNA 两种核酸;②有细胞壁,形态多样,二分裂繁殖;③严格细胞内寄生;④以节肢动物为其宿主,对多种抗生素敏感。

立克次体抵抗力较弱,加热 $56\,℃\,30\,min$ 可杀死,但耐干燥和寒冷,对一般消毒剂石炭酸或来苏儿敏感。立克次体有群特异性和种特异性抗原,与变形杆菌某些菌株(X_{19}、X_K、X_2)具有共同抗原成分,可用变形杆菌 OX_{19}、OX_2、OX_K 菌株代替相应的立克次体进行立克次体病的血清学诊断,这种交叉凝集试验称为外斐反应。

二、主要病原立克次体及致病性

我国主要的病原立克次体有普氏立克次体、莫氏立克次体和恙虫病立克次体(见表 21-4)。

表 21-4 主要病原立克次体

病原体	传播媒介	贮存宿主	所致疾病
普氏立克次体	人虱	人	流行性斑疹伤寒
莫氏立克次体	鼠蚤或鼠虱	鼠	地方性斑疹伤寒
恙虫病立克次体	恙螨	啮齿动物	恙虫病

立克次体的致病物质主要是内毒素与磷酸酯酶 A,通过人虱、鼠蚤、恙螨叮咬或其粪便污染伤口而侵入人体。病后可获得持久免疫力,以细胞免疫为主。

三、微生物学检查

取发病早期患者的血清接种于雄性豚鼠或小鼠腹腔进行分离,发病后在接种部位取材染色镜检或者取患者血清用免疫学试验进行鉴定。

四、防治原则

预防重点在于控制和消灭其储存宿主和媒介昆虫,注意环境及个人卫生。治疗可选用氯霉素、喹诺酮类抗生素等。预防斑疹伤寒可接种斑疹伤寒减毒活疫苗。

第四节 螺旋体

螺旋体是一类细长、柔软、弯曲呈螺旋状、运动活泼的原核细胞型微生物。螺旋体具有细菌基本结构,以二分裂方式繁殖,对抗生素敏感。螺旋体在自然界中分布广泛。螺旋体种类繁多,其中对人和动物致病的螺旋体有三个属。

一、钩端螺旋体

钩端螺旋体(图 21-2)是引起人类或动物钩端螺旋体病(钩体病)的病原体。

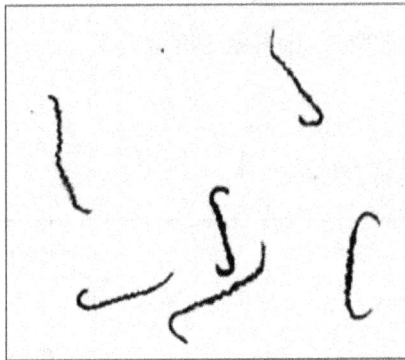

图 21-2 钩端螺旋体

(一)生物学形状

1.形态与染色 螺旋排列细密而规则,菌体一端或两端弯曲成钩状,常使菌体呈 C、S 形。革兰染色阴性,但不易着色,常用镀银染色法,钩体被染成棕褐色。在暗视野显微镜下观察,像一串细小发亮的珍珠,运动活泼。

2.培养特性 营养要求不高,在柯氏培养基上生长良好,适宜生长温度为 28℃左右,pH 值为 7.2~7.4,生长缓慢,需培养 5~7 天才能见到生长现象,7~14 天达高峰。

3.抗原构造与分类 钩体有表面抗原和内部抗原,前者具有型特异性。目前世界上已有 20 个血清群,200 多个血清型,我国发现 18 个血清群,70 多个血清型。

4.抵抗力　钩体在自然界中抵抗力较强,水和湿土中可存活数月,对热、干燥、日光、酸抵抗力弱,常用的消毒剂如苯酚、来苏儿溶液等能将其杀死,对青霉素、庆大霉素等敏感。

(二)致病性与免疫性

1.致病因素　主要有溶血素、细胞毒因子和内毒素样物质。

2.所致疾病　钩体病为人畜共患传染病。鼠类和猪是主要传染源(自然储存宿主)。钩体在传染源的肾小管内长期繁殖,不断随尿排出,污染水和土壤,人类在接触被污染的疫水和疫土时,钩体从皮肤黏膜或经口侵入机体而致病。病程早期为败血症,出现全身中毒症状,有发热、头痛和全身酸痛、疲乏无力、眼结膜充血、局部淋巴结肿大、腓肠肌压痛的典型表现。由于机体免疫力不同及钩体致病力不同,临床表现差异较大,对组织器官的损害也有差异。临床类型有流感伤寒型、黄疸出血型、脑膜炎型、肺出血型及肾功能衰竭型。

3.免疫性　病后可获得对同一型钩体的持久免疫力,免疫效应以体液免疫为主。

(三)微生物检查

1.直接涂片检查　病程第1周内取血液,第2周取尿液标本,有脑膜炎症状取脑脊液,用暗视野显微镜检查,或将标本离心沉淀后取沉渣检查。也可取标本涂片检查。

2.分离培养及鉴定　将标本接种于柯氏培养基培养3~7天后再做涂片检查等,以进一步鉴定钩体。

3.免疫性检查　发病后1周,取患者血清做凝集溶解试验。若血清效价在1:400以上,并随病程而升高,有诊断价值。也可做酶联免疫吸附试验及间接血凝试验,均有助于诊断。

(四)防治原则

1.预防　消灭鼠类,圈养家畜;加强家畜的钩体病防治工作;对流行区有关人员接种钩体多价疫苗。

2.治疗　首选青霉素,庆大霉素、金霉素也有效。

二、梅毒螺旋体

梅毒螺旋体(图21-3)是梅毒的病原体。

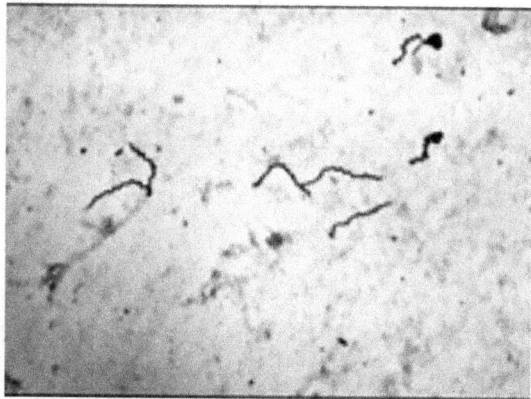

图 21-3　梅毒螺旋体

(一)生物学特性

1.形态与染色　梅毒螺旋体菌体细长,螺旋致密而规则,有8~14个螺旋,两端尖直,运动活泼。用普通染料不易着色,常用镀银染色法,染成棕褐色。

2.抗原种类 梅毒螺旋体的抗原分3类:①表面特异性抗原,能刺激机体产生特异性凝集抗体及特异性制动抗体;②类属抗原,能刺激机体产生补体结合抗体;③复合抗原,梅毒螺旋体侵入机体组织后,组织的磷脂黏附在螺旋体表面形成复合物,可刺激机体产生抗磷脂的自身抗体,称为反应素。

3.抵抗力 极弱,对干燥、热、冷均敏感,离体后1~2h死亡,对一般消毒剂敏感,对青霉素敏感。

(二)致病性与免疫性

1.致病因素 致病因素尚不清楚,可能与其表面的荚膜样物质及黏多糖酶有关。黏多糖酶能与易感细胞膜上的透明质酸酶相黏附,促进梅毒螺旋体吸附到易感细胞表面。

2.所致疾病 梅毒属于性病的一种,人是唯一传染源,主要通过性接触传播,也可经胎盘传染给胎儿。按感染方式不同,可分为先天性与获得性梅毒两种。

(1)先天性梅毒:也称胎传梅毒。患梅毒孕妇经胎盘传给胎儿引起全身感染,螺旋体在胎儿组织器官内大量繁殖,导致流产、早产或死胎。出生后存活的新生儿,称为梅毒儿,常呈锯齿形牙、间质性角膜炎、先天性耳聋等病变。

(2)获得性梅毒:又称后天性梅毒。按病程分为三期。

第一期:梅毒螺旋体在入侵部位的皮肤黏膜繁殖,在外生殖器出现1cm的硬结及溃疡,称为硬性下疳。溃疡渗出物含有大量梅毒螺旋体。经一个月左右下疳可自然愈合,进入血流的螺旋体可隐伏在体内。

第二期:经2~3个月后进入第二期。主要表现为全身黏膜出现梅毒疹,全身淋巴结肿大。在梅毒疹及淋巴结中含有大量螺旋体。病变经3周至3月可自然消退,螺旋体隐伏一段时间后又可反复发作。

第三期:少数患者经4年左右的隐伏进入第三期。主要表现为皮肤黏膜的溃疡性坏死及内脏器官的肉芽肿样病变。此期在病变部位中不易检查到螺旋体,并且重者经10~15年后出现动脉瘤、脊髓痨或全身麻痹等。

3.免疫性 人体感染梅毒后可缓慢地产生免疫力,这种免疫属于传染性免疫,以细胞免疫为主,对再感染有一定免疫力。

(三)微生物学检查

1.检查螺旋体 适用于一、二期梅毒,取下疳渗出液、梅毒疹液或淋巴结穿刺液,在暗视野显微镜下检查或染色后镜检。

2.血清学实验

(1)非螺旋体抗原试验:用牛心类脂做抗原,测定患者血清中的反应素。常用的方法有性病研究实验室(VDRL)试验,是一种玻片沉淀试验;不加热反应素(USR)试验;快速血浆反应素卡片(RPR)试验等。此类试验为非特异性试验,在患结核、麻风、疟疾等疾病时也可出现假阳性反应,故常用于梅毒患者的初步筛选。

(2)螺旋体抗原试验:用梅毒螺旋体作抗原,测定患者血清中的特异性抗体。常用荧光密螺旋体抗体吸收试验(FTA-ABS)、梅毒螺旋体制动试验(TPI)、酶联免疫吸附试验(ELISA)等。此类试验有特异性,敏感性也高,可协助梅毒的诊断。

(四)防治原则

加强卫生宣传教育,严格执行社会管理,取缔娼妓。早期诊断和彻底治疗患者,治疗首选药物为青霉素。对青霉素过敏时可改用四环素。

小　结

1.支原体、衣原体、立克次体、螺旋体均属于原核细胞型微生物。

2.支原体是一类缺乏细胞壁的原核细胞型微生物,也是在无生命培养基上生长繁殖的最小微生物;致病性的支原体主要有肺炎支原体和溶脲脲原体。

3.衣原体具有特殊的生活周期,包括原体和始体,沙眼衣原体可引起沙眼、包涵体结膜炎、性病淋巴肉芽肿和泌尿生殖道感染。

4.立克次体是人畜共患病原体,主要媒介为节肢动物,必须寄生于活的细胞内才能增殖。我国主要的病原立克次体有普氏立克次体、莫氏立克次体和恙虫病立克次体,分别通过人虱、鼠蚤和恙螨媒介传播,引起流行性斑疹伤寒、地方性斑疹伤寒与恙虫病。外斐反应有诊断价值。

5.钩端螺旋体一端或两端弯曲呈钩状,经皮肤、黏膜侵入人体,引起钩体病。梅毒螺旋体细密而规则,通过性接触引起成人梅毒,经垂直传播引起先天性梅毒。

思考与练习

一、单项选择题(以下每道题有 A、B、C、D、E 五个备选答案,请从中选一个最佳答案)

1.支原体与细菌的不同点是　　　　　　　　　　　　　　　　　　　　　　　　　　(　　)

A.支原体为原核细胞型微生物

B.支原体无细胞壁

C.支原体有两种核酸

D.支原体以二分裂方式繁殖

E.支原体能在无生命培养基上生长

2.能在无生命培养基上生活的最小原核细胞型微生物是　　　　　　　　　　　(　　)

A.支原体　　　　　　　　　B.病毒　　　　　　　　　C.衣原体

D.立克次体　　　　　　　　E.螺旋体

3.下述哪种疾病不是由沙眼衣原体引起的　　　　　　　　　　　　　　　　　(　　)

A.沙眼　　　　　　　　　　B.包涵体结膜炎　　　　　C.非淋菌性尿道炎

D.性病淋巴肉芽肿　　　　　E.脑膜炎

4.以下哪种病原体不是通过性接触传播　　　　　　　　　　　　　　　　　　(　　)

A.梅毒螺旋体　　　　　　　B.溶脲脲原体　　　　　　　C.沙眼衣原体

D.钩端螺旋体　　　　　　　E.淋球菌

5.地方性斑疹伤寒的传播媒介是 （　　）

    A.蚊　　　　　　　　　　B.蝇　　　　　　　　　C.鼠蚤

    D.蜱　　　　　　　　　　E.恙螨

6.有关衣原体叙述错误的是 （　　）

    A.对人致病的主要是沙眼衣原体

    B.有特殊的发育周期

    C.不能用人工培养基分离培养

    D.原体有感染性

    E.始体有感染性

7.普氏立克次体的传播媒介是 （　　）

    A.蜱　　　　　　　　　　B.人虱　　　　　　　　C.鼠蚤

    D.蚊　　　　　　　　　　E.恙螨

8.引起支原体肺炎的病原体是 （　　）

    A.肺炎支原体　　　　　B.肺炎链球菌　　　　　C.立克次体

    D.钩端螺旋体　　　　　E.溶脲脲原体

二、名词解释

1.支原体

2.衣原体

3.立克次体

三、问答题

1.叙述普氏立克次、莫氏立克次体和恙虫病立克次体的传播媒介和所致疾病。

2.沙眼衣原体可引起哪些疾病？

（刘昌亚）

参考答案

第二十二章 真 菌

第一节 概 述

　　真菌是一大类真核细胞型微生物。其细胞核高度分化,有核膜和核仁,胞浆内有完整的细胞器。不含叶绿素,不分化根、茎、叶。少数为单细胞,大部分为多细胞结构。真菌以腐生或寄生方式生存,按有性或无性方式繁殖。在自然界分布广泛且种类繁多、数量较大,目前已有1万个属、数十万种之多,其中绝大多数有益于人类,如用于酿酒、发酵、生产抗生素等。也有些真菌对人类有害,可引起人类感染性、中毒性及超敏反应性疾病。近年来,由于抗生素、抗肿瘤药物、免疫抑制剂等的滥用,器官移植、介入性治疗技术的发展,艾滋病、糖尿病、恶性肿瘤等引起机体免疫功能低下等,导致真菌发病率有明显上升趋势,已引起医学界的高度重视。目前,真菌在生物界的位置尚未统一,但真菌属真核细胞型微生物已为大家公认。大多数学者认为真菌应作为一个独立真菌界,分为粘菌、真菌两个门。

　　真菌又根据其生物学性状传统地分为鞭毛菌亚门、接合菌亚门、子囊菌亚门、担子菌亚门及半知菌亚门。与医学有关的真菌是后4个亚门。最新的真菌分类是把真菌分为4个门,即接合菌亚门、子囊菌亚门、担子菌亚门和壶菌亚门。

一、真菌的生物学性状

(一)形态结构与分类

　　真菌的形态多种多样,小到肉眼不可见的新生隐球菌、白假丝酵母菌,大到肉眼可见的木耳、蘑菇(图 22-1)等,都有典型的细胞核结构和细胞器。真菌的细胞壁不同于细菌细胞壁,其主要化学成分是多糖(占细胞壁干重的 80%～90%)而不是肽聚糖。真菌骨架以几丁质和葡聚糖为主。真菌基质由多糖、蛋白质、脂质及无机盐组成。按形态、结构可将真菌分为单细胞真菌和多细胞真菌两大类。

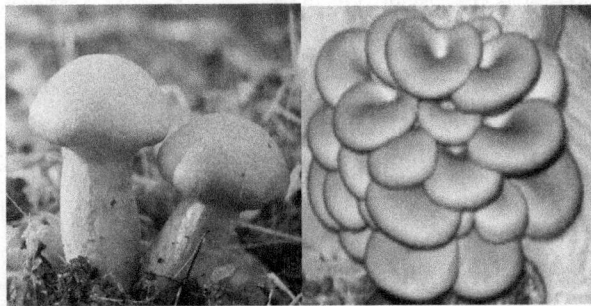

图 22-1　真菌子实体

1.单细胞真菌　少数真菌为单细胞,呈圆形或卵圆形,如酵母菌、白假丝酵母菌和新型隐球菌。

(1)酵母型真菌:不产生菌丝,由母细胞以出芽方式繁殖,其菌落与细菌的菌落相似。

(2)类酵母型真菌:以出芽方式繁殖,其延长的芽体可伸进培养基内,称假菌丝。其菌落与酵母菌型真菌相似,但在培养基内可见假菌丝联结形成的假菌丝体。

2.多细胞真菌　多细胞真菌由菌丝和孢子组成。菌丝可形成孢子,孢子可繁殖为菌丝(图22-2)。此类真菌多寄生于皮肤与毛发,如皮肤癣菌。

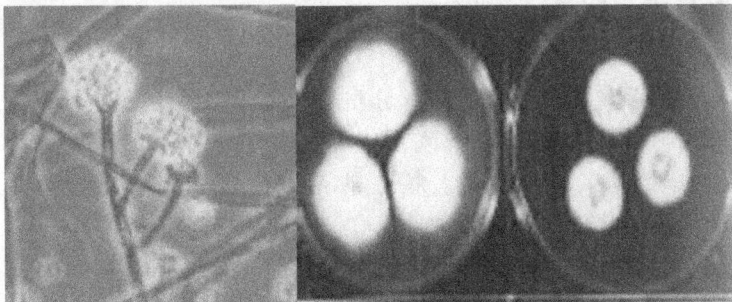

图 22-2　多细胞真菌

(1)菌丝:在适宜环境中,真菌孢子以出芽方式繁殖,孢子长出嫩芽,称为芽管。芽管逐渐延长呈丝状,称为菌丝。菌丝可长出许多分支并交织成团形成菌丝体。一部分菌丝深入寄生的物体或培养基中吸收与合成养料,称为营养菌丝体。另一部分露出于表面生长,称为气中菌丝体。部分气中菌丝能产生具有不同形状、大小和颜色的孢子,称为生殖菌丝体。有的菌丝在一定的间距形成横隔,称之为隔膜,它把菌丝分成一连串的细胞。隔膜中央有孔,可使细胞质自一个细胞流入另一个细胞。大多数菌丝在其内能形成横隔,将菌丝分隔成多个细胞,称为有隔菌丝。有些菌丝无横隔,称为无隔菌丝。菌丝有多种形态,如螺旋状、球拍状、鹿角状、结节状等。真菌种类不同,形态有别,故菌丝形态有助于菌种鉴别。孢子是真菌的繁殖结构,由生殖菌丝产生。一条菌丝上可长出多个孢子,在适宜的环境下,孢子又可发芽形成菌丝,并发育成菌丝体。孢子分有性孢子与无性孢子两类。孢子是真菌鉴定和分类的主要依据。

(2)无性孢子:是指不经过两性细胞的配合而产生的孢子。病原性真菌大多数产生无性孢子,大体可以分为3种。

1)叶状孢子:由菌丝细胞直接形成的生殖孢子。其有下列 3 种类型:①芽生孢子,是通过细胞出芽方式形成圆形或卵圆形的孢子。许多真菌,如白假丝酵母、小球类酵母、圆酵母等皆可产生芽生孢子;芽生孢子长到一定大小即与母细胞脱离,若不脱离而相互连接成链,被称为假菌丝。②关节孢子,由菌丝细胞分化出隔膜且断裂成长方形的几个节段而成,胞壁也稍增厚,多出现于陈旧培养物中。③厚膜孢子,又称厚壁孢子,是由菌丝顶端或中间部分变圆,胞质浓缩,胞壁加厚而形成的孢子。它是真菌的一种休眠细胞,在适宜的条件下可再发芽繁殖。

2)分生孢子:是真菌常见的一种无性孢子。其形状、大小、结构、颜色以及着生情况可作为分类、鉴定的依据。分生孢子生长在分生孢子梗(菌丝或其分支分化的一种特殊结构)的顶端或侧面,有大小之分:①大分生孢子,体积较大,多细胞性。孢子呈纺锤形者,称梭形孢子;也有的呈棍棒状。②小分生孢子,体积小,单细胞性,壁薄,有球形、卵形、梨形以及棍棒状等各种不同形状。

3)孢子囊孢子:由菌丝末端形成一种囊状结构即孢子囊,内有许多孢子,称为孢子囊孢子。孢子成熟后破囊散出,如毛霉。

(3)有性孢子:由细胞间配合(质配和核配)后产生的孢子,有接合孢子、子囊孢子及担子孢子。有性孢子绝大多数为非致病性真菌所具有。

二、真菌的繁殖与培养

(一)真菌的繁殖方式

真菌以出芽、形成菌丝、产生孢子、菌丝分支与断裂等多种方式进行繁殖。无性繁殖是真菌的主要繁殖方式,其特点是简单、快速、产生新个体多。

1.出芽 从细胞壁发芽,母细胞进行核分裂,一部分核进入子细胞后,在母细胞和子细胞之间产生横隔,成熟后从母体分离。常见于酵母菌和酵母样真菌。

2.裂殖 细胞分裂产生子细胞,多发生在单细胞类型中,如裂殖酵母。

3.萌管 有的真菌孢子以萌管方式进行繁殖,萌管延伸后形成菌丝。

4.隔殖 有些分生孢子在分生孢子梗某一段落形成隔膜,随之原生质浓缩而形成一个新的孢子,孢子可再独立繁殖。

(二)真菌的培养

大多数真菌营养要求不高,常用沙保弱培养基培养,生长良好,最适 pH 为 4~6,适宜温度为 22~28℃,深部感染真菌以 37℃为宜。需要较高湿度与氧气的环境。多数病原性真菌生长缓慢,培养 1~2 周才形成典型菌落。深部真菌生长较快,1~4 天就可形成可见菌落。在沙保弱培养基上,不同种的真菌可形成以下三种不同类型的菌落。

1.酵母型菌落 是单细胞真菌的菌落形式。菌落柔软而致密、光滑、湿润。显微镜下观察可见单细胞性的芽生孢子,无菌丝。隐球菌菌落属于此类。

2.类酵母型菌落 亦称酵母样菌落,是单细胞真菌的菌落形式。菌落外观上和酵母型菌落相似,但在显微镜下可看到假菌丝。白假丝酵母菌菌落属此型。

3.丝状型菌落 是多细胞真菌的菌落形式。由多细胞菌丝体所组成,由于菌丝一部分向空中生长,并形成孢子,从而使菌落呈絮状、绒毛状或粉末状,菌落正背两面呈不同的颜色。丝状型菌落的形态和颜色常作为鉴定真菌的参考依据。

三、变异性与抵抗力

真菌很容易发生变异。在人工培养基中多次传代或孵育过久,可出现形态、结构、菌落形状、色素以及各种生理性状(包括毒力)的改变。用不同成分的培养基和不同温度培养的真菌,其性状也有所不同。真菌对热的抵抗力不强。孢子不同于细菌的芽胞,一般 60℃经1h 即被杀灭。真菌对干燥、阳光、紫外线及多种化学物的耐受性较强,对常用的抗细菌感染的抗生素如青霉素、链霉素等不敏感。克霉唑、酮康唑、两性霉素 B、制真菌素等对多种真菌有抑制作用。用甲醛液熏蒸被真菌污染的物品,可达到消毒的目的。

四、真菌的致病性

不同真菌可通过不同的方式致病。真菌性疾病包括以下四个方面:

(一)浅部致病菌

浅部致病菌又称皮肤癣菌,这类真菌侵犯人体皮肤、毛发、指(趾),引起癣症。真菌的增殖及其代谢产物刺激宿主,引起病理反应。其中手足癣是人类最多见的真菌性疾病。

(二)深部致病菌

引起深部感染的真菌有两大类:致病真菌及条件致病真菌。致病真菌属外源性感染,多经呼吸道感染,正常宿主体内并不存在此类真菌。此类真菌多见于美洲,我国仅有组织胞浆菌、球孢子感染的个别病例报道。条件致病真菌本属于人体的正常菌群,在正常情况下不致病,只有在人体免疫力下降,或长期使用广谱抗生素、化学治疗剂等条件下,才能致病。我国常见的这类真菌有白假丝酵母菌、新型隐球菌、黄曲霉真菌和毛霉等。

(三)超敏反应性疾病

某些真菌本身并不致病,但其孢子或菌体成分具有抗原性,经呼吸道、消化道或经皮肤接触,可引起Ⅰ型超敏反应,如曲霉、青霉、镰刀霉引起的过敏性鼻炎、支气管哮喘,还有一些不明原因的Ⅱ型和Ⅳ型超敏反应。

(四)真菌性中毒

有些真菌可在粮食或饲料中生长,产生毒素,人、畜食后可导致急性或慢性中毒。有些真菌毒素与肿瘤的发生有关。

第二节　常见病原性真菌

一、皮肤癣菌

皮肤癣菌是寄生于皮肤角蛋白组织的浅部真菌,可引起皮肤癣,以手足癣最多见。皮肤癣菌大约有 40 多个种,分属于 3 个属,即表皮癣菌属、毛癣菌属和小孢子菌属。根据菌落的形态、颜色和所产生的大小分生孢子,可对其作初步鉴定。

(一)表皮癣菌属

本属只有 1 个种,即絮状表皮癣菌,对人类有致病作用,可侵犯人表皮、甲板,但不侵犯毛发。临床上可致体癣、足癣、手癣、股癣和甲癣等,多发生于热带地区。

本菌在沙保弱培养基上室温或 28℃生长较快,菌落开始如蜡状,继而出现粉末状,由白色变成黄绿色。镜检可见菌丝侧壁及顶端形成大分生孢子,呈棍棒状,壁薄,由 3～5 个细胞组成。无小分生孢子。菌丝较细、有分隔,偶见球拍状、结节状及螺旋状菌丝。

(二)毛癣菌属

本属有 20 余种,其中 13 种对人有致病性,可侵犯皮肤、毛发和指(趾)甲。毛癣菌属的石膏样毛癣菌、红色毛癣菌,皮肤癣菌属的絮状表皮毛癣菌在我国是侵犯表皮和甲板的 3 种常见皮肤癣菌。

沙保弱培养基上不同的菌种菌落性状及色泽也各异,可呈颗粒状、粉末状、绒毛状等,颜色为白色、奶油色、黄色、红色、橙色、紫色等。镜下可见细长、薄壁、棒状、两端钝圆的大分生孢子以及侧生、散在或呈葡萄状小分生孢子。

(三)小孢子菌属

本属有 15 个种,多半对人致病,如铁锈色小孢子菌、犬小孢子菌、石膏样小孢子菌等,主要侵犯皮肤及毛发。患处标本直接镜检可见孢子及菌丝。培养菌落呈粉末状或绒毛状,灰色、棕黄色或橘红色,表面粗糙。镜检可见梭形、壁厚的大分生孢子,菌丝侧支末端有卵圆形的小分生孢子。菌丝有隔,呈梳状、结节状或球拍状。

二、皮下感染真菌

皮下组织感染真菌主要有着色真菌与孢子丝菌,经外伤侵入皮下,一般感染只限于局部,但也可扩散至周围组织。孢子丝菌经淋巴管扩散;着色真菌经血行或淋巴管扩散。

(一)申克孢子丝菌

孢子丝菌为腐生性真菌,其中主要的病原菌是申克孢子丝菌。申克孢子丝菌为双相型真菌。用患者标本(脓、痰、血、病变组织)制片,油镜下观察可见梭形或圆形孢子。在沙保弱培养基上 25℃培养 3～5 天,可长出灰褐色皱膜状菌落,镜下可见有分隔菌丝及成群的梨形小分生孢子。在含胱氨酸的血平板培养基上 37℃培养,则以芽生方式形成酵母型菌落。

有创伤的皮肤接触含感染菌的土壤或植物引起感染,局部皮肤形成亚急性或慢性肉芽肿,使淋巴管出现链状硬结,称为孢子丝菌性下疳。申克孢子丝菌亦可经或呼吸道侵入,沿血行扩散至其他器官。我国大部分地区皆已发现该菌,以东北地区多见。

以申克孢子丝菌制备的抗原与患者血清做凝集试验,效价≥1∶320 有诊断意义。亦可用孢子丝菌素做皮肤试验,若 24～48h 在局部出现结节,可辅助临床诊断。

孢子丝菌病在某些患者可以是自限性疾病。治疗可口服饱和碘化钾奶液或伊曲康唑。若引起深部感染,可用两性霉素 B 治疗。

(二)着色真菌

着色真菌是分类上相近、引起临床症状也相似的一些真菌的总称,多为腐生菌,广泛存在于土壤及植物中。代表菌有裴氏着色霉、疣状瓶霉、甄氏外瓶霉等。一般由外伤侵入人体,感染多发于颜面、下肢、臀部等暴露部位,病损皮肤呈境界鲜明的暗红色或黑色区,故称着色真菌。着色真菌亦侵犯深部组织,呈慢性感染过程。在机体全身免疫功能低下时,着色真菌可侵犯中枢神经系统,发生颅内感染。

本菌在组织中为厚壁、圆形细胞,在培养基上生长缓慢,菌落呈暗棕色。镜检可见棕色有隔菌丝,在分支、侧面或顶端形成分生孢子梗,梗上产生棕色圆形或椭圆形的分生孢子。分生孢子有树枝形、剑顶形、花瓶形等不同形状,是鉴定本菌的重要依据。由于其多态性,给正确的形态学鉴定带来很大的困难。近年来,二次代谢产物、分子生物学方法已被用于此类真菌的鉴定、诊断。

三、地方性流行真菌

这些真菌均属双相型真菌,对环境温度敏感。一般在体内或 37℃ 培养时呈酵母型,在 25℃ 人工培养时变为丝状型。

(一)荚膜组织胞浆菌

标本直接镜检可见单核细胞或中性粒细胞中有圆形或卵圆形的酵母型细胞。以出芽方式繁殖,四周有不着色的荚膜样物质。室温下培养生长缓慢,形成白色棉絮样菌落,逐渐从黄色转为褐色。镜检可见细长有隔菌丝,侧面或孢子柄上有特殊的圆形大分生孢子,厚壁,四周有棘突,排列如齿轮,有诊断价值。

(二)厌酷球孢子菌

生长迅速,开始为白色菌落,后变为棕黄色棉絮样菌落。镜检可见有较大的厚壁球孢子,内含许多内生孢子,厚壁破裂后逸出。

(三)皮炎芽生菌和巴西副球孢子菌

两者在镜下可见细胞呈酵母型,均以出芽方式繁殖。两者的区别是皮炎芽生菌每个细胞仅出 1 个芽,而巴西副球孢子菌细胞上可有多个芽。

(四)马尔尼菲青霉

该菌系东南亚部分地区最常见的机会致病菌之一,我国广西、广东等地均有报道。可引起广泛性、播散性感染,多见于艾滋病相关患者。25℃ 培养,生长较快。菌落由最初的淡黄色绒毛状变为棕红色,有皱褶,可产生玫瑰红色素。镜下可见菌丝分隔,分生孢子梗顶端变窄,分生孢子球形,呈链状排列。37℃ 培养可见圆形或长方形的关节孢子。

四、白假丝酵母

白假丝酵母属有 81 个种,其中 10 种有致病性。白假丝酵母是本属最常见的致病菌,可引起皮肤、黏膜和内脏的急性或慢性炎症,即白假丝酵母病。

(一)生物学特征

白假丝酵母是单细胞真菌,白假丝酵母菌体呈圆形或卵圆形,直径 $3\sim6\mu m$,革兰染色阳性,以出芽方式繁殖。在组织内易形成芽生孢子及假菌丝。培养后的白假丝酵母在假菌丝中间或顶端常有较大、壁薄的圆形或梨形细胞,可以发展成为后膜孢子,为本菌特征之一。其在普通琼脂、血琼脂及沙保弱培养基上均生长良好。37℃ 培养 2~3 天后,出现灰白色或奶油色、表面光滑、带有浓厚酵母气味的典型的类酵母型菌落(图 22-3)。培养稍久,菌落增大,颜色变深,质地变硬或有皱褶。血琼脂 37℃ 培养 10 天,可形成中等大小暗灰色菌落。在 1‰ 玉米琼脂培养基上可形成丰富的假菌丝,同时也产生真菌丝和厚膜孢子。

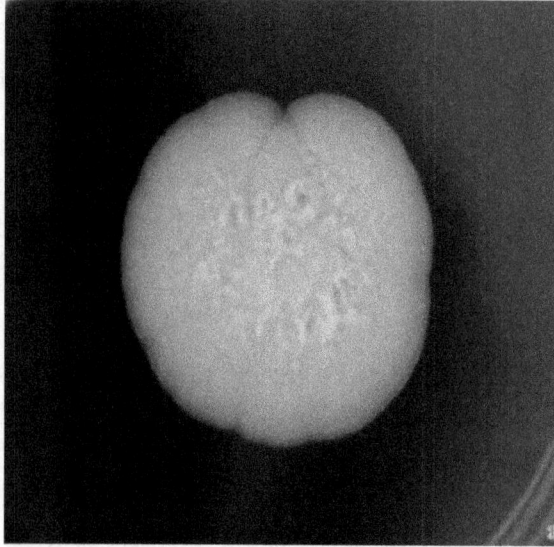

图 22 – 3　白假丝酵母菌落

(二)致病性

白假丝酵母是机会致病菌,通常存在于人的皮肤及口腔、上呼吸道、阴道与肠道黏膜,当机体出现菌群失调或抵抗力下降时,可引起各种白假丝酵母病。

1.皮肤、黏膜感染　皮肤白假丝酵母感染好发于皮肤潮湿、皱褶部位,可引起湿疹样皮肤白假丝酵母病、肛门周围瘙痒症及肛门周围湿疹和指间糜烂症等,易与湿疹混淆。黏膜感染则可见鹅口疮、口角糜烂、外阴与阴道炎等,其中以鹅口疮最为多见。

2.内脏感染　有肺炎、支气管炎、肠炎、膀胱炎和肾盂肾炎等,偶尔也可引起败血症。

3.中枢神经系统感染　可引起脑膜炎、脑膜脑炎、脑脓肿等。中枢神经系统白假丝酵母病多由原发病灶转移而来。

(三)微生物学检查法

1.直接镜检　脓、痰标本可直接涂片,革兰染色后镜检。患部如为皮肤或指(趾)甲,取皮屑用 10% KOH 溶液消化后镜检,可见圆形或卵形的菌体及芽生孢子,同时尚可观察到假菌丝。看到出芽的酵母与假菌丝,才能确认白假丝酵母感染。

2.分离培养　可将标本接种于沙保弱培养基中分离培养,25℃经 1～4 天,在培养基表面形成乳白色(偶见淡黄色)酵母样菌落。镜检可见假菌丝及成群的卵圆形芽生孢子。

五、新生隐球菌

新生隐球菌属于隐球菌属。该属种类较多,在自然界分布广泛,鸽粪中大量存在,也存在于人体的体表、口腔和粪便中。

(一)生物学特性

菌体为圆形酵母样细胞,直径为 $4～12\mu m$。菌体外周有一层肥厚的胶质样荚膜,比菌体可大 1～3 倍。用墨汁负染色后镜检,可在黑色的背景中见到圆形或卵圆形的透亮菌体。本菌以芽生方式繁殖,常呈单芽,有时出现多芽,芽颈较细,但不生假菌丝。

在沙保弱或血琼脂培养基上,25℃和37℃下均生长良好。数天后形成酵母型菌落,初为乳白色细小菌落,增大后表面黏稠、光滑,转变为橘黄色,最后变成棕褐色。在麦芽汁液体培养基中,25℃孵育3天后呈浑浊生长,可有少量沉淀或菌膜。

新生隐球菌荚膜由多糖构成,根据其抗原性可分为A、B、C、D 4个血清型。临床分离株多属于A与D型。

(二)致病性

新生隐球菌的荚膜多糖是重要的致病物质,有抑制吞噬、诱使动物免疫无反应性、降低机体抵抗力的作用。

新生隐球菌可在土壤、鸟粪、尤其是鸽粪中大量存在,也可存在于人体的体表、口腔及粪便中,可侵犯人和动物引起隐球菌病。多数引起外源性感染,也可引起内源性感染。对人类而言,它是机会致病菌。人由呼吸道吸入后引起感染,初感染灶多在肺部。肺部感染一般预后良好,但从肺部可以播散至全身。播散病灶可发生在各个器官,最易侵犯的是中枢神经系统,引起慢性脑膜炎。脑及脑膜的隐球菌病预后不良,如不治疗,常导致患者死亡。

(三)微生物学检查法

1.直接镜检 痰、脓液、离心沉淀后的脑脊髓液沉渣标本加墨汁做负染色镜检。见到圆形或卵圆形有折光性的菌体,外周有一圈透明的肥厚荚膜即可确诊。

2.分离培养 将检材接种于沙保弱琼脂培养基,室温或37℃培养2~5天后形成乳白色、不规则酵母型细菌,表面有蜡样光泽。继续培养则菌落增厚,颜色由乳白、奶油色转变为橘黄色。镜检可见圆形或卵圆形菌体,无假菌丝。其在含有二酚底物的培养基上培养,由于新生隐球菌具有酚氧化酶,可在细胞壁中产生黑色素,使菌落成褐色。还可用胶乳凝集试验检查患者血清和脑脊液中的新生隐球菌荚膜抗原。

六、曲霉

曲霉广泛分布于自然界,种类繁多,总数可达800种,分类鉴定比较复杂。少数属于机会致病菌。主要致病菌有烟曲霉、黄曲霉、黑曲霉、土曲霉、构巢曲霉五种,以烟曲霉最为常见。

(一)生物学特征

1.曲霉的菌丝为分支状多细胞性有隔菌丝。接触培养基的菌丝部分可分化出厚壁而膨大的足细胞,并向上生长出直立的分生孢子梗。孢子梗顶端膨大形成半球形或椭圆形的顶囊。在顶囊上以辐射方式长出一两层杆状小梗,小梗顶端再形成一串分生孢子。分生孢子有黄、蓝、棕黑等不同颜色,呈球形或柱状,并形成一个句号样的头状结构,称为分生孢子头。

2.在沙保弱培养基上发育良好,在室温或37~45℃均能生长。菌落开始为白色、柔软有光泽,逐渐形成绒毛状或絮状丝状菌落,由于产生分生孢子而形成该菌固有的颜色。烟曲霉在25℃培养7天后,菌落直径可达3~5cm,由青绿色变成暗绿色。

(二)曲霉的致病性

曲霉能侵犯机体许多部位,统称曲霉病。致病机制有直接感染、超敏反应及曲霉毒素中毒等类型。

1.肺曲霉病 ①真菌球型肺曲霉病:又称局限性肺曲霉病,其在器官早已有空腔存在的基础上发生。曲霉不侵犯组织,不播散。这种病例应着重治疗原有疾病。②肺炎型曲霉病:曲霉在肺内播散,引起坏死性肺炎或咯血,并可继发播散到其他器官。本病常见于免疫缺损或免疫受抑制的患者。③过敏性支气管肺曲霉病：是一种超敏反应疾病。

2.全身曲霉病　原发病灶主要在肺，少见于消化道，多数是由败血症引起的全身性感染。本病多发生在某些重症疾病的晚期，生前很难得到正确诊断。

3.中毒与致癌　有些曲霉产生的毒素，可引起人或动物中毒，损伤肝、肾、神经等组织。特别是黄曲霉毒素与人类肝癌的发生有密切关系，其毒性很强，小剂量即有致癌作用。

第三节　真菌的微生物学检查及防治原则

一、微生物学检查

1.标本采集　浅部真菌感染：可取病变部位的皮屑、毛发、指（趾）甲屑等标本检查。深部真菌感染：可根据病情取痰、脑脊液等标本检查。

2.检查方法　可直接镜检，观察真菌的形态特征。对真菌性阴道炎患者，可直接检查阴道分泌物中的真菌菌丝和孢子，可做分离培养，必要时做动物试验，以便准确地鉴定真菌。有的真菌也可用血清学方法来检测真菌抗原，如新型隐球菌感染，血清中有荚膜多糖抗原。

二、防治原则

1.皮肤癣菌感染的预防，目前尚无有效的方法，主要是注意清洁卫生，避免直接或间接与患者接触。预防足癣应常保持鞋袜干燥，透气性好，以消除皮肤癣菌增殖的条件。浅部真菌感染的治疗，局部可用市售的癣药水或药膏，但较难根治，易复发。

2.对深部真菌病的预防，主要应除去各种诱因，提高机体免疫力，尤其是细胞免疫功能低下的人，或应用免疫抑制剂的患者，应注意防止并发真菌感染。治疗药物有两性霉素 B、5-氟胞嘧啶、克霉唑、益康唑等。但这些药物一般副作用较大，治疗有效剂量与中毒剂量接近，实用性差。抗真菌新药酮康唑、伊曲康唑具有抗菌谱广，尤其对曲霉疗效好、毒副作用低的特点。

3.预防真菌性食物中毒，应严禁销售和食用发霉的食品，加强市场管理及卫生宣传。

知 识 拓 展

灰指甲多表现为指甲变色、变形、增厚、污秽物堆积或甲板破坏。灰指甲常由指（趾）甲游离缘或侧缘向甲根发展，病甲逐渐失去光泽，变为暗淡，呈灰白色或棕色，且渐变厚、变脆、高低不平或呈畸形。灰指（趾）甲患者自己的指（趾）甲之间易相互传，还可传染给他人，不仅危害人们的身心健康，还影响人们的美观和卫生。

某女，12岁，手指感染。刚开始手指有一小颗水泡，会痒，慢慢地指甲有一点一点凹下去的样子。去医院皮肤科就诊，医生诊断说是患了灰指甲。

问题：

1.灰指甲是由什么病原微生物感染引起的？

2.患灰指甲临床上用什么药物治疗？

小 结

1.真菌是一大类真核细胞型微生物,细胞核高度分化,有核膜和核仁,胞浆内有完整的细胞器,不含叶绿素,不分化根、茎、叶。包括单细胞真菌、多细胞真菌。多细胞真菌由菌丝和孢子组成。常见的病原菌有皮肤癣菌、白假丝酵母菌、新型隐球菌等。

2.真菌对常用抗生素不敏感,治疗需要选抗真菌药物。皮肤癣菌感染的预防,目前尚无有效的方法,主要是除去各种诱因,提高机体免疫力,注意清洁卫生,避免直接或间接与患者接触。预防真菌性食物中毒,应严禁销售和食用发霉的食物。

3.治疗药物有两性霉素 B、5-氟胞嘧啶、克霉唑、益康唑等。

思考与练习

一、单项选择题(以下每道题有 A、B、C、D、E 五个备选答案,请从中选一个最佳答案)

1.真菌属于　　　　　　　　　　　　　　　　　　　　　( )
　A.非细胞型微生物　　　B.真核细胞型微生物　　　C.原核细胞型微生物
　D.植物　　　　　　　　E.动物

2.不属于真菌结构的是　　　　　　　　　　　　　　　　( )
　A.菌丝　　　　　　　　B.无性孢子　　　　　　　C.有性孢子
　D.菌毛　　　　　　　　E.厚膜孢子

3.分离培养真菌常用的培养基是　　　　　　　　　　　　( )
　A.沙保弱培养基　　　　B.营养培养基　　　　　　C.罗氏培养基
　D.鉴别培养基　　　　　E.选择培养基

4.真菌生长的最适 pH 是　　　　　　　　　　　　　　　( )
　A.4～6　　　　　　　　B.7.2～7.6　　　　　　　C.2～3
　D.1～2　　　　　　　　E.8.2～9.2

5.毒性很强、小剂量即可致癌的是　　　　　　　　　　　( )
　A.类毒素　　　　　　　B.抗毒素　　　　　　　　C.黄曲霉毒素
　D.青曲霉素　　　　　　E.维生素

6.白假丝酵母黏膜感染,最为多见的疾病是　　　　　　　( )
　A.猩红热　　　　　　　B.鹅口疮　　　　　　　　C.超敏反应
　D.肠热症　　　　　　　E.食物中毒

7.真菌的繁殖方式是　　　　　　　　　　　　　　　　　( )
　A.出芽　　　　　　　　B.裂殖　　　　　　　　　C.萌管
　D.隔殖　　　　　　　　E.以上均是

8.真菌细胞壁不含有　　　　　　　　　　　　　　　　　( )

A. 几丁质   B. 多糖   C. 肽聚糖

D. 蛋白质   E. 脂质

9. 抗真菌的药物不包括   （　　）

A. 克霉唑   B. 两性霉素   C. 益康唑

D. 5-氟胞嘧啶   E. 青霉素

二、名词解释

1. 菌丝
2. 真菌
3. 无性孢子

三、问答题

1. 简述真菌的形态结构和繁殖方式。
2. 简述真菌的防治原则。

（查艳景）

参考答案

第二十三章　病毒概论

　　病毒是一类体型微小、结构简单、专性细胞内寄生的非细胞型微生物。由病毒引起的人类疾病种类繁多,约占感染性疾病的 75％。病毒的基本特点主要有:①病毒个体极小,多能通过细菌滤器,一般必须在电子显微镜下才能观察到;②病毒都没有细胞结构,主要由核酸和蛋白质两种成分构成;③病毒只含一种类型的核酸,DNA 或 RNA;④病毒缺乏新陈代谢所必需的酶,只能利用活宿主细胞内的代谢系统合成自身必需的核酸和蛋白质成分;⑤病毒的增殖方式是复制,由核酸和蛋白质等基本组件装配构成子代,以实现其大量繁殖;⑥病毒对干扰素敏感,对抗生素不敏感。

第一节　病毒的形态与结构

一、病毒的大小与形态

　　病毒体型微小,其大小计量单位为纳米($1nm=10^{-3}\mu m$),一般需要借助电子显微镜才能观测到。各种病毒大小差异很大,大部分介于 $50\sim200nm$;大型病毒如痘病毒,大小在$200\sim300nm$,在光学显微镜下可见;较小病毒如脊髓灰质炎病毒,大小约为 $20\sim30nm$。有些较大的蛋白分子比某些病毒还大。

　　病毒形态多种多样,大部分为球形或近似球形,少数为子弹状、杆状、砖形、蝌蚪状等(图 23－1)。感染人和动物的病毒大多数为球形,如疱疹病毒、冠状病毒等。植物病毒多为杆状,如烟草花叶病毒。狂犬病病毒为子弹状。大部分噬菌体为蝌蚪状。痘病毒属的天花病毒则呈砖形。

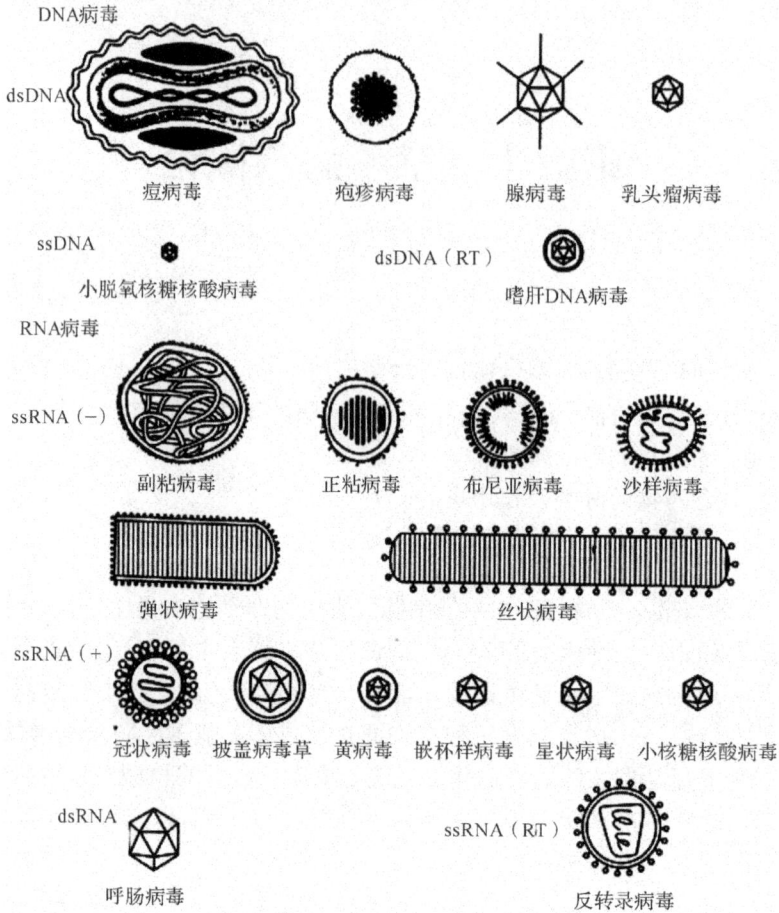

图 23-1　各类病毒形态结构示意

二、病毒的结构与化学组成

(一)病毒的结构

病毒的基本结构是核衣壳,由核心和衣壳构成(图 23-2)。有的病毒核衣壳外还有包膜,称为包膜病毒,无包膜的称为裸病毒。具有感染性的病毒颗粒称为病毒体。

1.核心　由病毒的核酸和非结构蛋白质组成。核酸作为病毒的遗传物质,构成病毒的基因组。一种病毒基因组只包含一种核酸,DNA 或 RNA。核心中的少量蛋白质为功能性蛋白,在病毒侵染宿主细胞时起重要作用,如逆转录酶、RNA 聚合酶等。

2.衣壳　核心外包裹着的蛋白质称为衣壳,其功能主要是保护病毒核酸免受降解,决定病毒的致病性、抗原性、毒力和组织亲嗜性。衣壳由病毒基因组编码。衣壳由多个壳粒按一定方式排列而成,在电子显微镜下可见壳粒呈独特的排列方式,可作为病毒分类和鉴定的依据。病毒壳粒主要有以下三种对称结构(图 23-3):

(1)螺旋对称:壳粒以病毒核酸为轴心螺旋对称排列,常见于流感病毒。

(2)二十面体对称:病毒核酸聚集成球形或近似球形,壳粒按二十面体对称排列在外周,如多数球状病毒呈二十面体对称。

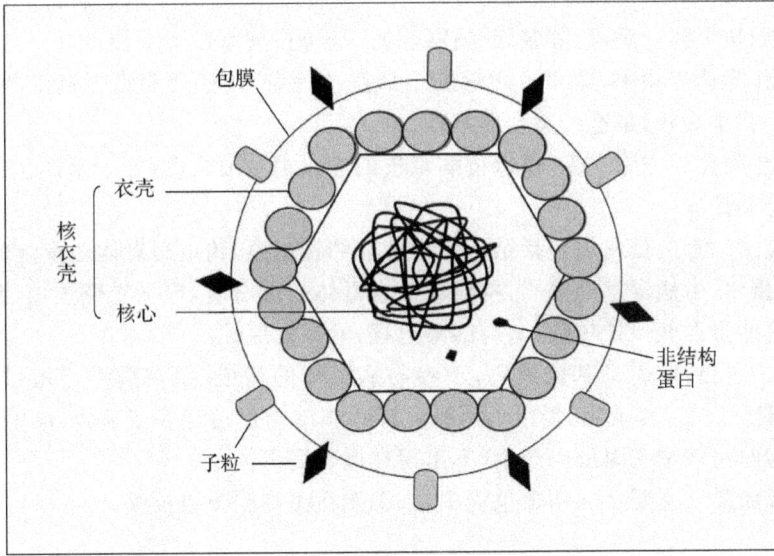

图 23-2　病毒的基本结构示意

(3)复合对称:病毒壳粒的排列方式既有螺旋对称也有二十面体对称。噬菌体是典型的复合对称病毒,其头部为二十面体对称,尾部蛋白为螺旋对称。

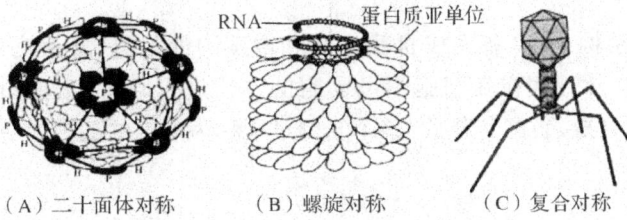

（A）二十面体对称　　　（B）螺旋对称　　　（C）复合对称

图 23-3　病毒对称结构示意

3.包膜　有的病毒在核衣壳外还包裹着一层膜结构,即为病毒包膜。包膜来源于宿主细胞膜或核膜,是病毒在成熟过程中经出芽释放时获得的。病毒包膜表面的蛋白质呈棘状突起,称为子粒或刺突,其由病毒自身基因编码。

包膜的功能:包膜决定病毒的致病性、抗原性。在侵入宿主细胞过程中,包膜起关键作用。包膜上的糖蛋白通常是与细胞表面的病毒受体特异性结合的配体,介导病毒吸附在细胞上。另外,包膜与宿主细胞膜结构同源,易于与细胞发生融合而进入宿主细胞。

(二)病毒的化学组成

1.核酸　核酸是病毒的遗传物质,位于病毒核心中。一种病毒只有一种核酸,DNA 或 RNA,由此可把病毒分为 DNA 病毒和 RNA 病毒。病毒基因组相对较小,但差异较大,如人获得性免疫缺陷病毒(HIV)基因组大小为 9.7kbp,即使是基因组较大的痘病毒仅为 300kbp。病毒核酸具有多样性,有的为线状,有的为环状;有的为双链 DNA(dsDNA),有的为单链 DNA(ssDNA);有的为双链 RNA(dsRNA),有的为单链 RNA(ssRNA)。RNA (ssRNA)又可分为单正链 RNA(+ssRNA)和单负链 RNA(−ssRNA)。如乙肝病毒基因组为部分环化的双链 DNA。病毒基因结构与宿主相似,感染真核细胞的病毒,其基因中有内含子,而感染原核生物的病毒,其基因是连续的。病毒核酸有以下功能:

(1)核酸作为遗传物质,储存了病毒的全部遗传信息,是子代病毒复制的模板。核酸决定了病毒的生物学性状,是遗传突变的基础。

(2)具有感染性。去除衣壳,仅保留病毒核酸进入宿主细胞后,能增殖产生子代病毒,因此核酸具有感染性。

2.蛋白质　病毒的蛋白质包括结构蛋白和非结构蛋白,约占病毒体总重量的70%。

(1)结构蛋白:由病毒基因编码,构成成熟病毒体的蛋白质,包括衣壳蛋白、包膜蛋白、基质蛋白等。这些蛋白能保护核酸,参与感染过程,具有抗原性。

(2)非结构蛋白:由病毒基因编码,不参与病毒体的构成,但在病毒增殖过程中发挥作用,如 DNA 聚合酶、逆转录酶、蛋白水解酶。有些非结构蛋白存在于病毒体内;有些则只在病毒感染细胞时由病毒基因编码产生,不出现在成熟病毒体中。

3.糖类和脂质　主要存在病毒包膜中,来源于宿主细胞膜或核膜。

第二节　病毒的增殖

一、病毒的增殖周期

病毒没有细胞结构,不具备完成自我复制和增殖的细胞器、酶系统、能量、原料等。因此,病毒必须寄生宿主细胞,在活细胞中以复制的方式进行增殖。病毒的复制过程分为吸附、穿入、脱壳、生物合成、装配与释放,整个复制过程称为病毒的复制周期(图 23-4)。

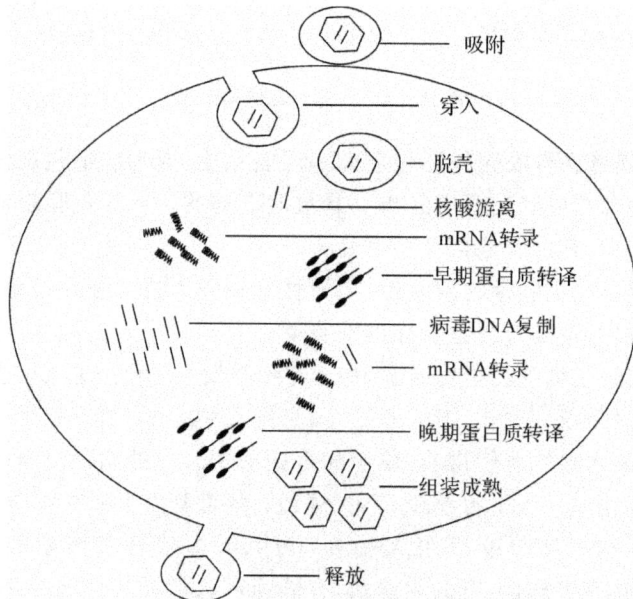

图 23-4　病毒的复制周期

(一)吸附

病毒借助表面分子与易感细胞表面受体特异性结合,吸附在细胞膜表面。吸附过程分为两个阶段:首先病毒与细胞通过非特异性静电吸附,病毒可在细胞表面任何部位吸附,不具有选择性,该过程是可逆的。然后病毒体利用表面分子与宿主细胞表面受体特异性结合,使病毒不可逆地吸附于细胞表面。包膜病毒通过包膜糖蛋白,无包膜病毒则利用衣壳蛋白与宿主细胞特异性结合。

(二)穿入

病毒吸附在宿主细胞表面后,以不同方式进入细胞。①胞饮:病毒与细胞结合后,细胞膜发生内陷将病毒包裹进细胞质,形似吞噬泡,无包膜的病毒多以此方式进入细胞;②融合:有包膜的病毒,由于包膜来源于宿主细胞,容易与宿主细胞膜发生融合,释放核衣壳进入细胞质中;③直接进入:一些无包膜的病毒与宿主受体结合后,引发两者接触蛋白结构发生改变,使病毒核酸能直接穿过宿主细胞膜进入胞浆,衣壳则留在细胞外,如噬菌体。

(三)脱壳

脱壳是指病毒进入宿主细胞后脱去蛋白质衣壳、释放核酸的过程。包膜病毒需要脱去包膜和衣壳,裸病毒则只需脱去衣壳。不同病毒脱壳的方式也有差异。大多数病毒在穿入的过程中,衣壳蛋白被宿主酶水解,核酸暴露在细胞质中。脊髓灰质炎病毒吸附和侵入细胞时,衣壳构型发生变化导致衣壳破损。

(四)生物合成

生物合成是指病毒利用宿主细胞的原料,以自身核酸为模板,复制产生大量的子代核酸,并表达结构蛋白的过程。这一阶段,在宿主体内检测不到完整的病毒颗粒,从侵入的病毒消失到新的子代病毒出现,称为隐蔽期。隐蔽期的长短随病毒种类而不同,如痘苗病毒为10h,脊髓灰质炎病毒为2～4h。隐蔽期实际上是病毒增殖过程中最主要的阶段。

病毒所含核酸不同,生物合成的过程也不完全相同。以双链DNA病毒为例(图23-5),病毒首先利用宿主的RNA聚合酶转录产生早期mRNA,通过核糖体翻译产生与病毒生物合成相关的早期蛋白,这些蛋白一般参与病毒核酸复制或参与抑制宿主细胞大分子的合成。随后,病毒以亲代核酸为模板复制合成子代DNA,再以子代DNA为模板转录产生晚期mRNA,经过宿主核糖体翻译合成晚期蛋白,主要为病毒的结构蛋白。病毒基因编码产生的蛋白中,还包含调控病毒复制的蛋白。

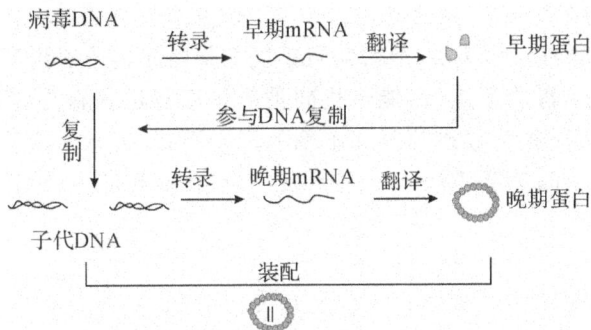

图 23-5　双链 DNA 病毒生物合成示意

（五）装配

经生物合成的子代核酸和蛋白质还需要经过修饰与加工逐步成熟，首先完成壳粒的装配，随后核酸进入衣壳组装成核衣壳。该过程可发生在细胞核或细胞浆。DNA病毒一般在细胞核装配，如疱疹病毒；大部分RNA病毒在细胞质中装配，如反转录病毒。

（六）成熟与释放

病毒离开宿主细胞的过程称为释放。释放主要有以下方式：①出芽释放：有包膜病毒以出芽方式释放，释放时在核衣壳外包裹上宿主细胞膜或核膜，形成完整的病毒体后脱离宿主细胞。在细胞核内完成装配的，直接从核膜获得包膜；在细胞质装配的，从细胞膜获得包膜。这种方式一般不破坏宿主细胞。②破胞释放：通过裂解宿主细胞释放病毒颗粒，常见于无包膜病毒。这类病毒进入宿主细胞后，能阻断宿主细胞的生物合成，引发细胞损伤甚至死亡；同时短时间内增殖产生大量子代病毒，使细胞裂解而释放病毒，如腺病毒、脊髓灰质炎病毒等。此外，有些病毒并不释放到胞外，而是通过细胞连接或细胞融合，在细胞间传播。

知 识 链 接

病毒受体是存在于宿主细胞表面、与病毒特异性结合、介导病毒侵入宿主细胞的蛋白质。有的病毒与受体结合或侵入细胞时，需要一些受体的辅助，才能感染细胞，即为辅助受体。这些细胞表面的病毒受体决定了病毒感染的宿主细胞范围。若该受体发生突变可能会导致病毒无法感染细胞。由人获得性免疫缺陷病毒（HIV）引起的艾滋病，病死率较高，目前尚无有效治愈手段，让人谈之色变。然而，少数人却不会感染HIV-1。HIV-1与人体细胞表面CD4分子结合后，还需要一种或几种辅助受体。趋化因子受体CCR5是HIV-1感染的辅助受体，当人体CCR5基因缺失了32个碱基后，并不影响人体健康，却能阻止HIV感染细胞。以CCR5为靶点的HIV-1受体拮抗剂越来越受关注，有望用于治疗艾滋病。

二、病毒的异常增殖

病毒增殖产生的子代病毒并非全部都是完整的、有感染性的。由于病毒自身基因组异常（缺失或改变）或宿主细胞环境不利等，会使病毒不能正确合成自身成分，或者由于装配和释放不能正常进行，出现异常增殖。病毒的异常增殖包括以下几种：

（一）缺陷病毒

病毒基因组不完整或基因突变，导致病毒不能复制出成熟的子代病毒，这类病毒即为缺陷病毒。缺陷病毒进入宿主细胞后，能干扰同种成熟病毒进入宿主细胞，称为缺陷干扰颗粒。有的缺陷病毒，在辅助病毒或辅助细胞系的帮助下，能完成复制并产生成熟的子代病毒，如丁型肝炎病毒（缺陷病毒）需要与乙型肝炎病毒（辅助病毒）一同感染宿主细胞，才能完成增殖。

（二）顿挫感染

能让病毒完成正常增殖的细胞称为该种病毒的容纳细胞。病毒进入非容纳宿主细胞后，可能因该细胞缺乏病毒复制需要的酶类、能量、原料或者适宜的环境，病毒不能正常复制或装配，没有成熟的子代病毒释放，这种现象称为顿挫感染，也称流产感染。

(三)病毒的干扰现象

两种病毒同时或先后感染同一细胞时,一种病毒抑制另一种病毒增殖的现象称为病毒的干扰现象。该现象可在不同种病毒间发生,也可发生在同种不同株病毒间。缺陷病毒进入宿主细胞后,也能干扰其他病毒。

干扰现象产生的机制是:首先进入宿主细胞的病毒,诱导机体产生抑制病毒增殖的蛋白,这种蛋白称为干扰素。干扰素是一种细胞因子,能激活细胞表达多种抗病毒蛋白,干扰病毒基因转录或病毒蛋白组分的翻译,从而阻止或限制病毒感染:①第一种病毒进入宿主细胞后,破坏了宿主细胞的表面受体,阻止其他病毒的吸附或穿入;②第一种病毒改变了宿主细胞的代谢途径,阻止第二种病毒 mRNA 的转录和翻译,如脊髓灰质炎病毒干扰水泡性口炎病毒;③在复制过程中产生了缺陷干扰颗粒,能干扰同种正常病毒在细胞内复制。

第三节 病毒的变异

遗传保持亲代与子代的延续,使物种相对稳定。变异则促进进化,有利于新物种的产生。病毒在复制过程中某些性状的改变称为病毒的变异。病毒结构简单且无细胞结构,核酸极易受到环境影响而发生改变,因此病毒的遗传物质具有更大的变异性。病毒的变异分为遗传型变异和非遗传型变异。变异能通过遗传物质传递到子代病毒,为遗传型变异,包括基因突变和基因重组;变异仅在亲代病毒发生,在子代不发生,为非遗传型变异。

一、基因突变

病毒核酸的碱基组成或排列顺序发生改变即为基因突变,包括碱基的置换、移码突变、缺失、插入等。突变可以是自发的,也可以诱发产生。病毒复制自发突变率为 $10^{-8} \sim 10^{-5}$,而各种物理、化学诱变剂可提高突变率,如紫外线、射线、烷化剂等。RNA 病毒突变率比 DNA 病毒高,这是因为大部分 DNA 病毒的核酸为双链结构,大部分 RNA 病毒的核酸为单链结构,单链稳定性相对较差,在复制时合成 RNA 的自发突变率比合成 DNA 突变率高;另外,以 DNA 为遗传物质的宿主细胞缺乏 RNA 校正机制。突变后的病毒某些生物学特性与野生型病毒不同,表现为组织亲嗜性、病毒毒力、抗原成分和宿主范围等性状的改变。病毒突变株主要有以下几种:

(一)毒力改变

突变后毒力增加或减弱。毒力减弱或丧失的病毒可用于制备减毒活疫苗。

(二)耐药突变株

病毒基因突变后出现对某种药的抗性。核苷类逆转录酶抑制剂可用于艾滋病的治疗,现在已知 HIV-1 反转录酶基因的 16 处突变与现批准使用的 3 种核苷类逆转录酶抑制剂耐药相关,影响了针对反转录酶的长期抗病毒治疗效果。

(三)条件致死性突变株

病毒突变后在特定条件下能生长,而在原来条件下不能增殖而致死。比较典型的是温度敏感条件致死突变株,在特定温度(28～35℃)条件下孵育能生长,而在 37～40℃下不能繁殖,但野生型病毒株在两种温度范围内均能增殖。

(四)宿主范围突变株

病毒在动物宿主内连续多次传代,发生突变后能适应新的动物宿主,成为宿主适应性突变株。如天花病毒在牛体内增殖后,突变为牛痘苗病毒。宿主范围的改变,一般是由于病毒改变了对宿主细胞的吸附或相互作用。

二、基因重组

在感染同一细胞时,两种病毒交换核酸片段,称为基因重组。重组的子代病毒具有亲代病毒不具备的某些特性。值得注意的是,灭活病毒也能发生基因的重组。分节段的 RNA 病毒之间,基因以节段进行交换,称为重配。流感病毒不同株之间基因的重配,是引起该病毒抗原性改变的主要原因。

三、非遗传型变异

病毒某些表型突变,其基因并没有发生突变和重组,不能遗传给子代病毒,为非遗传型变异。非遗传型变异主要有以下几种。

(一)表型混合

在同一细胞内增殖时,两种病毒核酸与衣壳组装或核衣壳与包膜发生混合,如一种病毒的衣壳包裹在另一种病毒的核酸外。这种混合并没有改变两种病毒的遗传物质。

(二)基因型混合

同一衣壳包裹了两种病毒的核酸,或同一包膜包裹两种病毒的核衣壳,即为基因型混合。因核酸没有发生改变,不能遗传给子代病毒。

(三)互补

两种病毒通过其产生的蛋白质产物(如酶、衣壳或包膜)互补不足。如辅助病毒与缺损病毒间、两个缺损病毒间、活病毒与死病毒间都可发生互补,互补后仍产生原来病毒的子代。

第四节　理化因素对病毒的影响

病毒受各种物理、化学因素作用后失去感染性,称为病毒的灭活。灭活的病毒一般仍保留抗原性、红细胞吸附、血凝和细胞融合等活性。

一、物理因素

(一)温度

病毒一般能耐受低温,但不耐高温。因此要在低温下才能长期保存病毒,如干冰(−70℃)、液氮(−196℃)常用于病毒的保存。在 50～60℃加热 30min 或 100℃加热几秒就能使大部分病毒灭活。

(二)pH 值

病毒需要在一定 pH 范围内才能保持感染性,大部分病毒在 pH 5～9 的环境中比较稳定,不同病毒适宜 pH 范围有差异。如登革病毒在 pH 7～9 是稳定的,具有感染性,当 pH 小于 6 则失去完整结构;柯萨奇病毒则在 pH 3 时稳定。可通过病毒对 pH 值的稳定性进行病毒初步鉴定。

(三)辐射

辐射通常分为电离辐射和非电离辐射。α粒子、β粒子、X射线、γ射线等电离辐射,能直接作用于生物大分子,导致核酸分子结构破坏;紫外线则属于非电离辐射,能使核酸产生嘧啶二聚体结构,导致病毒的复制和转录受阻。

二、化学因素

(一)脂溶剂

脂溶剂主要对包膜病毒起作用。包膜来源于宿主细胞的膜结构,其主要结构是磷脂双分子层,容易被脂溶剂破坏,如乙醇、氯仿、乙醚等,其中乙醚对包膜破坏作用最大,故可用乙醚来鉴定病毒有无包膜。

(二)化学消毒剂

病毒对多种化学消毒剂敏感,可能因为这些化学物质能使蛋白质变性,使病毒失去感染性。高锰酸钾、过氧乙酸、双氧水、次氯酸盐、酒精、苯酚、甲醛等均可灭活病毒。

(三)抗生素和中草药

病毒对抗生素不敏感,因此分离病毒时,可用抗生素处理标本或培养液抑制杂菌生长,有利于病毒的分离。近年来的研究表明,有些中草药对某些病毒有抑制作用,如板蓝根、柴胡、大青叶等。

第五节 病毒的感染

一、病毒感染的途径

病毒引起的疾病常具有传染性。在不同个体,甚至不同物种(动物与人之间)间传播,为水平传播方式。通过子宫内、胎盘或产道,病毒从母体传播给胎儿,引起先天性感染,称为垂直传播。由于宿主不同组织的病毒受体有差异,而病毒需要通过表面分子与宿主细胞的病毒受体特异性结合才能进入细胞,因此病毒具有组织亲嗜性,它们通过不同途径感染机体。病毒传播的途径有呼吸道、消化道、生殖道、皮肤黏膜、血液等(表23-1)。

表23-1 人体感染病毒的途径

传播途径	传播方式和媒介	病毒
呼吸道	飞沫、空气	天花病毒、水痘—带状疱疹病毒、冠状病毒、流感病毒、疱疹病毒等
消化道	食物、水源	柯萨奇病毒、脊髓灰质炎病毒、甲型肝炎病毒、EB病毒、腺病毒
血液	输血、注射	乙型肝炎病毒、人获得性免疫缺陷病毒、人巨细胞病毒、乙型脑炎病毒、登革病毒

续表

传播途径	传播方式和媒介	病毒
泌尿生殖道	性接触	人乳头瘤病毒、单纯疱疹病毒Ⅱ型、人获得性免疫缺陷病毒、乙型肝炎病毒
垂直传播	产道、哺乳、胎盘	风疹病毒、人免疫缺陷病毒、乙型肝炎病毒、柯萨奇病毒、麻疹病毒

(一)呼吸道传播

易感细胞为鼻腔和上呼吸道黏膜细胞。病毒通过尘埃、飞沫等进行传播，传播速度快，不利于控制。如流感病毒、冠状病毒、腺病毒等。

(二)消化道传播

消化道传播又称为粪—口途径。病毒随粪便排出体外，污染食物、水源、生活用品等进行传播。这是病毒传播的重要途径之一。如脊髓灰质炎病毒、甲型肝炎病毒等。这些病毒可抵抗宿主胃酸、胆汁和蛋白酶的作用。

(三)皮肤黏膜

皮肤是人体天然的保护屏障。当皮肤受损时，病毒就可能进入人体引发感染。如人获得性免疫缺陷病毒等。

(四)血液及血液制品

病毒通过输血、注射、器官移植等传播。如很大部分丙型肝炎患者是通过输血感染病毒的，因此加强血液制品监管对阻断某些病毒的传播至关重要。

(五)节肢动物传播

病毒在吸血节肢动物体内增殖，通过叮咬人体传播。如流行性乙型脑炎病毒等。通过节肢动物传播病毒是病毒跨越种系障碍传播的一种有效途径。

二、病毒感染的类型

病毒侵入机体后，由于病毒的种类、毒力强弱及宿主免疫力存在差异，可出现不同的感染类型。根据有无临床症状、病程缓急等，将病毒的感染类型分为以下几种：

(一)隐性感染

病毒感染人体后，不引起临床症状，称为隐性感染，也称为亚临床感染。引起隐性感染的原因可能是病毒毒力弱、病毒侵染数量少或机体抵抗力强，病毒不能大量增殖，机体本身无症状。但病毒可在体内增殖并向外界排泄播散，成为重要的传染源。

(二)显性感染

有些病毒感染人体后，机体出现临床症状，称为显性感染或临床感染。如天花病毒、麻疹病毒。

(三)急性感染

病毒侵入人体后，经短暂潜伏期在宿主细胞内大量增殖，引起细胞破坏、死亡，机体出现典型的临床症状，为急性感染。其特点是潜伏期短、发病急、病程短（为数日至数周），病后常获得特异性免疫。

(四)持续性感染

有些病毒可在机体存在数月、数年,甚至数十年。可出现临床症状,也可无症状而长期携带病毒。由于发病机制和临床表现不同,持续性感染又分为慢性感染、潜伏感染、慢发病毒感染。

1.慢性感染 在显性或隐性感染后病毒未被机体完全清除,血中可持续性检出病毒,常反复发作。如乙型肝炎病毒、丙型肝炎病毒等。乙型肝炎病毒感染后,约10%的感染者会转变为慢性肝炎患者。

2.潜伏感染 经急性或隐性感染后,病毒并没有完全清除,病毒基因存在于某些细胞内,不产生成熟的病毒体,此时检测不到病毒。在一定条件下,病毒可被激活重新复制,急性发作并出现临床症状。如疱疹病毒感染后,机体免疫力能清除部分病毒,其余病毒则会到达三叉神经节、脊神经节或周围星形神经胶质细胞内,以潜伏状态持续存在,不引起临床症状。当机体受到某些因素刺激后,潜伏的病毒激活增殖,引起复发性局部疱疹。

3.慢发病毒感染 经显性或隐性感染后,病毒有很长的潜伏期,可达数年或数十年。在这期间检测不到病毒。一旦发病出现症状多为亚急性进行性加重,最终导致死亡。如艾滋病、亚急性硬化性脑炎等。

第六节 病毒的致病机制和免疫

一、病毒对宿主的影响

病毒必须寄生在宿主细胞中才能复制。在病毒感染宿主的过程中必然对宿主造成影响,可表现为细胞生理反应、形态结构发生改变,甚至造成细胞死亡、细胞转化等。当病毒感染引起某一组织器官的大部分细胞病变时,即可造成组织器官的病理损伤和功能障碍。此外,病毒感染过程刺激机体相应的免疫应答,若免疫反应发生异常,会对机体造成损伤。了解病毒对宿主的致病机制,有助于深入研究机体免疫机制以及抗病毒药物的研发。由于不同病毒入侵的靶器官不同,常表现特定的临床症状。

(一)病毒对宿主细胞的影响

1.细胞病变效应 某些病毒感染细胞后,细胞形态发生改变,表现为细胞变圆、变性、坏死、溶解等,称为细胞病变效应。该现象可以作为鉴定病毒的指标之一。如疱疹病毒感染引起细胞圆缩并堆积成葡萄状,呼吸道合胞病毒可使细胞形成多核巨细胞。

2.杀细胞效应 病毒侵入宿主细胞后,短时间内产生大量子代病毒,它们以不同方式释放离开细胞。某些无包膜、杀伤性强的病毒,以裂解宿主细胞的方式释放子代病毒,再感染其他细胞,称为杀细胞效应。

3.细胞膜结构改变 大部分包膜病毒在宿主细胞增殖过程中,并不裂解细胞,对细胞影响相对较小,最终以出芽的方式温和释放。这些病毒在增殖过程中会使宿主细胞膜抗原性、渗透性改变,或使细胞发生融合等。病毒的包膜蛋白可能会结合在宿主细胞表面蛋白上,使宿主细胞膜抗原性改变,从而使宿主细胞容易被视为非己成分而受到攻击。此外,有包膜病毒能与宿主细胞膜融合,从而能介导细胞发生融合,形成多核巨细胞,有利于病毒在细胞间的扩散。

4.包涵体形成　用姬姆萨或伊红—美蓝染料给感染病毒的细胞着色,在光学显微镜下,观察到某些感染细胞内可见圆形或不规则的团状结构,称为包涵体。感染的病毒种类不同,细胞内形成的包涵体形状、大小、数目、嗜酸嗜碱性也有差异。某些较为显著的特征可作为判断某种病毒感染的依据,如狂犬病病毒感染时,在中枢神经细胞质内形成嗜酸性、圆形或椭圆形的包涵体,直径约 $3\sim10\mu m$,称内基小体,具有辅助诊断价值。包涵体一般是病毒增殖产生的病毒颗粒或蛋白质堆积形成的。

5.细胞凋亡　细胞凋亡是细胞的程序化死亡,不同于细胞坏死。病毒进入细胞后,某些病毒特异性蛋白(如腺病毒的 E1A)或细胞毒 T 淋巴细胞(CTL)能诱导细胞凋亡。

6.细胞活化　某些病毒的感染不仅不会抑制宿主的生物合成,反而促进细胞的 DNA 复制。机体大部分细胞都是高度分化的,没有增殖能力。这些具有细胞转化能力的病毒与机体肿瘤的发生有密切关系。

7.基因整合　反转录病毒为 RNA 病毒,在初次感染宿主后,以病毒单链 RNA 为模板通过逆转录合成双链 DNA 分子,整合到宿主细胞基因组中,形成前病毒。前病毒既可处于静止状态,长期存在,也可以转录翻译产生病毒衣壳,与病毒 RNA 组装成子代病毒,出芽释放。同时,大部分反转录病毒有致癌基因,可导致细胞转化,形成恶性肿瘤。病毒基因整合到宿主 DNA 使病毒不易被宿主清除。

(二)病毒对宿主组织及免疫反应的影响

1.病毒对组织器官的损伤　由于细胞表面的病毒受体存在差异,病毒对感染细胞具有一定的选择性,即为组织亲嗜性。因此,一种病毒一般只会感染机体的某一组织或几种组织。病毒感染引起细胞死亡或功能受损,当受损细胞达到一定数量时,必然导致组织器官损伤和功能障碍。

2.免疫病理损伤　某些包膜病毒能诱发细胞表面产生新抗原,不仅会与特异性抗体结合,通过补体途径破坏细胞,还能被特异性细胞毒 T 淋巴细胞(CTL)杀伤。而病毒抗原与抗体形成的复合物会发生沉积造成组织损伤和炎症,如抗原抗体复合物沉积在皮肤和关节小血管壁,可引起皮疹甚至结节性周围动脉炎。

3.免疫抑制　有些病毒的感染可使机体免疫功能降低或抑制,使机体容易受到细菌、病毒、真菌等的感染。此外,免疫抑制可使机体肿瘤发生的概率增加。

4.自身免疫疾病　某些病毒感染可导致免疫应答功能紊乱,诱发自身免疫病。当某些病毒蛋白与宿主蛋白存在共同抗原表位时,机体免疫系统会攻击自身细胞。或者由于病毒抗原与机体细胞结合后,细胞表面抗原结构发生改变,被免疫细胞视为非己成分,引发自身免疫病。

二、抗病毒免疫

(一)非特异性应答

1.屏障及化学作用　人体体表的鳞状上皮组织是阻止病毒感染的良好屏障。人体呼吸道、消化道、泌尿生殖道的黏膜及分泌物,能阻止病毒的侵入。此外,机体存在着抑制病毒的酶类、脂类及其他化学物质,如消化道中的胃酸、胆汁盐及消化酶可使部分病毒灭活。人体的血脑屏障和胎盘屏障,可阻止病毒感染脑细胞和胎儿。

2.免疫细胞的抗病毒作用　单核—巨噬细胞能直接灭活细胞外的病毒,并能抑制病毒吸附和穿入细胞,杀伤早期感染的靶细胞,分泌抗感染的细胞因子,这对预防病毒感染有重要作用,但有的病毒被吞噬后能在巨噬细胞内增殖。NK细胞能自然杀伤感染病毒的细胞和肿瘤细胞,在病毒感染的早期免疫中起重要作用。

3.发热和炎症反应　病毒的复制对温度十分敏感,适度地升高体温对病毒增殖有抑制作用。在病毒感染过程中,机体细胞释放的细胞因子(IL-1、干扰素等)能刺激机体发热,抑制体内病毒的增殖。病毒感染部位发生炎症反应,能使局部组织温度升高、氧浓度降低、细胞代谢改变、有机酸增加等,不利于病毒复制,从而限制病毒的扩散。因此,对于病毒引起感染性疾病,要适度使用退烧药和抗炎药物。

4.干扰素(IFN)　干扰素是细胞分泌的一类糖蛋白,最初在研究病毒干扰现象时被发现。它不仅与干扰现象有关,还是一种重要的细胞因子,具有抗病毒、抗肿瘤及免疫调节作用(表23-2)。干扰素有广谱抗病毒作用,但存在种属特异性,一般在同种细胞中活性高,如小鼠产生的IFN在人体内是无效的。干扰素作用机制:干扰素由细胞产生释放后并不进入细胞内,而是与自身或邻近细胞膜上的干扰素受体结合,触发靶细胞信号转导,进而使相关基因开放,表达抗病毒蛋白,发挥抗感染作用(图23-6)。

表23-2　三种干扰素的性质

干扰素种类	产生细胞	靶细胞	免疫调节作用	诱导抗病毒速度
IFN-α	白细胞	所有机体细胞	弱	快
IFN-β	成纤维细胞	NK细胞	弱	很快
IFN-γ	T细胞、NK细胞	单核—巨噬细胞、NK细胞等	强	慢

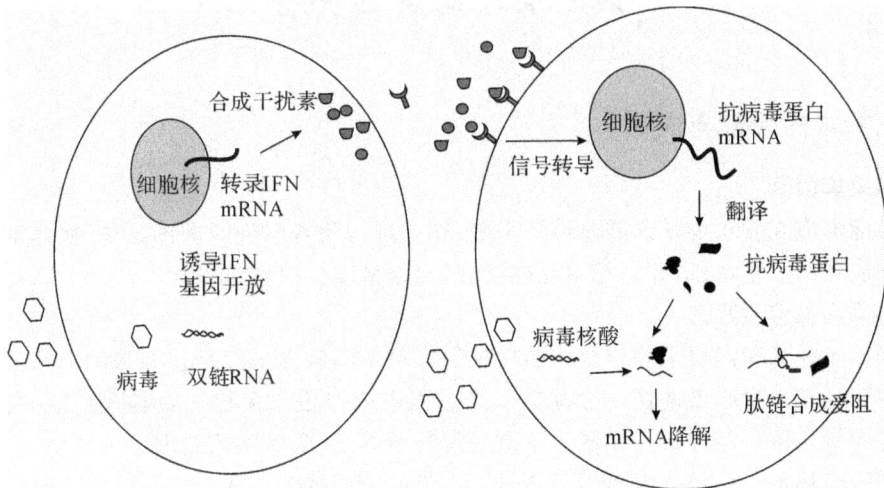

图23-6　干扰素产生和作用机制

(二)特异性免疫应答

病毒的整个复制周期都在宿主细胞内完成,因此细胞免疫在抗病毒感染方面发挥重要作用。而大部分无包膜病毒通过裂解细胞释放,这时体液免疫就十分重要了。体液免疫能清除游离病毒。病毒初次感染机体,机体需要一段时间后才产生抗体,主要为特异性IgM,

亲和力较低;当病毒再次感染时能刺激记忆 B 细胞短期内产生大量抗体,主要是 IgG。在体液免疫中,IgM 在病毒感染的早期出现,IgG 出现较晚,它们都能抑制病毒扩散。

1.抗体介导的抗病毒作用

(1)抗体的中和作用:具有吸附穿入作用的病毒,其表面抗原所诱生的抗体称为中和抗体。当中和抗体与活病毒结合后,覆盖了病毒表面吸附细胞的位点,病毒不能吸附、穿入易感细胞而失去感染性,称为中和作用。中和作用是机体灭活游离病毒的主要方式。

(2)抗体增强调理吞噬作用:病毒表面抗原诱导机体产生的非中和抗体,并不能使病毒丧失感染性,但可通过调理吞噬作用使病毒失去感染性。这类抗体与病毒结合后,能增强吞噬细胞对病毒的吞噬,即发挥调理吞噬作用,吞噬后病毒被细胞溶解而失去感染性。而由病毒内部抗原诱导产生的非中和性抗原无此作用。

(3)抗体介导的杀伤靶细胞作用:在增殖后期,有包膜的病毒表达包膜蛋白并转运至细胞膜表面,这些细胞表面的病毒抗原能与相应的抗体结合,通过补体途径裂解细胞。

2.细胞介导的抗病毒作用

(1)细胞毒 T 淋巴细胞(CTL)的抗病毒作用:细胞毒 T 淋巴细胞(CTL)在病毒感染后一段时间才出现,通过杀伤靶细胞来发挥抗病毒作用,在某些病毒感染的恢复阶段起重要作用。CTL 与靶细胞结合后被激活,释放丝氨酸蛋白酶和穿孔素或启动细胞凋亡相关基因表达,导致靶细胞溶解。

(2)细胞因子的抗病毒作用:IFN、TNF 和 IL-2 等具有抗病毒感染作用的细胞因子在机体抗病毒免疫中是极为重要的效应分子。

第七节 病毒的检查

一、标本的采集与送检

(一)采集时间

病毒标本应在发病的早期或急性期采集,这是因为随着感染时间的延长,机体的免疫反应能抑制病毒的大量增殖,并开始清除病毒,病毒数量减少以致难以检出。

(二)采集部位及方法

根据临床症状和需要来确定要检测何种病毒。不同病毒采集部位和采集方法不同。采集的样本应真正来自感染部位。在标本采集过程中应严格无菌操作,预防感染。若所采标本中含有大量杂菌,如从肠道、泌尿生殖道采集的标本,需要做除菌处理。

1.呼吸道标本 采集患者鼻拭子、咽拭子、痰液、咽漱液。

2.肠道标本 采集患者粪便或直肠试子。一般通过粪—口途径传播的病毒能在粪便中检测到病毒。

3.皮肤标本 由于多种病毒感染可引起患者皮肤出疹,但病毒并不一定在皮肤组织中增殖。只有少数病毒引起的皮疹能从中分离得到病毒,如水痘—带状疱疹病毒、单纯疱疹病毒、痘病毒等。在采集标本时,可用棉拭子擦取。

4.中枢神经系统标本 一般采集患者的脑脊液 $1\sim2ml$,$4℃$条件下立即送检。

5.血液标本 采集血液前应确定采集全血还是血清,全身性感染一般采集全血。

6.尿标本 有的病毒能从患者尿液中排出,如麻疹病毒、风疹病毒、巨细胞病毒等,可以采集尿液进行检测。采集时最好采5～10ml中段尿,注意粪便污染问题。

(三)标本的送检

由于病毒离体易失活,采集标本后应尽快送检。标本在运送过程中要置于低温环境,最好加保护剂。标本在4℃下能保存数小时,如需要保存较长时间,应该放置于干冰或液氮中,并在冻存液中加入甘油。

二、病毒的形态学检查

病毒体积微小,在光学显微镜下一般不可见,但利用光学显微镜可观察病毒感染后细胞的某些特征改变,观察病毒的形态需要借助电子显微镜。

(一)光学显微镜检查

利用光学显微镜可观察到病毒感染后细胞的类型、形态变化等。细胞病变效应可作为鉴定病毒的依据。此外,某些病毒感染后,细胞内会形成包涵体,不同病毒感染细胞形成的包涵体有差异,常具有诊断价值。根据包涵体的形状、数量、大小、嗜酸碱性,以及产生的场所(细胞质或细胞核),初步判断病毒的种类。

(二)电子显微镜检查

利用电子显微镜可直接观察到病毒的形态、大小和结构。常用的观察方法有超薄切片法、磷钨酸负染色法及免疫电镜法。超薄切片法要求切片厚度为100nm左右,可观察病毒在细胞内的生物合成和装配。磷钨酸负染色法分辨率高,可较清晰地观察病毒的结构。免疫电镜法是在病毒标本悬液中加入特异性抗体,混匀后用电镜观察。该方法是免疫组织化学与电镜技术的结合,能在高分辨率水平上定位抗原,可用于病毒鉴定、抗原定位及病毒性疾病的超微病理研究。本法比电镜直接检查法更特异。

三、病毒的分离与培养

病毒必须在活细胞内才能完成增殖。病毒的分离和培养有利于病毒的鉴定,也是病毒研究工作的基本技能。一般可用以下三种方法进行病毒的分离培养:细胞培养、实验动物接种、鸡胚培养。

(一)细胞培养

细胞培养技术是目前实验室常用技术之一。该技术是从动物体内取出细胞或组织,在体外无菌、适温和丰富的营养条件下,使离体的细胞生存、生长并维持结构和功能。根据细胞的来源,常用于病毒分离培养的有人胚肾细胞、人胚肺细胞、人宫颈癌细胞、猴肾细胞等。由于每种病毒对不同细胞的感染能力不同,需要选择对该种病毒易感的细胞来培养。

(二)实验动物接种

常选择对目标病毒易感的动物进行接种,常用的实验动物有小鼠、豚鼠、家兔、猴等。根据病毒对组织的亲嗜性选择适当的接种方法,可接种于皮内、皮下、腹腔、静脉、角膜、脑内等。

(三)鸡胚培养

受精后孵化的鸡胚可用于某些病毒的分离培养。病毒一般接种于鸡胚的羊膜腔、尿囊腔、卵黄囊、绒毛尿囊膜等部位,孵育 2～7 天后观察鸡胚的变化情况。该方法经济简便,常用于流感病毒、腮腺炎病毒、疱疹病毒的分离培养。

第八节 病毒性疾病的防治

一、病毒感染疾病的预防

病毒性疾病常具有传染性,目前尚无治疗病毒感染的特效药。因此,病毒感染的预防对个人,乃至对整个社会都有着重要意义。

(一)人工被动免疫

把人工制备或收集的含有免疫球蛋白的制剂输入人体,使人体获得短暂的保护效果,称为人工被动免疫。常用的免疫制剂有人免疫球蛋白、高效价免疫血清、患者恢复期血清、胎盘球蛋白及胸腺素、细胞免疫有关的转移因子等。人工被动免疫常用于甲肝、麻疹、脊髓灰质炎的紧急预防。

(二)人工主动免疫

采用人工接种疫苗的方式使机体产生特异性免疫,从而预防病毒的感染,称为人工主动免疫。常用的疫苗有灭活疫苗、减毒活疫苗、亚单位疫苗、核酸疫苗、基因工程疫苗等。

二、病毒感染疾病的治疗

目前尚缺乏有效治疗病毒感染的药物。病毒在细胞内完成增殖,整个生命过程完全依赖宿主细胞,阻断病毒复制周期中的某一环节即可抑制病毒的增殖,而抑制病毒增殖的药物一般对宿主细胞也有损伤。病毒感染实际上是病毒和宿主相互作用的过程,因此病毒感染的治疗可从两方面来进行,一方面利用药物抑制病毒的增殖,另一方面通过增强宿主的免疫力抵御病毒的侵袭,修复被破坏的组织,缓解病情或消除临床症状。

(一)常用抗病毒药物

1. 核苷类 核苷类抗病毒药物种类较多,结构多样,主要以破坏病毒转录、干扰或终止病毒核酸的合成为目的,多用于抗疱疹病毒、HIV、乙肝病毒、呼吸系统病毒等 DNA 和 RNA 病毒感染。

(1)阿昔洛韦:为鸟苷的开糖环衍生物,对疱疹病毒疗效较好,通过抑制病毒 DNA 聚合酶和 DNA 合成,阻断病毒的复制,并且对人体细胞无害。临床上为治疗单纯疱疹病毒感染的首选药物,是最有效的抗病毒药物之一。

(2)阿糖腺苷:结构类似腺嘌呤,进入细胞后的活性物质能竞争性抑制病毒 DNA 聚合酶,使病毒 DNA 合成受阻。

(3)碘苷:碘苷磷酸化后能作为原料加入细胞和病毒的 DNA 中,干扰病毒 DNA 合成。因对宿主细胞也有影响,只能局部使用,全身应用毒性较大。

2. 非核苷类

(1)奈韦拉平:是非核苷类逆转录抑制剂,能直接与病毒逆转录酶活性中心结合,使酶失活,抑制逆转录病毒的复制,对细胞毒性小,但容易产生耐药性。

（2）膦甲酸钠：是广谱抗病毒药，能作用于核酸聚合酶，阻断乙型肝炎、人免疫缺陷病毒、EB病毒等的复制。

（3）金刚烷胺：能干扰病毒复制周期的与细胞膜融合、穿入、脱壳等阶段，主要用于甲型流感病毒的预防和治疗。

3. 蛋白酶抑制剂　HIV蛋白酶抑制剂有沙奎那韦、利托那韦、奈非那韦、英地那韦等，主要通过抑制病毒颗粒的成熟，但在临床上易产生抗药性。

化学药物抗病毒的机制有：①抑制病毒的穿入与脱壳，如金刚烷胺；②抑制病毒成熟，如沙奎那韦等蛋白酶抑制剂；③抑制病毒DNA聚合酶、RNA聚合酶活性，如阿昔洛韦、膦甲酸钠；④抑制或干扰核酸复制，如阿昔洛韦、碘苷等；⑤抑制病毒逆转录酶活性，如奈韦拉平。

4. 中草药　中草药长期以来就已用于病毒性疾病的预防和治疗，如连翘、大青叶、板蓝根、金银花等，对其中的机制并不清楚。近年来，人们对中草药抗病毒作用的研究已进入实验阶段，并从中草药中筛选出一些高效抗病毒药物，其中有些已进入临床试验阶段。实验研究证实，中草药可通过灭活病毒或阻断病毒复制周期的某一环节发挥抗感染作用；有的则是通过调节机体免疫系统，促进免疫功能达到抗病毒作用。

（二）免疫调节剂

1. 干扰素　干扰素是机体受病毒感染或其他诱导剂诱导产生的一类细胞因子，具有抗病毒、抗肿瘤及免疫调节作用。临床常用干扰素治疗多种病毒感染性疾病，如慢性肝炎、疱疹性角膜炎、带状疱疹等。但干扰素的作用较短暂，并且对侵入细胞内已增殖的病毒无作用。因此，临床上用干扰素要早期、足量、长程。

2. 白细胞介素　IL-2由T细胞分泌，能促进T细胞、B细胞的分化与成熟，具有显著的免疫增强调节作用。

3. 胸腺肽 α_1　胸腺肽 α_1 是一组免疫活性肽，可诱导T细胞分化成熟，并调节其功能。临床用于慢性肝炎、艾滋病、其他病毒性感染和肿瘤的治疗或辅助治疗。

4. 转移因子　从健康人白细胞提取出的一种核苷肽，无抗原性，为细胞免疫促进剂，可将供体细胞的特异、非特异免疫功能转移给未致敏的受体细胞，并促进干扰素的释放。转移因子临床应用于先天性和获得性免疫缺陷病、病毒感染、真菌感染和肿瘤等的辅助治疗。

知 识 拓 展

长期以来，疫苗只用作疾病预防。随着研究的深入，人们开发出兼有预防与治疗双重作用的疫苗，称为治疗性疫苗。治疗性疫苗属于特异性主动免疫疗法，能刺激机体细胞免疫应答，产生特异的CTL，杀伤被感染细胞，最终清除病毒。

现有的治疗慢性乙型肝炎的抗病毒药疗效不好，其主要原因是这些抗病毒药可以抑制乙肝病毒复制，但不能清除细胞内的乙肝病毒。乙肝病毒治疗性疫苗能清除胞内病毒，它与现有抗乙肝病毒药物的联合应用，将成为一种新的治疗方法。

小 结

1.病毒是一类体型微小、结构简单、专性细胞内寄生的非细胞型微生物。病毒的特点主要有：①病毒个体极小，一般必须在电子显微镜下才能观察到；②病毒都没有细胞结构，主要由核酸和蛋白质两种成分构成；③病毒只含一种类型的核酸，DNA 或 RNA；④病毒缺乏新陈代谢所必需的酶，只能利用活宿主细胞内的代谢系统合成自身必需的核酸和蛋白质成分；⑤病毒的增殖方式是复制；⑥病毒对干扰素敏感，对抗生素不敏感。

2.病毒形态多种多样，大部分为球形或近似球形，少数为子弹状、杆状、砖形、蝌蚪状等。感染人和动物的病毒大多数为球形。

3.病毒的基本结构是核衣壳，由核心和衣壳构成。有的病毒核衣壳外还有包膜，称为包膜病毒，无包膜的称为裸病毒。病毒包膜表面的蛋白质呈棘状突起，称为刺突。

4.病毒的复制过程分为吸附、穿入、脱壳、生物合成、装配与释放。整个复制过程称为病毒的复制周期。

5.了解病毒的致病机制有助于抗病毒药物的研发。目前尚无治疗病毒性疾病的特效药，免疫接种预防十分重要。病毒感染人体，实际上是病毒和人体相互作用的过程，因此病毒感染的治疗可从两方面来进行，一方面利用药物抑制病毒的增殖，另一方面通过增强宿主的免疫力抵御病毒的侵袭。

思考与练习

一、单项选择题（以下每道题有 A、B、C、D、E 五个备选答案，请从中选一个最佳答案）

1.下列微生物中，不属于非细胞型微生物的是 （ ）
A.乙肝病毒病毒　　B.流感病毒　　C.支原体
D.朊粒　　E.疱疹病毒

2.病毒的繁殖方式是 （ ）
A.二分裂法　　B.多分裂法　　C.出芽繁殖
D.自我复制　　E.孢子繁殖

3.病毒的基本结构是 （ ）
A.核心　　B.核衣壳　　C.刺突
D.胞膜　　E.衣壳

4.病毒大小的测量单位是 （ ）
A.cm　　B.μm　　C.nm
D.mm　　E.dm

5.病毒的特点是 （ ）
A.核心是单一核酸

B. 对抗生素不敏感

C. 能通过细菌滤菌器

D. 需要在活的易感细胞中复制

E. 以上均是

6. 病毒的辅助结构是　　　　　　　　　　　　　　　　　　　　　（　　）

　　A. 核心　　　　　　　　B. 核衣壳　　　　　　　　C. 衣壳

　　D. 包膜　　　　　　　　E. 以上均不是

7. 对人有致病作用的病毒形态多为　　　　　　　　　　　　　　　（　　）

　　A. 子弹状　　　　　　　B. 蝌蚪状　　　　　　　　C. 球形

　　D. 砖形　　　　　　　　E. 杆状

二、名词解释

1. 顿挫感染

2. 病毒

3. 包涵体

4. 核衣壳

三、问答题

1. 简述病毒的特点。

2. 病毒感染的传播途径主要包括哪些？请举例说明。

3. 哪些物理和化学因素可使病毒灭活？

4. 简述病毒的分离与培养方法。

5. 简述病毒感染的防治原则。

（薛艳凤）

参考答案

第二十四章　呼吸道感染病毒

呼吸道病毒并不是病毒分类学上的名称,而是主要以呼吸道为侵入门户,先在呼吸道黏膜上皮细胞中增殖,引起呼吸道局部感染或呼吸道以外组织器官发生病变的病毒的统称呼吸道病毒。有正粘病毒科的流感病毒,副粘病毒科的副流感病毒、呼吸道合胞病毒、麻疹病毒、腮腺炎病毒,冠状病毒科的冠状病毒等。急性呼吸道感染中 90%~95% 是由病毒引起的。

第一节　流行性感冒病毒

流行性感冒病毒简称流感病毒(IFV),有甲(A)、乙(B)、丙(C)三型,引起人和动物流行性感冒(简称流感)。其中,1934 年分离出的甲型流感病毒在引起人类流感流行上最为重要,是反复流行最为频繁和引起真正全球流行的重要病原体;乙型流感病毒一般引起局部或小流行;丙型流感病毒多为散发感染,主要侵犯婴幼儿,很少引起流行。

一、生物学性状

(一)形态与结构

1. 形态与大小　流感病毒一般为球形,直径为 80~120nm,初次从患者体内分离出的病毒有时呈丝状或杆状(图 24-1)。

2. 结构　病毒体的核心为 RNA,结构从内向外分为三个部分,即病毒体的核衣壳、包膜和刺突(图 24-2)。核衣壳由 8 个核酸片段和核蛋白(NP)及 RNA 聚合酶复合体(PB1、PB2、PA)组成,位于病毒体最内层。核酸为分节段的单负链 RNA。甲型和乙流感病毒型由 8 个节段构成,丙型流感病毒由 7 个节段构成。病毒在复制过程中极容易发生基因重组而导致新病毒株的出现,这一特点是流感病毒易变异而导致暴发流行的主要原因。病毒体的包膜由两层组成,内层为基质蛋白(MP),在保持病毒包膜的形状与完整性方面起重要作用。包膜外层是来源于宿主细胞膜的脂蛋白。病毒体的包膜上镶嵌有两种刺突,即血凝素(HA)

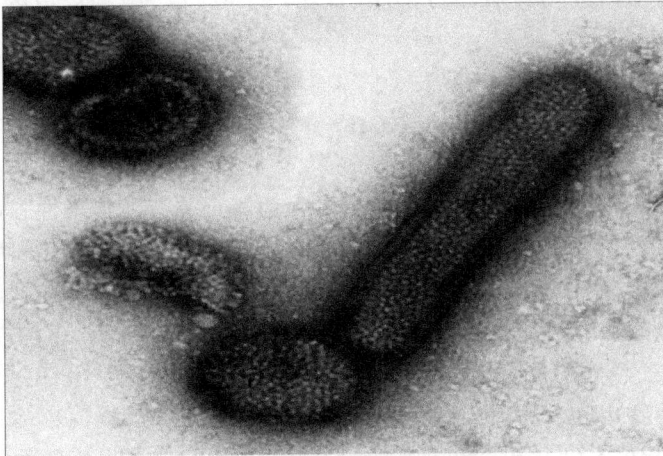

图 24-1　流行性感冒病毒(电子显微镜)

和神经氨酸酶(NA),均以疏水末端插入脂质双层中。

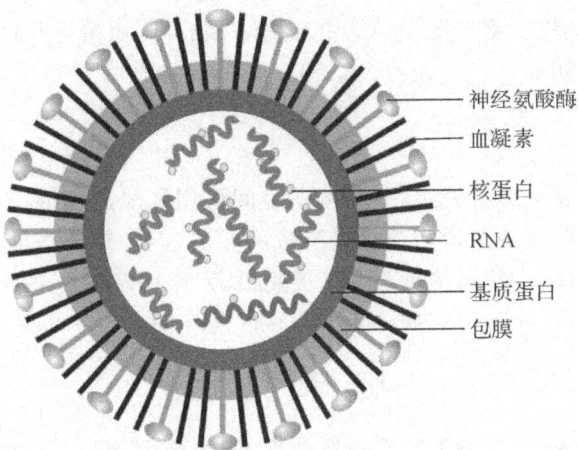

图 24-2　流感病毒结构模式

（二）分型与变异

1.根据 NP 和 MP 的不同将流感病毒分为甲、乙、丙三型。

2.甲型流感病毒根据其表面 HA 和 NA 抗原性的不同,又分为若干亚型。乙型、丙型流感病毒未发现亚型。甲型流感病毒变异有两种形式,即抗原性转变和抗原性漂移。抗原性转变的特点是:变异幅度大,属于质变,形成新亚型,从而引起流感大流行。抗原性漂移的特点是:变异幅度小或连续变异,属于量变,即亚型内变异。一般认为,这种变异是由病毒基因点突变和人群免疫力选择所造成的,所引起的流行是小规模的。

（三）培养特性

流感病毒能在鸡胚羊膜腔和尿囊腔中增殖。增殖的病毒游离于羊水或尿囊液中,用红细胞凝集试验即可检出。

（四）抵抗力

流感病毒抵抗力较弱,不耐热,56℃ 30min 即可使病毒灭活。其在室温下传染性很快丧失,但在 0～4℃能存活数周。病毒对干燥、日光、紫外线以及乙醚、甲醛等化学药物也很敏感。

二、致病性和免疫性

(一)致病性

病毒经飞沫在人与人之间直接传播,温带冬天为流行季节。传染性强,最严重者可致病毒性肺炎,但 50％感染后无症状。病毒在呼吸道上皮细胞内增殖,引起细胞空泡变性、纤毛丧失,最终坏死脱落。潜伏期 4～10 天,突然发病,有畏寒、发热、头疼、肌痛、厌食、乏力、鼻塞、流涕、咽痛和咳嗽等症状。体温可高达 38～40℃,持续 5～10 天,平均 3 天。病毒仅在局部增殖,一般不入血。全身症状与病毒感染刺激机体产生的干扰素和免疫细胞释放的细胞因子有关。小儿温度比成人高,可发生抽搐或谵妄;呕吐、腹痛、腹泻较常见。年老体弱、免疫功能低下、心肺功能不全者和婴幼儿在感染后 10～50 天易发生细菌性继发感染,特别是肺炎,常危及生命。

(二)免疫性

流感病毒感染可引起针对感染病毒的特异性细胞和体液免疫,但由于流感病毒包膜抗原容易变异,故病后免疫力不牢固。局部中和抗体 SIgA 和血清中和抗体在预防感染和阻止疾病发生中有重要作用。

三、防治原则

流行期间应尽量避免人群聚集,公共场所空间可用乳酸加水混匀,加热熏蒸,能灭活空气中的流感病毒。免疫接种是预防流感最有效的方法,但必须与当前流行株的型别基本相同。流感尚无特效疗法,干扰素滴鼻及中药板蓝根、大青叶等有一定疗效。

临 床 案 例

某男,20 岁,来院就诊。主诉:3 天前突然畏寒、发热、头痛、乏力和全身酸痛,今起有鼻塞、流涕、咽痛伴干咳。体格检查:精神欠佳,体温 39.5℃,扁桃体充血,稍肿大,心率每分钟 90 次,两肺呼吸音较粗。实验室检查:白细胞计数 $6.3×10^9/L$,中性粒细胞 0.61,淋巴细胞 0.39 。

问题:

1. 本病例最有可能的诊断是什么?
2. 本病如何防治?

第二节　麻疹病毒

麻疹病毒是麻疹的病原体,分类上属于副粘病毒科麻疹病毒属。麻疹是儿童常见的一种急性传染病,其传染性很强,以皮丘疹、发热及呼吸道症状为特征。若无并发症,预后良好。我国自 20 世纪 60 年代初应用减毒活疫苗以来,儿童的发病率显著下降。但在发展中国家麻疹仍是儿童死亡的一个主要原因。在天花灭绝后,WHO 已将麻疹列为计划消灭的传染病之一。另外,研究发现亚急性硬化性全脑炎(SSPE)与麻疹病毒感染有关。

一、生物学性状

(一)形态与结构

麻疹病毒呈球形或丝形,直径约 120～250nm,核心为单负链 RNA,不分节段。

(二)培养特性

病毒可在许多原代或传代细胞中增殖,产生融合、多核巨细胞病变。在胞浆及胞核内均可见嗜酸性包涵体。

(三)抗原性

麻疹病毒抗原性较稳定,只有一个血清型。根据核苷酸序列不同,自然界中流行株可分为 8 个不同的基因组,15 个基因型。

(四)抵抗力

病毒抵抗力较弱,56℃加热 30min 和一般消毒剂都能使其灭活,对日光及紫外线敏感。

二、致病性与免疫性

(一)致病性

1.麻疹病毒的唯一自然储存宿主是人,急性期患者是传染源。患者在出疹前 6 天至出疹后 3 天有传染性。通过飞沫传播,也可经用具、玩具或密切接触传播。麻疹传染性极强,易感者接触后几乎全部发病。发病的潜伏期为 9～12 天。经呼吸道进入的病毒首先与呼吸道上皮细胞受体结合并在其中增殖,继之侵入淋巴结增殖,然后入血(在白细胞内增殖良好),形成第一次病毒血症。病毒到达全身淋巴组织大量增殖再次入血,形成第二次病毒血症。此时开始发热,继之由于病毒在结膜、鼻咽黏膜和呼吸道黏膜等处增殖而出现上呼吸道卡他症状。病毒也在真皮层内增殖,口腔两颊内侧黏膜出现中心灰白、周围红色的 Koplik 斑,3 天后出现特征性皮疹,皮疹形成的原因主要是局部产生超敏反应。一般患儿皮疹出齐 24h 后体温开始下降,呼吸道症状一周左右消退,皮疹变暗,有色素沉着。有些年幼体弱的患儿,易并发细菌性感染,如继发性支气管炎、中耳炎,尤其易患细菌性肺炎,这是麻疹患儿死亡的主要原因。

2.亚急性硬化性全脑炎(SSPE)是麻疹晚期神经中枢系统并发症,发生率为 0.6～2.2/10 万。从麻疹发展到 SSPE 平均 7 年,患者大脑功能发生渐进性衰退,表现为反应迟钝,精神异常,运动障碍,病程 6～9 个月,最后导致昏迷死亡。

(二)免疫性

麻疹自然感染后可获得终生免疫力,一般不会出现再次感染。抗体可在体内持续终生,母亲抗体能保护新生儿。

三、防治原则

鸡胚细胞麻疹病毒减毒活疫苗是当前最有效的疫苗之一。我国于 1958 年首次从麻疹患者分离到病原体,1965 年制成减毒活疫苗。

第三节　腮腺炎病毒

一、生物学性状

腮腺炎病毒呈球形,直径 80～240nm,核心为单股 RNA,衣壳呈螺旋对称型,有包膜,包膜上含有 HA-NA 刺突和融合因子刺突。腮腺炎病毒对紫外线敏感。

二、致病性与免疫性

腮腺炎病毒是流行性腮腺炎的病原体,呈世界性分布。只有一个血清型,人是其唯一宿主。病毒通过飞沫或人与人直接接触传播。学龄儿童为易感者,好发于冬春季节。潜伏期2～3周,病毒侵入呼吸道上皮细胞和面部局部淋巴结内增殖后进入血流,再通过血液侵入腮腺及其他器官,如睾丸、卵巢、胰腺、肾脏和中枢神经系统等。主要症状为一侧或双侧腮腺肿大,有发热、肌痛和乏力等。病程1～2周。30％的病例感染后无症状。青春期感染者,男性易合并睾丸炎(25％),女性易合并卵巢炎,病毒性脑炎亦常见。病后可获得牢固的免疫力。

三、防治原则

及时隔离患者,防止传播。疫苗接种是唯一有效的预防措施,目前使用的为减毒活疫苗,可产生长期免疫效果。

第四节　风疹病毒

一、生物学性状

风疹病毒为单正链 RNA 病毒,直径约 60nm,核衣壳为二十面体对称,有包膜,包膜刺突有血凝性。风疹病毒能在细胞内增殖,1962 年首次分离成功。风疹病毒只有一个血清型。

二、致病性与免疫性

风疹病毒是风疹(又名德国麻疹)的病原体,人是风疹病毒的唯一自然宿主。

病毒经呼吸道传播,在局部淋巴结增殖后,经病毒血症播散全身。儿童是主要易感者,表现为发热,麻疹样出疹,但较轻,伴耳后和枕下淋巴结肿大。成人感染症状较严重,除出疹外,还有关节炎和关节疼痛,血小板减少,出疹后脑炎等。风疹病毒感染最严重的问题是能垂直传播导致胎儿先天性感染。我国约 5％育龄妇女在儿童期未感染过风疹病毒,仍为易感者。孕妇在孕期 20 周内感染风疹病毒对胎儿危害最大,引起胎儿死亡或出生后表现为先天性心脏病、先天性耳聋、肝肿大、肺炎、脑膜脑炎等。风疹病毒自然感染后可获得持久免疫力,孕妇血清抗体有保护胎儿免受风疹病毒感染的作用。

三、防治原则

风疹减毒活疫苗接种是预防风疹的有效措施,常与麻疹、腮腺炎组合成三联疫苗(MMR)使用。我国自己研制的风疹减毒活疫苗 BRDⅡ 免疫原性良好,现已正式投产。

第五节　冠状病毒

冠状病毒在分类上属于冠状病毒科冠状病毒属,由于病毒包膜上有向四周伸出的突起,形如花冠而得名(图 24-3)。2002—2003 年,全球暴发流行的严重急性呼吸综合征(SARS)的病原体,是一种新的冠状病毒,被称为 SARS 冠状病毒(SARS-CoV)。

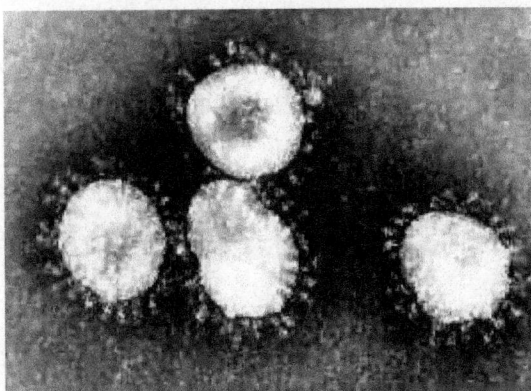

图 24-3　冠状病毒形态(电子显微镜下观察)

一、生物学性状

冠状病毒呈多形性,直径约 80~160nm,核酸为单正链 RNA,不分节段,核衣壳呈螺旋状,人冠状病毒有 6~8 个多肽。37℃加热数小时便丧失感染性,对乙醚、氯仿、酯类及紫外线敏感。

二、致病性与免疫性

冠状病毒主要感染成人或较大儿童,传染源为带病毒的人和患者。引起普通感冒和咽喉炎。冬季为流行高峰,主要通过飞沫侵入鼻和肺而传播,也可经消化道经口传播。病毒仅侵犯上呼吸道,引起轻型感染,但可使原有呼吸道感染急性加重,甚至引起肺炎。病后免疫力不强,尽管血清抗体存在,但再感染仍可发生。

一般用鼻分泌物、咽漱液混合标本分离病毒,阳性率较高。快速诊断可用荧光抗体技术、酶免疫技术和 RT-PCR 技术检测病毒抗原或核酸。

三、防治原则

目前尚无疫苗预防,也无特效药物治疗,主要采取综合性支持疗法和对症治疗。预防措施主要是隔离患者和严格消毒。

小　结

1. 在呼吸道病毒中最常见的引起人类感染的是流行性感冒病毒,同时流感病毒也是变异性最强的病毒,人类只针对感染的同型病毒具有免疫性,一旦病毒变异则还是会感染,所以在生活中应以加强预防为主。目前,接种疫苗是预防流感最有效的方法。

2. 根据 NP 和 MP 的不同将流感病毒分为甲、乙、丙三型。甲型流感病毒根据其表面 HA 和 NA 抗原性的不同,又分为若干亚型。

3. 对感染的人群以对症和支持疗法为主,注意休息,多饮水。有继发细菌感染者应用抗生素,也可用中医中药治疗。预防措施主要是注意居室通风,多戴口罩,加强身体锻炼,增强体质,提高御寒能力。

4. 麻疹病毒是麻疹的病原体,麻疹病毒的唯一自然储存宿主是人,麻疹是儿童常见的一种急性传染病。腮腺炎病毒是流行性腮腺炎的病原体。流行性腮腺炎是儿童常见的一种急性传染病,人是其唯一宿主。严重急性呼吸综合征(SARS)的病原体是一种新的冠状病毒,被称为 SARS 冠状病毒。

思考与练习

一、单项选择题(以下每道题有 A、B、C、D、E 五个备选答案,请从中选一个最佳答案)

1. 流行性感冒的病原体是 （　）
   A. 流行性感冒杆菌　　　B. 流感病毒　　　　　C. 副流感病毒
   D. 呼吸道合胞病毒　　　E. 鼻病毒

2. 麻疹疫苗的接种对象为 （　）
   A. 新生儿　　　　　　　B. 2 月龄婴儿　　　　C. 4 月龄婴儿
   D. 6 月龄婴儿　　　　　E. 8 月龄婴儿

3. 亚急性硬化性全脑炎(SSPE)是一种由 （　）
   A. 脊髓灰质炎病毒引起的亚急性感染
   B. 麻疹病毒引起的持续感染
   C. 疱疹病毒引起的隐伏感染
   D. 流行性乙型脑炎病毒引起的急性感染
   E. 狂犬病毒引起的慢性感染

4. 流感病毒的分型根据是 （　）
   A. 所致疾病的临床特征　B. RNA 多聚酶　　　　C. 核蛋白和基质蛋白
   D. 血凝素　　　　　　　E. 神经氨酸酶

5. 流感病毒最易变异的结构是 （　）
   A. 甲型流感病毒的 HA　B. 乙型流感病毒的 HA　C. 核蛋白

D. M 蛋白   E. RNA 多聚酶

6.造成流感世界性大流行的原因是   （   ）

  A.流感病毒型别多,毒力强

  B.流感病毒抗原性弱,免疫力不强

  C. HA 和 NA 之间易发生基因重组

  D.甲型流感病毒易形成新的亚型

  E. HA 和 NA 易发生点突变

7.流行性腮腺炎的常见并发症是   （   ）

  A.脑膜炎   B.肺炎   C.肝炎

  D.肾炎   E.睾丸炎或卵巢炎

8.抗原只有一个型别的病毒是   （   ）

  A.流感病毒   B.副流感病毒   C.腺病毒

  D.腮腺炎病毒   E.鼻病毒

9.孕妇在孕期 20 周内感染什么病毒对胎儿危害最大   （   ）

  A.流感病毒   B.冠状病毒   C.风疹病毒

  D.腮腺炎病毒   E.麻疹病毒

10.下列关于腮腺炎的描述中,错误的一项是   （   ）

  A.腮腺炎病毒经被患者唾液污染的食具或玩具也能传播

  B.引起一侧或双侧腮腺肿大,一般 3～4 周自愈

  C.约 20％男性患儿合并睾丸炎,可导致男性不育症

  D.约 5％女性患儿合并卵巢炎,可导致女性不孕症

  E.可并发脑膜炎和耳聋,是儿童后天获得性耳聋的常见病因

二、名词解释

1.呼吸道病毒

2.抗原漂移

3.SARS

三、问答题

1.甲型流感病毒为何容易引起大流行?

2.人类对流感病毒和麻疹病毒的免疫力有何区别? 为什么?

3.简述呼吸道病毒的防治原则。

（欧 燕）

参考答案

第二十五章　肠道病毒

　　肠道病毒是指主要经消化道传播并引起消化道或消化道以外组织器官病变的一大群病毒。肠道病毒主要包括:小RNA病毒科的脊髓灰质炎病毒、柯萨奇病毒和埃可病毒;呼肠病毒科的轮状病毒;腺病毒科的肠道腺病毒等。其中,小RNA病毒科病毒大多能引起肠道以外的疾病,如脊髓灰质炎等。肠道病毒的共同特点是:病毒体积小,呈球形,核衣壳呈二十面体立体对称,无包膜;核酸为单股正链RNA,具有感染性,进入细胞后可起mRNA的作用;抵抗力较强,耐乙醚、耐酒精、耐酸,对紫外线、干燥、热敏感,56℃加热30min可使病毒灭活;主要通过粪—口途径传播;病毒在肠道细胞内增殖,随血液到达其他组织,主要引起肠道以外的症状。

第一节　脊髓灰质炎病毒

　　脊髓灰质炎病毒是脊髓灰质炎的病原体。脊髓灰质炎是一种儿童急性传染病,世界范围内流行。该病毒感染人体后,以隐性感染多见,轻型感染仅有上呼吸道及胃肠道症状;重型感染则出现中枢神经系统症状。病毒主要侵犯脊髓前角运动神经元,导致肢体出现弛缓性麻痹,由于该病多见于儿童,故又称小儿麻痹症。自1962年采用减毒活疫苗进行大规模接种后,发病率已大幅度下降。

一、生物学性状

(一)形态结构

　　病毒呈球形,直径为27～30nm,核衣壳呈二十面体立体对称,无包膜(图25-1)。病毒基因组为单股正链RNA,长约7.4kb。

(二)培养特性

　　脊髓灰质炎病毒能在灵长类动物细胞中增殖,常用猴肾、人胚肾或人羊膜细胞培养,病毒在细胞内迅速增殖,24h即出现典型的溶细胞病变。被感染的细胞变圆、坏死、脱落,病毒

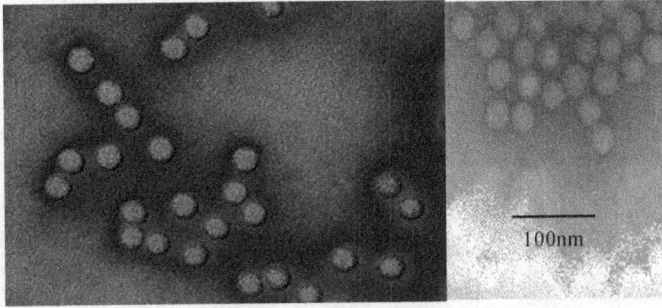

图 25 - 1　脊髓灰质炎病毒(电子显微镜下观察)

从溶解细胞中大量释放。

(三)病毒型别

利用中和试验可将脊髓灰质炎病毒分为Ⅰ型、Ⅱ型和Ⅲ型,三型之间无交叉免疫现象。

(四)抵抗力

脊髓灰质炎病毒在外界环境中抵抗力较强,在污水和粪便中可存活数月,耐酸,不易被胃酸和胆汁灭活。在 pH3～9 的环境中稳定,对乙醚、去污剂均有一定抗性,在室温下可存活数日,但对热、干燥、紫外线敏感,56℃加热 30min 可迅速灭活。

二、致病性与免疫性

(一)传染源与传播途径

传染源主要是患者和无症状的病毒携带者或隐性感染者,经粪—口途径传播。病毒主要存在于鼻咽部分泌物和粪便中,病毒随粪便排出,污染水源或食物,易感者(如儿童)经口食入而感染。易感者多为 15 岁以下儿童,尤其是 5 岁以下儿童。

(二)致病机制与所致疾病

病毒经口侵入机体后,首先在咽喉部扁桃体和肠道上皮细胞、肠系膜淋巴结内增殖。90％以上的感染者由于机体免疫力较强,呈隐性感染或轻度感染,病毒仅限于肠道,不进入血液,不出现症状或只有轻微发热、咽喉痛、腹部不适,隐性感染后获得免疫力。少数感染者由于免疫力较弱,病毒可入血引起第一次病毒血症,病毒随血流扩散至全身淋巴组织或其他易感组织内进一步增殖,再次入血引起第二次病毒血症,患者全身症状加重,若机体抵抗力强可逐渐恢复,仅 1％～2％免疫力较低患者,病毒可突破血脑屏障进入中枢神经系统,在脊髓前角运动神经细胞内复制增殖,导致细胞病变,引起暂时性肢体弛缓性麻痹,若细胞损伤严重,则可导致永久性弛缓性麻痹(即小儿麻痹后遗症),以下肢多见。极少数发展为延髓麻痹,导致呼吸、心脏衰竭而死亡。

(三)免疫性

隐性感染和病后均可获得同型病毒的牢固免疫力,以体液免疫为主。感染后产生 IgG、IgM 和 SIgA。SIgA 可阻止病毒吸附于咽喉和肠道局部的黏膜;IgG 和 IgM 可中和病毒,阻止其进入中枢神经系统和产生病变。

三、微生物学检查

（一）病毒的分离培养与鉴定

发病初期取患者粪便标本，经抗生素处理后，接种于猴肾、人胚肾细胞，37℃ 培养 7～10 天，若出现典型的细胞病变可作出诊断。

（二）血清学试验

取发病早期和恢复期双份血清进行中和试验，若血清抗体有 4 倍或以上增长，则有诊断价值。

此外，还可通过核酸杂交、PCR 等分子生物学方法检测病毒基因组而进行快速诊断。

知 识 拓 展

自 20 世纪 50 年代疫苗相继问世并广泛应用以来，脊髓灰质炎发病率急剧下降，绝大多数发达国家已消灭了脊髓灰质炎野毒株。但在非洲、中东的一些国家野毒株依然存在。

2001 年 10 月，WHO 宣布我国成为亚太地区消灭脊髓灰质炎的第二批国家之一。我国规定每年 12 月 5 日为全国预防脊髓灰质炎强化免疫日。

第二节　轮状病毒

人类轮状病毒（HRV）是澳大利亚学者 Bishop 于 1973 年在急性非细菌性胃肠炎儿童十二指肠黏膜超薄切片中首次发现的，属于呼肠病毒科中的轮状病毒属，是引起婴幼儿秋冬季急性胃肠炎（急性腹泻）和引起婴幼儿腹泻死亡的主要病原体。

一、生物学性状

轮状病毒呈圆球形，直径 70～75nm，双层衣壳，无包膜，内衣壳子粒沿病毒核心边缘呈放射状排列，如车轮的辐条而得名（图 25－2）。基因组为双链 RNA。人类轮状病毒对理化

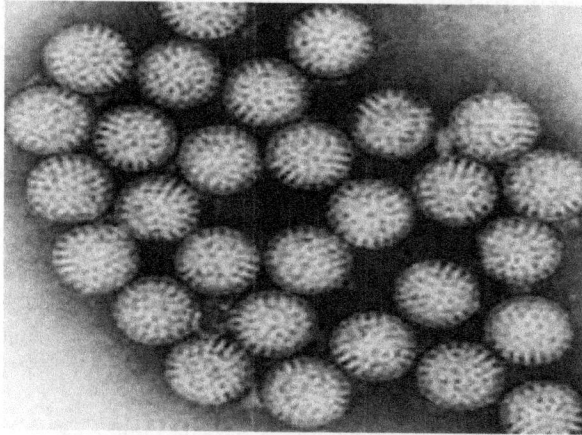

图 25－2　轮状病毒的形态（电子显微镜下观察）

及外界环境有较强的抵抗力，在粪便中可存活数天至数周，耐酸、耐碱、耐乙醚，56℃加热30min可被灭活。

二、致病性与免疫性

(一)致病性

60%以上的婴幼儿急性肠胃炎是由轮状病毒引起的，是发展中国家导致婴幼儿腹泻死亡的主要病原体。传染源是患者和无症状的病毒携带者，经粪—口途径传播。病毒侵入人体后先在小肠黏膜绒毛细胞内增殖，造成微绒毛萎缩、变短、脱落，使细胞渗透压发生改变，水和电解质吸收异常，腺窝细胞分泌增加，导致肠腔水分增多，受损细胞脱落至肠腔并释放大量病毒，随粪便排出。潜伏期为24~48h，患者出现发热、水样腹泻、呕吐、腹痛，病程3~5天，一般有自限性，可完全恢复。如腹泻严重，可出现脱水或酸中毒，导致死亡。

(二)免疫性

轮状病毒感染后可产生对同型病毒的免疫力，血清中的抗体为IgG、IgM和SIgA，主要为SIgA。但婴幼儿自身合成抗体能力较低，故病愈后仍可重复感染。

三、微生物学检查

检测病毒和病毒抗原。由于轮状病毒有特殊的形态结构，用电镜或免疫电镜技术直接观察患者粪便标本中的病毒，诊断率为90%~95%。用直接或间接ELISA法检测病毒抗原，既可定量，又可分型。

第三节　柯萨奇病毒和埃可病毒

柯萨奇病毒是1948年Dalldorf从美国柯萨奇镇两名疑似麻痹型脊髓灰质炎患儿的粪便中首先分离出来的。根据其对乳鼠的致病作用，分为A、B两组，A组有23个血清型，B组有6个血清型。A组病毒引起乳鼠广泛性骨骼炎以及松弛性麻痹而死亡；B组病毒引起乳鼠局灶性骨骼肌炎和痉挛性麻痹。

埃可病毒早在1951年就分离成功，全名为人肠道致细胞病变孤儿病毒(ECHO)，简称埃可病毒，目前已知31个血清型。

以上两类病毒的生物学性状、致病机制与脊髓灰质炎病毒相似，但其受体在组织细胞中分布更加广泛，如中枢神经系统、心、肺、胰、黏膜、皮肤和其他系统，故柯萨奇病毒和埃可病毒所致疾病多样化，同一种病毒可引起多种临床综合征，不同型别的病毒也可引起相同的疾病，这是这两类病毒的主要致病特点。病毒感染后主要引起肠道外症状。

一、中枢神经系统感染

大部分柯萨奇病毒和埃可病毒可引起脑膜炎、脑炎和肌肉麻痹，麻痹程度一般较脊髓灰质炎病毒轻，可表现为短时间肌无力。

287

二、呼吸系统感染

表现为轻微上呼吸道卡他症状和咽炎,还可引起疱疹性咽峡炎、支气管炎和肺炎。

三、心肌炎和心包炎

病原体是柯萨奇 B 组病毒。初起表现为流感样上呼吸道感染,7~10 天后出现心脏症状,如胸痛、心电图不正常等。

四、手足口病

由柯萨奇病毒 A16 引起,71 型也能引起,特点是手足出现斑丘疹,口腔黏膜溃疡性小疱疹。

五、眼病

柯萨奇病毒 A24 引起急性结膜炎,70 型引起急性出血性结膜炎。感染柯萨奇病毒和埃可病毒均可产生对同型病毒的牢固免疫力。

因为病毒所致疾病多种多样,所以仅依据临床表现不能作出诊断,确诊须依赖于微生物学检查。病毒的分离培养是诊断疾病的重要方法,将病毒接种于乳鼠或猴肾细胞中,根据细胞病变进行鉴定,还可做血清学试验以辅助诊断。

第四节 肠道病毒的防治原则

肠道病毒感染,目前没有特效药物,临床主要以对症治疗为主。因此,控制传染源,切断传播途预防感染是关键。

一、一般性预防

及时发现、隔离患者;严格消毒患者的排泄物以及一切可能被病毒污染的物品;加强粪便、饮水管理,强化食品卫生检查,加强个人卫生和饮食卫生。

二、特异性预防

脊髓灰质炎最有效的预防措施是对婴幼儿和儿童进行人工主动免疫,目前使用的疫苗有脊髓灰质炎灭活疫苗(IPV)和脊髓灰质炎减毒活疫苗(OPV)两种。轮状病毒的特异性疫苗已研制成功。柯萨奇病毒和埃可病毒目前尚无特异性预防方法。

三、治疗

肠道病毒感染,临床上主要以对症治疗为主。轮状病毒感染引起的急性肠胃炎治疗原则是对症治疗,及时补液,纠正水电解质平衡,防止脱水和酸中毒等。

知 识 拓 展

1.脊髓灰质炎灭活疫苗(IPV)使用安全,易保存,缺点是使用量大,不能诱导肠道产生局部免疫,现基本上被 OPV 所取代。

2.脊髓灰质炎减毒活疫苗(OPV)为口服制剂,服用后类似于自然感染过程,既可刺激机体产生抗体,又可刺激肠道局部产生 SIgA。另外,病毒在肠道增殖,随粪便排出体外,长达数周,对易感者形成间接免疫,扩大免疫范围。缺点是不易保存,有毒力回复的危险,免疫缺陷者接种可引起疫苗相关麻痹型脊髓灰质炎(VAPP)。目前,我国多采用此种疫苗,接种方法是婴儿出生后 2 月龄、3 月龄、4 月龄各口服 1 次,4 岁时加强 1 次,可获得持久免疫力。

小 结

1.肠道病毒是指主要经消化道传播并引起消化道或消化道以外组织器官病变的一大群病毒。肠道病毒主要通过粪—口途径传播。病毒在肠道细胞内增殖,随血液到达其他组织,主要引起肠道以外的症状。

2.脊髓灰质炎病毒是脊髓灰质炎的病原体。脊髓灰质炎是一种世界范围内流行的儿童急性传染病,传染源主要是患者和无症状的病毒携带者或隐性感染者。病毒感染人体后,以隐性感染多见。人类轮状病毒是引起婴幼儿秋冬季急性胃肠炎和引起婴幼儿腹泻死亡的主要病原体。柯萨奇病毒、埃可病毒感染后主要引起肠道外症状,引起脑膜炎、脑炎、肌肉麻痹、疱疹性咽峡炎,柯萨奇病毒还可引起心肌炎和心包炎、手足口病。

3.肠道病毒感染,目前没有特效药物,临床上主要以对症治疗为主。因此,控制传染源,切断传播途径预防感染是关键。应及时发现、隔离患者;严格消毒患者的排泄物以及一切可能被病毒污染的物品;加强粪便、饮水管理,强化食品卫生检查,加强个人卫生和饮食卫生。

4.脊髓灰质炎最有效的预防措施是对婴幼儿和儿童进行人工主动免疫。轮状病毒的特异性疫苗已研制成功。轮状病毒感染引起的急性肠胃炎治疗原则是对症治疗,及时补液,纠正水电解质平衡,防止脱水和酸中毒,降低病死率。柯萨奇病毒和埃可病毒目前尚无特异性预防方法。

思考与练习

一、单项选择题(以下每道题有 A、B、C、D、E 五个备选答案,请从中选一个最佳答案)

1.下列不属于肠道病毒的是　　　　　　　　　　　　　　　　　　　　(　　)

　　A.脊髓灰质炎病毒　　　　B.轮状病毒　　　　　　C.柯萨奇病毒

　　D.麻疹病毒　　　　　　　E.埃可病毒

2.小儿麻痹症是下列哪种病毒感染引起的　　　　　　　　　　　　　　(　　)

　A. 柯萨奇病毒　　　　　　　B. 轮状病毒　　　　　　　C. 脊髓灰质炎病毒

　D. 麻疹病毒　　　　　　　　E. 埃可病毒

3. 引起小儿秋季腹泻的病毒是　　　　　　　　　　　　　　　　　　　（　　）

　A. 脊髓灰质炎病毒　　　　　B. 风疹病毒　　　　　　　C. 柯萨奇病毒

　D. 轮状病毒　　　　　　　　E. 埃可病毒

4. 口服脊髓灰质炎糖丸可以预防　　　　　　　　　　　　　　　　　　（　　）

　A. 麻疹　　　　　　　　　　B. 小儿麻痹症　　　　　　C. 乙肝

　D. 流感　　　　　　　　　　E. 流脑

5. 引起手足口病的是　　　　　　　　　　　　　　　　　　　　　　　（　　）

　A. 柯萨奇病毒　　　　　　　B. 轮状病毒　　　　　　　C. HIV 病毒

　D. 麻疹病毒　　　　　　　　E. 风疹病毒

二、名词解释

1. 手足口病

2. 肠道病毒

三、问答题

1. 简述肠道病毒的防治原则。

2. 简述肠道病毒的生物学特点。

（杨云魁）

参考答案

第二十六章　肝炎病毒

肝炎病毒是引起病毒性肝炎的病原体。病毒性肝炎是由多种不同肝炎病毒引起的一组以肝脏损害为主的传染病,目前已发现的病毒性肝炎可分为甲、乙、丙、丁、戊、庚、TT 型七型。其中甲型和戊型肝炎病毒主要通过消化道传播,引起急性肝炎,一般不转为慢性肝炎或慢性携带者。乙型、丙型、庚型肝炎病毒主要通过输血、血制品和注射方式传播,除引起急性肝炎外,还可致慢性肝炎,并与肝硬化和肝癌发生有关。丁型肝炎病毒是一种缺陷病毒,必须在乙型肝炎病毒辅助下才能复制,故其传播途径与乙型肝炎病毒相同。近年来还发现了一些新的与人类肝炎有关的病毒,如己型肝炎病毒、TT 型肝炎病毒等,由于这些病毒的致病性尚不明确,是否成为新型人类病毒还需要进一步证实。此外还有一些病毒,如黄热病毒、EB 病毒、巨细胞病毒等也可引起肝炎,但不列入肝炎病毒范畴。病毒性肝炎在全世界分布广泛,严重危害人类健康,病毒性肝炎被世界卫生组织(WHO)列为全球第九大引起死亡的疾病,已成为全球公共卫生问题。据估计,全世界每年新增甲型肝炎病例 150 万例;每年新增乙型肝炎病毒感染 450 万例,每年约有 65 万人死于慢性乙肝病毒感染所致的肝衰竭、肝硬化和肝细胞癌;每年新增丙型肝炎病毒感染 300~400 万例,丙型肝炎病毒感染人数约为1.7 亿;乙型肝炎病毒感染者中丁型肝炎病毒感染率为 5%,估计乙型肝炎病毒和丁型肝炎病毒合并感染人数为 1200 万;每年新增戊型肝炎病毒感染 3500 万例,死亡 7 万例以上。世界卫生组织在 2015 年发布的《全球卫生部门病毒性肝炎防控策略 2016—2021》中提出了至2030 年要消除病毒性肝炎这一主要公共卫生问题的目标。

第一节　甲型肝炎病毒

甲型肝炎病毒(HAV)是引起甲型肝炎的病原体。1973 年,Feinstone 采用免疫电镜技术首先在急性肝炎患者粪便中发现 HAV,归属于 RNA 病毒科的肝病毒属。人类对 HAV的感染率较高,尤其是儿童和青少年。人类感染 HAV 后,大多表现为亚临床或隐性感染,仅少数人表现为急性甲型肝炎。一般可完全恢复,不转为慢性肝炎,亦无慢性携带者。

一、生物学性状

(一)形态与结构

甲型肝炎病毒(HAV)呈球形,直径约为 27nm,核衣壳呈二十面体立体对称,无包膜。电镜下可见空心(仅有衣壳)和实心(核衣壳)两种颗粒(图 26-1)。病毒的核心部位为单股正链 RNA,其长约 7.400kb。HAV 可用猴胚肾传代细胞、人胚肺三倍体细胞培养,但复制周期长,一般需 2～4 周,不引起细胞裂解,可用免疫电镜等方法检出细胞中的 HAV。HAV 抗原性稳定,仅有一个抗原类型,与其他肝炎病毒无抗原交叉反应。

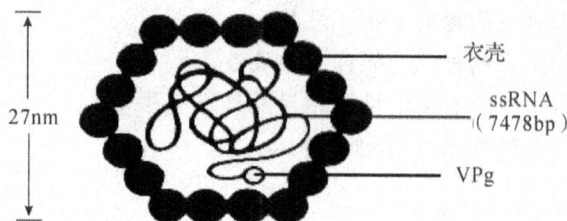

图 26-1 甲型肝炎病毒结构示意

(二)抵抗力

HAV 抵抗力强于其他肠道病毒。在粪便、淡水、海水、泥沙、毛蚶中可存活数天到数月。对酸(pH＝3)、碱、乙醚耐受性强。对热稳定,60℃加热 1h 不能完全被灭活。100℃加热 5min、3%～8%甲醛溶液、50%～90%乙醇、400mg/kg 氯处理 30min、紫外线照射 1min 可消除其传染性。

二、致病性与免疫性

(一)致病性

1.传染源与传播途径 甲型肝炎病毒主要通过粪—口途径经消化道传播,传染源多为急性期患者和隐性感染者。病毒通常由患者粪便排出体外,通过污染水源、食物、海产品(如毛蚶等)、食具等传播,可造成散发性流行或大流行。1988 年 1 月,上海市出现的较大规模甲型肝炎流行的原因就是食用了被甲肝病毒污染的毛蚶。甲型肝炎的潜伏期为 15～45 天。在潜伏末期、急性期,患者转氨酶升高前的 5～6 天血液和粪便中有大量病毒存在。发病 2～3 周后,随着血清中特异性抗体的产生,血液和粪便中的病毒逐渐消失,长期携带病毒者极罕见。人对 HAV 普遍易感,但多为隐性感染。成年人因体内有相应抗体而不易发病。

2.致病机制 HAV 经粪—口途径侵入人体后,先在肠黏膜和局部淋巴结增殖,继而进入血流,形成病毒血症,最终侵入肝脏。在肝脏增殖后,通过胆汁进入肠道并随粪便排出体外。甲型肝炎患者有明显的肝脏炎症,临床表现为疲乏、食欲减退、恶心、呕吐、黄疸、肝脾肿大等。HAV 引起肝细胞损伤的机制目前尚不清楚,目前认为 HAV 一般不直接造成肝细胞的损害,其致病机制主要与免疫病理反应有关。

(二)免疫性

在甲型肝炎的显性感染或隐性感染过程中,机体都可产生抗 HAV 的 IgM 和 IgG 抗体,前者在急性期和恢复期出现,后者在恢复后期出现,并可维持多年,对同型病毒的再感染有一定免疫力。另外,有活力的 NK 细胞、特异性细胞毒 T 细胞(CD8⁺)在消灭病毒、控制 HAV 感染中亦很重要。

HAV-IgM 抗体检测是甲型肝炎早期诊断最实用的方法。目前主要采用酶联免疫吸附试验(ELISA)和固相放射免疫试验(SPRIA),对患者血清中的抗 HAV-IgM 进行检测。

三、防治原则

HAV 的预防应搞好饮食卫生,保护水源,加强粪便管理,并做好卫生宣教工作。对密切接触者、可疑患者等注射丙种球蛋白及胎盘球蛋白进行紧急预防。特异性预防主要用减毒活疫苗和灭活疫苗,基因工程疫苗研制亦已成功。

第二节　乙型肝炎病毒

乙型肝炎病毒(HBV)是引起乙型肝炎的病原体,属嗜肝 DNA 病毒科正嗜肝 DNA 病毒属。1970 年,Dane 证实了在患者血清中存在乙型肝炎病毒颗粒。HBV 在世界范围内流行,其感染已成为全球性公共卫生问题。HBV 主要经输血、注射和母婴传播,感染率高。感染后临床表现呈多样性,可表现为重症肝炎、急性肝炎、慢性肝炎、无症状携带者,少数还可导致肝癌。

一、生物学性状

(一)形态结构

电镜下观察乙型肝炎患者血清标本,可见到三种形态、大小不同的 HBV 颗粒,即大球形颗粒、小球形颗粒、管形颗粒(图 26-2)。

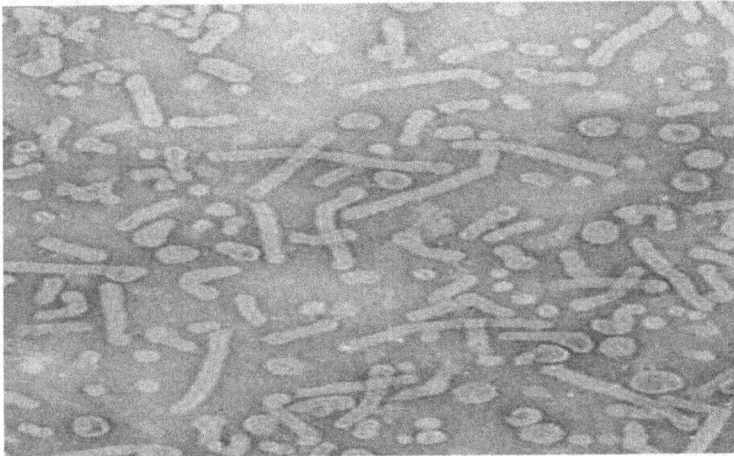

图 26-2　乙型肝炎病毒电镜图

1. 大球形颗粒　又称为 Dane 颗粒(图 26-3),1970 年由 Dane 在患者血清中发现。Dane 颗粒是完整的具有感染性的 HBV,呈球形,直径 42nm,由内外两层衣壳、DNA 和 DNA 多聚酶构成。外衣壳由脂质双层和蛋白质构成,含有 S 抗原、前 S1 抗原(PreS1)和前

S2 抗原(PreS2)三种抗原结构。内衣壳呈二十面体对称,其表面衣壳蛋白为 HBV 核心抗原。病毒核心为闭合环状 DNA 和 DNA 多聚酶。

2.小球形颗粒 直径约 22nm,是 HBV 在肝细胞内复制组装过程中过剩的衣壳蛋白成分,不含 DNA 和 DNA 多聚酶,大量存在于 HBV 感染者的血液中,不具有传染性。

3.管形颗粒 直径约 22nm,长 100~500nm,其化学结构与小球形颗粒相同,实际上是小球形颗粒串联聚合而成的结构。

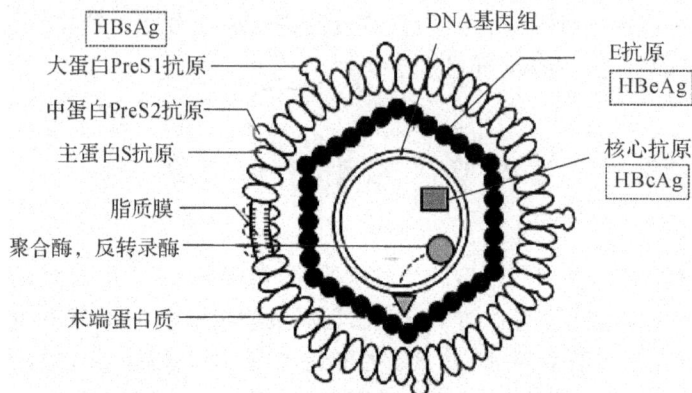

图 26-3　HBV Dane 颗粒形态结构示意

(二)抗原组成

HBV 的抗原主要为 HBsAg、HBcAg、HBeAg 三种。

1.表面抗原(HBsAg) HBsAg 为病毒的外衣壳蛋白,广义的 HBsAg 包括 S 抗原、PreS1 抗原和 PreS2 抗原。①S 抗原:即狭义 HBsAg,为小分子 HBsAg,构成外衣壳的主要表面蛋白,存在于 HBV 三种形态颗粒表面;②PreS1 抗原:为大分子蛋白,即大分子 HBsAg,位于 HBV 最表面,可介导 HBV 直接黏附肝细胞;③PreS2 抗原:为中分子蛋白,即中分子 HBsAg,PreS2 抗原暴露于 HBV 包膜外层,具有多聚人血清蛋白(PHSA)的受体,可能通过血浆 PHSA 的介导,使 HBV 与肝细胞结合。

HBsAg 存在于 3 种颗粒的表面,化学成分为糖蛋白。HBsAg 有不同的亚型,各亚型均具有共同的抗原决定簇 a。此外,还有两组互相排斥的抗原决定簇 d/y 和 w/r。按不同的组合形式,构成 adr、adw、ayr、ayw 4 种亚型。HBsAg 亚型的分布具有明显的地区差异,并与种族遗传有关,我国汉族以 adr 多见,少数民族则多为 ayw,欧美各国以 adw 为主。因有共同的抗原决定簇,故各亚型疫苗间有交叉保护作用,若根据不同亚型病毒分别制备疫苗,则保护作用更好。HBsAg 存在于感染者的血液中,是 HBV 感染的主要标志。HBsAg 有免疫原性,可刺激机体产生特异性的 HBsAb(抗-HBs)。HBsAb 是一种中和抗体,能中和 HBV 的感染性,对机体有保护作用。因此,HBsAg 是制备 HBV 疫苗的最主要成分。

PreS1 和 PreS2 抗原存在于急性患者血清中。两者与病毒的活动性复制有关,患者血清中检出这些抗原可作为病毒复制的指标。PreS1 和 PreS2 抗原的免疫原性比 HBsAg 强,可刺激机体产生抗-PreS1 和抗-PreS2,两种抗体都具有中和作用,可阻断 HBV 与肝细胞结合,因此,抗-PreS1 和抗-PreS2 的检出可作为机体康复的指标。

2.核心抗原(HBcAg) 存在于 Dane 颗粒内衣壳表面,其外被 HBsAg 覆盖,故不易在血液中检出。HBcAg 可在肝细胞表面表达,能被杀伤性 T 细胞作为靶抗原来识别,这在清除 HBV 感染细胞中有重要作用。HBcAg 可刺激机体产生 HBcAb(抗-HBc)。①HBcAb(IgG)在血中持续时间长,常见于急性恢复期、慢性感染或曾经感染过 HBV 的患者血清中,但该抗体无中和作用,为非保护性抗体;②HBcAb(IgM)在血清中存在提示 HBV 正在肝细胞内复制,为非保护性抗体。

3.e 抗原(HBeAg) 存在于 HBV 病毒核心结构表面,是一种可溶性蛋白质。游离存在于血中,其消长与病毒体和 DNA 多聚酶基本一致,故可作为 HBV 复制及具有强感染性的一个指标。HBeAg 可刺激机体产生 HBeAb(抗-HBe),该抗体能与受染肝细胞表面的 HBeAg 结合,通过补体介导的细胞毒作用破坏受染肝细胞,对 HBV 感染有一定的保护作用。但基因变异的毒株可不产生 HBeAg,在 HBeAb 阳性的情况下仍可大量增殖,因此对抗-HBe 阳性的患者,应同时检测血清中 HBV-DNA,以综合判断预后。

(三)抵抗力

HBV 抵抗力较强,对热、低温、干燥、紫外线、一般浓度的化学消毒剂不敏感。加热 100℃ 10min、高压蒸汽灭菌法、0.5%过氧乙酸、3%漂白粉、0.2%新洁尔灭可灭活 HBV。

三、致病性与免疫性

(一)传染源与传播途径

1.传染源 乙型肝炎的主要传染源是患者和无症状乙肝病毒携带者。潜伏期为 30~160 天。患者不论在潜伏期、急性期还是慢性活动初期,其血液均具有传染性。

2.传播途径 HBV 主要通过血液和血制品、性接触和密切接触、母婴垂直传播三种方式传播。

(1)血液和血制品传播:HBV 大量存在于感染者血液中,人对 HBV 极为敏感,极少量的污染血液经微小伤口进入人体即可引起感染。输血、注射、外科或牙科手术、共用剃须刀或牙刷、皮肤黏膜和极小创伤均可传播 HBV。

(2)性接触和密切接触传播:HBV 还存在于感染者的唾液、精液、阴道分泌物中,故可通过性行为和密切接触传播,易造成 HBV 感染的家庭聚集现象。

(3)母婴传播:HBV 携带者或乙型肝炎患者母亲,在孕期通过胎盘将 HBV 传给胎儿,婴儿出生时 HBsAg 呈阳性。在分娩过程中新生儿通过微小伤口受母体 HBV 感染。哺乳也是 HBV 的传播途径。

(二)致病机制

HBV 的致病机制至今尚未完全清楚,一般认为 HBV 在肝细胞内复制并不直接损伤肝细胞,主要通过宿主的免疫应答引起肝细胞的病理性改变。

1.免疫复合物引起的病理性损伤 机体感染 HBV 后产生的 HBsAb 除对乙肝有保护作用外,还可以和血液中的 HBsAg 结合,形成 HBsAg-HBsAb 免疫复合物,引起Ⅲ型变态反应,其中以关节炎和肾炎最为常见。在暴发性肝炎患者的血中有时可以同时检测到 HBsAg-HBsAb,这种患者预后不良,死亡率较高。

2.细胞介导的病理性损伤 目前认为 HBV 不会增殖裂解被感染的细胞,机体主要依赖 Tc 细胞的细胞毒作用或 NK 细胞的 ADCC 作用杀伤靶细胞来清除 HBV。这种作用在清除肝细胞内 HBV 的同时,还会导致肝细胞损伤。

3.自身免疫反应引起的病理性损伤　HBV 感染肝细胞后,一方面可引起肝细胞表面抗原的改变,暴露出膜上的肝特异蛋白抗原,另一方面 HBsAg 可能含有与宿主肝细胞蛋白相同的抗原,从而诱导机体产生对肝细胞膜抗原成分的自身免疫反应,损伤肝细胞。

(三)免疫性

HBV 感染肝细胞后所激发的免疫应答,一方面表现为免疫保护作用,如特异性 CTL 对病毒的清除作用,抗-HBs、抗-PreS1 及抗-PreS2 对病毒的中和作用等;另一方面可造成免疫损伤。免疫损伤和免疫保护作用是一个过程的两个方面,它们相互依存又相互制约引起多样化的临床经过和转归。一般认为:①免疫功能正常时,表现为隐性感染或急性感染,最终 HBV 被清除;②机体免疫功能低下或病毒因变异发生免疫逃逸时,对 HBV 产生的 CTL 和中和抗体在数量上和功能上都不足以完全清除 HBV,则肝细胞损害持续存在,成为慢性肝炎或慢性活动性肝炎,甚至发展成肝硬化;③机体免疫应答过强,迅速引起大量受染肝细胞损伤,临床上表现为重症肝炎;④机体免疫功能缺失或对 HBV 形成免疫耐受(尤其在婴幼儿),不能诱发免疫应答,HBV 持续存在,表现为无反应状态,成为 HBV 无症状携带者,大多数终生无肝损害,但成为重要的传染源。

四、HBV 的实验室检查

运用酶联免疫吸附试验(ELISA)和放射免疫法检测血清中的 HBV 抗原和抗体,是临床上诊断乙型肝炎最常见的方法。乙型肝炎目前主要采用血清法检测,俗称"两对半"(表 26－1)。必要时也可检测 PreS1 和 PreS2 抗原和抗体与乙肝病毒基因(HBV-DNA)。

标志物 HBsAg、HBeAg、HBsAb、HBcAb、HBeAb 出现在血清中,是判断感染乙肝病毒的依据。

(一)HBsAg 和 HBsAb

1.HBsAg 阳性　见于急性乙型肝炎潜伏期或急性期、慢性乙型肝炎、HBV 无症状携带者。但若 HBV 的 S 基因发生变异,可使血清 HBsAg 测定结果为阴性。

2.HBsAb 阳性　HBsAb 为中和性抗体,对 HBV 的感染具有保护性免疫作用;HBsAb 阳性,表示乙肝既往感染或接种过乙肝疫苗,现已产生了免疫力。血清中一般不同时存在 HBsAb 和 HBsAg,若同时检出,可能为 HBsAb 产生的早期,或属于不同亚型的 HBV 感染,或由 HBV 的 S 基因变异所致。

(二)HBeAg 和 HBeAb

1.HBeAg 阳性　HBeAg 是乙肝病毒复制的标志。乙肝病毒 DNA 水平越高,HBeAg 阳性水平越高。HBeAg 阳性提示乙肝病毒正在复制,并具有较强的传染性,转为阴性说明复制停止,预后良好。持续阳性 3 个月以上,则有慢性化倾向,预后差。

2.HBeAb 阳性　一般在 HBeAg 即将消失或消失后出现。HBeAb 阳性提示乙肝病毒感染已经进入了后期,病毒复制多处于静止期,此时病毒的复制有所减少,传染性减弱。乙肝病毒感染后的恢复期或慢性感染者 HBeAb 可为阳性。HBeAb 阳性对患者可能有一定的保护力,但只能说明传染性降低,不能断定为没有传染性。

(三)HBcAb

HBcAb 不是保护性抗体,若在血清中出现,说明个体既往或正在感染 HBV。HBcAb

包括 IgM、IgA、IgG 三种类型。HBcAb(IgM)阳性提示急性乙肝病毒感染，也是乙肝病毒复制和具有传染性的标志。HBcAb(IgG)单独阳性，表示既往感染，机体有一定免疫力，无传染性。HBcAb(IgM)和 HBcAb(IgG)均阳性表示乙型肝炎趋向慢性化。

表 26-1　HBV 抗原抗体检测结果及分析(两对半)

HBsAg	HBeAg	HBsAb	HBeAb	HBcAb	结果分析
+	−	−	−	−	HBV 感染无症状携带者
+	+	−	−	−	急性或慢性乙型肝炎，或无症状携带者
+	+	−	−	+	急性或慢性乙型肝炎 (大三阳，传染性强)
+	−	−	+	+	急性感染趋向恢复 (小三阳，传染性减弱)
−	−	−	−	+	既往感染史
−	−	+	+/−	−	既往感染恢复期或接种过疫苗

四、防治原则

乙型肝炎的预防主要采取控制传染源和切断传播途径的综合措施。

1.一般措施　严格筛选供血人员，以降低输血后乙型肝炎的发生率。医疗器械、患者血液、分泌物、排泄物、用具等必须严格消毒。加强育龄妇女 HBsAg 监测，阻断母婴传播。

2.人工主动免疫　对高危人群接种乙型肝炎基因工程疫苗。

3.人工被动免疫　用含高效价抗-HBs 的人血清免疫球蛋白(HBIg)对易感者进行紧急预防。

乙型肝炎的治疗目前没有特效的治疗方法，一般采用广谱抗病毒药、中草药和干扰素调节机体免疫功能来进行治疗。

第三节　丙型肝炎病毒

丙型肝炎病毒(HCV)是引起丙型肝炎的病原体，属黄病毒科丙型肝炎病毒属。HCV主要通过血和血制品传播，占输血后肝炎的 80%～90%。其临床和流行病学特点与乙型肝炎病毒类似，但症状较轻，多演变为慢性者，少数可发展为原发性肝癌。

一、生物学性状

HCV 呈球形，直径 55nm，去除包膜后为直径 33nm 的核心，核心核酸为单正链 RNA，有包膜，包膜上有刺突。体外培养困难，黑猩猩是唯一易感动物。HCV 抵抗力较弱，对氯仿、乙醚等有机溶剂敏感，紫外线照射、100℃ 5min、20%次氯酸、甲醛均可灭活。

二、致病性与免疫性

HCV 引起的丙型肝炎呈世界性分布,其传染源主要为患者和病毒携带者。HCV 的主要传播途径是输注血和血液制品,也可通过性接触、密切接触和母婴垂直传播。HCV 在医院的传播途径还有手术过程中感染,尤其是口腔手术中的感染。

丙型肝炎潜伏期一般为 6~26 周。丙型肝炎临床症状较轻,容易转变为慢性肝炎。慢性丙型肝炎持续进展,特别是发生肝硬化后有可能发展为肝癌。目前认为,HCV 导致肝细胞损伤的机制包括病毒对肝细胞的直接杀伤、免疫病理损害和诱导肝细胞发生异常的细胞凋亡等。

丙型肝炎患者恢复后,产生的保护性免疫力不强。HCV 感染机体后产生的 IgM 和 IgG 不是中和性抗体,对机体没有保护作用。感染机体产生的细胞免疫则可能参与了肝细胞的损伤过程。用酶联免疫吸附试验(ELISA)检测血清中的抗-HCV 可诊断 HCV,并对献血者是否感染 HCV 进行筛查。

三、防治原则

HCV 疫苗尚未制备成功。因此,预防丙型肝炎的措施主要是切断传播途径,加强输血和血制品管理,对献血者和血制品进行 HCV 监测。丙型肝炎的治疗尚缺乏特效药物,主要是注射干扰素、胸腺肽,进行抗病毒、退黄疸、降转氨酶和减轻毒血症的治疗。

第四节　其他肝炎病毒

一、丁型肝炎病毒(HDV)

丁型肝炎病毒(HDV)是引起丁型肝炎的病原体,于 1977 年由意大利学者 Rizzetto 在慢性乙型肝炎患者的肝细胞核内发现。HDV 是一种缺陷病毒,现归属于独立的丁型肝炎病毒属。HDV 呈球形,直径 35~37nm,核心为单股负链闭合的环状 RNA 和 HDV 抗原(HDAg),核心由 HBV 的 HBsAg 包被。HDV 只有一个血清型,但可分为 3 个基因型(Ⅰ、Ⅱ、Ⅲ)。

HDV 感染呈世界性分布,主要传染源是慢性患者和病毒携带者,传播方式与 HBV 相似。HDV 是一种缺陷病毒,其复制需要 HBV 或其他嗜肝 DNA 病毒的辅助。因此,乙肝病毒表面抗原携带者和乙肝患者既是丁肝病毒的保毒宿主和传染源,也是丁肝病毒的易感者。HDV 的感染类型有两种:一种是 HDV 与 HBV 同时感染,称为共同感染,多数引起急性丁肝病毒相关肝炎,症状轻,对肝细胞损伤小,少数会诱发暴发性肝炎,对肝细胞损伤大,致死率高;另一种是 HBsAg 阳性者再发生 HDV 感染,称为重叠感染,感染会使肝损害和病情加重,引起慢性肝炎、慢性重型肝炎或肝硬化。

丁型肝炎主要通过检测肝脏或血清 HDAg、HDV-RNA 或抗-HD 进行诊断。检测到抗-HDIgG 是识别慢性丁型肝炎的主要标志。丁型肝炎目前尚无特异性治疗措施,以预防为主,预防措施与 HBV 相似。

二、戊型肝炎病毒(HEV)

戊型肝炎病毒(HEV)是引起戊型肝炎的病原体。1983年,苏联学者 Balayan 等首次在肠道传播的非甲非乙型肝炎患者粪便中观察到该病毒颗粒,1989年,病毒全基因序列被成功克隆,并正式命名为 HEV。HEV 归属于戊型肝炎病毒科戊型肝炎病毒属。HEV 为单股正链 RNA 无包膜病毒,圆球状,直径27~34nm,表面呈锯齿状。能够感染人类的 HEV 有4个基因型(HEV 1~4),其中1~2型仅发现于人,3~4型为人畜共患,只有一个血清型。HEV 很不稳定,体外细胞培养成功分离率低,但黑猩猩、食蟹猴、恒河猴、非洲绿猴和须狨猴对 HEV 敏感,可用这些动物分离病毒。HEV 在碱性环境中稳定,有镁、锰离子存在情况下可保持其完整性,对热、高盐、氯化铯及氯仿敏感,煮沸可将其灭活,反复冻融可导致病毒活性下降,液氮中可长期保存。

戊型肝炎的传染源是处于潜伏期或急性期的病毒感染者,特别是潜伏期末和黄疸早期传染性最强。传播途径为经消化道粪—口传播。病毒潜伏期为15~75天,平均为36天。感染病毒的患者可分为临床型和亚临床型两类。儿童、青少年以亚临床感染为主,临床型感染多见于成年人,一般不发展为慢性肝炎。急性临床型戊型肝炎的病死率高于甲型肝炎和乙型肝炎,尤其是怀孕最后3个月的孕妇,病死率高达10%~20%。

利用免疫电镜(IEM)可检测出潜伏期和急性期患者粪便和胆汁中的 HEV 病毒颗粒。酶联免疫吸附试验(ELISA)检测血清中的抗-HEV IgM,为确诊急性戊型肝炎的指标。对该病的预防主要是保护水源,加强粪便管理,注意食品卫生和个人卫生。2012年,我国在全球率先研发成功了戊肝疫苗,目前作为第二类疫苗推广使用。

三、己型肝炎病毒(HFV)

1994年,国外学者用不明原因肝炎患者的粪便提取物感染恒河猴,使其发生肝炎,在患者的粪便、肝脏以及感染动物的粪便中均检出一种非甲、非乙、非丙、非丁、非戊型肝炎病毒,并将这种病毒命名为己型肝炎病毒(HFV)。目前,对己型肝炎尚未确定和公认,缺乏特异性诊断方法,临床上排除甲型至庚型6种肝炎病毒及巨细胞病毒(CMV)、EB 病毒感染的情况,才考虑己型肝炎病毒感染。

四、庚型肝炎病毒(HGV)

1995年,美国 Abbott 公司的研究人员从受 GB 因子感染的绒猴血清中克隆了 GBV-A 和 GBV-B 两种新的病毒 cDNA 序列,他们还从一名西非患者血清标本中分离出第三种 GBV,称为 GBV-C。同年,Linnen 等从1例丙型肝炎患者和1名有周期性转氨酶升高史无症状血清标本中分别克隆出两株病毒,并完成全基因组分析。他们将这两个病毒命名为 HGV-1 和 HGV-2。2005年,国际病毒分类命名委员会将 HGV、GBV-A、GBV-B 和 GBV-C 归属到黄病毒科,其中 GBV-B 是黄病毒科丙型肝炎病毒属的暂定成员,HGV、GBV-A 和 GBV-C 没有归入该属,是黄病毒科的暂定成员。HGV 的传播途径与乙肝病毒、丙肝病毒相似,常与乙型肝炎、丙型肝炎重叠感染。HGV 感染的实验室诊断主要是运用反转录聚合酶链反应法(RT-PCR)来检测血清中的 HGV RNA 以及用酶联免疫吸附试验(ELISA)检测血清中的抗-HGV 抗体。

五、TT 型肝炎病毒(TTV)

1997 年,日本学者从输血后肝炎患者的血清中分离出了一种新的肝炎病毒,并根据患者的名字将其命名为 TT 型肝炎病毒(TTV)。TTV 为单股环状负链 DNA 无包膜病毒,主要通过血液和血制品传播,也可经粪—口途径通过肠道传播。目前,诊断 TTV 感染的主要手段是运用 PCR 技术检测血清 TTV DNA。

临 床 案 例

患者,男,52 岁。因黑便 10 天于 2016 年 7 月 15 日入院。病史:恶心、厌油腻、食欲差、全身乏力等。无手术出血及输血史,无异常出血家族史。体格检查:体温 37℃,脉搏 85 次/min,血压 115/80mmHg,皮肤、巩膜黄染,眼结膜中度苍白,可见肝掌及蜘蛛痣。腹部平坦,无腹壁静脉曲张。实验室检查:尿常规检查正常。"两对半"检测:HBsAg、HBeAb、HBcAb阳性(+)。

问题:

1.该患者可能患的是什么病?

2.试分析实验室检查结果。

小 结

肝炎病毒是引起病毒性肝炎的病原体,目前发现引起病毒性肝炎的病毒主要有 HAV、HBV、HCV、HDV、HEV 五种。

1. HAV、HEV 为单股 RNA 病毒,主要经消化道传播,引起急性感染,一般不转化成慢性,可通过接种甲型肝炎减毒活疫苗和戊肝疫苗进行特异性预防。

2. HBV、HCV、HDV 主要通过血液和血制品、性接触和密切接触、母婴垂直传播三种方式传播,引起急性、慢性肝炎,还可发展成肝硬化和肝癌。HBV 为双股 DNA 有包膜病毒,其抗原抗体系统有 HBsAg 和 HBsAb、HBeAg 和 HBeAb、HBcAg 和 HBcAb,其中 HBcAg 不易在血清中检测到。运用血清学方法检测 HBV 抗原和抗体系统("两对半")有一定的临床意义。HCV 为单股 RNA 有包膜病毒,是输血后肝炎的主要病原体。HDV 是一种缺陷病毒,需要 HBV 或其他嗜肝 DNA 病毒的辅助才能复制,主要引起 HBV 共同感染和重叠感染,导致乙肝患者症状加重和恶化。乙型肝炎可通过接种乙型肝炎基因工程疫苗或注射含高效价抗-HBs 的人血清免疫球蛋白(HBIg)进行预防和紧急预防。丙型和丁型肝炎疫苗目前尚未研制成功,主要通过严格管理传染源和切断传播途径进行预防。

思考与练习

一、单项选择题(以下每道题有 A、B、C、D、E 五个备选答案,请从中选一个最佳答案)

1. 下列关于甲型肝炎病毒的致病性,哪项不正确 ( )
   A. 传染源主要是患者
   B. 粪—口途径传播
   C. 很少转变为慢性
   D. 病后粪便或血中长期携带病毒
   E. 易引起散发性或暴发性流行

2. 甲型肝炎的特异性预防措施是 ( )
   A. 加强饮食卫生管理　　　B. 加强粪便管理　　　C. 保护水源
   D. 加强血液及血制品管理　E. 接种甲肝疫苗

3. 血液中不易查到的 HBV 相关成分是 ( )
   A. HBsAg　　　　　　　　B. HBcAg　　　　　　C. HBeAg
   D. HBcAb　　　　　　　　E. HBeAb

4. 确诊乙型肝炎患者并证明其有传染性的指标是 ( )
   A. HBsAg(＋)和 HBsAb(＋)
   B. HBsAg(＋)和 HBeAg(＋)
   C. HBeAb(＋)
   D. HBcAb(＋)
   E. HBsAg(＋)

5. 下列不是乙型肝炎病毒传播方式的是 ( )
   A. 性传播　　　　　　　　B. 母婴传播　　　　　C. 共用牙刷、剃须刀
   D. 呼吸道传播　　　　　　E. 输血

6. 用于紧急预防乙肝的最佳生物制品是 ( )
   A. 乙型肝炎疫苗　　　　　B. 胎盘球蛋白　　　　C. 丙种球蛋白
   D. HBIg　　　　　　　　　E. 人血清蛋白

7. 血中 HBsAg(－)、HBsAb(＋),但仍发生输血后肝炎,可能是由哪种肝炎病毒引起的
   ( )
   A. HAV　　　　　　　　　B. HBV　　　　　　　C. HCV
   D. HDV　　　　　　　　　E. HEV

8. 属于缺陷病毒的是 ( )
   A. HAV　　　　　　　　　B. HBV　　　　　　　C. HCV
   D. HDV　　　　　　　　　E. HIV

9. 下列主要通过消化道传播的病毒是 ( )
   A. HBV　　　　　　　　　B. HCV　　　　　　　C. HDV

  D. HIV   E. HAV

10.下列肝炎病毒中,属于 DNA 病毒的是   （ ）

  A. HAV   B. HBV   C. HCV

  D. HDV   E. HEV

二、名词解释

1. Dane 颗粒

2. 病毒性肝炎

三、问答题

1.简述甲型和乙型肝炎病毒的生物学特性与致病性。

2.简述肝炎病毒的传播途径和预防措施。

3.简述乙型肝炎病毒"两对半"检测及其临床意义。

（侬 鑫）

参考答案

第二十七章　人类免疫缺陷病毒和其他病毒

【知识要点】

1. HIV 的生物学特性及传染途径。
2. HIV 的致病机制及致病性。
3. 虫媒病毒和疱疹病毒的概念。
4. AIDS、狂犬病的防治方法及措施。
5. 其他病毒的传染途径和致病性。

教学 PPT

第一节　人类免疫缺陷病毒

人类免疫缺陷病毒（HIV）是获得性免疫缺陷综合征（AIDS），即艾滋病的病原体。自1981 年在美国出现，接着很快开始在全球蔓延，感染人数逐年快速增长，受到人们的广泛关注。据世界卫生组织报道，2015 年全球 HIV 感染存活者 3670 万，新感染 210 万。我国于 1985 年报道了第一例艾滋病感染者。截至 2017 年 7 月 31 日，我国报告现存活 HIV 感染者 425430 例，AIDS 患者 302840 例。

一、生物学性状

(一)形态与结构

HIV 呈球形(图 27-1)，直径 100～120nm。病毒的核心为两条正链 RNA，并含有反转

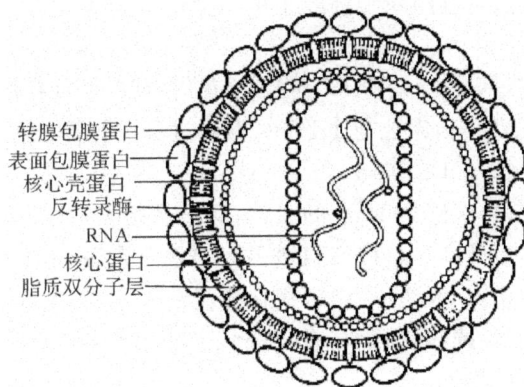

转膜包膜蛋白
表面包膜蛋白
核心壳蛋白
反转录酶
RNA
核心蛋白
脂质双分子层

图 27-1　人类免疫缺陷病毒

303

录酶、整合酶及蛋白酶;核心外包被由衣壳蛋白形成的圆锥状衣壳,共同构成核衣壳;病毒最外层结构为脂蛋白包膜,包膜外面镶嵌有 gp120(病毒包膜表面的刺突)和 gp41(跨膜蛋白)两种病毒特异性糖蛋白;包膜与衣壳之间有一层内膜蛋白(p17)。

(二)类型与抗原变异

HIV 主要有 HIV-1 型和 HIV-2 两型,通常引起全球感染的是 HIV-1 型,HIV-2 型,在西非呈地区流行。HIV 具有高度变异性。Env(包膜蛋白基因)最容易发生突变,导致其编码的 gp120 变异后病毒逃避免疫清除,也给研制 HIV 疫苗带来了困难。

(三)抵抗力

HIV 对理化因素抵抗力弱。热敏感,56℃ 30min 灭活,但在室温保存 7 天,仍保持活性;对消毒剂和去污剂亦敏感,70%乙醇、0.3% H_2O_2、0.1%漂白粉、0.2%次氯酸钠、0.5%来苏儿、35%异丙醇、50%乙醚处理 5min 均能灭活病毒。HIC 对 γ 射线、紫外线有较强抵抗力。

二、致病性与免疫性

(一)传染源和传播途径

AIDS 的传染源是 HIV 携带者和 AIDS 患者。从患者的血液、精液、阴道分泌物、眼泪、乳汁等标本中能分离到 HIV。主要传播途径有:

1.性传播　通过男性同性或异性间的性接触感染,是目前 HIV 的主要传播方式。

2.血液传播　接受含有 HIV 的血液或血制品、精液、骨髓、器官,使用被 HIV 污染的针头、注射器、手术器械而感染。

3.母婴传播身体内存有 HIV 的母亲可通过胎盘、产道和哺乳方式传播给婴儿。如果 HIV 感染的母亲接受抗逆转录病毒治疗可显著降低婴儿的感染率。

(二)致病机制

HIV 选择性地侵犯带有 CD4 分子的(主要有 CD4$^+$)T 淋巴细胞,此外还可感染单核巨噬细胞、树突状细胞、脑小神经胶质细胞等。HIV 的 gp120 与细胞膜上的 CD4 分子结合后由 gp41 介导使病毒穿入易感细胞内,导致 CD4$^+$T 淋巴细胞数量减少、破坏增加、功能受损,造成以 CD4$^+$T 淋巴细胞缺损为主的严重免疫缺陷,导致机会感染、肿瘤发生增加,出现 CD4$^+$/CD8$^+$T 淋巴细胞比例倒置。在感染早期 HIV 主要侵犯单核巨噬细胞并在细胞内长期存在,随着细胞迁移扩散全身组织和神经系统,导致 AIDS 患者出现神经系统异常。

(三)临床表现

AIDS 潜伏期很长,未经治疗的 HIV 感染者有的自感染到发病可达 10 年左右,进入 AIDS 后大多于 2 年内死亡。临床上把 HIV 的感染过程分为原发感染急性期、无症状潜伏期、AIDS 相关综合征、典型 AIDS 四期。

1.原发感染急性期　初次感染 HIV 的人体,病毒开始大量复制,可保持无症状,也可感染后 2～6 周内发展为类似传染性单核细胞增多症的急性疾病,主要症状为发热、头痛、淋巴结和肝脾肿大、腹泻等症状,一般 2～3 周后症状自行消失,进入无症状潜伏期。在感染的急性期,通常难以检测到 HIV 抗体,但仍具有传染性,又称窗口期。通常 HIV 抗体需感染后 4～8 周才能在血液中检出。

2.无症状潜伏期　此期一般无临床症状,但 HIV 病毒可以在机体内持续存在并不断增殖。此期持续时间可达 10 年左右。

3. AIDS 相关临床症状综合征　HIV 不断复制,导致机体免疫系统不断受损,开始出现临床症状,如持续发热、盗汗、不明原因的慢性腹泻、体重下降、皮炎、淋巴结持续肿大等。

4. 典型 AIDS 期　HIV 大量复制,CD4$^+$ T 淋巴细胞大量凋亡,出现严重免疫缺陷,引起某些机会性感染(如卡氏肺孢菌感染性肺炎、白假丝酵母菌引起的鹅口疮等)、肿瘤(如卡波西肉瘤、恶性淋巴瘤等)、中枢神经系统损害。如不进行治疗,患者存活期只有 2 年左右。

(四)免疫性

HIV 感染过程中,机体可产生体液免疫应答和细胞免疫应答。产生多种抗 HIV 中和抗体,在感染早期可以降低血清中的病毒抗原数量,但不能清除细胞内病毒;病毒包膜抗原变异度高,可逃避免疫清除。CD4$^+$ T 淋巴细胞、CD8$^+$ T 淋巴细胞可部分抑制 HIV 复制,CTL 能杀伤 HIV 感染细胞并阻止病毒扩散,但不能彻底清除潜伏感染的病毒,病毒在机体内不断增殖,引起持续性感染。

三、防治原则

目前尚未有治愈艾滋病的方法,只能有效抑制 HIV 复制,控制病情发展。治疗 HIV 感染的药物主要有核苷类药物、非核苷类药物、蛋白酶抑制剂、整合酶抑制剂四类。为提高药物疗效,防止耐药产生,目前常使用多种抗 HIV 药物的联合方案,即高效抗逆转录病毒治疗(HAART)。

由于艾滋病蔓延速度快,致死性高,目前尚未获得有效的疫苗和治愈方法,采取一系列综合防治措施预防 HIV 感染,包括:①广泛开展宣传教育,普及 AIDS 的相关知识,认识本病的危害及传播途径,安全性生活,禁止共用注射器、剃须刀、牙刷等。②建立 HIV 感染的监测体系,及时掌握疫情,采取应对措施。③严格国境检疫,防止传入。④对献血、献精液、器官捐赠者做 HIV 检测,保证捐献物的安全性。⑤HIV 感染者避免怀孕母乳喂养婴儿。

知 识 拓 展

怎样预防艾滋病

针对不同传播途径,科学家们建议应当采取以下措施:

1. 预防艾滋病的性传播　洁身自爱,保持单一的性关系,及时治疗其他性病。

2. 预防艾滋病的血液传播　不使用未经检测的血液及血液制品,不吸毒,不与别人共用针具吸毒。穿耳、纹身、针刺疗法或者任何需要侵入性的刺破皮肤的过程,都有一定的艾滋病病毒传播危险。

3. 母婴传播的预防　艾滋病病毒可在怀孕、分娩或者孩子出生后的母乳喂养过程中传播。感染艾滋病病毒的妇女应避免怀孕,如怀孕,应人工流产。孕产妇在分娩前后使用抗病毒药物,可降低母婴传播的概率。采用人工喂养,也可减少艾滋病病毒感染的危险性。

第二节 虫媒病毒

一、概述

虫媒病毒是指一大群通过吸血的节肢动物(蚊、蜱、白蛉等)叮咬易感的人、脊椎动物而传播疾病的病毒,具有明显的季节性和地方性。大多数虫媒病毒是一种人畜共患病,属于自然疫源性疾病。

虫媒病毒在全球分布广,目前在国际上登记的至少有 557 种病毒,对人畜致病的有乙型脑炎病毒、登革病毒、森林脑炎病毒、黄热病病毒、西尼罗河病毒、寨卡病毒、基孔肯雅病毒、辛德毕斯病毒等 130 余种。虫媒病毒感染后的临床表现多样,主要有发热、皮疹、关节炎、出血热、肝炎、脑炎等。

(一)流行性乙型脑炎病毒

流行性乙型脑炎病毒(简称乙脑病毒,又名日本脑炎病毒)是流行性乙型脑炎(简称乙脑)的病原体。流行于夏秋季,经蚊叮咬传播,病毒主要侵犯中枢神经系统,临床上以高热、惊厥、意识障碍、脑膜刺激征为特征,重症患者病死率较高,部分患者留下严重后遗症。

1. 生物学性状

(1)形态与结构:乙脑病毒属黄病毒科,直径约 30~40nm,球形单股正链 RNA 有包膜的病毒颗粒。包膜表面有刺突(病毒血凝素),能凝集雏鸡、鹅、鸽、羊等动物红细胞。只有一种血清型,较少变异,抗原性稳定,疫苗预防效果好。

(2)抵抗力:乙脑病毒对酸、热敏感,56℃ 30min 或 100℃ 2min 即可灭活;乙醚和常用消毒剂均可灭活病毒。

2. 致病性与免疫性

(1)致病性:乙脑病毒的主要传染源是家畜和家禽。猪(尤其是幼猪)是乙脑病毒最重要的传染源和中间宿主。乙脑病毒主要传播媒介是三带喙库蚊,受感染的蚊可带毒越冬经卵传代。蚊也是重要的储存宿主。

带毒雌蚊叮咬人后病毒随蚊唾液进入人体皮下,先在毛细血管内皮细胞及局部淋巴结等处的细胞中增殖,少量病毒入血形成第一次病毒血症;病毒随血循环到肝、脾等处的细胞中继续大量增殖,再侵入血流成为第二次病毒血症,引起发热、寒战及全身不适等症状,大部分感染者不再继续发展,成为顿挫感染;但少数患者体内的病毒可突破血脑屏障进入脑内增殖,引起神经元细胞变性坏死,脑膜及脑组织发炎,临床上表现为高烧、头痛、呕吐、抽搐、意识障碍、颅内压升高、脑膜刺激征等中枢神经系统症状,病死率高达 10%~30%,部分患者有痴呆、失语、瘫痪等不同程度后遗症。

(2)免疫性:人受乙脑病毒感染后,大多数为隐性感染及部分顿挫感染,少数发生脑炎,感染后可获得牢固免疫力。

(二)登革病毒

登革病毒是登革热、登革出血热的病原体。经带毒蚊叮咬后,起病急骤,引起高热,头痛,肌肉、骨关节剧烈酸痛,部分患者出现皮疹、出血倾向。登革热广泛流行于热带和亚热带地区的 100 多个国家(东南亚、西太平洋地区最严重)。随着全球气候变暖及人口大量流动,加剧了登革热在全球的播散,成为了世界上分布最广、发病最多的虫媒病毒。我国广东、海南、福建、云南等地是登革热流行区。

1.生物学特性

登革病毒形态结构与乙脑病毒相似。依抗原性不同分为四个血清型,各型病毒间抗原性有交叉,与乙脑病毒和西尼罗病毒也有部分抗原相同。登革病毒的抵抗力不强,56℃30min、脂溶剂、常用化学消毒剂、蛋白酶均可灭活病毒。

2.致病性与免疫性

登革病毒的主要传染源是患者和隐性感染者,人和灵长类动物是主要储存宿主。传播媒介主要是埃及伊蚊和白纹伊蚊,感染病毒的蚊可终生传播登革病毒,还可经卵传给后代。

(1)致病性:登革病毒感染人后,先在毛细血管内皮细胞、单核巨噬细胞系统中增殖后入血,形成第一次毒血症;然后再于单核—吞噬细胞系统和淋巴组织中增殖后再次入血形成第二次毒血症,引起登革热的发生。登革病毒感染可表现为登革热、登革出血热(登革热休克综合征)两种临床类型。登革热(典型登革热)病情较轻,表现为发热、头痛,肌肉、骨骼和关节痛等典型登革热症状和体征,为自限性疾病。登革出血热(登革热休克综合征)表现为广泛出血和休克,病情迅速发展后出现中枢性呼吸衰竭和出血性休克,在 24h 内死亡。

(2)免疫性:人对登革病毒普遍易感。登革病毒感染形成的机体免疫主要以体液免疫为主。登革出血热(登革热休克综合征)致病机制目前还未完全清楚。

二、防治原则

目前对虫媒病毒引起的疾病没有特效的治疗方法,乙脑的特异性预防使用的乙脑病毒活疫苗,疫苗保护率高,正逐渐取代灭活疫苗。流行区给幼猪接种乙脑疫苗,以降低乙脑病毒的传播,减少乙脑的发病率;登革热疫苗目前还未研制成功。防蚊灭蚊是预防乙脑和登革热的关键措施。

第三节 出血热病毒

一、概述

出血热是由不同种属的多种病毒引起的、出现"3H"症状(高热、出血、低血压)为共同特征的一组综合征。目前在我国已发现的主要有肾综合征出血热病毒、克里米亚—刚果出血热病毒(新疆出血热病毒)和登革病毒。

二、克里米亚—刚果出血热病毒

克里米亚—刚果出血热病毒是引起发热、出血为特征的克里米亚—刚果出血热的病原体。因我国最早发现在新疆,故又称新疆出血热病毒。

克里米亚—刚果出血热是一种自然疫源性疾病,主要分布于有硬蜱活动的荒漠和牧场,有明显的季节性,每年 4—5 月为流行高峰。传播媒介为硬蜱(特别是亚洲璃眼蜱),蜱可经卵经传递此病毒,因此也是储存宿主。毒蜱叮咬人后,患者出现高热、剧烈头痛、周身肌痛、四肢关节酸痛剧烈等症状。病程早期颜面和颈项部皮肤潮红,呈醉酒貌;继而在口腔黏膜及其他部位皮肤有出血点,严重患者有鼻出血、呕血、血尿、便血,甚至休克等。病后可出现中和抗体,可维持 5 年以上;病后免疫力持久。

本病目前无特效治疗方法。我国已成功研制新疆出血热疫苗,在牧区试用的初步结果表明安全有效。防蜱灭蜱是主要的预防措施。

第四节　疱疹病毒

一、概述

疱疹病毒指一群中等大小双链 DNA 有包膜的球形病毒,属于疱疹病毒科。根据病毒的生物学特性又分为 α、β、γ 三个亚科,其主要种类及所致疾病见表 27－1。

表 27－1　常见疱疹病毒的种类及其所致疾病

常用名	所属亚科	潜伏部位	所致疾病
单纯疱疹病毒 1 型(HSV-1)	α	三叉神经节、颈上神经节	龈口炎、唇疱疹
单纯疱疹病毒 2 型(HSV-2)	α	骶神经节	生殖器疱疹、新生儿疱疹
水痘—带状疱疹病毒(VZV)	α	脊髓后根神经细胞	水痘、带状疱疹
巨细胞病毒(CMV)	β	唾液腺、乳腺、肾脏等	先天性畸形、肝炎等
EB 病毒(EBV)	γ	B 淋巴细胞	传染性单核细胞增多症、非洲儿童恶性淋巴瘤、鼻咽癌

(一)单纯疱疹病毒

单纯疱疹病毒(HSV)有 HSV-1 和 HSV-2 两个血清型。人是 HSV 唯一的自然宿主。HSV 的感染十分普遍,呈全球性分布,传染源主要是单纯疱疹患者和 HSV 携带者。病毒可经口腔、呼吸道、生殖道黏膜、破损皮肤等多种途径侵入机体,HSV-1 主要通过飞沫或直接接触唾液传播;HSV-2 主要通过性传播、垂直传播。

HSV-1 主要感染口腔、皮肤黏膜、眼结膜、中枢神经系统,原发感染常引起龈口炎、唇疱疹、疱疹性角膜结膜炎、疱疹性脑炎。HSV-2 主要侵犯生殖器及生殖道黏膜,原发感染主要引起生殖器疱疹;垂直感染可导致流产、早产、死胎、先天畸形。原发感染后,部分病毒可沿神经髓鞘潜伏:HSV-1 潜伏于三叉神经节和颈上神经节;HSV-2 潜伏于骶神经节。当机体受到发热、月经期、精神紧张或其他感染、免疫抑制剂使用等因素影响时,潜伏病毒被激活,引起反复发作。研究显示,HSV-1 和 HSV-2 可能与唇癌、宫颈癌、外阴癌有一定关系。

抗 HSV 感染中,干扰素和 NK 细胞具有早期抗病毒作用;中和抗体可持续多年,可中和病毒,阻止病毒在体内扩散;细胞免疫发挥重要作用,可阻止病毒复制并清除病毒。潜伏的病毒,机体几乎不能发挥抗感染免疫。

(二)水痘—带状疱疹病毒

水痘—带状疱疹病毒(VZV)是水痘、带状疱疹的病原体。由同一种病毒引起两种不同的病症；儿童初次感染引起水痘；潜伏体内的病毒受到某些刺激后复发则导致带状疱疹。该病毒只有一个血清型。

人类是 VZV 的唯一宿主，主要传染源是患者。原发感染表现为水痘，VZV 通过呼吸道黏膜进入人体，在局部淋巴结短暂复制，经血和淋巴系统到达肝、脾中进一步增殖后再次入血，引起第二次病毒血症。VZV 播散至全身皮肤，首先在躯干出现红色皮疹或斑疹，然后离心性播散到头部和肢体，继续发展为成串水疱、脓疱，最后结痂。儿童水痘症状较轻，为自限性；成人水痘症状较重且常伴发肺炎；孕妇患水痘可导致流产、死胎、胎儿畸形等。原发感染后，VZV 可潜伏于脊髓后根神经节或脑神经的感觉神经节中。成年后机体免疫力低下时，可诱发 VZV 的复活，沿着感觉神经支配的皮肤分布，串联成带状，引起带状疱疹。

VZV 感染后，体液免疫、细胞免疫均发挥着抗感染作用，患水痘后终身免疫。

二、防治原则

HSV 目前尚无特异性预防措施，避免与患者接触或给易感人群注射特异性抗体，可减少 HSV 传播的危险。VZV 减毒活疫苗已用于特异性预防；接触传染源的易感者在 72～96h 内使用高效价 VZVIg，对预防感染和减轻临床症状有一定效果。

抗病毒药物阿昔洛韦对 HSV 感染后具有良好的治疗作用，能限制 VZV 疾病的发展和缓解局部作用。

第五节　狂犬病病毒

狂犬病病毒是一种嗜神经病毒，是狂犬病的病原体，主要在家养动物（狗、猫）和野生动物（狼、狐狸、蝙蝠等）之间传播。人可因带毒动物咬伤或抓伤而感染。人主要是被病毒感染的动物咬伤或抓伤而被感染。

一、生物学特性

狂犬病病毒形似子弹状，大小为 60～85nm×130～300nm。病毒核心系单负链 RNA，其外绕有螺旋对称的核衣壳，表面有嵌着糖蛋白刺突的包膜。病毒在动物和人的中枢神经细胞增殖时，在细胞质中可形成圆形或椭圆形嗜酸性包涵体，称内基小体，在狂犬病的诊断上有重要价值。

狂犬病病毒对热、干燥抵抗力弱，对紫外线敏感，易被酸、碱、碘酒、乙醇、肥皂水等灭活，可被有机溶剂或表面活性剂等灭活。

二、致病性与免疫性

(一)致病性

狂犬病的传染源为携带病毒的动物，在我国主要是病犬。带毒动物的唾液中含有病毒，人被咬伤后，病毒可经伤口侵入人体，并在伤口局部增殖后进入周围神经上行至中枢神经系统，损伤脑干和小脑等处的神经元。而后病毒又经传出神经播散至全身，扩散至唾液腺、舌部味蕾、心脏等处，引起迷走神经核、舌咽神经核、舌下神经核损伤，出现呼吸肌、舌咽肌痉挛而表现出呼吸困难和吞咽困难等症状,饮水、听到流水声引起咽喉肌痉挛而出现恐水症。患者可出现昏迷、呼吸和循环衰竭而死亡。狂犬病一旦发生,病死率几乎是 100%。

(二)免疫性

感染狂犬病病毒后机体可产生特异性体液免疫和细胞免疫,可能系诱导机体产生中和抗体,这对预防狂犬病病毒感染方面发挥着重要作用。

三、防治原则

狂犬病难以治愈,主要以预防为主。预防措施是给家犬注射疫苗,严管家犬,捕杀野犬等动物。人被犬咬伤后应立即采取以下措施:伤口处理(伤口冲洗→清创→消毒)→注射免疫球蛋白(必要时)→伤口缝合(必要时)→注射疫苗。①立即用 20%肥皂水和清水反复冲洗伤口至少 15min,然后用碘酒和 70%乙醇涂擦;②于伤口周围浸润注射或肌肉注射高效价狂犬病病毒抗血清;③接种狂犬疫苗,目前有"5 针法"和"4 针法"两类疫苗。5 针法:暴露当天、暴露后第 3、7、14 和 28 天各接种 1 剂,共接种 5 剂;4 针法:暴露当天接种 2 剂(左右上臂三角肌各接种 1 剂),暴露后第 7 天和第 21 天各接种 1 剂,共接种 4 剂。

第六节　人乳头瘤病毒

人乳头瘤病毒(HPV)是一种属于乳头瘤病毒科乳头瘤病毒属,引起皮肤、黏膜寻常疣、扁平疣和尖锐湿疣的病原体。HPV 与宫颈癌的发生有密切关系。

一、生物学特性

HPV 直径 52~55nm,核心为双链 DNA 的无包膜球形病毒,病毒衣壳为二十面方体对称体,由两种结构蛋白构成的 72 个壳微粒组成。目前发现的 HPV 有 100 余型,对皮肤和黏膜上皮细胞具有高亲嗜性,目前尚不能在常规组织中培养。

二、致病性与免疫性

人是 HPV 唯一的自然宿主。HPV 的主要传染源是人乳头瘤的患者和携带者,主要通过与感染者病变部位或被污染物品的直接接触传播;生殖器感染主要是性接触传播;婴幼儿尖锐湿疣,是由婴儿通过孕妇产道时的密切接触所致。

HPV 主要通过直接或间接接触污染物品或性传播感染人类。

(一)致病性

病毒侵入人体后,停留于感染部位的皮肤和黏膜中,不产生病毒血症。HPV 型别及感染部位不同,所致疾病也不尽相同。临床常见的有:①皮肤疣。寻常疣(主要为 1~4 型)、跖疣(主要为 1,3,4 型)、扁平疣(主要为 3,10 型)。②尖性湿疣。主要为 6,11 型感染泌尿生殖道引起,传染性强,在性传播疾病中有重要地位。③宫颈癌等生殖道恶性肿瘤。研究资料证明 HPV 与宫颈癌、喉癌、舌癌等发生有关,如 HPV 16,18 型与宫颈癌的发生关系密切。

(二)免疫性

HPV 感染后机体可产生特异性体液免疫和细胞免疫,刺激机体产生特异性抗体,可降低再次感染 HPV 的风险。机体的细胞免疫与抗 HPV 感染相关,细胞免疫功能低下者易发此病。

三、防治原则

通过用激光、冷冻、电灼、微波、手术切除等方法除疣是有效的,但常可再发。国际上目前已经有预防性的四价疫苗(HPV6,11,16,18)等可以预防这四种病毒类型感染,可以预防大部分的宫颈癌。男性包皮环切是预防女性宫颈癌的重要措施。

第七节 朊粒

朊粒(prion)又称朊病毒,是引起人和动物发生传染性海绵状脑病(TSE)的病原体。朊粒是一种特殊的传染性蛋白粒子,不含核酸,具有自我复制的能力和传染性。已知的人类 TSE 有库鲁(Kuru)病和克—雅病(CJD),常见的动物 TSE 有疯牛病、羊瘙痒病。

一、生物学性状

朊粒无病毒体结构,能自我复制,是一种不含核酸和脂类化合物的疏水性糖蛋白,其分子量约为 33000～35000。朊粒本质是一种异常折叠的朊蛋白(PrP)。在正常情况下,PrP 基因编码产生的细胞朊蛋白(PrP^C),PrP^C 分子构象由 α 螺旋组成,无致病性。在某些因素下,PrP^C 错误折叠、构象发生异常改变,以 β 折叠为主,形成具有传染性和致病作用的羊瘙痒病朊蛋白(PrP^{Sc})。

朊粒对甲醛、乙醇、蛋白酶、电离辐射和紫外线等的抵抗力强;对热有很强抗性,用高压蒸汽 134℃,大于 2h 才能使其失去传染性;对酚类、乙醚、丙酮、强去污剂和漂白剂等敏感。

二、致病性

朊粒病是人畜共患病,患病的人和动物均是传染源。朊粒的传播途径:食用动物肉骨粉饲料、牛骨粉汤;医源性感染(组织移植、脑垂体提取物);输血等。

朊粒病的共同特点为:①潜伏期长(可达数十年);②病变部位只发生在中枢神经系统,而不累及其他器官;③形成海绵状脑病或白质脑病,病变处无炎症反应;④患者可有痴呆、共济失调、眼球震颤和癫痫等临床表现,一旦发病呈亚急性、进行性发展,最终死亡;⑤病理特征是神经元的退行性变、空泡变性、星状细胞增生、淀粉样斑块形成等。

已知朊粒导致的疾病主要有:①克—雅病。人类最常见的传染性海绵体脑病。潜伏期长,可达数十年。典型临床表现为共济失调、痴呆、运动性失语等,最终死于感染或中枢神经系统功能衰竭。②库鲁病。最早认识的朊粒感染引起的传染性海绵状脑病,最初发现于新几内亚东部高原的土著部落。患者小脑受损,可表现为共济失调、反射亢进和震颤等,进而导致进行性吞咽困难、衰竭、感染而死亡。

三、防治原则

目前,对朊粒感染性疾病尚无有效的治疗方法和特异性预防手段,主要针对该病的传播途径采取相应措施进行预防。

小 结

1.人类免疫缺陷病毒（HIV）是获得性免疫缺陷综合征（AIDS）（即艾滋病）的病原体。HIV 主要有 HIV-1 型和 HIV-2 两型，通常引起全球感染的是 HIV-1 型。HIV-2 型在西非呈地区流行。HIV 具有高度变异性。*Env*（包膜蛋白基因）最容易发生突变，导致其编码的 gp120 变异后病毒逃避免疫清除，也使研制 HIV 疫苗带来了困难。AIDS 的传染源是 HIV 携带者和 AIDS 患者。传播途径主要有性传播、母婴垂直传播、血液传播。

2.虫媒病毒是指一大群通过吸血的节肢动物（蚊、蜱、白蛉等）叮咬易感人群、脊椎动物而传播疾病的病毒，具有明显的季节性和地方性。大多数虫媒病毒是一种人兽共患病，属于自然疫源性疾病。

3.疱疹病毒是指一群中等大小、双链 DNA、有包膜的球形病毒。单纯疱疹病毒（HSV）目前尚无特异性预防措施，避免与患者接触或给易感人群注射特异性抗体可减少 HSV 传播的危险。水痘—带状疱疹病毒（VZV）减毒活疫苗已用于特异性预防；接触传染源的易感者在 72～96h 内使用高效价 VZVIg，对预防感染和减轻临床症状有一定效果。抗病毒药物阿昔洛韦对 HSV 感染有良好的治疗作用，能限制水痘—带状疱疹病毒（VZV）疾病的发展和缓解局部作用。

4.人是人乳头瘤病毒（HPV）唯一的自然宿主。HPV 的主要传染源是人乳头状瘤患者和携带者，主要通过与感染者病变部位或被污染物品的直接接触传播；生殖器感染主要是性接触传播；婴幼儿感染尖锐湿疣，是由婴儿通过孕妇产道时的密切接触所致。HPV 主要通过直接或间接接触污染物品或性传播感染人类。

5.狂犬病的传染源为携带病毒的动物，在我国主要是病犬。狂犬病毒为单股 RNA 有包膜病毒，在中枢神经细胞中可形成内基小体。人被咬伤后，病毒可经伤口侵入人体，并在伤口局部增殖后进入周围神经上行至中枢神经系统，损伤脑干和小脑等处的神经元。而后病毒又经传出神经播散至全身，引起迷走神经核、舌咽神经核、舌下神经核损伤，出现呼吸肌、舌咽肌痉挛而表现呼吸困难和吞咽困难等症状，饮水、听到流水声咽喉肌痉挛出现恐水症。患者可出现昏迷、呼吸和循环衰竭而死亡。狂犬病一旦发生，病死率几乎是 100%。

6.朊粒又称朊病毒，是引起人和动物发生传染性海绵状脑病（TSE）的病原体。朊粒是一种特殊的传染性蛋白粒子，不含核酸，具有自我复制和传染性。

思考与练习

一、单项选择题（以下每道题有 A、B、C、D、E 五个备选答案，请从中选一个最佳答案）

1.艾滋病的病原体是 （ ）
A. HAV   B. HBV   C. HCV
D. HPV   E. HIV

2. 包膜外面镶嵌有 gp120 分子的病毒是 　　　　　　　　　　　( )
    A. HAV　　　　　　　　　　B. HIV　　　　　　　　　　C. HSV
    D. HDV　　　　　　　　　　E. VZV

3. 不属于艾滋病病毒传播途径的是 　　　　　　　　　　　( )
    A. 性传播　　　　　　　　　B. 母婴传播　　　　　　　　C. 血液传播
    D. 呼吸道传播　　　　　　　E. 创伤传播

4. 乙型脑炎病毒的传播媒介是 　　　　　　　　　　　　　( )
    A. 人虱　　　　　　　　　　B. 苍蝇　　　　　　　　　C. 蚊虫
    D. 蜱　　　　　　　　　　　E. 白蛉

5. 尖性湿疣由什么病毒感染引起 　　　　　　　　　　　　( )
    A. 人乳头瘤病毒　　　　　　B. 单纯疱疹病毒　　　　　　C. EB 病毒
    D. 呼吸道传播　　　　　　　E. 狂犬病毒

6. 感染什么病毒引起的疾病,听到流水声咽喉肌痉挛出现恐水症 　　( )
    A. 人乳头瘤病毒　　　　　　B. 单纯疱疹病毒　　　　　　C. EB 病毒
    D. 呼吸道传播　　　　　　　E. 狂犬病毒

7. 与宫颈癌的发生有密切关系的是 　　　　　　　　　　　( )
    A. 人乳头瘤病毒　　　　　　B. 单纯疱疹病毒　　　　　　C. EB 病毒
    D. 呼吸道传播　　　　　　　E. 狂犬病毒

二、名词解释

1 虫媒病毒

2. 朊粒

3. AIDS

4. 窗口期

三、问答题

1. 简述 HIV 的主要生物学特点和传播途径。

2. 简述艾滋病的防治原则。

2. 简述狂犬病的防治措施。

3. 简述常见疱疹病毒种类和致病性。

4. 简述人乳头瘤病毒的致病性。

（马素媛）

参考答案

第三篇
人体寄生虫学

第二十八章 寄生虫学概论

【知识要点】
1. 寄生虫、寄生虫生活史、感染阶段概念。
2. 寄生虫的宿主类型、寄生虫与宿主的相互作用关系。
3. 寄生虫的实验室诊断方法。
4. 寄生虫病的防治原则。

教学 PPT

第一节 寄生虫的概念及分类

一、寄生虫的概念

两种生物生活在一起,一方受益,另一方受害,受害方为受益方提供营养和居留场所,这种关系称为寄生关系。如蛔虫在人体小肠内获取营养和其他生长发育的条件,并对人产生损害。概括的说,凡长期性或暂时性地依附于另一种生物的体内或体表,获得营养,并给对方造成损害的多细胞无脊椎动物和单细胞的原生生物称为寄生虫。寄生于人体的寄生虫称为人体寄生虫。

人体寄生虫学是研究与人类健康有关的寄生虫的形态结构、生长繁殖规律,寄生虫和人体及环境因素间相互关系的一门科学。

二、寄生虫的分类

人体寄生虫有 200 余种,常见者有数十种。按其与宿主的关系,可分为以下几类:

(一)按寄生部位分类

1. 体内寄生虫 如寄生于小肠内的蛔虫、钩虫等。

2. 体外寄生虫 如寄生于体表的虱、蚤等。

(二)按寄生性质分类

1. 专性寄生虫 至少有一个发育阶段营寄生生活,如日本血吸虫等。

2. 兼性寄生虫 可寄生生活也可营自生生活,如粪类圆线虫等。

3. 偶然寄生虫 因偶然机会侵入非正常宿主而营寄生生活,如某些蝇蛆等。

4. 机会致病寄生虫 有些寄生虫在人体内通常处于隐性感染状态,当宿主免疫功能受损时出现异常增殖并致病,如刚地弓形虫等。

(三)按寄生时间分类

1. 长期寄生虫　成虫长期寄生在宿主体内直至死亡,如钩虫等。
2. 暂时性寄生虫　仅仅在摄食时寄生宿主,如蚊等。

第二节　宿主与寄生虫生活史

一、宿主及其类型

被寄生虫寄生并遭受其损害的动物或人称为宿主。寄生虫要有适宜的宿主,才能完成其生长发育和繁殖过程。按寄生关系的性质,可分为以下类型。

(一)终宿主

终宿主是指寄生虫成虫或有性生殖阶段所寄生的宿主。如人是华支睾吸虫的终宿主。

(二)中间宿主

中间宿主是指寄生虫幼虫或无性生殖阶段所寄生的宿主。有些寄生虫发育过程中需要多个中间宿主,按其寄生顺序依次称为第一、第二中间宿主。如某些种类的淡水螺和淡水鱼、虾分别是华支睾吸虫的第一中间宿主和第二中间宿主。

(三)保虫宿主

保虫宿主又称储存宿主。某些寄生虫除寄生于人体外,还可寄生于某些脊椎动物,在一定条件下可传播给人。这些脊椎动物是人体寄生虫病的重要传染源,在流行病学上起到保虫和储存的作用。如华支睾吸虫成虫除寄生于人体外,也可寄生于猫、犬科动物体内,猫、犬科动物为华支睾吸虫的保虫宿主。

(四)转续宿主

某些寄生虫的幼虫侵入非正常宿主后长期保持幼虫状态,不能发育为成虫。当此幼虫有机会再侵入正常宿主时,才可继续发育为成虫,这种非正常宿主称为转续宿主。如曼氏迭宫绦虫幼虫裂头蚴感染蛙后被非正常宿主蛇、鸟等食入,裂头蚴存活不发育。若猫、犬等食入含裂头蚴的蛇、鸟肉后,裂头蚴可发育为成虫。

二、寄生虫生活史

寄生虫生活史是指寄生虫完成一代生长、发育、繁殖的全过程及所需的环境条件。各种寄生虫的生活史有所不同,以完成整个生活史过程是否需要中间宿主,将生活史分为两种类型。

(一)直接型

完成生活史过程不需要中间宿主,虫卵或幼虫在外界发育至感染阶段后直接感染人,如蛔虫、钩虫等。流行病学上,将具有直接型生活史的蠕虫称为土源性蠕虫。

(二)间接型

完成生活史过程需要中间宿主,必须在中间宿主体内发育至感染阶段后才能感染人,如日本血吸虫等。流行病学上,将具有间接型生活史的蠕虫称为生物源性蠕虫。

有的寄生虫仅有无性生殖,如溶组织内阿米巴;有的寄生虫仅有有性生殖,如蛔虫;有的寄生虫兼有无性生殖和有性生殖,才能完成一代发育,称为世代交替,如疟原虫。寄生虫生活史过程中,具有感染人体能力的发育阶段称为感染阶段。如血吸虫生活史中有虫卵、毛蚴、胞蚴、尾蚴、童虫、成虫等多个阶段,只有尾蚴能够通过接触人体皮肤而感染人体,故尾蚴是血吸虫的感染阶段。

第三节　寄生生活对寄生虫形态、生理的影响

一、形态结构的改变

寄生虫可因寄生环境的影响而发生形态结构变化。形成适应寄生部位的体形,如寄生于肠道的寄生虫多为长形,以适应窄长的肠腔,畓身体左右侧扁平,以便行走于皮毛之间;某些器官退化或消失,如寄生历史漫长的肠内绦虫,依靠其体壁吸收营养,其运动器官和消化器官已退化无遗;某些器官发达,如雌蛔虫的生殖器官极为发达,以增强产卵能力,有的吸血节肢动物,其消化道长度大为增加,以利大量吸血,如软蜱饱吸一次血可耐饥数年;新器官的产生,如吸虫和绦虫,由于定居和附着需要,演化产生了吸盘或吸槽固着器官,增加了吸附力量,避免因肠蠕动而被排出。

二、生理功能的改变

许多消化道内的寄生虫为了抵抗消化液的作用,能分泌抗胃蛋白酶和抗胰蛋白酶等物质,并能在低氧环境中以酵解的方式获取能量。单细胞原虫的增殖能力更大,表明寄生虫繁殖能力增强,是保持虫种生存,对自然选择适应性的表现。

第四节　寄生虫与宿主的相互作用关系

寄生虫与宿主的相互关系,表现在寄生虫对宿主的损害及宿主对寄生虫的免疫作用。这种损害与抗损害的斗争,贯穿于寄生虫感染的始终,两者相互作用会出现何种结果,与宿主遗传因素、营养状态、免疫功能及寄生虫种类、数量等有密切关系。寄生虫与宿主相互作用,可以表现为三种结果:宿主将寄生虫全部清除,机体得以康复并具有抵御再感染的能力;宿主清除部分寄生虫,寄生虫可在宿主体内存活,形成带虫状态;宿主不能控制寄生虫,寄生虫在宿主体内发育甚至大量繁殖,出现明显的临床症状,引起寄生虫病。体内带有寄生虫但无临床表现的人,称为带虫者。

一、寄生虫对宿主的致病作用

(一)夺取营养

寄生虫在宿主体内生长、发育和繁殖所需的营养物质来源于宿主。体内寄生虫越多,从宿主摄取营养也越多,从而引起的疾病越严重。例如,人体肠道内的蛔虫、绦虫,以人体消化或半消化的食物为食,并影响肠道吸收功能,引起宿主营养不良,甚至发育障碍;钩虫咬附在

小肠黏膜上,吸取血液为食,严重时可导致贫血。

(二)机械性损伤

寄生虫在入侵宿主或在宿主体内移行、发育、繁殖的过程中均可对宿主的组织器官造成机械性损害、压迫或阻塞等。如蛔虫扭结成团引起肠梗阻;钩虫的钩齿或板齿致肠黏膜损伤出血;疟原虫导致红细胞的破坏;猪囊尾蚴压迫脑组织引起癫痫,甚至死亡。

(三)毒性作用与超敏反应

寄生虫的分泌物、排泄物和死亡虫体的分解产物对宿主均有毒性作用或引起超敏反应。如钩虫成虫分泌的抗凝素,能使受损的肠组织伤口流血不止;某些蜱的涎液具有神经毒性,可致宿主肌肉麻痹甚至瘫痪;疟原虫破坏受感染红细胞,释放出热原,引起发热。棘球蚴的囊液可引起Ⅰ型超敏反应,严重者甚至引起过敏性休克。此外,某些寄生虫在正常寄生部位以外的组织或器官内寄生的现象,称为异位寄生。如肺吸虫的寄生部位是肺组织,但有时可寄生于脑组织,造成异位寄生。还有许多寄生虫感染,伴有外周血嗜酸性粒细胞增加及IgE水平升高,借此可辅助诊断寄生虫感染。

二、宿主对寄生虫的免疫作用

寄生虫及其代谢产物等对宿主都是抗原,侵入机体后,能引起宿主产生一系列免疫反应。宿主对寄生虫的免疫反应主要是抗感染免疫,包括非特异性免疫和特异性免疫。

(一)非特异性免疫

寄生虫感染宿主时,首先发挥抗感染作用的是非特异性免疫,包括皮肤、黏膜和胎盘的屏障作用;吞噬细胞等的吞噬、杀伤作用;体液中补体等免疫分子发挥的防御功能。如钩虫丝状蚴、血吸虫尾蚴等经皮肤钻入时,部分被杀死;胃酸能杀死进入消化道内的溶组织内阿米巴滋养体。

(二)特异性免疫

由寄生虫抗原刺激宿主免疫系统所产生的针对该类抗原的特异性免疫应答,表现为体液免疫和细胞免疫,对同种寄生虫的再感染具有一定的免疫力。

1. 消除性免疫　宿主感染某种寄生虫后产生的特异性免疫力能完全消除体内寄生虫,并对同种寄生虫的再感染具有长期的抵抗力。如杜氏利什曼原虫,但比较少见。

2. 非消除性免疫　宿主对再感染产生一定程度的免疫力,但不能完全清除体内原有的寄生虫。非消除性免疫是寄生虫感染中常见的一种免疫状态,包括带虫免疫和伴随免疫。

(1)带虫免疫:某些寄生虫诱导的特异性免疫应答,可杀死体内大部分原有寄生虫,使虫数维持在一个低水平,导致临床症状消失,并可抵抗同种寄生虫的再感染。例如,人体感染疟原虫后。

(2)伴随免疫:宿主感染某些寄生虫后,仅对同种寄生虫幼虫的再感染有一定免疫力,如血吸虫。

非消除性免疫与寄生虫的免疫逃避有关。

寄生虫逃避宿主免疫力攻击的现象称为免疫逃避。其机制主要涉及抗原改变(抗原变异、抗原伪装、虫体表膜脱落与更新)、抑制宿主的免疫应答、组织学隔离等。寄生虫感染宿主后所产生的免疫应答,一方面表现为对再感染的免疫,另一方面可诱导宿主发生超敏反应。寄生虫引起的超敏反应可分为4型:Ⅰ型超敏反应,如日本血吸虫尾蚴引起的尾蚴性皮炎；Ⅱ型超敏反应，如杜氏利什曼原虫引起的贫血；Ⅲ型超敏反应，如血吸虫引起的血吸虫肾炎；Ⅳ型超敏反应，如日本血吸虫卵沉积在肝和肠壁引起的虫卵肉芽肿。同一种寄生虫可引起不同类型的超敏反应。

第五节　寄生虫病的实验室诊断与防治原则

一、寄生虫病的实验室诊断

(一)病原学检查

检查出寄生虫病原体是确诊的依据。根据寄生虫的种类、在人体的发育阶段和寄生部位采集相应的标本(如粪便、血液、痰液、阴道分泌物、尿液、组织活检或骨髓穿刺等)，采取不同的检查方法。有些可通过肉眼观察(如粪便中的蛔虫成虫、蛲虫成虫、绦虫节片、组织中的蝇蛆等)，根据其标本来源和形态特征可作出初步判断；有些小型寄生虫须借助显微镜观察(如阿米巴原虫、阴道毛滴虫、疟原虫、各种蠕虫的虫卵、疥螨、蠕形螨等)。

(二)免疫学诊断

有些寄生虫病难以根据症状或体征及病原体检查作出诊断，免疫学诊断具有突出的优点。可采取免疫学检测方法检测抗体、抗原或免疫复合物等进行辅助诊断。此外，嗜酸性粒细胞计数和嗜碱性粒细胞脱颗粒试验也可用于蠕虫感染的辅助诊断。

(三)分子诊断

检测的靶物质为寄生虫基因组中特异性的 DNA 片段。理论上，检测某种寄生虫的特异性 DNA 片段与检测虫体具有同样的诊断价值。

二、寄生虫病的防治原则

寄生虫病的防治原则是控制寄生虫病流行的三个基本环节，即传染源、传播途径和易感人群。

(一)控制和消灭传染源

在流行区普查普治带虫者、寄生虫患者和保虫宿主，做好流动人口监测，控制流行区传染源的输入和扩散。

(二)切断传播途径

针对各种寄生虫病的不同传播途径，采取加强粪便和水源的管理，注意环境和个人卫生，控制和杀灭媒介节肢动物和中间宿主等综合措施是切断传播途径的重要手段。

(三)保护易感人群

加强对易感人群的健康教育，改变不良的饮食习惯、生产方式等，提高防病的自我保护意识，采取必要的防护措施，增强体质，提高人群抵抗力。

知 识 拓 展

世界卫生组织(WHO)提出的全球危害严重的"六类热带病"中除麻风外均为寄生虫病,即疟疾、血吸虫病、丝虫病、利什曼(原虫)病和钩虫病。1956年,我国提出限期消灭的"五大寄生虫病"是疟疾、血吸虫病、丝虫病、黑热病和钩虫病,经过几十年的防治,取得了举世瞩目的成就。但近些年来,这些寄生虫病又有再现的趋势,新的寄生虫病又在不断被发现。因此,寄生虫病的消灭与控制是医务工作者一项长期而艰巨的任务。

小 结

1. 寄生虫、宿主、寄生虫生活史的概念。寄生虫按其寄生部位分为体内寄生虫、体外寄生虫;按寄生性质分为专性寄生虫、兼性寄生虫、偶然寄生虫、机会致病寄生虫;按寄生时间分为长期寄生虫、暂时性寄生虫。按寄生关系的性质分为中间宿主、终宿主、保虫宿主、转续宿主。寄生虫生活史以完成整个生活史过程是否需要中间宿主将生活史分为两种类型(直接发育型、间接发育型)。

2. 寄生生活对寄生虫形态生理会产生影响,如外形改变、某些器官退化或消失、某些器官发达、新器官的产生、消化道寄生虫抵抗消化、低氧环境中以酵解的方式获取能量、繁殖能力增强。

3. 寄生虫与宿主的相互关系表现在寄生虫对宿主的损害(夺取营养、机械性损伤、毒性作用与超敏反应)及宿主对寄生虫的免疫作用(包括非特异性免疫和特异性免疫)。特异性免疫表现为消除性免疫、非消除性免疫。非消除性免疫包括带虫免疫、伴随免疫。

4. 寄生虫感染宿主后所产生的免疫应答,一方面表现为对再感染的免疫,另一方面可诱导宿主发生超敏反应。

5. 寄生虫病的实验室诊断方法有病原学检查、免疫学诊断、分子诊断。

6. 寄生虫病的防治原则是采取控制和消灭传染源、切断传播途径、保护易感人群的综合措施。

思考与练习

一、单项选择题(以下每道题有 A、B、C、D、E 五个备选答案,请从中选一个最佳答案)

1. 寄生虫成虫或有性生殖阶段寄生的宿主称　　　　　　　　　　　　　　(　　)
   A. 终宿主　　　　　　　　B. 第一中间宿主　　　　　　　C. 第二中间宿主
   D. 保虫宿主　　　　　　　E. 转续宿主

2. 寄生在人体小肠内的蛔虫属于　　　　　　　　　　　　　　　　　　　(　　)
   A. 体外寄生虫　　　　　　B. 暂时性寄生虫　　　　　　　C. 兼性寄生虫

D. 永久性寄生虫　　　　E. 以上均不是

3. 专性寄生虫是　　　　　　　　　　　　　　　　　　（　　）

A. 成虫营自生生活的寄生虫

B. 幼虫营自生生活的寄生虫

C. 既可营自生生活，又可营寄生生活的寄生虫

D. 成虫和幼虫均营自生生活的寄生虫

E. 至少有一个发育阶段营寄生生活的寄生虫

4. 不属于寄生虫对宿主机械性损伤的是　　　　　　　　（　　）

A. 阻塞腔道　　　　　B. 破坏细胞　　　　C. 压迫组织

D. 吸附作用　　　　　E. 夺取营养

5. 寄生虫病的传染源是　　　　　　　　　　　　　　　（　　）

A. 带虫者　　　　　　B. 感染的家畜　　　C. 感染的野生动物

D. 寄生虫病患者　　　E. 以上均是

6. 寄生虫生活史中，具有感染人体能力的发育阶段是　　（　　）

A. 诊断阶段　　　　　B. 致病阶段　　　　C. 感染阶段

D. 游移阶段　　　　　E. 寄生阶段

7. 机会致病寄生虫是　　　　　　　　　　　　　　　　（　　）

A. 偶然感染的寄生虫

B. 感染非正常宿主的寄生虫

C. 暂时寄生的寄生虫

D. 免疫功能受损时增殖致病的寄生虫

E. 免疫功能正常时致病的寄生虫

8. 带虫者是指　　　　　　　　　　　　　　　　　　　（　　）

A. 寄生虫患者

B. 感染了寄生虫而未出现临床症状的人

C. 无免疫力的人

D. 易感者

E. 以上均不是

9. 生物源性蠕虫是因为它们　　　　　　　　　　　　　（　　）

A. 必须在外界发育

B. 必须经口感染

C. 生活史中必须有中间宿主

D. 生活史中无中间宿主

E. 以上说法都不对

10. 寄生虫感染时可用于辅助诊断的细胞是　　　　　　（　　）

A. 嗜中性粒细胞　　　B. 淋巴细胞　　　　C. 巨噬细胞

D. 嗜酸性粒细胞　　　E. 浆细胞

二、名词解释

1.终宿主
2.生活史
3.带虫免疫
4.感染阶段
5.中间宿主

三、问答题

1.简述寄生虫宿主的类型,并举例说明。
2.简述寄生虫病的防治原则。
3.简述影响寄生虫病流行的因素及流行的三个基本环节。
4.简述寄生虫与宿主的相互作用关系。

（蔡德周）

参考答案

第二十九章　医学蠕虫

教学 PPT

【知识要点】
　　1.各种医学蠕虫的生活史及所致疾病。
　　2.各种医学蠕虫的形态及实验室检查。
　　3.各种医学蠕虫的流行及防治。
　　4.各种医学蠕虫成虫及虫卵的形态。

　　医学蠕虫是一类寄生于人体的软体多细胞无脊椎动物,借肌肉伸缩而蠕动,主要包括吸虫、线虫、绦虫。医学蠕虫根据发育过程是否需要中间宿主可分为两类:①土源性蠕虫。发育过程不需要中间宿主,其虫卵或幼虫在外界适宜环境中直接发育至感染阶段,经口或皮肤等途径侵入宿主体内使之感染。多数寄生性线虫属于土源性蠕虫,如蛔虫、钩虫等。②生物源性蠕虫。发育过程需要中间宿主,其虫卵或幼虫必须在中间宿主体内发育至感染阶段,然后使宿主发生感染。所有的吸虫、大部分绦虫和少数线虫属于生物源性蠕虫,如肝吸虫、猪肉绦虫等。

第一节　线　虫

　　线虫是无脊椎动物中一个很大的类群,不但种类多,而且数目也极大,全球约有 1 万余种。大多数线虫营自生生活,广泛分布在淡水、海水、沙漠和土壤等自然环境中;营寄生生活的只是其中很少的种类,常见的寄生于人体并能导致严重疾患的线虫有 10 余种,重要的有蛔虫、钩虫、蛲虫、鞭虫、旋毛虫等。成虫的形态具有以下共同特点:①虫体呈线状或圆柱形,不分节,两侧对称,大小相差很大,大的可达 1m 以上,小的不足 1cm。②大多数为雌雄异体。雄虫一般比雌虫小,且尾端多向体腹面卷曲或膨大。

一、似蚓蛔线虫

　　似蚓蛔线虫简称蛔虫,成虫寄生于人体小肠引起蛔虫病,其并发症可对人体造成严重危害。蛔虫是人体常见的寄生虫之一。

(一)形态

　　1.成虫　长圆柱形,形似蚯蚓。活体呈粉红色或微黄色,死后呈灰白色。体表有横纹和两条明显的侧线。口孔位于虫体顶端,由排列成"品"字形的三个唇瓣围绕。雌雄异体,雌虫长 20~35cm,尾端尖直;雄虫长 15~31cm,尾端向腹面弯曲(图 29-1)。

2.虫卵　分受精卵和未受精卵两种。

(1)受精卵:为宽椭圆形,大小为 $45\sim75\mu m\times35\sim50\mu m$,其表面常带一层凹凸不平的蛋白质膜,常被胆汁染成棕黄色,卵壳厚而透明,卵内含一个未分裂的圆形卵细胞,在卵细胞与两端卵壳之间,有新月形的间隙(图 29-1)。

(2)未受精卵:为长椭圆形,大小为 $88\sim94\mu m\times39\sim44\mu m$,卵壳与蛋白质膜均较薄,卵内含有许多大小不等折光性强的卵黄颗粒(图 29-1)。

受精卵或未受精卵的蛋白膜有时可脱落,而显现出透明无色的卵壳,应与其他虫卵相区别。

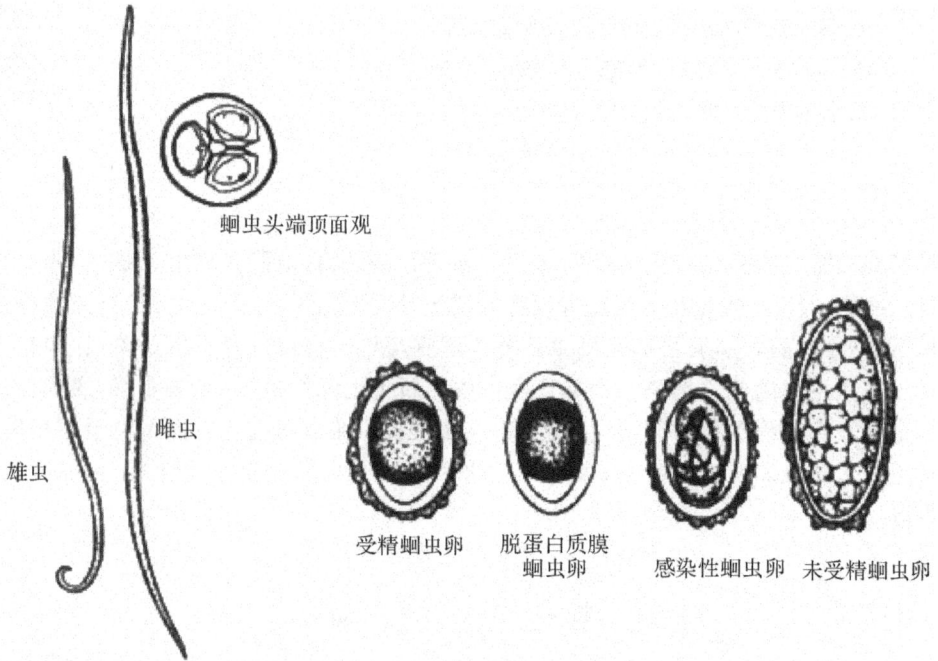

图 29-1　蛔虫成虫、虫卵

(二)生活史

蛔虫不需要中间宿主,属于土源性蠕虫。蛔虫生活史简单,分为人体内和人体外两个过程。

1.在人体外发育过程　成虫在人体小肠寄生,雌、雄交配后产卵,虫卵随人粪便排出体外,混在粪便中的受精卵在潮湿、荫蔽、氧气充足和温度适宜($22\sim33℃$)的外界环境中,约经 3 周左右发育成含幼虫的感染期虫卵。未受精卵不能发育为感染期虫卵。如果人吃了污染有感染性虫卵的食物,或经污染的手把感染期卵带入口中就有可能被感染。

2.在人体内发育过程　人经口误食感染期虫卵后,在小肠内孵出幼虫,幼虫侵入小肠黏膜和黏膜下层,并钻入肠壁小静脉或淋巴管,经门静脉系统到肝,再经右心到肺,幼虫穿过肺毛细血管进入肺泡,在此发育 2 周,蜕皮 2 次。然后沿支气管、气管移行到咽,被吞咽入食管,经胃到小肠。在小肠内,经数周逐渐发育为成虫。自感染期虫卵感染人体到雌虫产卵,约需 $60\sim75$ 天。蛔虫在人体内的寿命一般为一年左右(图 29-2)。

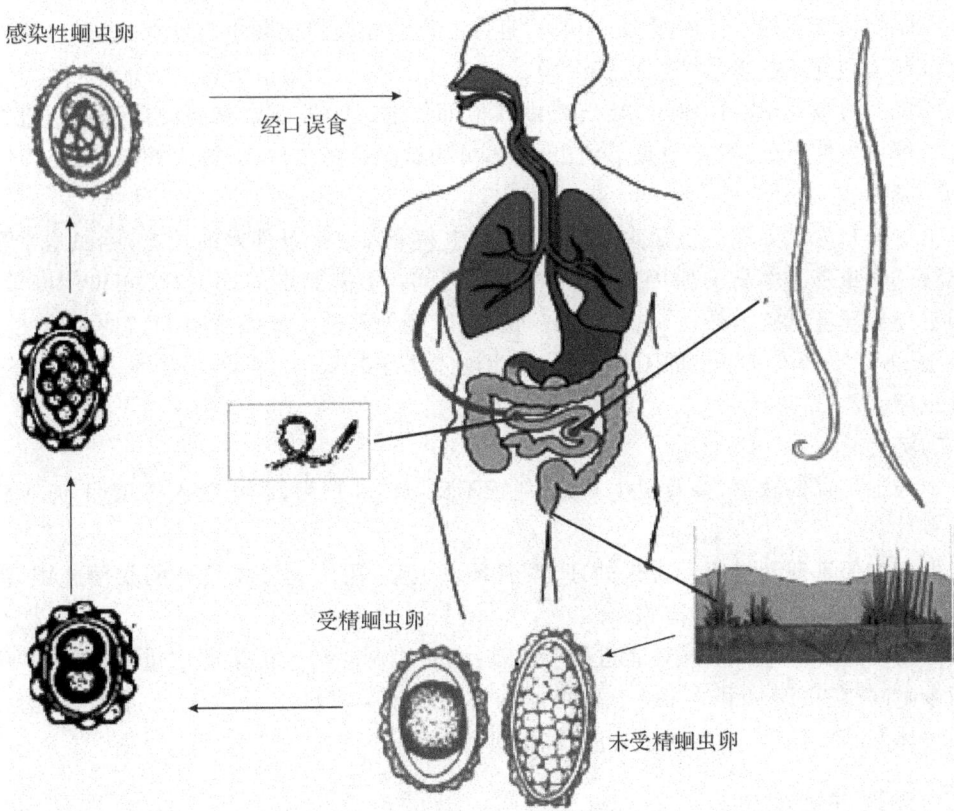

感染性蛔虫卵

经口误食

受精蛔虫卵

未受精蛔虫卵

图 29 - 2 蛔虫生活史

(三)致病

1.幼虫致病 幼虫在肝、肺等组织移行,造成机械性损伤,尤其是在肺部移行穿过肺泡毛细血管时,引起组织损伤,局部点状出血,嗜酸性粒细胞和中性粒细胞浸润,黏液分泌增多,引起蛔蚴性肺炎。同时,幼虫的代谢产物及死亡虫体分解产物还可引起宿主局部或全身变态反应,临床表现为咳嗽、哮喘、痰中带血、呼吸困难、发热及血液中嗜酸性粒细胞增高等。

2.成虫致病

(1)消化道症状:蛔虫在小肠内寄生不仅掠夺宿主营养,还可损伤肠黏膜,造成食物的消化和吸收障碍,导致营养不良和肠炎。患者常出现间歇性脐周疼痛、消化不良、腹泻或便秘等症状,儿童重度感染可引起发育障碍。

(2)变态反应:蛔虫病患者也可出现荨麻疹、皮肤瘙痒、血管神经性水肿,以及结膜炎等症状。这可能是由于蛔虫变应原被人体吸收后,引起 IgG 介导的变态反应所致。

(3)常见的并发症:蛔虫有钻孔习性,当寄生环境发生改变时,如人体发热、胃肠病变、食入过多辛辣食物,以及不适当的驱虫治疗时,常可刺激虫体活动力增强,容易钻入开口于肠壁上的各种管道,如胆道、胰管、阑尾等,可分别引起胆道蛔虫症、蛔虫性胰腺炎、阑尾炎等。另外,当感染虫体较多时,大量成虫扭结成团,堵塞肠管,造成蛔虫性肠梗阻。

（四）实验诊断

1. 虫卵的检查　蛔虫产卵量多，一般用直接涂片法检查粪便即可查获蛔虫卵，必要时也可采取沉淀法和饱和盐水漂浮法检查虫卵。

2. 成虫的检查　由粪便排出、吐出或由其他部位取出。可根据虫体的形态特征进行确诊。若为雄虫单性感染，粪便中查不到虫卵时，可用试验性驱虫法，如驱出蛔虫，便能诊断。

（五）流行

蛔虫的分布为世界性。生活水平低、环境卫生和个人卫生条件差的地方，蛔虫病常呈地方性流行。蛔虫感染率高的原因在于：①生活史简单，不需要中间宿主；②蛔虫产卵量大；③虫卵对外界环境抵抗力强；④虫卵散布广泛，用未经处理的人粪做肥料和随地大便使蛔虫卵污染土壤；⑤疫区人口不良的卫生习惯，如生吃未洗净的瓜果、蔬菜，喝生水，玩泥土等，均可误食虫卵。

（六）防治

1. 加强卫生宣传教育，普及卫生知识，纠正不良习惯和行为，防止食入蛔虫卵，减少感染机会。

2. 做好粪便管理及粪便无害化处理，改善环境卫生，用经无害化处理的粪便施肥，消灭苍蝇，是阻断传播途径的重要措施。

3. 药物治疗。对患者及感染者进行驱虫治疗，是控制和消灭传染源的重要措施，常用药物有阿苯达唑（肠虫清）、甲苯咪唑。驱虫时间宜选在感染高峰之后的秋、冬季节，学龄儿童可采用集体服药，对有并发症的患者应及时送医院治疗。

二、蠕形住肠线虫

蠕形住肠线虫简称蛲虫，寄生于人体肠道的回盲部引起蛲虫病。本虫呈世界性分布，儿童感染较为普遍。

（一）形态

1. 成虫　乳白色，细小似线头。雌虫长度约为 8～13mm，虫体中部因有充满虫卵的子宫而膨大，尾端直而尖细。雄虫微小，长度约为 2～5mm，尾部向腹面卷曲呈"6"字形（图 29－3）。

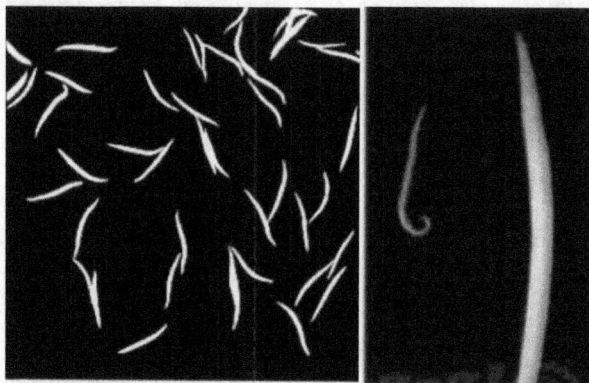

图 29－3　蛲虫成虫

2.虫卵　呈柿核形，一侧扁平，一侧隆起；大小约为 $50\sim60\mu m\times20\sim30\mu m$；卵壳厚，无色透明。虫卵自虫体排出时，卵内已含有一幼虫(图29-4)。

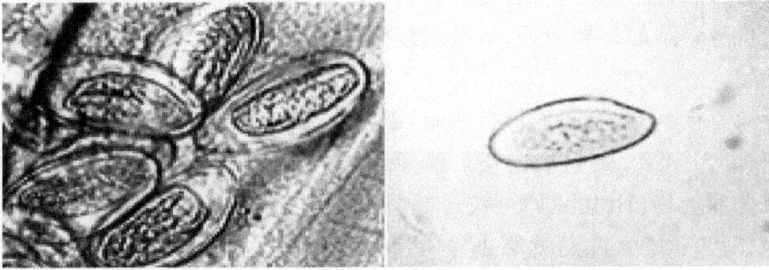

图 29-4　蛲虫虫卵

(二)生活史

成虫寄生于人体回盲部，以肠内容物、组织或血液为食，重度感染时，也可在小肠上段甚至胃及食管等部位寄生。雌、雄虫交配后，雄虫多很快死亡，雌虫子宫内充满虫卵，并向肠腔下段移行。在肠内低氧压环境中，虫卵一般不被产出或仅少量被产出。当人睡眠后，肛门括约肌松弛时，部分雌虫移行到肛门外，因受温度和湿度的改变及氧的刺激，开始大量排卵，虫卵黏附在肛周皮肤上。排卵后的雌虫多因干枯死亡，但少数雌虫可由肛门蠕动移行返回肠腔。若进入阴道、子宫、输卵管、尿道或腹腔、盆腔等部位，可导致异位寄生。

虫卵在肛门附近，约经 6h，卵壳内幼虫发育成熟，即为感染期卵。雌虫的产卵活动引起肛周皮肤发痒，当患儿用手搔抓时，虫卵污染手指，再经口食入形成自身感染；感染期卵也可散落在衣裤、被褥或玩具、食物上，经吞食或随空气吸入等方式使人感染。

虫卵在十二指肠内孵出幼虫，幼虫沿小肠下行途中蜕皮两次，到结肠内再蜕皮 1 次后发育为成虫。自吞食感染期虫卵至雌虫产卵约需 $2\sim6$ 周。雌虫在人体内存活一般不超过 2 个月。

(三)致病

雌虫的产卵活动所引起的肛门及会阴部皮肤瘙痒及继发性炎症，是蛲虫病的主要症状。患者常有烦躁不安、失眠、食欲减退、夜惊等表现，长期反复感染，会影响儿童的健康成长。若有异位寄生，则可导致严重后果，较为常见的是由于雌虫侵入阴道后引起的阴道炎、子宫内膜炎和输卵管炎等；如在腹腔、腹膜、盆腔、肠壁组织、输卵管等部位寄生，也可引起以虫体或虫卵为中心的肉芽肿病变。

(四)实验诊断

因蛲虫一般不在人体肠道内产卵，所以粪便检查虫卵的阳性率极低，故诊断蛲虫病常采用透明胶纸法或棉签拭子法，于清晨解便前或洗澡前检查肛周。此法操作简便，检出率高。若首次检查阴性，可连续检查 $2\sim3$ 天。此外，如发现患儿睡后用手抓挠肛门，即可查看肛周有无成虫。

(五)流行

蛲虫病是一种常见的人体寄生虫病，国内各地人群感染较为普遍。感染率城市低于农村，儿童高于成人，在集体机构(如幼儿园等)生活的儿童感染率更高。儿童感染率在 40% 以上，但近年由于广泛开展儿童保健工作，儿童的感染率普遍下降。

患者和带虫者是唯一的传染源,感染方式主要是通过肛门—手—口的直接感染和人群的间接接触感染。蛲虫卵的抵抗力较强,在室内一般可存活 3 周左右。因此,在幼儿园的教室、寝室内和玩具、衣被上均可查到蛲虫卵。此外,在儿童的指甲垢中亦可查见虫卵,这是造成相互感染和自身感染的重要途径,也是反复感染的原因。

(六)防治

根据本虫的流行特点,宜采取综合措施,以防止相互感染和自身反复感染。讲究公共卫生、家庭卫生和个人卫生,做到饭前便后洗手,勤剪指甲,定期烫洗被褥和清洗玩具,或用 0.05% 的碘液处理玩具,1h 后虫卵可被全部杀死。这些都是预防感染的好办法。驱除蛲虫可用甲苯咪唑、阿苯达唑。除药物驱虫外,也可用生理盐水(0.8%)灌肠驱虫,效果也很好。使用蛲虫膏、2% 白降汞膏或龙胆紫等涂于肛周,有止痒杀虫作用。

三、钩虫(十二指肠钩口线虫和美州板口线虫)

在我国寄生于人体的钩虫主要有两种。十二指肠钩口线虫简称十二指肠钩虫;美洲板口线虫简称美洲钩虫,成虫寄生于人体小肠,以血液为食,可使人体长期慢性失血,从而导致患者出现贫血及与贫血相关的症状。钩虫呈世界性分布,尤其在热带及亚热带地区,人群感染较为普遍。据估计,目前,全世界钩虫感染人数达 9 亿左右。钩虫病仍是严重危害人类健康的寄生虫病之一。

(一)形态

1. 成虫 虫体细小,似线头状,体长约 1cm,活体半透明、肉红色,死后呈灰白色。虫体前端较细,顶端有一发达的口囊,口囊两侧有 1 对头腺,能分泌抗凝血物质。十二指肠钩虫的口囊内有钩齿 2 对,虫体呈"C"形。美洲钩虫口囊内有板齿 1 对,虫体呈"S"形。雄虫末端有膨大成膜状的交合伞和 2 根交合刺(图 29-5)。

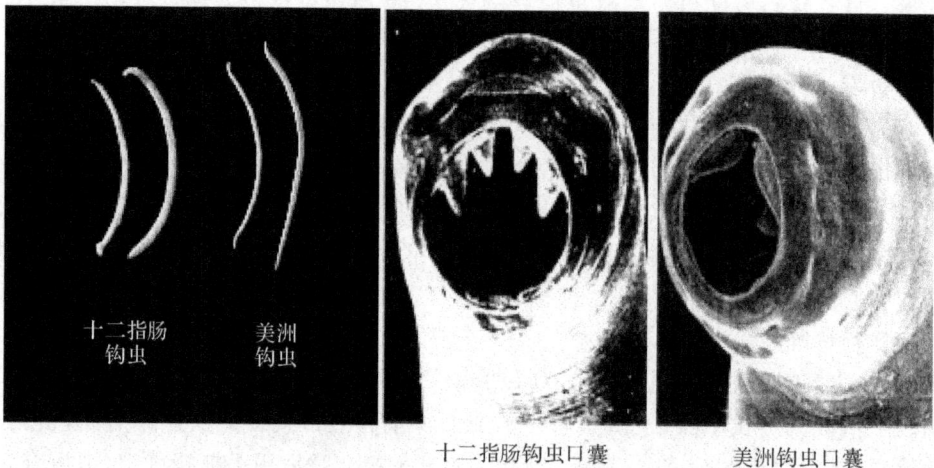

十二指肠钩虫口囊　　　　美洲钩虫口囊

图 29-5　钩虫成虫、口囊

2. 虫卵 椭圆形,卵壳薄,无色透明,大小约为 $56\sim76\mu m \times 36\sim40\mu m$,随粪便排出时,卵内细胞多为 2~4 个,卵壳与细胞间有明显的空隙。若患者便秘或粪便放置过久,卵内细胞可继续分裂为多细胞期。十二指肠钩虫卵与美洲钩虫卵极为相似,不易区别(图 29-6)。

(二)生活史

十二指肠钩虫与美洲钩虫的生活史基本相同。成虫寄生于人体小肠上段,借口囊内的钩齿或板齿咬附在肠黏膜上,以血液、组织液和肠黏膜为食。雌雄交配产卵后,虫卵随粪便排出体外,在温暖、潮湿、含氧充足的土壤中,24h 内孵出第 1 期杆状蚴,在 48h 内蜕皮 1 次发育为第 2 期杆状蚴,再经 1 周第 2 次蜕皮后发育为丝状蚴,即感染期蚴。

感染期蚴具有明显的向温性,当其与人体皮肤接触并受到体温的刺激后,虫体活动力显著增强,经毛囊、汗腺口或皮肤破损处主动钻入人体,钩蚴钻入皮肤后,在皮下组织移行并进入小静脉或淋巴管,随血流经右心至肺,穿出毛细血管进入肺泡。此后,幼虫沿肺泡并借助小支气管、支气管上皮细胞纤毛摆动向上移行至咽,随吞咽活动经食管、胃到达小肠。幼虫在小肠内迅速发育,并在感染后的第 3～4 天进行第 3 次蜕皮,形成口囊,吸附肠壁,摄取营养,再经 10 天左右,进行第 4 次蜕皮后逐渐发育为成虫。自感染期蚴钻入皮肤至成虫交配产卵,一般约需 5～7 周(图 29-7)。

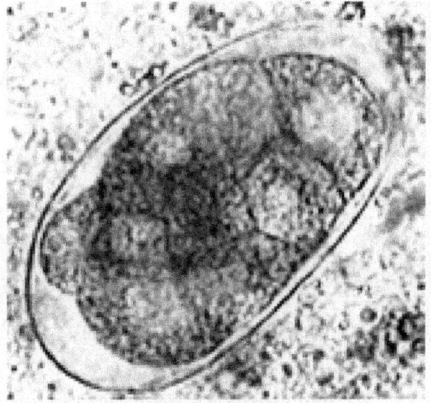

图 29-6　钩虫卵

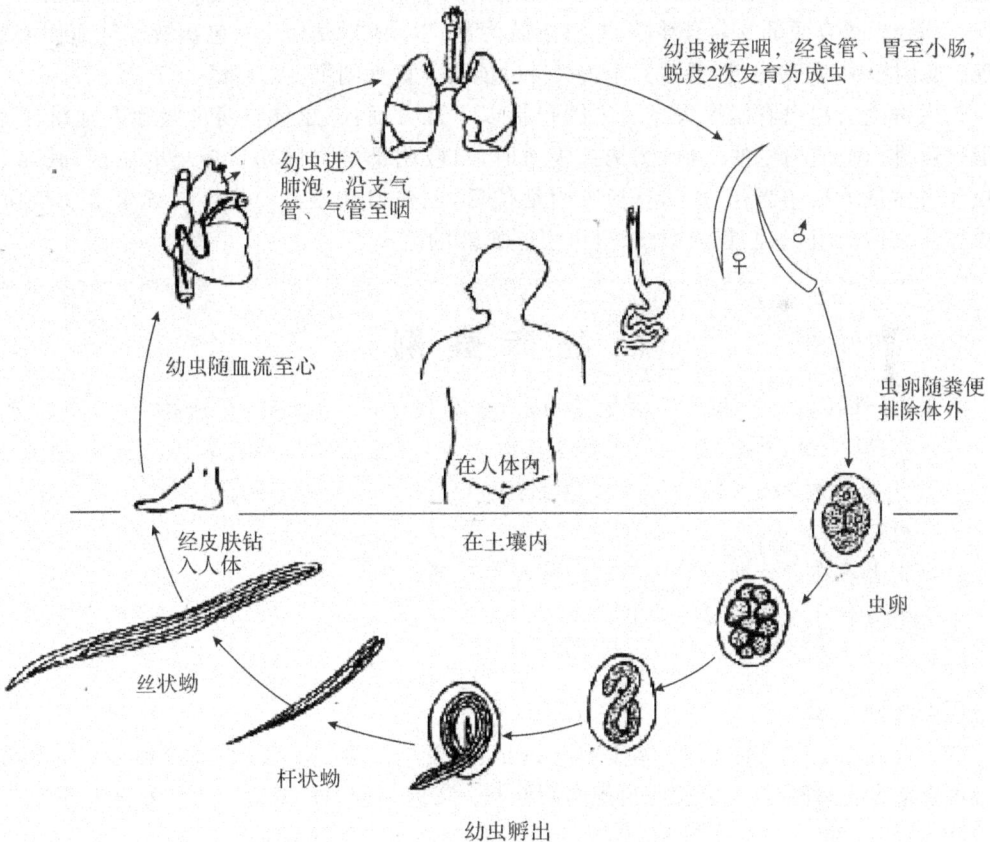

图 29-7　钩虫生活史

（三）致病

两种钩虫的致病作用相似。十二指肠钩蚴引起皮炎者较多，成虫导致的贫血亦较严重，因此十二指肠钩虫较美洲钩虫对人体的危害更大。

1. 幼虫

（1）钩蚴性皮炎：感染期蚴钻入皮肤后，数十分钟内患者局部皮肤即可有针刺、烧灼和奇痒感，进而出现充血斑点或丘疹，1～2日内出现红肿及水疱，搔破后可有浅黄色液体渗出。若继发细菌感染则形成脓疱，最后经结痂、脱皮而愈，此过程俗称为"粪毒"。皮炎部位多见于与泥土接触的足趾、手指间等皮肤较薄处，也可见于手、足的背部。

（2）钩蚴性肺炎：钩蚴移行至肺，穿破微血管进入肺泡时，可引起局部出血及炎性病变。患者可出现咳嗽、痰中带血，并常伴有畏寒、发热等全身症状。重者可表现持续性干咳和哮喘。若一次性大量感染钩蚴，则有引起暴发性钩虫性哮喘的可能。

2. 成虫

（1）消化道病变及症状：成虫以口囊咬附肠黏膜，可造成散在性出血点及小溃疡，有时也可形成片状出血性瘀斑。病变深可累及黏膜下层，甚至肌层。患者初期主要表现为上腹部不适及隐痛，继而可出现恶心、呕吐、腹泻等症状，食欲多显著增加，而体重却逐渐减轻。有少数患者出现喜食生米、生豆，甚至泥土、煤渣、破布等异常表现，称为"异嗜症"。

（2）贫血：为钩虫的主要致病作用。钩虫对人体的危害主要是由于成虫的吸血活动，致使患者长期慢性失血。患者出现皮肤蜡黄、黏膜苍白、眩晕、乏力，严重者轻微活动都会引起心慌气促。部分患者有面部及全身浮肿，尤以下肢为甚，以及胸腔积液、心包积液等贫血性心脏病表现。肌肉松弛，反应迟钝，最后完全丧失劳动能力。妇女则可引起停经、流产等。

钩虫寄生引起患者慢性失血的原因包括以下几方面：①虫体自身的吸血及血液迅速经其消化道排出造成宿主的失血；②钩虫吸血时，自咬附部位黏膜伤口渗出的血液，其渗血量与虫体吸血量大致相当；③虫体更换咬附部位后，原伤口在凝血前仍可继续渗出少量血液；④虫体活动造成组织、血管的损伤，也可引起血液的流失。

临 床 案 例

患者，男性，64岁，农民。下菜地劳动后，手足发痒，次日红肿，形成疱疹，数日后自愈。三个月来腹痛、头晕、乏力，最近一个月来头晕加剧，并每天排出黑色粪便。检查：血红蛋白34g/L，红细胞计数2.0×10^{12}/L，粪便潜血试验（＋），并检出钩虫卵。

思考题：

1. 此患者现在的诊断是什么？通过何种途径感染？

2. 患者为什么会出现贫血症状？

3. 该病应该怎样防治？

（四）实验诊断

粪便检出钩虫卵或孵化出钩蚴是确诊的依据，常用的方法有：①直接涂片法。简便易行，但轻度感染者容易漏诊，反复检查可提高阳性率。②饱和盐水浮聚法。钩虫卵比重约为1.06，在饱和盐水（比重为1.20）中容易漂浮。检出率明显高于直接涂片法。③钩蚴培养法。检出率与饱和盐水浮聚法相似，此法可鉴定虫种，但需培养5～6天才能得出结果。在流行区出现咳嗽、哮喘等,宜做痰及血液检查,如痰中有钩蚴及表现小细胞低色素性贫血可确诊为钩虫病。

(五)流行

钩虫病是世界上分布极为广泛的寄生虫病之一,在欧洲、美洲、非洲、亚洲均有流行。我国地处温带及亚热带地区,在淮河及黄河一线以南,平均海拔高度 800m 以下的丘陵地和平坝地仍是钩虫的主要流行区,其中尤以四川、广东、广西、福建、江苏、江西、浙江、湖南、安徽、云南、海南及台湾等省(区)较为严重。人群感染率仍较高,个别地区可高达 50% 以上,一般认为南方高于北方,农村高于城市,北方以十二指肠钩虫为主,南方则以美洲钩虫为主,但混合感染极为普遍。钩虫病患者和带虫者是钩虫病的传染源。

(六)防治

治疗患者、控制传染源是预防钩虫病传播的重要环节,在流行区应定期开展普查普治工作,一般宜选在冬、春季进行。常用驱虫药物有甲苯咪唑、丙硫咪唑、噻苯咪唑等。

加强粪便管理及无害化处理,是切断钩虫传播途径的重要措施。

加强个人防护和防止感染,耕作时提倡穿鞋下地,手、足皮肤涂沫 1.5% 左旋咪唑硼酸酒精液或 15% 噻苯咪唑软膏,对预防感染有一定作用。用噻苯咪唑配制 15% 软膏局部涂敷,可治疗钩蚴性皮炎,若同时辅以透热疗法,效果更佳。将受染部位浸入 53℃ 热水中,持续 20～30min,有可能杀死皮下组织内移行的幼虫。

四、旋毛形线虫

旋毛形线虫简称旋毛虫,由其引起的旋毛虫病对人体的危害性很大,严重感染常能致人死亡。很多种动物可作为本虫的宿主,是人畜共患的寄生虫病之一。

(一)形态

1. 成虫　成虫微小,线状,虫体后端稍粗。雄虫大小约为 1.4～1.6mm;雌虫大小约为 3～4mm。消化道的咽管长度约为虫体长的 1/3～1/2,其结构特殊:前段自口至咽神经环部位为毛细管状,其后略为膨大,后段又变为毛细管状,并与肠管相连。两性成虫的生殖系统均为单管型。雄虫尾端具一对钟状交配附器,无交合刺,交配时泄殖腔可以翻出;雌虫卵巢位于体后部,输卵管短窄,子宫较长,其前段内含未分裂的卵细胞,后段则含幼虫,愈靠近阴道处的幼虫发育愈成熟。

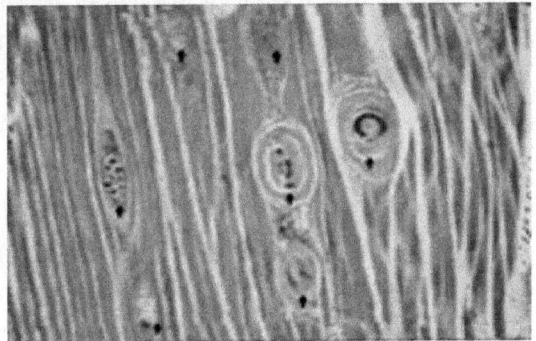

2. 幼虫　幼虫囊包寄生于宿主的横纹肌肉,呈梭形,其纵轴与肌纤维平行,长约 0.25～0.5mm。一个囊包内通常含 1～2 条卷曲的幼虫,个别也有 6～7 条的。成熟幼虫的咽管结构与成虫相似(图 29－8)。

图 29－8 旋毛虫幼虫囊包

(二)生活史

旋毛虫的发育过程具有其特殊性。成虫和幼虫寄生于同一个宿主内:成虫寄生于小肠,主要在十二指肠和空肠上段,幼虫则寄生在横纹肌细胞内。在旋毛虫发育过程中,无外界的自由生活阶段,但完成生活史则必须更换宿主。除人以外,许多种哺乳动物,如猪、犬、鼠、猫及熊、野猪、狼、狐等野生动物,均可作为本虫的宿主。

当人或动物宿主食入了含活旋毛虫幼虫囊包的肉类后,在胃液和肠液的作用下,数小时内,幼虫在十二指肠及空肠上段自囊包中逸出,并钻入肠黏膜内,经一段时间的发育再返回肠腔。在感染后的48h内,幼虫经4次蜕皮后,即可发育为成虫。雌、雄虫交配后,雌虫重新侵入肠黏膜内,有些虫体还可在腹腔或肠系膜淋巴结处寄生。受精后的雌虫子宫内的虫卵逐渐发育为幼虫,并向阴道外移动。感染后的第5~7天,雌虫开始产出幼虫,排蚴期可持续4~16周或更长。此间,每一条雌虫可产幼虫约1500条。成虫一般可存活1~2个月,有的可活3~4个月。

大多数产于肠黏膜内的新生幼虫,侵入局部淋巴管或静脉,随淋巴和血循环到达宿主各器官、组织,但只有到达横纹肌内的幼虫才能继续发育。侵入部位多是活动较多、血液供应丰富的肌肉,如膈肌、舌肌、咬肌、咽喉肌、胸肌、肋间肌及腓肠肌等处。幼虫穿破微血管,进入肌细胞内寄生。约在感染后1个月,幼虫周围形成纤维性囊壁,并不断增厚,这种肌组织内含有的幼虫囊包,对新宿主具有感染力。如无进入新宿主的机会,半年后即自囊包两端开始出现钙化现象,幼虫逐渐失去活力、死亡,直至整个囊包钙化。但有时钙化囊包内的幼虫也可继续存活数年之久。

(三)致病

旋毛虫对人体致病的程度与诸多因素有关,如食入幼虫囊包的数量及其感染力,幼虫侵犯的部位及机体的功能状态,特别是与人体对旋毛虫有无免疫力等因素关系密切。轻感染者可无明显症状,重者临床表现复杂多样,如不及时诊治,患者可在发病后3~7周内死亡。

旋毛虫的致病过程分为三期。

1.侵入期　指幼虫在小肠内自囊包脱出并发育为成虫的阶段,因主要病变部位发生在肠道,故亦可称此期为肠型期。幼虫及成虫对肠壁组织的侵犯而引起十二指肠炎、空肠炎,局部组织出现充血、水肿、出血,甚至形成浅表溃疡。患者可有恶心、呕吐、腹痛、腹泻等胃肠症状,同时伴有厌食、乏力、畏寒、低热等全身症状,极易误诊为其他疾病。

2.肌型期　幼虫移行、寄生期,指新生幼虫随淋巴、血循环移行至全身各器官及侵入横纹肌内发育的阶段,因主要病变部位发生在肌肉,故亦可称此期为肌型期。由于幼虫移行时机械性损害及分泌物的毒性作用,引起所经之处组织的炎症反应。患者可出现急性临床症状,如急性全身性血管炎、水肿、发热和血中嗜酸性粒细胞增多等,部分患者可出现眼睑及面部浮肿、眼结膜充血。重症患者可出现局灶性肺出血、肺水肿、胸腔积液、心包积液等;累及中枢神经者,可引起非化脓性脑膜炎和颅内高压,患者可出现昏迷、抽搐等症状。幼虫大量侵入横纹肌后,引起肌纤维变性、肿胀、排列紊乱、横纹消失。虫体周围肌细胞坏死、崩解,肌间质有轻度水肿及炎症细胞浸润。此时,患者突出而最多发的症状为全身肌肉酸痛、压痛,尤以腓肠肌、肱二头肌、肱三头肌疼痛明显。部分患者可出现咀嚼、吞咽或发声障碍。急性期病变发展较快,严重感染的患者,可因广泛性心肌炎导致心力衰竭,以及毒血症和呼吸系统伴发感染而死亡。本病死亡率较高,国内为3%左右。

3.囊包形成期　囊包的形成是由于幼虫的刺激,导致宿主肌组织由损伤到修复的结果。随着虫体的长大、卷曲,幼虫寄生部位的肌细胞逐渐膨大呈纺锤状,形成梭形的肌腔包围虫体,由于结缔组织的增生而形成囊壁。随着囊包的逐渐形成,组织的急性炎症消失,患者的全身症状日渐减轻,但肌痛仍可持续数月。

(四)实验诊断

旋毛虫病的临床表现比较复杂,由于病程的发育可有不同的表现,故单从临床症状及时作出准确的诊断较为困难。应结合询问患者有无食入过生肉或未熟肉的病史,以及有群体发病的特点,并能从患者肌肉内活检出幼虫囊包为确诊依据。血清学方法可协助诊断。

1. 病原诊断 采用活检法,自患者腓肠肌或肱二头肌取样,经压片或切片镜检有无幼虫及囊包。轻度感染或病程早期(感染后 10 天内)均不易检获虫体。如果患者尚有吃剩的肉,亦可用同法检查,以资佐证。为提高检出率,也可采用人工胃液消化分离法,将肌肉消化后,取沉渣或经过离心后检查有无幼虫。

2. 免疫诊断 旋毛虫具有较强的免疫原性,因此免疫诊断有较大意义。目前国内研究较多,一些方法效果较好,已开始用于实践,一般多用幼虫制备抗原。

(五)流行

旋毛虫病呈世界性分布,但以欧洲、北美洲发病率较高。此外,非洲、大洋洲和亚洲的日本、印度、印度尼西亚等国也有流行。我国自 1964 年在西藏首次发现人体旋毛虫病以后,相继在云南、贵州、甘肃、四川、河南、福建、江西、湖北、广东、广西、内蒙古、吉林、辽宁、黑龙江、天津等地都有人体感染的报告,或造成局部流行和暴发流行的报道。

人群旋毛虫病的流行与猪的饲养及人食入肉制品的方式有更为密切的关系。

(六)防治

加强卫生教育,改变食肉的方式,不吃生的或未熟透的猪肉及野生动物肉是预防本病的关键。目前,丙硫咪唑是治疗旋毛虫病的首选药物,不仅有驱除肠内早期幼虫及抑制雌虫产蚴的作用,而且能杀死肌肉中的幼虫,并兼有镇痛、消炎的功效。如在感染后第 1 周内即用药,尚有防止或减轻症状的作用,治愈率可达 100%。此外,甲苯咪唑也有较好的治疗效果。病情严重者,除给予支持治疗外,同时可使用肾上腺皮质激素作辅助治疗。

五、毛首鞭形线虫

毛首鞭形线虫简称鞭虫,寄生于人体回盲部引起鞭虫病。

(一)形态

1. 成虫 外形似马鞭,前端细长,约占虫体长的 3/5,后端明显粗大。鞭虫口腔极小,具有 2 个半月形唇瓣。在两唇瓣间有一尖刀状口矛,活动时可自口腔伸出。雌虫长 35~50mm,尾端钝圆,阴门位于虫体粗大部前方的腹面。雄虫长 30~45mm,尾端向腹面呈环状卷曲,有交合刺 1 根,可自鞘内伸出,鞘表面有小刺。两性成虫的生殖系统均为单管型(图 29-9)。

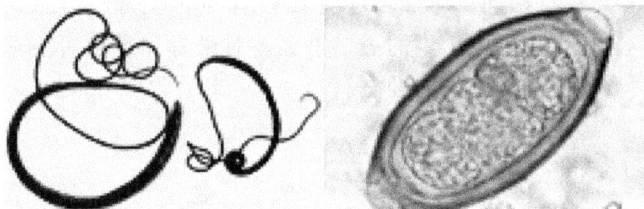

图 29-9 鞭虫成虫及虫卵

2. 虫卵　呈纺锤形,大小约为 $50\sim54\mu m\times22\sim23\mu m$,黄褐色,卵壳较厚,两端各具一个透明的盖塞。虫卵自人体排出时,卵壳内细胞尚未分裂(图 29-9)。

(二)生活史

成虫主要寄生于人体盲肠内,严重感染时,亦可在结肠、直肠,直到回肠下段寄生。雌虫每日产卵约 $1000\sim7000$ 个,虫卵随粪便排出体外,在泥土温度、湿度适宜的条件下,约经 $3\sim5$ 周即可发育为感染期卵。这种虫卵随被污染的食物、饮水、蔬菜等经口进入人体。在小肠内,卵内幼虫活动加剧,以及分泌酶的作用,幼虫自卵壳一端的盖塞处逸出,并多从肠腺隐窝处侵入局部肠黏膜,摄取营养,进行发育。经 10 天左右,幼虫重新回到肠腔,再移行至盲肠,以其纤细的前端钻入肠壁黏膜至黏膜下层组织,后端则裸露在肠腔内寄生并发育为成虫。自误食感染期虫卵至成虫发育成熟产卵,约需 $1\sim3$ 个月。鞭虫在人体内一般可存活 $3\sim5$ 年。

(三)致病

由于虫体的机械性损伤和分泌物的刺激作用,可致肠壁黏膜组织出现充血、水肿或出血等慢性炎症反应。少数患者可有细胞增生、肠壁组织明显增厚,以及在炎症基础上形成肉芽肿等病变。鞭虫以组织液和血液为食,重度感染者可致慢性失血。

一般轻度感染多无明显症状,唯在进行常规粪检时才发现有鞭虫寄生。严重感染者可出现头晕、腹痛、慢性腹泻、消瘦及贫血等。儿童重度感染,可导致直肠脱垂,多见于营养不良或并发肠道致病菌感染的病例。少数患者可出现发热、荨麻疹、嗜酸性粒细胞增多、四肢浮肿等全身反应,以及诱发或加重其他疾病,如阿米巴痢疾、阑尾炎等。

(四)实验诊断

鞭虫病的诊断以检获虫卵为依据,可采用粪便直接涂片法、沉淀集卵法及饱和盐水浮聚法等。因鞭虫卵较小,容易漏检,需反复检查,以提高检出率。

(五)流行

鞭虫广泛分布于热带及温带地区,尤以温暖、潮湿的环境更有利于鞭虫卵的发育和传播。在荫蔽、氧充足的环境中,适宜虫卵发育的温度为 30℃,并能保持感染能力达数月至数年。鞭虫卵对低温、干燥的抵抗力不及蛔虫卵强,因此,在我国南方人群的鞭虫感染率明显高于北方干旱地区。

儿童的感染率及感染度均比成人高,这可能与儿童卫生习惯较差,以及接触感染期虫卵的机会多有关。

(六)防治

防治原则基本上与蛔虫相同。应加强环境卫生、个人卫生和饮食卫生,并做好保护饮用水及加强粪便管理,这是预防鞭虫感染的主要措施。对患者和带虫者应重视驱虫,近年来甲苯咪唑、丙硫咪唑对治疗鞭虫病的效果较好。

第二节　吸　虫

吸虫种类繁多,均营寄生生活,生活史复杂,一般包括卵、毛蚴、胞蚴、雷蚴、尾蚴、囊蚴、童虫与成虫阶段。吸虫为生物源性蠕虫,第一中间宿主均为淡水螺,第二中间宿主为其他水生生物。吸虫感染宿主的方式是尾蚴侵入皮肤或误食囊蚴到达宿主体内。寄生于人体的吸虫有 30 余种,本节主要介绍华支睾吸虫、布氏姜片虫、卫氏并殖吸虫及日本裂体吸虫。

一、华支睾吸虫

华支睾吸虫,又称肝吸虫,成虫寄生于终宿主的肝胆管内,引起华支睾吸虫病,即肝吸虫病。1908 年,首次在我国发现华支睾吸虫病患者,考古研究发现我国湖北江陵西古尸、战国楚墓古尸内均有本虫虫卵,证明华支睾吸虫病在我国流行至少有 2300 多年的历史。

(一)形态

1.成虫　体形狭长,背腹扁平,前端较尖细,后端钝圆,呈葵花籽状,大小为 10~25mm×3~5mm。口吸盘略大于腹吸盘,前者位于虫体前端,后者位于虫体前 1/5 处。有 2 个睾丸,前后排列于虫体后 1/3 处,呈分支状。有 1 个卵巢,分叶,约在虫体中后 1/3 交界处(图 29-10)。

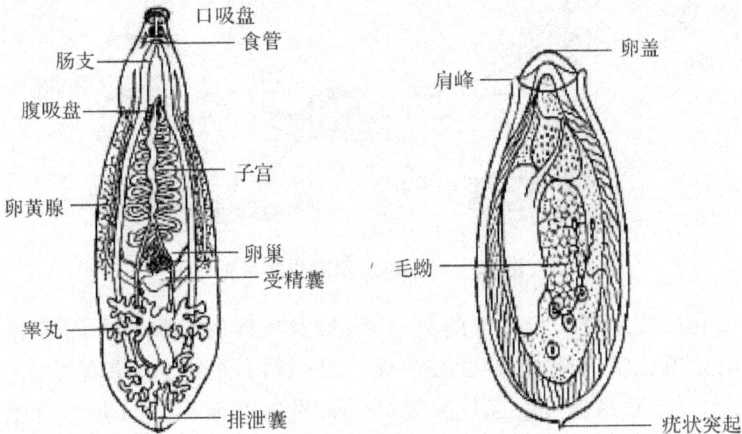

图 29-10　华支睾吸虫成虫、虫卵

2.虫卵　黄褐色,芝麻形,平均大小为 $29\mu m \times 17\mu m$;卵壳厚,狭窄一端可见突出的卵盖,盖缘两边肩峰明显,卵盖对侧有呈点状突起的小疣;卵内为一成熟毛蚴(图 29-10)。

(二)生活史

成虫主要寄生于人、犬、猫和猪等的肝胆管内,产出的虫卵随宿主胆汁进入消化道随粪便排出。当虫卵进入水中,被其第一中间宿主淡水螺吞食后,在螺体消化道内孵出毛蚴,经胞蚴、雷蚴和尾蚴三个阶段的发育,成熟的尾蚴从螺体内逸出,在水中遇到第二中间宿主淡水鱼或淡水虾,则侵入其肌肉等组织内发育为囊蚴(感染阶段)。

终宿主因生食或半生食含有活囊蚴淡水鱼、虾而感染。囊蚴在终宿主十二指肠内脱囊而出,经胆总管进入肝胆管发育为成虫;也可通过血管或穿过肠壁经腹腔到肝胆管内发育为成虫。从食入囊蚴到粪便中出现虫卵所需时间约 1 个月。成虫在人体内的寿命一般为 20~30 年(图 29-11)。

(三)致病

成虫在肝胆管内寄生时的分泌物、代谢产物和机械性刺激等因素诱发的变态反应可引起胆管内膜及胆管周围超敏反应及炎性反应,胆管壁增厚,管腔相对狭窄,甚至发生肝细胞纤维化,有时还可合并细菌感染引起细菌性肝脓肿。

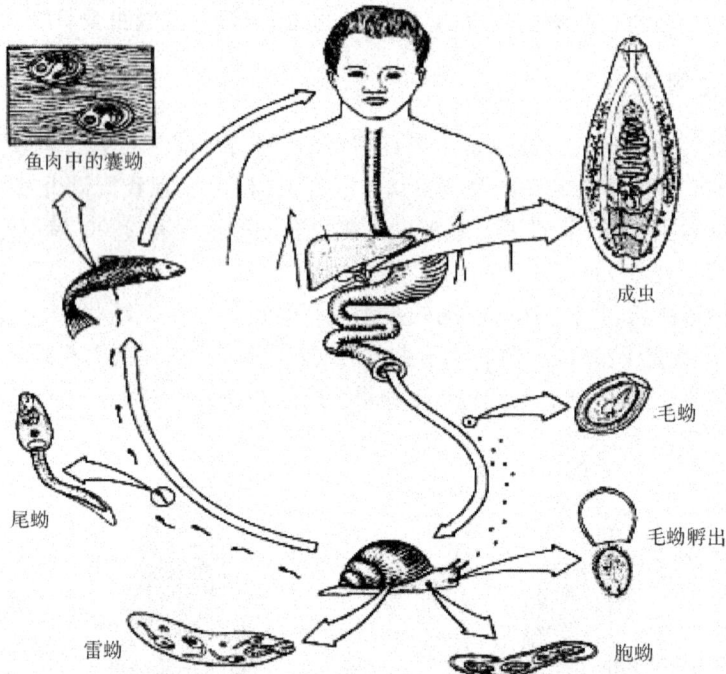

鱼肉中的囊蚴

成虫

毛蚴

毛蚴孵出

尾蚴

雷蚴

胞蚴

图 29 - 11　华支睾吸虫生活史

华支睾吸虫病的临床表现与感染的数量、病程及机体的免疫力等因素有关。轻者仅有胃肠不适等上消化道症状;中度感染者有消化不良、腹泻、肝肿大;重者可致肝硬化,少数可有肝脾肿大、腹水。儿童患者可引起发育障碍。常见的并发症有胆囊炎、胆结石、阻塞性黄疸和原发性肝癌等。

(四)实验诊断

1.病原检查　检获虫卵是确诊的主要依据,常用的方法有集卵法(如水洗离心沉淀法、乙醚沉淀法等)和十二指肠引流胆汁进行离心沉淀检查。

2.免疫诊断　酶联免疫吸附试验(ELISA)、斑点免疫金银染色法(Dot-IGSS)、间接血凝试验(IHA)、间接荧光抗体试验(IFAT)、皮内试验(IDT)等都可用于华支睾吸虫病的诊断。其中,ELISA 法具有高度的敏感性和特异性,是目前符合现场需要的最好免疫诊断方法。

3.影像诊断　常用的方法有 B 超、CT、逆行胰胆管造影(ERCP)和磁共振胰胆管成像(MRCP)等。

(五)流行

1.分布　华支睾吸虫病主要分布在亚洲,在我国除青海、宁夏、内蒙古、西藏未见报道外,其余省(自治区、市)均有不同程度流行。全国感染人数约 1249 万;华支睾吸虫高感染率的省(区)主要在南部的广东、广西和北部的黑龙江、吉林,感染率最高的为广东省(16.42%)。

2.流行因素　①传染源多,患者、带虫者和保虫宿主均可作为华支睾吸虫病的传染源,该病为人畜共患寄生虫病;②中间宿主广泛,第一中间宿主淡水螺和第二中间宿主淡水鱼、虾广泛分布于水体中;③传播途径:人们的饮食习惯不良,喜欢生食或半生食淡水鱼虾;④粪便管理不当,如用新鲜粪便养鱼。

(六)防治

预防本病最有效的措施是大力开展卫生宣教,使群众认识本病的危害及其传播途径,不吃生的或不熟的鱼虾。提倡卫生的烹调方法和饮食习惯,注意将切生、熟食砧板、刀具等分开。

治疗药物首选吡喹酮。重度感染者,可将吡喹酮与阿苯达唑各减半联合应用,不但对华支睾吸虫病有很好疗效,同时能有效驱治肠道内线虫。

加强粪便管理,防止虫卵入水。此外,还应加强动物的管理,不用生鱼喂猫、犬、猪。

二、布氏姜片吸虫

布氏姜片吸虫,简称姜片虫,是寄生于人体小肠中最大的一种吸虫,引起姜片虫病。姜片虫是人类最早认识的寄生虫之一,早在 1600 多年前就有记载,如祖国医书中早有"肉虫""赤虫"等记述。姜片虫病的流行常与种植水生植物和养猪业有密切关系。

(一)形态

1.成虫　姜片虫成虫硕大、肉红色,虫体肥厚,椭圆形,背腹扁平,前窄后宽,长为20～75mm,宽为 8～20mm,厚为 0.5～3mm。两吸盘相距很近,口吸盘近体前端,直径约0.5mm,腹吸盘靠近口吸盘后方,呈漏斗状,肌肉发达,较口吸盘大 4～5 倍,肉眼可见。睾丸2 个,高度分支,前后排列于虫体后半部的大半。卵巢分支,位于虫体中部稍前方。子宫盘曲在腹吸盘和卵巢之间(图 29－16)。

2.虫卵　椭圆形,淡黄色,大小为130～140mm×80～85mm,是人体蠕虫卵中最大的一种,卵壳薄而均匀,卵盖不明显。虫卵内含 1 个卵细胞和约 20～40个卵黄细胞(图 29－12)。

(二)生活史

布氏姜片吸虫的终宿主是人和猪,中间宿主为扁卷螺,以菱角、荸荠、茭白、水浮莲、浮萍等水生植物为传播媒介。

姜片虫成虫寄生在终宿主小肠上段,虫卵随终宿主粪便排出体外,虫卵入水后,在适宜温度(26～32℃)下,经 3～7 周的发育孵出毛蚴。毛蚴侵入扁卷螺中,经胞蚴、母雷蚴、子雷蚴阶段而形成尾蚴。尾蚴自螺体逸出后,吸附于水生植物等物体的表面,分泌成囊物质包裹其体部,脱去尾部而成囊蚴。终宿主食入囊蚴后,在消化液和胆汁作用下,囊蚴

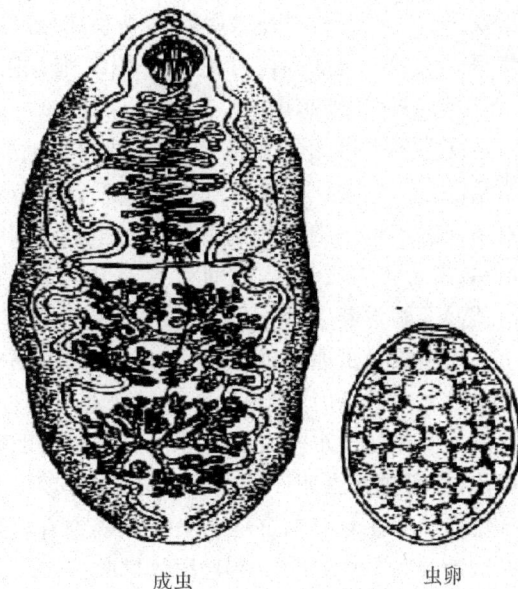

成虫　　　　　　虫卵

图 29－12　姜片虫成虫及虫卵

中的后尾蚴逸出并吸附于十二指肠或空肠上段的黏膜上吸取营养,约经 1～3 个月发育为成虫(图 29－13)。猪感染后 5～7 个月内产卵量最多,日产卵量约为 25000 个,9 个月后排卵量逐渐减少。估计姜片虫的寿命在猪体不超过 2 年,在人体最长可达 4.5 年。

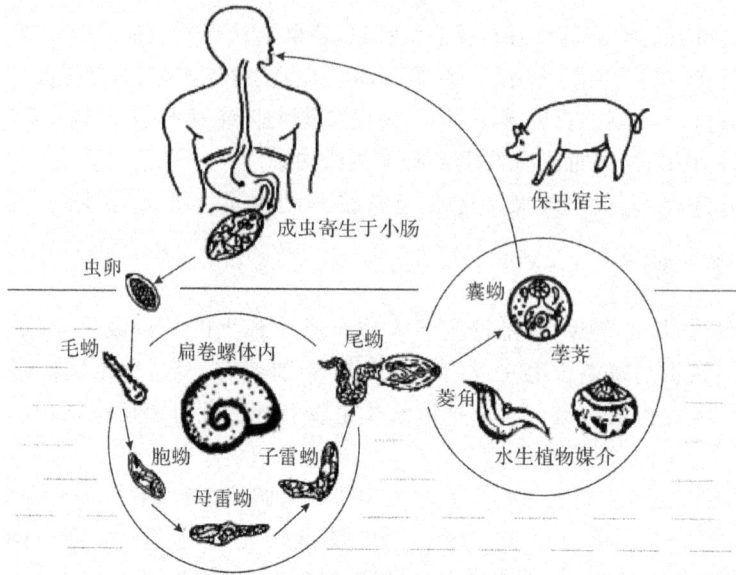

图 29 - 13　姜片虫生活史

(三)致病

姜片虫成虫的致病作用,包括机械性损伤及虫体代谢产物引起的变态反应。姜片虫的吸盘发达、吸附力强,可使被吸附的黏膜坏死、脱落,肠黏膜发生炎症、点状出血、水肿甚至形成溃疡或脓肿。病变部位可见中性粒细胞、淋巴细胞和嗜酸性粒细胞浸润,肠黏膜分泌增加,血中嗜酸性粒细胞增多。

轻度感染者可无明显症状;虫体数较多时常出现腹痛和腹泻,并表现为消化不良,消化功能紊乱,蛋白质减少,各种维生素缺乏;排便量多,稀薄而臭,或腹泻与便秘交替出现,甚至发生肠梗阻。重感染的儿童,可出现消瘦、贫血、浮肿、腹水以及智力减退和发育障碍等症状,少数患者可因衰竭、虚脱而死亡。

(四)实验诊断

粪便中检出虫卵是确诊姜片虫感染的依据。因姜片虫卵大,容易识别,用直接涂片法即可检出绝大多数患者,但轻度感染病例往往漏检。应用浓集方法可提高检出率,常用的浓集法有离心沉淀法及水洗自然沉淀法。定量透明厚涂片法(改良加藤氏法)的检出效果与沉淀法相仿,并可进行虫卵计数,以了解感染程度。

免疫学方法对早期感染或大面积普查有较好的辅助诊断价值。常用的方法有酶联免疫吸附试验(ELISA)和间接荧光抗体试验(IFA)等。

(五)流行

1.流行状况　姜片虫病主要分布在亚洲的温带和亚热带的一些国家。我国除东北、内蒙古、新疆、西藏、青海、宁夏等省(区)外,18 个省(区、市)均有病例报道。姜片虫病主要流行于种植菱角及其他可供生食的水生植物、地势低洼、水源丰富的地区。

2.流行特点　猪感染姜片虫较普遍,是最重要的保虫宿主。用含有活囊蚴的青饲料(如水浮莲、水萍莲、蕹菜、菱叶、浮萍等)喂猪是感染的主要原因。将猪舍或厕所建在种植水生植物的塘边、河旁,或用粪便施肥,都可造成粪内虫卵入水。另一方面,这种水体含有机物多,有利于扁卷螺类的孳生繁殖。这样就构成了姜片虫完成生活史所需的全部条件。生食菱角、茭白等水生植物,尤其在收摘菱角时,边采边食易于感染。实验证实姜片虫尾蚴可在水面上成囊,因此,饮用生水可能引起感染。

(六)防治

防治原则包括加强粪便管理,防止人、猪粪便通过各种途径污染水体,大力开展卫生宣教,勿生食未经刷洗及沸水烫过的水生植物(如菱角、茭白等),勿饮生水,勿用被囊蚴污染的青饲料喂猪。流行区需开展普查普治工作,以吡喹酮作为治疗的首选药物,杀灭中间宿主扁卷螺。

三、卫氏并殖吸虫

卫氏并殖吸虫,又称肺吸虫,主要寄生于肺部,引起肺吸虫病。

(一)形态

1.成虫　形似半粒花生米,虫体肥厚,背部略隆起,腹面扁平。活体呈暗红色,固定后呈灰白色,体长 7.5～12mm,宽 4～6mm,厚 3.5～5mm。口、腹吸盘大小相近,腹吸盘位于虫体中横线之前。卵巢分 5～6 叶,形如指状,与子宫并列于腹吸盘之后;睾丸分支,左右并列于虫体后端 1/3 处。口、腹吸盘比例,卵巢类型,睾丸长度比是并殖吸虫形态鉴别重要特征(图 29－14)。

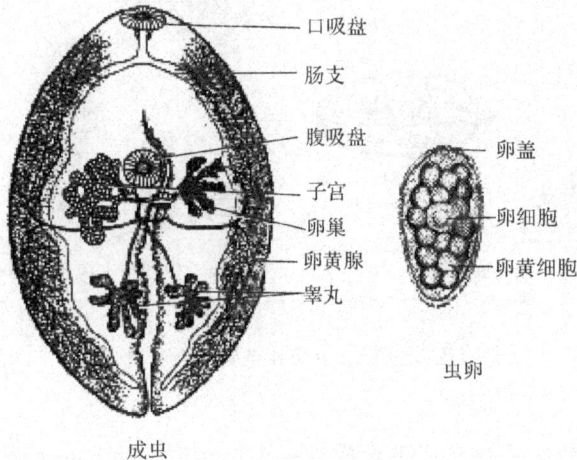

图 29－14　卫氏并殖吸虫形态

2.虫卵　呈金黄色,椭圆形,大小为 80～118μm×48～60μm,最宽处近卵盖一端。卵盖大,略倾斜,或脱落。卵内含有 1 个卵细胞和 5～12 个卵黄细胞(图 29－14)。

(二)生活史

成虫主要寄生于终宿主的肺脏,形成虫囊,并与支气管相通,虫卵经气管随痰咳出或吞咽后随粪便排出。卵入水中,在适宜温度下约经 3 周孵出毛蚴,如遇川卷螺则主动侵入并经过胞蚴、母雷蚴、子雷蚴发育为成熟的尾蚴。尾蚴从螺体逸出后,在水中主动侵入或被淡水溪蟹或蝲蛄吞食,并在其肌肉、内脏或鳃上形成囊蚴。人或其他终宿主因食入含有活囊蚴的溪蟹、蝲蛄而感染。囊蚴进入终宿主,经消化液作用,后尾蚴脱囊而出,其靠前端腺分泌液和两吸盘的强有力伸缩运动,穿过肠壁进入腹腔,徘徊于各器官之间或邻近组织及腹壁。约经

1～3周,童虫穿过膈肌经胸腔入肺发育成熟,形成虫囊。囊中一般含有 2 条或 2 条以上的成虫。有些童虫可终身穿行于组织间直到死亡。自囊蚴进入终宿主到成虫成熟产卵,约需 2～13 个月。如果囊蚴进入非适宜宿主体内,虫体穿过肠壁,经腹腔入腹壁后,大多数虫体不再回到腹腔而长期停留在腹壁,或从腹壁进入结缔组织、深层肌肉,虫体不能发育成熟并产卵,而长期处于滞育状态。卫氏并殖吸虫在人体内一般可存活 5～16 年,也曾有记载可活 20 年或更久的(图 29 - 15)。

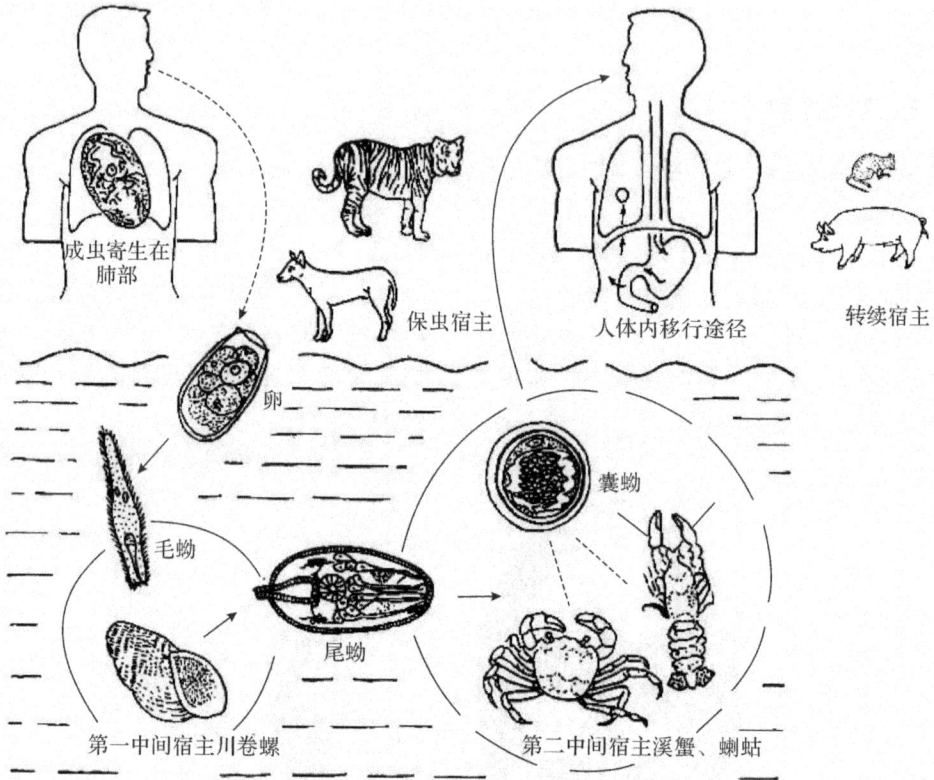

成虫寄生在肺部

保虫宿主

人体内移行途径

转续宿主

卵

囊蚴

毛蚴

尾蚴

第一中间宿主川卷螺

第二中间宿主溪蟹、蝲蛄

图 29 - 15　卫氏并殖吸虫生活史

(三)致病

卫氏并殖吸虫的致病主要是童虫或成虫在人体组织与脏器内移行、寄居造成的机械性损伤及其代谢产物等抗原物质引起的免疫病理反应。根据病变的发展过程,可分为急性期和慢性期。

1.急性期　急性期主要由童虫移行、游窜引起。童虫穿过肠壁引起肠壁出血。在腹腔、腹壁徘徊穿行,尤其大多数童虫从肝表面移行或从肝组织穿过,引起局部出血和坏死。此期全身症状可轻可重,轻者仅有食欲不振、乏力、低热等非特异性症状;重者起病急,症状明显,如高热、腹痛、腹泻等。实验室检查示血象变化明显,白细胞增多,其中嗜酸性粒细胞明显增多,一般为 20%～140%,甚至可高达 80% 以上,呈类白血病反应。大多数认为症状出现时间在食入囊蚴后 1～13 个月。

2.慢性期　童虫进入肺后引起的病变,大致可分为三期。

(1)脓肿期:脓肿期主要是虫体移行引起组织破坏和出血。肉眼可见病灶呈充血性小结节状,有的呈隧道状,内有血液,有时可见童虫。随后,出现炎性渗出,渗出物内含中性和嗜酸性粒细胞。病灶周围产生肉芽肿组织,形成薄膜状脓肿壁,并逐渐形成脓腔。X线检查显示边界模糊不清的浸润性阴影。

(2)囊肿期:因渗出性炎症,大量细胞浸润、死亡崩解、液化,脓肿内含物逐渐变成赤褐色黏稠性液体。囊壁因大量肉芽组织增生而肥厚,虫体可离开虫囊移行到附近形成新的虫囊,这些虫囊可互相沟通。X线检查显示多房性囊状阴影。

(3)纤维瘢痕期:因虫体死亡、转移,或囊肿与支气管相通,囊肿内容物逐渐被排除或吸收,肉芽组织填充愈合,最后病灶由纤维组织替代形成瘢痕。X线检查显示硬结性或条索状阴影。

以上三期病变常可同时见于同一器官(肺)。

卫氏并殖吸虫成虫主要寄生在肺部,患者的临床表现主要为胸肺型症状,如咳嗽、胸痛、痰中带血或咳铁锈色痰(痰中可见虫卵),胸部X线检查显示肺部有明显改变,易误诊为肺结核和肺炎。但部分虫体也可侵犯其他组织与器官,临床上根据其主要损伤部位分为腹型:腹痛、腹泻、大便带血等;脑型:头晕、头痛、癫痫、偏瘫、视力障碍等;皮肤型:游走性皮下包块、结节等。

(四)实验诊断

1.病原学诊断　从痰、粪便或组织中检出病原体即可确诊。痰液检查可用直接涂片法或浓集消化法;粪便检查可用直接涂片法或各种集卵法,但阳性率较低;活检皮下包块或切除的组织结节,发现童虫、成虫或虫卵也可确诊。

2.免疫学诊断　对于组织内寄生的卫氏并殖吸虫,病原学诊断往往比较困难,主要依靠免疫学方法作为辅助诊断,常用的方法有皮内试验(ID)、酶联免疫吸附试验(ELISA)等。其中ELISA法敏感性、特异性高,广泛用于并殖吸虫抗体检测,阳性率可高达90%～100%,是目前流行病学调查的首选方法。

3.CT和X线检查　CT或X线检查适用于胸肺型和脑型患者,结合免疫学检测方法有助于明确诊断。

(五)流行

1.分布　卫氏并殖吸虫分布广泛。在我国,除西藏、新疆、内蒙古、青海、宁夏未报道外,其他省、自治区、直辖市均有本虫分布。

2.流行因素

(1)传染源多:能排出虫卵的人和肉食哺乳动物是本病的传染源。本病的保虫宿主种类多,如虎、豹、狼、狐、大灵猫和果子狸等多种野生动物是自然疫源地的主要传染源。

(2)中间宿主广泛:卫氏并殖吸虫的第一中间宿主川卷螺和第二中间宿主溪蟹、蝲蛄广泛分布于淡水中。

(3)饮食习惯不良:以腌、醉方式生吃或半生吃淡水溪蟹、蝲蛄或生饮溪水。

(4)粪便管理不当造成水体污染。

(六)防治

防治并殖吸虫病的关键是"防",重点是广泛开展有关本病知识的宣传,改进饮食卫生习惯,宣传教育当地居民不生食或半生食溪蟹、蝲蛄及其制品;讲卫生,不饮疫区生水,提倡熟食各种肉类。目前常用的治疗药物为吡喹酮。

四、日本裂体吸虫

日本裂体吸虫又称日本血吸虫，简称血吸虫。成虫主要寄生于人或牛、羊、猪、马等家畜的肠系膜静脉内，可致血吸虫病。祖国医学很早就有类似血吸虫病的记载。在湖南长沙马王堆及湖北江陵出土的西汉古尸体内均查见了日本血吸虫卵，证实血吸虫病已在我国流行2100 年以上。

(一)形态

1.成虫　虫体长圆柱状，形似线虫。雌雄异体，常成合抱状态。口吸盘和腹吸盘位于虫体前端，稍后的腹吸盘呈杯状突出，较口吸盘大。

雄虫略粗短，呈乳白色或灰白色，大小为 $10\sim22mm\times0.5mm$，背腹略扁，虫体自腹吸盘后向两侧增宽并向腹面卷曲，形成抱雌沟。雌虫细长，大小为 $20\sim28mm\times0.3mm$，肠管内含有较多残存的黑褐色血色素，故虫体呈灰褐色或黑色(图 27-16)。

2.虫卵　呈椭圆形，淡黄色，大小为 $74\sim106\mu m\times55\sim80\mu m$，卵壳薄而均匀，无卵盖，卵壳一侧有一小棘称为侧棘，由于虫卵周围附着坏死组织、粪渣等污物，有时不易见到小棘。内含一毛蚴，在毛蚴和卵壳之间可见到大小不一的油滴状物质，为毛蚴分泌的可溶性虫卵抗原物质(soluble egg antigen,SEA)。SEA 是血吸虫致病的主要因素之一，也是诊断血吸虫病的良好抗原(图 27-16)。

3.毛蚴　毛蚴静止时呈梨形，左右对称，平均大小为 $35\mu m\times99\mu m$，周身有纤毛，凭借纤毛可在水中做直线运动。体内前部中央两侧有一对头腺，有利于毛蚴侵入中间宿主(图 27-16)。

4.尾蚴　尾蚴为血吸虫的感染阶段。尾蚴全长可达 $280\sim360\mu m$，由体部和尾部组成，尾部又分尾干和尾叉，尾叉为其重要特征。虫体内可见的结构有口、腹吸盘和五对穿刺腺。当尾蚴遇到人或哺乳动物皮肤时，用吸盘吸附在皮肤上，依靠其腺体分泌物的酶促作用在数秒至数分钟内即可侵入宿主皮肤。

(二)生活史

日本血吸虫成虫寄生于人及多种哺乳动物的门脉—肠系膜静脉系统，雌虫产卵于静脉末梢内。部分虫卵发育成熟后，成熟毛蚴分泌的 SEA 能透过卵壳，引起周围组织发炎坏死。由于肠的蠕动、腹内压增加，致使坏死组织向肠腔溃破，虫卵便随破溃组织落入肠腔，随粪便排出体外。虫卵入水后，在适宜的条件下(温度、光照、pH 值等)，卵内毛蚴孵出。当毛蚴遇到中间宿主钉螺时，可钻入钉螺体内，经母胞蚴到子胞蚴的无性繁殖，分批形成许多尾蚴。尾蚴从螺体内逸出，分布在水的表层，人或动物接触含血吸虫尾蚴的水体(疫水)后，尾蚴钻入皮肤而感染。尾蚴侵入皮肤后，变为童虫。

童虫钻入小静脉或淋巴管，随血流或淋巴液到达右心、肺，穿过肺泡小血管到左心被运送到全身。大部分童虫再次进入小静脉，顺血流入肝内门脉系统，童虫在此暂时停留，并继续发育(图 29-16)。当性器官初步分化后，雌雄合抱，移行到门脉—肠系膜静脉系统寄居、交配、产卵。日本血吸虫成虫平均寿命约 4.5 年。

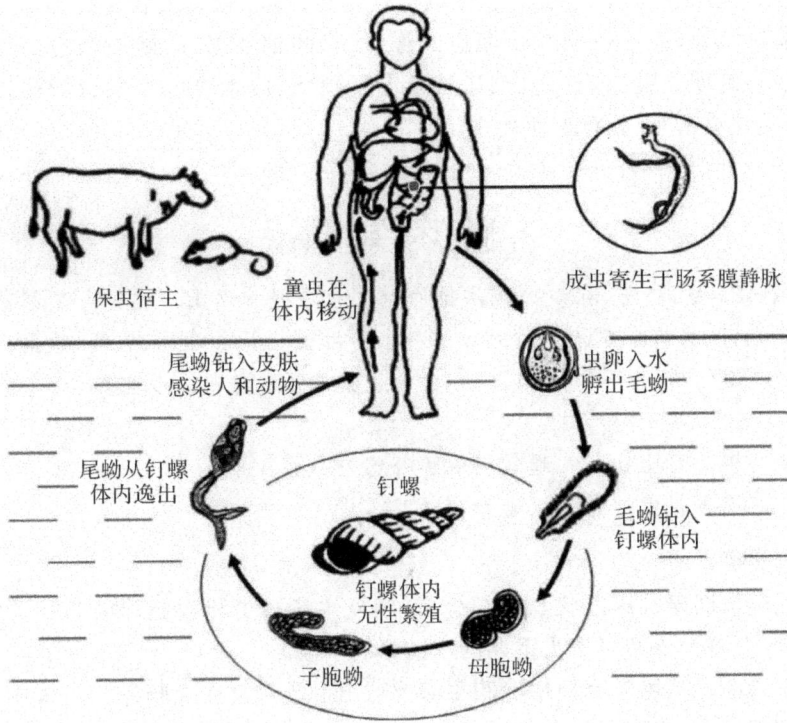

图 29 - 16 日本血吸虫生活史

(三)致病

日本血吸虫的尾蚴、童虫、成虫和虫卵均可致病,其中,以虫卵的危害最为严重。

1. 尾蚴所致的病变 血吸虫尾蚴钻入皮肤后数小时至数天内,可引起尾蚴性皮炎。接触尾蚴的皮肤出现红色丘疹和瘙痒,真皮内毛细血管扩张充血,伴有出血、水肿,周围有嗜酸性粒细胞、中性粒细胞和单核细胞浸润,这与尾蚴的分泌物引起的速发型变态反应有关。

2. 童虫所致的病变 尾蚴侵入皮肤后即变为童虫,可引起童虫性肺炎。童虫移行经过肺时,可穿破肺泡壁毛细血管进入肺组织内,引起肺脏点状出血;肺血管周围还可见轻度水肿和嗜酸性粒细胞浸润。患者常出现咳嗽、咯血、发热、血中嗜酸性粒细胞增多、一过性肺部浸润及全身不适等临床表现。

3. 成虫所致的病变 血吸虫雌雄合抱后发育为成虫,寄生于门脉—肠系膜静脉系统,摄取营养和吞食红细胞,引起贫血;成虫的口吸盘和腹吸盘可机械性损伤静脉血管壁,引起静脉内膜炎和静脉周围炎。

4. 虫卵所致损害 血吸虫病最主要的病变是由虫卵造成的。成熟虫卵内毛蚴释放SEA,SEA 与相应抗体在虫卵周围形成免疫复合物,导致大量嗜酸性粒细胞浸润形成虫卵肉芽肿(虫卵结节)。随着病程的进展,卵内毛蚴死亡不再释放 SEA,虫卵周围炎性细胞逐渐减少,类上皮细胞开始增殖并包绕虫卵残骸,虫卵崩解、破裂甚至钙化,类上皮细胞演变为多核巨细胞,肉芽肿外围由数层纤维母细胞包绕,形成纤维化的瘢痕组织。

血吸虫病根据临床表现及病理变化可分为急性、慢性和晚期。急性血吸虫病的主要症状有发热、腹痛、腹泻、肝脾肿大及嗜酸性粒细胞增多;慢性血吸虫病症状不明显,仅表现腹泻、腹痛、肝脾肿大等,常于劳累和受凉后发作,症状间歇性出现,随病情进展可有乏力、消瘦、劳动力减退;晚期血吸虫病主要临床特征有肝硬化、腹水、巨脾、发育障碍、消化道出血等,患者多因消化道出血、肝昏迷而死亡。

临 床 案 例

患者,男性,21岁,战士,在参加抗洪抢险时在水中浸泡24h。次日高热寒颤、淋巴结肿大、全身酸痛、乏力,经抗感冒治疗后无效。一个月后出现肝区疼痛、腹痛、腹泻、痢疾样脓血便。检查:体温39℃,肝肋下2cm有压痛,大便直接涂片镜检见血吸虫卵。

思考题:

1.此患者可能患什么疾病?通过何种途径感染?

2.你认为还需要做哪些检查来帮助确诊?

(四)实验诊断

血吸虫病的诊断除临床症状与体征外,询问疫水接触史与实验诊断非常关键。病原学诊断可以确诊,免疫学诊断可作为重要的辅助诊断手段。

1.病原学诊断　从患者粪便中检获虫卵或孵出毛蚴以及在直肠黏膜组织中发现虫卵均可对患者进行确诊,但病原学诊断方法对轻度感染者和晚期血吸虫病患者以及经过多年有效防治的流行区人群的诊断效果不理想,常出现漏检现象。

2.免疫学诊断　近20多年以来,血清学诊断方法得到了较大的发展,目前已用作血吸虫病诊断、疫情监测和考核疗效的重要手段。其检测靶标包括抗体、循环抗原和免疫复合物等,其中环卵沉淀试验(COPT)是血吸虫病重要的辅助诊断方法之一。

知 识 拓 展

环卵沉淀试验(COPT)是虫卵抗原与相应抗体反应的一种类型,与粪检的阳性符合率为94.1%~100%。当环沉率(阳性反应虫卵数与实际观察虫卵数的百分比)≥5%时,即为阳性。目前,该方法仍为重要的辅助诊断方法之一,可用作综合查病、血清流行病学调查、疫情监测、化疗靶人群的确定等。对无血吸虫病史人群和距末次治疗3年以上的血吸虫病患者,若环沉率≥3%,结合临床表现可考虑治疗方案。

(五)流行

1.流行概况　我国解放初期,血吸虫病流行于广东、广西、福建、江西、浙江、江苏、安徽、湖南、湖北、云南、四川和上海12个省(区、市)。目前,主要分布在湖南、湖北、江西、安徽、江苏的湖区及四川、云南的山区。

2.流行环节

(1)传染源:日本血吸虫病是人兽共患寄生虫病,除人外,牛、羊等多种家畜和鼠、野兔等多种野生动物都是重要的传染源。

(2)传播途径:造成血吸虫病传播的三个重要环节是:①含血吸虫卵的粪便入水;②中间

宿主钉螺的存在;③人畜接触疫水。因此,防止粪便污染水源、消灭钉螺和避免接触疫水均可有效切断传播途径。

(六)防治

我国血吸虫病综合防治策略经历了从"以灭螺为主导"到"以化疗为主导"的发展过程。针对部分湖沼地区和大山区难以防治的现状,提出了以化疗为主导、重点地带灭螺、结合健康教育等综合治理措施,因时因地制宜,科学防治。

第三节　绦　虫

绦虫均营寄生生活,生活史复杂,多需 1～2 个中间宿主。一般成虫寄生于脊椎动物的小肠,中期幼虫则寄生于脊椎动物或无脊椎动物组织内。绦虫大小差异悬殊,但其基本结构和生活史相似。寄生于人体的绦虫有 30 余种,本节主要介绍猪带绦虫和牛带绦虫。

一、猪带绦虫

猪带绦虫也称链状带绦虫、猪肉绦虫或有钩绦虫。我国古代医籍中称其为"白虫"或"寸白虫"。成虫寄生于人体的小肠内,引起猪带绦虫病;幼虫寄生于猪或人体的皮下、肌肉、眼、脑等处引起猪囊尾蚴病或猪囊虫病。

(一)形态

1.成虫　白色或乳白色,雌雄同体,背腹扁平呈带状,体长 2～4m,体前端较细,向后逐渐变宽,分节。虫体由头部、颈节和链体组成。

(1)头节:近似球形,直径约 1mm。有顶突和四个吸盘,顶突上有两圈 20～50 个小钩(图 29-17)。

(2)颈节:头节之后,为细小而不分节的颈部,颈部具有很强的生发功能。

(3)链体:由 700～1000 节片组成。连接颈部之后的幼节呈扁长方形,其内生殖器官尚未发育成熟。链体中部的成节近方形,内部具有发育成熟的雌雄性生殖器官各一套。成节内有 150～200 个滤泡状睾丸,分布于节片背面两侧;卵巢分 3 叶,左右较大,中央叶较小。链体后部的孕节呈竖长方形,雌雄性生殖器官已大部萎缩或退化,但子宫却很发达,每个孕节内含 4 万个虫卵,充满虫卵的子宫向两侧分支,每侧各有 7～13 支(图 29-17)。

2.幼虫　称猪囊尾蚴或囊虫,卵圆形,乳白色半透明,大小为 10mm×5mm,囊内充满囊液,囊内有一向内翻卷的白色头节(图 29-17)。

3.虫卵　圆球形,棕黄色,直径为 31～43μm。卵的最外层是无色透明的卵壳,薄且易脱落,其次是胚膜,较厚,有放射状条纹,内含六钩蚴。新鲜虫卵内可见有 3 对小钩的六钩蚴(图 29-17)。

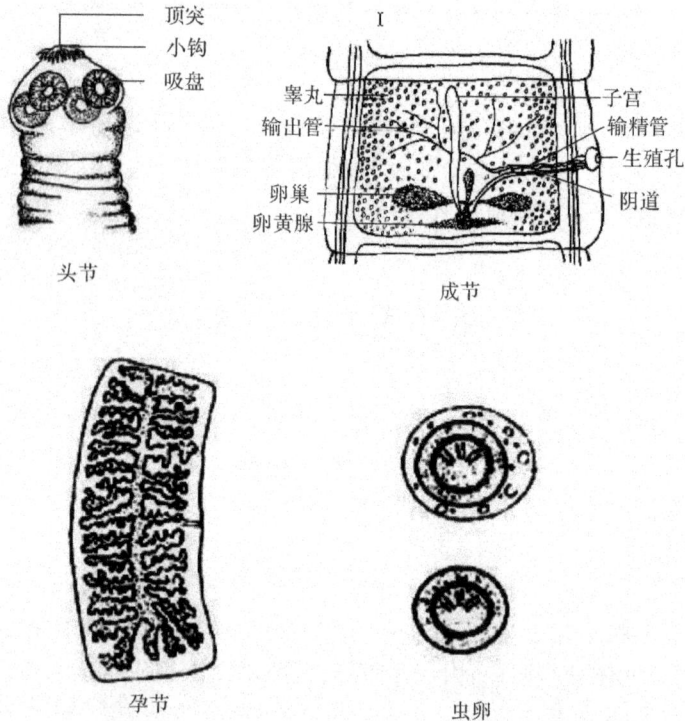

图 29 - 17　猪带绦虫头节、成节、孕节和虫卵形态

(二)生活史

　　猪带绦虫发育过程需要两个宿主,人是最主要的终宿主,也可作为中间宿主,猪和野猪是主要的中间宿主。

　　成虫寄生在人体小肠上段,以吸盘和小钩附着于肠壁。虫体末端的孕节脱落,随粪便排出。脱落的孕节仍可蠕动,因受压孕节破裂,虫卵散出。孕节或虫卵若被猪食入,虫卵在小肠内经消化液的作用,胚膜破裂,六钩蚴逸出,并钻入肠壁进入血管或淋巴管,随血循环到达猪的全身各组织器官,经 10 周左右发育为囊尾蚴,含囊尾蚴的猪肉称为"米猪肉"或"豆猪肉"。猪囊尾蚴在猪体内可存活数年。人若食入含有活囊尾蚴的猪肉,囊尾蚴则在人的小肠内,在胆汁作用下头节翻出,附着在肠壁上,约 2～3 个月发育为成虫。成虫在人体可活 10～20 年,有的可长达 25 年。人如误食虫卵,六钩蚴同样也可在人体组织中发育为囊尾蚴(图 29 - 18)。

(三)致病

　　人若误食含有活囊尾蚴的猪肉,则囊尾蚴在人小肠内可发育为成虫,引起猪带绦虫病;若误食虫卵,则卵内六钩蚴在人体组织内可发育为囊尾蚴,引起猪囊虫病。人体感染虫卵的方式有 3 种:①自体内感染:体内有绦虫寄生,由于肠道的逆蠕动,将脱落在小肠中的孕节或卵返入胃内,造成严重感染;②自体外感染:体内有成虫寄生,误食自己排出的虫卵而感染;③异体感染:食入他人排出的虫卵而感染。

　　1.成虫致病　成虫寄生于人体多为一条,重感染时也可有多条,但个体较小。成虫寄生时常无明显症状,患者多因粪便内发现节片而就诊。少数患者由于成虫吸盘、小钩刺激肠黏膜引起的炎症及虫体毒素和代谢产物的吸收,可出现腹部不适、腹痛、腹泻、消化不良、腹胀及消瘦等症状,偶尔可致肠梗阻、肠穿孔、腹膜炎。

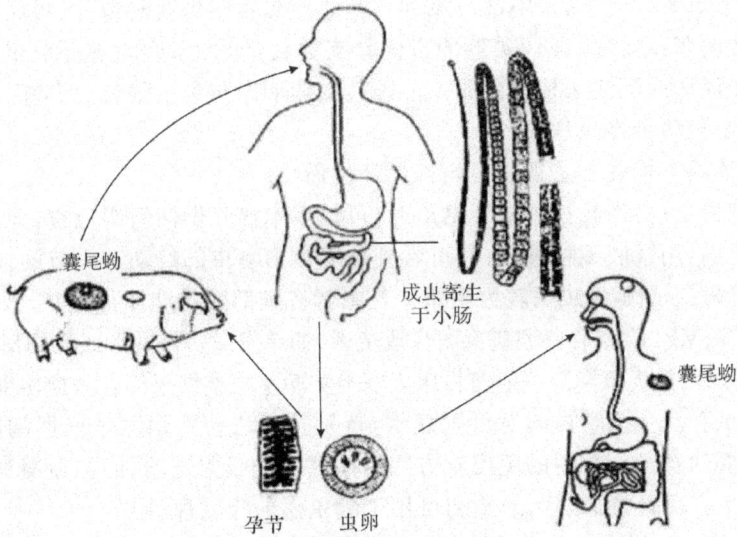

图 29-18 猪带绦虫生活史

2.囊尾蚴致病 猪囊尾蚴寄生人体引起囊尾蚴病,俗称囊虫病。因其寄生于组织脏器内,故其危害远大于成虫。根据寄生部位囊虫病可分为三型。

(1)皮下及肌肉囊虫病:本型最为常见。囊尾蚴寄生在皮下时呈结节状,圆形或椭圆形,硬如软骨,可在皮下稍有移动,无压痛,与周围组织无粘连。结节数目可从1个至数千个不等,多分批出现,以头部及躯干较多见。寄生在肌肉时,可引起局部肌肉酸痛、发胀,轻者也可无症状。

(2)脑囊虫病:本病对人体危害最为严重。因虫体寄生的部位、数量不同,特别是人体的免疫反应不同,其症状复杂多样,有的可无症状,有的较为严重甚至突然死亡。癫痫发作、颅内压增高和精神症状是脑囊虫病的三大主要症状,以癫痫发作最为常见。

(3)眼型囊虫病:猪囊尾蚴可寄生于眼的任何部位,以眼球深部玻璃体及视网膜下最为常见,通常累及单眼。轻者仅表现为视力障碍;眼内囊尾蚴存活时,患者尚能忍耐,一旦囊尾蚴死亡,虫体的分解物可产生强烈的刺激,造成眼内组织变性,导致玻璃体浑浊,视网膜脱离,视神经萎缩,并发白内障、青光眼,最后导致失明。

临 床 案 例

患者,男性,46岁,因肌肉酸痛一个月、头痛、头晕、恶心、呕吐入院。既往有高血压病。询问患者饮食习惯,患者经常吃"烤猪肉串"。检查:胸前区皮下活动性结节,手术摘除后确定为猪囊尾蚴。颅脑CT示额叶2cm×3cm大小低密度灶,第四脑室轻度扩张。

思考题:

1.此患者可诊断什么疾病?

2.患者误食什么而感染?

3.确诊本病的主要依据是什么?

(四)实验诊断

1.猪带绦虫病诊断 询问食肉方式、有无食"米猪肉"史及有无节片排出史对诊断具有一定意义。有绦虫感染时,粪便中常可见到孕节。若患者提供新鲜节片,可将孕节用生理盐水冲洗后,夹在两张载玻片之间,观察子宫侧分支数目,即可确诊。还可采用粪便直接涂片法、饱和盐水漂浮法或沉淀法检查虫卵。但因其虫卵形态与牛带绦虫虫卵相同,仅靠虫卵的检出不能确定是否猪带绦虫病。

2.囊虫病诊断　检查方法视囊尾蚴寄生部位而异。

(1)皮肌型囊虫病:当触摸到皮下结节时,可以手术摘除做活组织检查,即可确诊。

(2)眼囊虫病:用眼底镜检查,有时可看到玻璃体内囊虫的蠕动和头节的伸缩活动。

(3)脑囊虫病:诊断脑囊虫病较为困难。若患者有脑部症状和体征,脑脊液或血清学检查阳性,或头颅 CT、MRI 检查有典型囊虫图像改变者(如单发或多发圆形或椭圆形密度减低区或增高区,有的囊内可见头节影),可依据临床表现与实验室检查结果综合考虑协助诊断。

3.免疫学试验　免疫学试验对可疑病例,特别是无法获得病原学依据的脑囊虫病患者的诊断具有重要的意义。常用的免疫学方法有酶联免疫吸附试验、间接血凝试验、酶标对流免疫电泳试验等。循环抗原(CAg)检测可用于囊虫病的疗效评价。

(五)流行

1.分布　除因宗教习俗而禁食猪肉的国家和民族外,世界各地均有散在病例。本病在我国分布几乎遍及全国,已知在 30 个省、市、自治区有本病的发生和流行,但感染率各地差异较大,东北、华北、云南等少数地区感染率较高,呈区域性流行。

2.流行因素　绦虫病的流行,与当地居民有爱吃生的或未煮熟猪肉的习惯或不良生活习惯密切相关。如用绦虫患者的新鲜粪便施肥,或餐饮人员有绦虫感染,人通过误食虫卵污染的蔬菜或食物而造成异体感染。绦虫患者本身则可能通过自体内或自体外方式感染囊虫病。

(六)防治

(1)加强卫生宣传:不吃生肉或半生肉。切生肉、熟肉或蔬菜的刀和砧板要分开。注意个人卫生和饮食卫生,饭前便后要洗手。如有节片排出,应尽早驱虫,防止自体感染囊虫病。

(2)改变养猪方法,改善养猪条件,提倡圈养,厕所与猪圈应分开等。

(3)加强肉食检疫:严格肉类检验,严禁销售"米猪肉"。

(4)治疗患者:①治疗绦虫患者和带虫者是消除传染源的重要措施。常用的药物有吡喹酮、灭绦灵、槟榔和南瓜子等。②囊虫病的治疗:以手术摘除为主,不能手术摘除的囊虫仍以药物治疗为主。吡喹酮和阿苯哒唑是治疗囊虫病的有效药物。

知识拓展

槟榔作用于虫体前部,南瓜子作用于虫体后部,在泻药硫酸镁的协同下,可驱除绦虫。多数患者 5～6h 内排出完整的虫体,若只排出部分虫体,可用温水坐浴,让虫体缓慢排出,切勿用力拉扯,以免虫体头节留在消化道内。驱虫后应收集 24h 粪便,检查有无头节排出,若头节排出,表明虫体已驱净,如未检获头节应继续随访,3～4 个月后复查,无孕节、虫卵发现可视为治愈。

二、牛带绦虫

牛带绦虫又称肥胖带绦虫、牛肉绦虫或无钩绦虫。成虫寄生于人体小肠内,引起牛带绦虫病;幼虫寄生于牛的皮下、肌肉、眼、脑等处引起牛囊尾蚴病。

(一)形态与生活史

牛带绦虫成虫、囊尾蚴的形态(图 29-19)以及生活史与猪带绦虫相似,主要区别点见表 29-1。两种绦虫的虫卵形态相似,不易鉴别,故统称带绦虫卵。

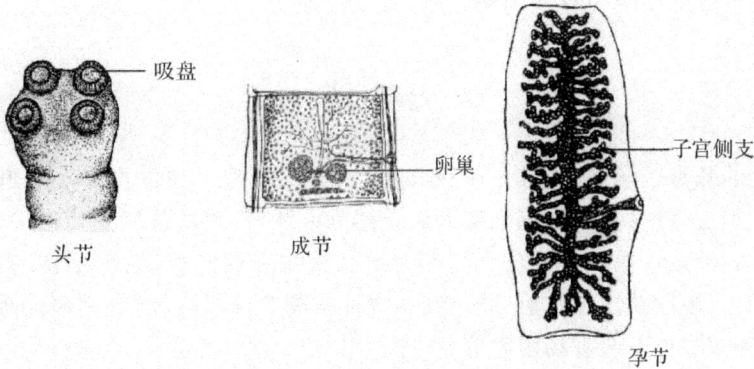

吸盘
头节
卵巢
成节
子宫侧支
孕节

图 29-19 牛带绦虫头节、成节和孕节

表 29-1 牛带绦虫与猪带绦虫形态的区别

区别点	猪带绦虫	牛带绦虫
体长	2~4m	4~8m
头节	球形,直径约 1mm,有顶突和 25~50 小钩	略呈方形,直径约 1.5~2.0mm,无顶突和小钩
节片	700~1000 节,较薄、略透明	1000~2000 节,较厚,不透明
成节	卵巢分左右两叶和中央小叶	卵巢分左右两叶
孕节	子宫分支每侧 7~13 支,不整齐	子宫分支每侧 15~30 支,整齐
囊尾蚴	头节有顶突及小钩	头节无顶突及小钩
终宿主	人	人
中间宿主	猪、人	牛

(二)致病

寄生人体的牛带绦虫成虫多为一条,严重感染者可达 10 余条或更多。患者一般无明显症状,仅发现孕节从肛门逸出或粪便中发现孕节。有时患者可出现上腹不适、消化不良、恶心、腹胀、腹泻或体重减轻等。由于孕节自动从肛门逸出,患者自觉有肛门及会阴部瘙痒感。大量虫体寄生可引起肠梗阻等并发症。

(三)实验诊断

患者一般无临床症状,常因粪便中发现孕节或孕节自动从肛门逸出,散落在衣裤和褥单上而前来就诊。将孕节夹在两张载玻片之间,检查孕节子宫分支数可作为确诊依据,以此与猪带绦虫相鉴别。也可用透明胶带粘取法、肛门拭子法检查虫卵,或用饱和盐水浮聚法从粪便中查虫卵,但不能确定虫种。

(四)流行

本虫呈世界性分布,以牧区或以牛肉为主要肉食的地区多见,其他地区散在分布。在我国新疆、内蒙古、西藏、四川、云南、贵州、广西、甘肃及台湾的一些地区有地方性流行,其中以西藏感染率最高,可达70％以上,患者多为青壮年,男性多于女性。造成流行的主要因素有患者和带虫者的粪便污染环境及居民食用牛肉方法不当等。

(五)防治

牛带绦虫病的防治与猪带绦虫相同。

小　结

1.最常见的几种医学蠕虫,其中蛔虫、蛲虫、钩虫、旋毛虫和鞭虫都是肠道寄生虫,生活史较为简单。蛔虫、蛲虫和鞭虫感染期卵经口感染人体,钩虫丝状蚴主要经皮肤钻入人体感染或食入含活旋毛虫幼虫囊包的肉而感染。蛔虫成虫引起肠炎、营养不良、胆道蛔虫症、肠梗阻等;钩虫引起慢性缺铁性贫血、肠炎和钩蚴性皮炎等;蛲虫引起肛周瘙痒等;旋毛虫引起全身肌肉酸痛等;鞭虫引起直肠脱垂等。

2.吸虫生活史复杂,均需中间宿主,大多以囊尾蚴感染人体,血吸虫以尾蚴感染人体。肝吸虫成虫寄生于人体肝胆管内,引起肝吸虫病;肺吸虫寄生于人体肺部,引起肺吸虫病;姜片虫成虫寄生在人体小肠上段,引起姜片虫病;血吸虫寄生于人体门脉—肠系膜静脉系统,引起血吸虫病,晚期可导致肝硬化。

3.猪肉绦虫生活史复杂,需要1~2个中间宿主,历经虫卵、六钩蚴、囊尾蚴和成虫等发育阶段。成虫寄生在人体肠道,引起猪绦虫病;幼虫囊尾蚴可寄生在人体脑、眼、肌肉等处,引起猪囊虫病。牛肉绦虫只有成虫寄生于人体肠道,引起牛绦虫病。

思考与练习

一、单项选择题(以下每道题有 A、B、C、D、E 五个备选答案,请从中选一个最佳答案)

1.蛔虫的感染阶段是　　　　　　　　　　　　　　　　　　　　(　)
　A.丝状蚴　　　　　　B.尾蚴　　　　　　C.囊尾蚴
　D.受精卵　　　　　　E.感染期卵

2.钩虫感染人体的主要方式和途径是　　　　　　　　　　　　(　)
　A.经口感染　　　　　B.经胎盘感染　　　　C.经皮肤感染
　D.经节肢动物传播　　E.经输血感染

3.人感染日本血吸虫是由于　　　　　　　　　　　　　　　　(　)
　A.与粪便接触　　　　B.媒介昆虫叮咬　　　C.与疫水接触
　D.食入污染的食物　　E.接触患者

4.华支睾吸虫的寄生部位是　　　　　　　　　　　　　　　　(　)
　A.小肠　　　　　　　B.盲肠　　　　　　C.十二指肠
　D.肝胆管　　　　　　E.肺脏

5.人体感染猪肉绦虫成虫是因为食入　　　　　　　　　　　　(　)

A. 猪肉内的囊尾蚴　　　　B. 淡水鱼、虾内的囊蚴　　　C. 牛肉内的囊尾蚴

D. 水生植物上的囊蚴　　　E. 猪肉绦虫虫卵

6. 消灭日本血吸虫应采取的措施是　　　　　　　　　　　　　　　（　　）

　　A. 治疗患者　　　　　　　B. 加强粪便管理　　　　　C. 消灭钉螺

　　D. 加强水管理　　　　　　E. 以上均是

7. 驱虫治疗猪肉绦虫病后,检获下列哪项可以确定疗效　　　　　　（　　）

　　A. 链体　　　　　　　　　B. 头节　　　　　　　　　C. 幼节

　　D. 成节　　　　　　　　　E. 孕节

8. 肺吸虫的第一中间宿主是　　　　　　　　　　　　　　　　　　（　　）

　　A. 钉螺　　　　　　　　　B. 豆螺　　　　　　　　　C. 川卷螺

　　D. 扁卷螺　　　　　　　　E. 以上均不是

9. 感染钩虫后危害最严重的疾病是　　　　　　　　　　　　　　　（　　）

　　A. 缺铁性贫血

　　B. 消化功能紊乱

　　C. 肠梗阻

　　D. 会阴部、肛门周围皮肤瘙痒

　　E. 腹痛

10. 最大的蠕虫卵是　　　　　　　　　　　　　　　　　　　　　（　　）

　　A. 肝吸虫卵　　　　　　　B. 肺吸虫卵　　　　　　　C. 日本血吸虫卵

　　D. 姜片吸虫卵　　　　　　E. 绦虫卵

二、名词解释

1. 医学蠕虫

2. 线虫

3. 绦虫

4. 吸虫

三、问答题

1. 简述蛔虫的生活史及致病性。

2. 简述血吸虫的生活史及致病性。

3. 简述钩虫的生活史及致病性。

4. 寄生于肠道的蠕虫有哪几种?

5. 说出各种蠕虫的感染阶段及寄生部位。

（叶　霞、赵海琳）

参考答案

第三十章　医学原虫

原虫为单细胞真核生物,属于原生动物界,迄今已发现 65000 余种,分布在海洋、土壤、水或腐败物内。医学原虫有 40 余种,感染的结果依赖于虫种的毒力、感染量和宿主的抵抗力,从无症状到威胁生命。

(一)形态

原虫的结构与单个动物细胞一样,由细胞膜、细胞质和细胞核组成。

(二)生活史

有的原虫整个生活史中只有一个发育阶段,即滋养体,一般以直接接触的方式传播;有的原虫生活史中有滋养体和包囊两个阶段,滋养体具有运动和摄食功能,为原虫的生长、发育和繁殖阶段;包囊处于静止状态,为原虫的感染阶段,一般通过饮水或食物进行传播,在寄生的原虫中该阶段通常与致病作用有关。根据医学原虫的传播方式,可将其生活史分为以下三种类型。

1.人际传播型　此类原虫生活史简单,完成生活史只需要一种宿主。借直接接触或中间媒介在人群中传播。

2.循环传播型　该型原虫生活史较复杂,完成生活史需要一种以上的脊椎动物作为终末宿主和中间宿主,其感染阶段可在两者之间进行传播。

3.虫媒传播型　此类原虫完成生活史需在吸血昆虫体内进行有性或无性繁殖,再通过叮咬、吸血传播给人或其他动物。

(三)生理

医学原虫的生理过程包括运动、生殖、营养和代谢。

(四)致病机制

寄生原虫的致病作用与虫种、株系、寄生部位及宿主的抵抗力有关。

1.宿主抵抗力　宿主本人对原虫具有的抵抗力主要涉及三个方面,即非特异性因素、细胞免疫和体液免疫。

2.原虫致病机制　宿主感染原虫后所产生的免疫应答,一方面表现为对再感染的抵抗力,另一方面可诱导宿主产生超敏反应,引起组织损伤和免疫病理变化。此外,虫体产生的毒性产物或机体损伤也可能是其致病机制之一。

第一节　叶足虫

一、溶组织内阿米巴

(一)形态

1.溶组织内阿米巴(图30-1)　通常在结肠腔内以二分裂法繁殖,分为大滋养体和小滋养体两型;①大滋养体:20~40μm大小,依靠伪足做一定方向移动,见于急性期患者的粪便或肠壁组织中,吞噬组织和红细胞,故又称组织型滋养体;②小滋养体:6~20μm大小,伪足少,以宿主肠液、细菌、真菌为食,不吞噬红细胞,也称肠腔型滋养体。若宿主健康状况下降,则分泌溶组织酶,通过自身运动而侵入肠黏膜下层,变成大滋养体。

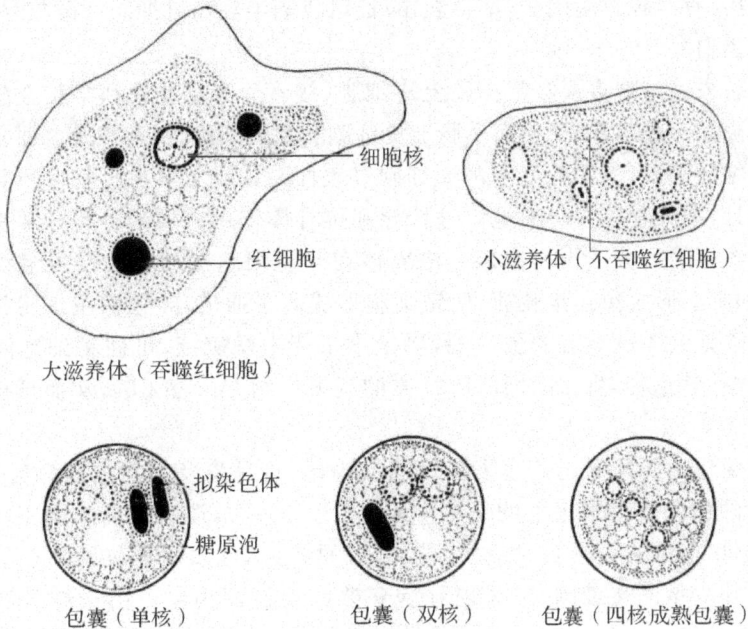

图30-1　溶组织内阿米巴

2.包囊　滋养体在肠腔里形成包囊的过程称为成囊。滋养体在肠腔之外的器官或外界不能成囊。在肠腔内滋养体逐渐缩小并停止活动,变成近似球形的包囊前期,然后变成一核包囊并进行二分裂增殖。胞质内有一呈短棒状的营养储存结构即拟染色体。拟染色体的形态具有虫种鉴别意义。未成熟包囊内尚含有糖原泡。成熟包囊有4个核,直径为10~20μm,包囊壁厚约125~150nm,光滑,核为泡状核,与滋养体相似但稍小。

(二)生活史

人为溶组织内阿米巴的适宜宿主,猫、狗和鼠等也偶尔可作为宿主。含4个核的成熟包囊为感染期,摄入被四核包囊污染的食品或饮水后,在回肠末端或结肠的中性或碱性环境中,由于包囊中的虫体运动和肠道内酶的作用,包囊壁在某一点变薄,囊内虫体多次伸长,伪足伸缩,虫体脱囊而出。4核虫体经三次胞质分裂和一次核分裂发展成8个滋养体,随即在结肠上端摄食细菌并进行二分裂增殖。虫体在肠腔内下移的过程中,随着肠内容物的脱水和环境变化等因素的刺激而形成圆形的包囊前期,然后分泌呈囊物质形成包囊,随粪便排出。

包囊在外界潮湿环境中可存活并保持感染性数日至1个月,但在干燥环境中易死亡。滋养体可侵入肠黏膜,吞噬红细胞,破坏肠壁,引起肠壁溃疡,也可随血流入其他组织或器官,引起肠外阿米巴病。随坏死组织脱落进入肠腔的滋养体,可随粪便排出体外,滋养体在外界环境中只能短时间存活,即使被宿主吞噬也会在通过上消化道时被消化液杀死。

(三)致病性

1.致病机制 溶组织内阿米巴滋养体具有侵入宿主组织或器官、适应宿主的免疫反应和表达致病因子的能力。滋养体表达的致病因子可破坏细胞外间质,接触依赖性的溶解宿主组织和抵抗补体的溶解作用,其中破坏细胞外间质和溶解宿主组织是虫体侵入组织的重要方式。这些致病因子的转录水平是调节其致病潜能的重要机制。影响溶组织内阿米巴的致病性因素中,有3种致病因子,即半乳糖/乙酰氨基半乳糖可抑制性凝集素、阿米巴穿孔素和半胱氨酸蛋白酶。

滋养体首先通过凝集素吸附在肠上皮细胞,接着分泌穿孔素和半胱氨酸蛋白酶破坏肠黏膜上皮屏障和穿破细胞,杀伤宿主肠上皮细胞和免疫细胞,引起溃疡。凝集素介导滋养体吸附于宿主结肠上皮、中性粒细胞和红细胞等表面。该凝集素在吸附后还具有重要的溶细胞作用。此外,凝聚素还参与细胞信号传导和抗补体作用。阿米巴穿孔素是一组包含在滋养体胞质颗粒中的小分子蛋白家族。滋养体在与靶细胞接触时或侵入组织时可注入穿孔素,在宿主细胞上形成穿孔状破坏,使靶细胞形成离子通道,导致宿主细胞损害和溶解。半胱氨酸蛋白酶是虫体最丰富的蛋白酶,属于木瓜蛋白酶家族,可使靶细胞溶解或降解补体C3,激活补体代替途径,蛋白酶则降解补体的裂解产物C3a和C5a,从而抵抗补体介导的抗炎反应。

2.病理变化 肠阿米巴病多发于盲肠或阑尾,也易累及乙状结肠和升结肠,偶尔累及回肠。典型的病变是口小底大的烧瓶样溃疡(图30-2),溃疡间的黏膜正常或稍有充血水肿,这与细菌引起的弥漫性炎性病灶不同。除重症外,原发病灶仅局限于黏膜层。镜下可见组织坏死伴少量的炎细胞,以淋巴细胞和浆细胞浸润为主。由于滋养体可溶解中性粒细胞,故中性粒细胞少见。阿米巴肿是结肠黏膜对阿米巴刺激的增生反应,主要是组织肉芽肿伴慢性炎症和纤维化。虽仅1%~5%患者伴有阿米巴肿,但需与肿瘤进行鉴别诊断。

3.临床表现 阿米巴病的潜伏期2~26天不等,以2周多见。起病突然或隐匿,可呈爆发性或迁延性,可分为肠阿米巴病和肠外阿米巴病。

(1)肠阿米巴病:溶组织内阿米巴滋养体侵袭肠壁引起肠阿米巴病。常见病变部位在盲肠和升结肠,其次为直肠、乙状结肠和阑尾,有时可累及大肠全部和一部分回肠。根据临床过程阿粑病可分为急性和慢性。急性期的临床症状从轻度、间歇性腹泻到暴发性、致死性的痢疾不等。典型的阿米巴痢疾有腹泻、一日数次或数十次,粪便呈果酱色、伴奇臭并带血和黏液,80%患者有局限性腹痛、不适、胃肠胀气、里急后重、厌食、恶心呕吐等。从急性型可突然发展成为急性暴发型,急性暴发性痢疾则是严重和致命性的肠阿米巴病,常为儿科疾病,患者有大量的黏液血便、发烧、低血压、广泛性腹痛、强烈而持续的里急后重、恶心、呕吐和出现腹水,60%的患者可发展成肠穿孔,亦可发展成肠外阿米巴病。慢性阿米巴病则长期表现为间歇性腹泻、腹痛、胃肠胀气和体重下降,可持续一年以上,甚至五年之久。肠阿米巴病最严重的并发症是肠穿孔和继发性细菌性腹膜炎,呈急性或亚急性过程。

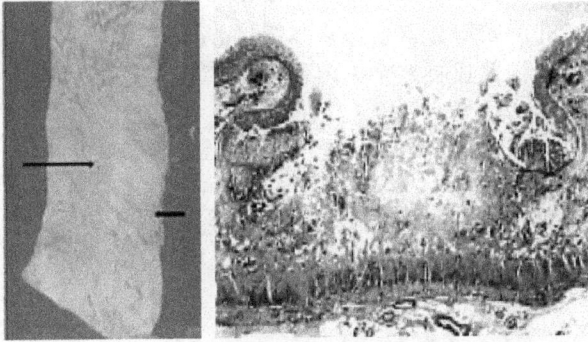

图 30 - 2 溶组织内阿米巴引起的肠阿米巴病

阿米巴痢疾是溶组织内阿米巴侵入结肠引起的肠道传染病,图示肠黏膜面,可见口小底大的烧瓶状溃疡

(2)肠外阿米巴病:是肠黏膜下层或肌层的滋养体进入静脉,经血行播散至其他器官引起的阿米巴病,以阿米巴性肝脓肿最常见,患者以青年男性为多见,脓肿多见于肝右叶,且以右叶顶部为主。全部肠阿米巴病例中有10%的患者伴肝脓肿。临床症状有右上腹痛并可向右肩放射,发热和肝肿大、伴触痛,也可表现为寒战、盗汗、厌食和体重下降,少部分患者甚至可以出现黄疸。肝脓肿穿刺可见巧克力酱样脓液,且可检出滋养体。多发性肺阿米巴病常发生于右肺下叶,多因肝脓肿穿破膈而继发,主要有胸痛、发热、咳嗽和咳巧克力酱样痰。X线可检查出渗出、实变或脓肿形成,甚至形成肺支气管瘘管。若脓肿破入胸腔或气管,引流配合药物治疗十分重要。约 1.2%~2.5%的患者可出现脑脓肿,临床症状有头痛、呕吐、眩晕、精神异常等。而脑脓肿患者中94%合并肝脓肿。45%的脑脓肿患者可发展为脑膜脑炎。阿米巴性脑脓肿的病程进展迅速,不及时治疗,死亡率高。皮肤阿米巴病少见,常由直肠病灶播散到会阴部引起,会阴部损害则会散布到阴茎、阴道甚至子宫;亦可因肝脓肿破溃而发生于胸腹部瘘管周围。

二、溶组织内阿米巴的寄生虫学检查及防治原则

(一)实验室检查

1.病原检查 确诊肠阿米巴病的方法,常用的有粪便检查、人工培养和肠镜组织检查或刮拭物涂片检查。

2.免疫学检查 常用方法有间接血凝试验、间接荧光抗体试验和 ELISA 等。

(二)防治原则

根据溶组织内阿米巴须通过宿主粪便排出大量包囊污染水源食物而传播的特点,其防治措施应侧重于以下几个方面。

1.查治患者和带虫者以控制传染源 特别要发现和治疗从事饮食工作的包囊携带者及慢性患者,必要时应予鉴别虫种,制定治疗对策。抗虫治疗目前以甲硝咪唑(灭滴灵)为急性

阿米巴病(包括不同部位的脓肿)的首选药物,口服吸收良好,副作用少,但到达结肠浓度偏低,单纯用于治疗带虫者的效果并不理想。根治肠阿米巴病应配伍用喹碘方、碘氯羟喹等对肠腔型阿米巴有效的喹啉类药物。氯喹亦为治疗肠外阿米巴病的有效药物。中药鸦胆子仁、大蒜素、白头翁等也有一定疗效,且副作用小。

2.管理粪便　保护水源为切断阿米巴病传播途径的主要环节。因地制宜进行粪便无害化处理,杀灭其中包囊,并严密防止粪便污染水源,应是防制阿米巴病的关键措施。

3.注意饮食饮水卫生　养成良好个人习惯,消灭害虫,搞好环境卫生,防止病从口入,均为保护易感人群的有力措施。

第二节　鞭毛虫

一、阴道毛滴虫

阴道毛滴虫是寄生在人体阴道及泌尿道的鞭毛虫,主要引起滴虫性阴道炎,是以性传播为主的一种传染病,通过直接或间接接触感染,20～40岁女性感染率最高。

(一)形态

滋养体呈梨形或椭圆形(图30-3),宽10～15μm,长可达30μm,无色透明,有折光性,具有4根前鞭毛和1根后鞭毛,后鞭毛向后伸展与虫体波动膜外缘相连。波动膜位于虫体前1/2处,为虫体做旋转式运动的器官。胞核位于虫体前端1/3处,为椭圆形泡沫核,核的上缘有5颗排列成杯状的基体,由此发出鞭毛。虫体柔软多变,活动力强。

(二)生活史

阴道毛滴虫生活史简单,仅有滋养体期。虫体以纵二分裂法繁殖,以吞噬和吞饮摄取食物,滋养体通过直接或间接接触方式传播。主要寄生在女性阴道、尿道,男性尿道、前列腺。

(三)致病性

在正常情况下,健康妇女的阴道环境,因乳酸杆菌的作用而保持酸性(pH值为3.8～4.4),可抑制阴道毛滴虫虫体或其他细菌生长繁殖,这称为阴道的自净作用。如果泌尿生殖系统功能失调,如妊娠、月经后使阴道内pH接近中性,有利于滴虫和细菌生长。而滴虫寄生阴道时,消耗糖原,妨碍乳酸杆菌的酵解作用,使阴道的pH转变为中性或碱性,滴虫得以大量繁殖,更促进继发性细菌感染,加重炎症反应。

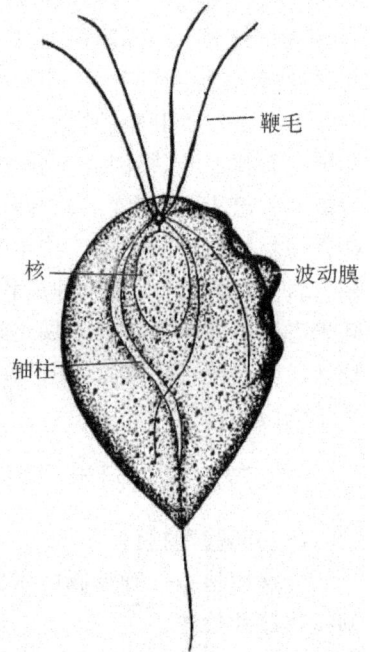

图30-3　阴道毛滴虫

鞭毛
核
波动膜
轴柱

二、阴道毛滴虫的寄生虫学检查及防治原则

(一)实验室检查

取阴道后穹隆的分泌物、尿液沉淀物或前列腺液中查见滋养体为确诊依据。

(二)防治原则

发现无症状的带虫者及患者都应及时诊治以减少或控制传染源,夫妻双方必须同时用药。常用的口服药物为甲硝唑(灭滴灵),局部可用滴维净。改善公共设施,净化公共浴厕,如改盆浴为淋浴,坐厕改为蹲厕,注意个人卫生与经期卫生等。

第三节　孢子虫

一、疟原虫

疟原虫属于真球菌目、疟原虫科、疟原虫属,是疟疾的病原体。寄生于人类的疟原虫有 4 种,即间日疟原虫、恶性疟原虫、三日疟原虫和卵形疟原虫。我国主要有间日疟原虫和恶性疟原虫,三日疟原虫少见,卵形疟原虫罕见。

(一)形态

疟原虫的基本结构包括核、胞质和胞膜,环状体为后期尚有消化分解血红蛋白后的最终产物——疟色素。4 种人体疟原虫的基本结构相同,但发育的形态不同;除了疟原虫本身的形态特征不同之外,被寄生的红细胞在形态上也可发生变化。被寄生红细胞的形态有无变化以及变化的特点,对鉴别疟原虫种类很有帮助。

1.疟原虫在红细胞内发育各期的形态　疟原虫在红细胞内生长、发育、繁殖,形态变化很大,一般分为 3 个主要发育期(图 30 - 4)。

(1)滋养体:疟原虫在红细胞内摄取营养和生长、发育的阶段。按发育先后,滋养体有早、晚之分。早期滋养体胞核小,胞质少,中间有空泡,虫体多呈环状,故又称为环状体。随着虫体长大,胞核也增大,胞质增多,有时伸出伪足,胞质中开始出现疟色素。

(2)裂殖体:晚期滋养体发育成熟,核开始分裂后即称为裂殖体。核经反复分裂,最后胞质随之分裂,每一个核都被部分胞质包裹,成为裂殖子。早期的裂殖体称为未成熟裂殖体,晚期含有一定数量的裂殖子且疟色素已经集中成团的裂殖子体称为成熟裂殖体。

(3)配子体:疟原虫经过数次裂殖体增殖后,部分裂殖子侵入红细胞中发育长大,核增大而不再分裂,胞质增多而无伪足,最后发育成圆形、卵圆形或新月形的个体,称为配子体。配子体有雌、雄(或大小)之分;雌(大)配子体虫体较大,胞质致密,疟色素多而粗大,核致密而偏于虫体一侧或居中;雄(小)配子体虫体较小,胞质稀薄,疟色素少而细小,核质疏松、较大、位于虫体中央。

2.超微结构

(1)裂殖子:红细胞内期裂殖子呈卵圆形,有表膜复合膜包绕。大小随虫种略有不同,平均长 $1.5\mu m$,平均直径 $1\mu m$。表膜是由一层质膜和两层紧贴的内膜组成。紧靠内膜的下面是一排起于顶端极环并向后部放散的表膜下微管。内膜和表膜下微管起细胞骨架作用,使

裂殖子有硬度。在裂殖子侧面表膜有一胞口,红细胞内期各期原虫通过胞口摄取宿主细胞浆。

裂殖子顶端是一截头的圆锥形突起称为顶突,有 3 个极环。在此区可见两个电子致密的棒状体和数个微线体。棒状体和微线体可能在裂殖子侵入宿主时起作用。裂殖子后部可见一线粒体。内质网很少,但胞浆内有丰富的核糖体。高尔基复合体不明显。裂殖子的核大而圆,位于虫体后半部,沿核膜可见核穿孔,未见核仁。

(2)子孢子:子孢子形状细长,长约 $11\mu m$,直径为 $1.0\mu m$,常弯曲呈 C 形或 S 形,前端稍细,顶端较平,后端钝圆,体表光滑。子孢子内的细胞器基本上与裂殖子相似。表膜由一外膜、双层内膜和一层表膜下微管组成。虫体的微弱运动可能是表膜下微管的伸缩引起的。子孢子的前端顶部有一向内伸入的顶杯即顶突,在顶突周围有 3～4 个极环。细胞核一个,长形。在核的前方或后方,有数量很多的微线体,呈圆形、卵圆形或长形。

(二)生活史

以人(中间宿主)和雌性按蚊(终宿主)做宿主,并经历世代交替。

1.感染过程　按蚊吸人血时,疟原虫子孢子随唾液进入人体随血液侵入肝细胞。

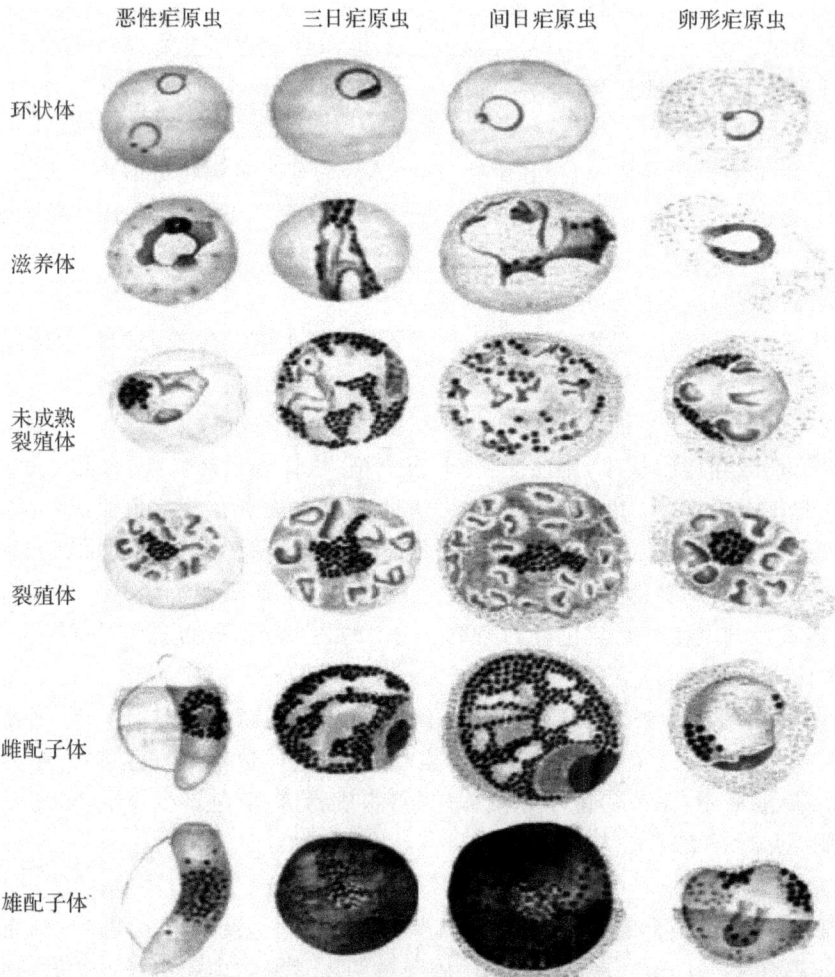

图 30-4　4 种疟原虫各期形态

2.疟原虫在人体内发育 在肝细胞内，子孢子—滋养体—裂体增殖—红外期裂殖体—裂殖子（约12000个）—肝细胞破裂—裂殖子散出—血窦，一部分裂殖子被吞噬，一部分则侵入红细胞内发育。

3.疟原虫在蚊子体内发育 在蚊胃腔内进行有性生殖（即配子生殖期）和无性生殖（即孢子增殖期）发育成子孢子。

（三）致病性

疟原虫的主要致病阶段是红细胞内期的裂体增殖期。致病力强弱与侵入的虫种、数量和人体免疫状态有关。

1.潜伏期 指疟原虫侵入人体到出现临床症状的间隔时间，包括红细胞外期原虫发育的时间和红细胞内期原虫经过几代裂体增殖达到一定数量所需的时间。潜伏期的长短与进入人体的原虫种株、子孢子数量和机体的免疫力有密切关系。由输血感染诱发的疟疾，潜伏期一般较短。

2.疟疾发作 疟疾的一次典型发作表现为寒战、高热和出汗退热三个连续阶段。发作是由红细胞内期的裂体增殖所致，当经过几代红细胞内期裂体增殖后，血中原虫的密度达到发热阈值，引起发热。随着血内刺激物被吞噬和降解，机体通过大量出汗，体温逐渐恢复正常，进入发作间歇阶段。由于红细胞内期裂体增殖是发作的基础，因此发作具有周期性，此周期与红细胞内期裂体增殖周期一致。不同种疟原虫混合感染时或不同批次的同种疟原虫重复感染时，发作也多不典型。疟疾发作次数主要取决于患者治疗适当与否及机体免疫力增强的速度。随着机体对疟原虫产生的免疫力逐渐增强，大量原虫被消灭，发作可自行停止。

3.疟疾的再燃和复发 疟疾初发停止后，患者若无再感染，仅由于体内残存的少量红细胞内期疟原虫在一定条件下重新大量繁殖又引起的疟疾发作，称为疟疾的再燃。再燃与宿主抵抗力和特异性免疫力的下降及疟原虫的抗原变异有关。疟疾的复发，是指疟疾初发患者红细胞内期疟原虫已被消灭，未经蚊媒传播感染，经过数周至一年，又出现疟疾发作，称为复发。关于复发机制目前仍未阐明，其中子孢子休眠学说认为是由于肝细胞内的休眠子复苏，发育释放的裂殖子进入红细胞繁殖引起的疟疾发作。

4.贫血 疟疾发作数次后，可出现贫血，尤以恶性疟为甚。怀孕妇女和儿童最常见，流行区的高死亡率与严重贫血有关。贫血的原因除了疟原虫直接破坏红细胞外，还与脾功能亢进、免疫病理的损害、骨髓造血功能受到抑制有关。

5.脾肿大 初发患者多在发作3～4天后，脾开始肿大，长期不愈或反复感染者，脾肿大十分明显，可达脐下。脾肿大的主要原因是脾充血和单核—吞噬细胞增生。

6.凶险型疟疾 凶险型疟疾大多数由恶性疟原虫所致。此型疟疾多发生于流行区儿童、无免疫力的旅游者和流动人口。临床表现复杂，常见的有脑型和超高热型，多表现为持续性高热、全身衰竭、意识障碍、呼吸窘迫、惊厥、昏迷、肺水肿、异常出血、黄疸、肾衰竭、血红蛋白尿和恶性贫血等，若不能及时治疗，死亡率很高。脑型疟是儿童和无免疫力成人患者的主要死亡原因。

二、疟原虫的寄生虫学检查及防治原则

（一）实验室检查

1.病原学检查 从受检者耳垂或指尖采血做薄血膜和厚血膜涂片，染色镜检，检出疟原

虫即可确诊。

2.其他检查　应用间接免疫荧光法检测特异性疟原虫抗体,已在流行病学调查中使用。

(二)防治原则

人群带虫率是反映疟疾流行程度的一个重要指标,高度传播地区包括云南的边境地区及海南的中南部山区恶性疟和间日疟混合流行,主要传播媒介为大劣按蚊和微小按蚊。

1.疟疾的预防　指对易感人群的防护,包括个体预防和群体预防。个体预防系疟区居民或短期进入疟区的个体,为了防蚊叮咬、防止发病或减轻临床症状而采取的防护措施。群体预防是对高疟区、暴发流行区或大批进入疟区较长期居住的人群,除包括个体预防外,还要防止传播。预防措施有蚊媒防制、预防服药或疫苗预防。①预防的药物:常用为氯喹或乙胺嘧啶＋磺胺多辛。不论是个体还是群体进行预防服药时,每种药物使用不宜超过半年。②疫苗预防:目前用于疟疾疫苗研究的保护性抗原来自疟原虫三个虫期:子孢子疫苗,可能诱导产生灭虫性免疫,以防止感染;裂殖子疫苗,可诱导产生抑制红内期无性繁殖的免疫性,以减轻疾病和降低发病率与死亡率;配子疫苗,可妨碍蚊体内配子生殖,以阻断传播。现在已经开始用人工合成(肽)或应用重组技术制作疫苗。但疟疾疫苗预防尚处于试验阶段。

2.治疗　疟疾治疗不仅是解除患者的疾苦,同时也是为了控制传染源,防止传播。要及时发现患者,及时根治。间日疟采用氯喹和伯喹(氯伯)治疗。恶性疟可单服氯喹。对间日疟患者,抗复发治疗可用伯喹。在恶性疟对氯喹产生抗性地区(如海南省、云南省)宜采用几种抗疟药合并治疗方案,如青蒿素、咯萘啶与磺胺多辛和乙胺嘧啶合用。

抗疟药种类很多,按其对疟原虫生活史各期作用的不同,主要有以下几类:

(1)杀灭红细胞外期裂殖体及休眠子,如伯喹,抗复发,也称根治药。乙胺嘧啶对恶性疟原虫红外期有一定作用。

(2)杀灭红细胞内裂体增殖期,如氯喹、奎宁、咯萘啶、喹派、青蒿青及蒿甲醚等,用以控制临床发作。

(3)杀灭配子体,如伯喹,用于切断传播。

(4)杀灭孢子增殖期,如乙胺嘧啶,可抑制蚊体内的孢子增殖发育。

3.加强流动人口疟疾管理　流动人口增加是导致我国南部地区疫情波动、恶性疟疾扩散、引起点状疟疾暴发流行的另一个重要原因。如云南、海南、广东、福建、湖南等省近年由于流动人口增加,输入大量传染源,引起局部地区疟疾暴发流行。所以要加强流动人口疟疾管理。可按卫生部等颁发的《流动人口疟疾管理暂行办法》的精神,根据当地情况制定相应的实施办法或条例。对严重流行区,应把外来流动人口管理列入本地区的防疟计划。

4.坚持疟疾监测　要使疟疾防治取得成效,必须加强疫情和蚊媒的监测。监测和防治措施是疟疾防治工作的两大组成部分。监测的内容包括死亡率、发病率、暴发的疫情报告、个案调查、现场观察、媒介情况、人口及环境调查等。在确定防治策略、实施相应措施之后,就要进行监测,以考核防治效果,完善防治策略,并巩固防治成果。

我国目前的疟疾防治执行"因地制宜、分类指导、突出重点"的方针,采取相对应的综合防治措施。

小　结

1.原虫为单细胞低等动物。在人际间传播的有痢疾阿米巴、阴道毛滴虫、疟原虫。痢疾阿米巴、阴道毛滴虫的生活史简单,疟原虫的生活史复杂。溶组织内阿米巴经口感染,寄生于肠道。阴道毛滴虫寄生于阴道、尿道,通过直接或间接接触感染。疟原虫通过按蚊叮咬感染。

2.疟疾是严重危害人类健康的疾病之一,4种疟原虫的生活史基本相同,需要人和按蚊两个宿主。在人体内先后寄生于肝细胞和红细胞内,进行裂体增殖。在红细胞内,除进行裂体增殖外,部分裂殖子形成配子体,开始有性生殖的初期发育。在蚊体内,完成配子生殖,继而进行孢子增殖。

思考与练习

一、单项选择题(以下每道题有 A、B、C、D、E 五个备选答案,请从中选一个最佳答案)

1.溶组织内阿米巴的感染阶段是　　　　　　　　　　　　　　　　　　　　(　　)
　A.肠腔型滋养体
　B.组织型滋养体
　C.肠腔型滋养体和组织型滋养体
　D.四核包囊
　E.以上各期均有一定的致病力

2.疟原虫的感染方式为　　　　　　　　　　　　　　　　　　　　　　　　(　　)
　A.配子体经输血感染
　B.子孢子直接钻入皮肤
　C.雌按蚊叮咬时子孢子随唾液一起注入人体
　D.雌按蚊叮咬时子孢子主动钻入皮肤
　E.雌按蚊叮咬人时卵囊进入人体

3.可传播阿米巴病的医学昆虫是　　　　　　　　　　　　　　　　　　　　(　　)
　A.白蛉　　　　　　　　B.中华按蚊　　　　　　　C.淡色库蚊
　D.微小按蚊　　　　　　E.苍蝇

4.经接触传播的医学原虫其生活史中　　　　　　　　　　　　　　　　　　(　　)
　A.需要 1 种以上的宿主
　B.只需 1 种宿主
　C.都有滋养体和包囊两个阶段
　D.有的仅有包囊阶段
　E.有性生殖与无性生殖交替

5. 最可能查到溶组织内阿米巴大滋养体的检验物是 （　　）

  A. 水样稀便   B. 黏液脓血便   C. 成形粪便

  D. 糊状粪便   E. 以上都不是

6. 溶组织内阿米巴生活史中对人致病的阶段是 （　　）

  A. 包囊期   B. 小滋养体期   C. 大滋养体期

  D. 小滋养体期与大滋养体期 E. 各期均有一定的致病力

7. 医学原虫是指 （　　）

  A. 危害人类的原生动物

  B. 人体的寄生性原虫

  C. 寄生于人体的致病原虫

  D. 寄生于人体的致病与非致病原虫

  E. 寄生于人类和家畜的原虫

8. 疟疾复发的机制主要是 （　　）

  A. 肝细胞内休眠子被激活   B. 疟原虫发生抗原变异   C. 机体免疫力下降

  D. 再次感染疟原虫   E. 残存红内期疟原虫重新繁殖

9. 阴道毛滴虫的主要感染方式是 （　　）

  A. 经口   B. 经皮肤   C. 经接触

  D. 经胎盘   E. 经昆虫媒介

10. 治疗肠道原虫常用的药物是 （　　）

  A. 丙硫咪唑   B. 甲苯咪唑   C. 噻嘧啶

  D. 甲硝咪唑   E. 左旋咪唑

二、名词解释

1. 滋养体

2. 红细胞内期

3. 疟疾发作

4. 再燃

三、问答题

1. 简述阴道毛滴虫对宿主的致病机制。

2. 如何防治溶组织内阿米巴感染？

3. 简述医学原虫对人体的致病特点。

（杨小珍）

参考答案

第三十一章　医学节肢动物

【知识要点】
　　1.医学上常见节肢动物对人体的危害方式。
　　2.蚊、蝇、蚤、虱传播的疾病。
　　3.医学节肢动物的发育与变态。
　　4.医学节肢动物的判定与防治原则。

教学 PPT

　　节肢动物种类繁多,分布广泛,全世界已记录的节肢动物有 100 多万种,占动物界种类总数的 80％以上。节肢动物中凡能通过刺螫、寄生和传播病原生物等方式危害人类健康者,称为医学节肢动物。研究医学节肢动物形态、分类、生活史、生态、地理分布、致病或传播规律以及对这些节肢动物的防制方法的科学,称为医学节肢动物学。由于与医学有关的节肢动物绝大多数属于昆虫纲,医学节肢动物学的发展早期是由研究医学昆虫开始的,所以医学节肢动物学通常又称为医学昆虫学。医学节肢动物学是人体寄生虫学、传染病学、流行病学及公共卫生学的重要组成部分,它本身又是一门独立的学科。

　　医学节肢动物的主要特征:①身体两侧对称,具有成对而分节的附肢。②体壁由含几丁质及醌单宁蛋白组成的坚硬的外骨骼。外骨骼与肌肉相连,可做敏捷动作。③循环系统为开放式,即体腔,内含血淋巴。④发育过程中大多有蜕皮和变态现象。

第一节　医学节肢动物的发育与变态

　　节肢动物从幼虫发育到成虫,必须经历外部形态、内部结构、生理功能到生态习性及行为上的一系列变化,此过程称为变态。变态是节肢动物发育的个体特征,有蛹期称为完全变态,没有蛹期称为不完全变态。

一、完全变态

　　完全变态又称全变态,生活史历经卵、幼虫、蛹和成虫 4 个时期的发育过程。其特点是有蛹期,其中前 3 个时期的形态和生活习性与成虫有明显差异,如蚊、蝇、蚤等。

二、不完全变态

　　不完全变态又称半变态,其生活史历经卵、若虫和成虫 3 个时期(或卵、幼虫、若虫和成虫 4 个时期)的发育过程。若虫和成虫在形态和生活习性上相近,区别在于若虫体积较小,生殖系统发育不成熟,如虱、蜱、蜚蠊等。

第二节　医学上常见的节肢动物及对人体的危害

一、医学节肢动物的主要类群

医学有关节肢动物主要分 5 个纲(表 31-1)。

表 31-1　医学节肢动物的主要类群及特征

类　群	特　征	常见种类
昆虫纲	虫体分头、胸、腹 3 部。头部触角 1 对,具有感觉功能;胸部有足 3 对	蚊、蝇、白蛉、蠓、虻、蚤、虱、臭虫、蟑螂、桑毛虫、松毛虫等
蛛形纲	虫体分头胸和腹两部或头胸腹愈合为躯体,成虫具足 4 对,无触角	蜱、螨、蜘蛛、蝎子等
甲壳纲	分头胸部和腹部,2 对触角在头胸部前方,头胸部两侧有步足 5 对	淡水蟹、淡水虾、蝲蛄、剑水蚤、镖水蚤等
唇足纲	虫体窄长,腹背扁平,通常 10 节以上,由头及若干形态相似的体节组成。头部有触角 1 对,每一体节各有足 1 对,第一体节有 1 对毒爪,螫人时,毒腺排出有毒物质伤害人体	蜈蚣
倍足纲	体呈长管形,多节,由头及若干形态相似的体节组成。头部有触角 1 对,除第一体节外,每节有足 2 对,所分泌的物质常引起皮肤过敏	马陆

二、医学节肢动物对人体的危害

(一)直接危害

1.骚扰、吸血　在孳生场所及其活动范围内,吸血昆虫如蚊、虱、蚤、臭虫等常常骚扰、吸血、叮咬人体,影响人们正常的工作或睡眠;野外工作者也常常受到蠓、恙螨的叮咬,影响工作。

2.毒害　昆虫分泌毒物或叮咬时将毒液注入人体,对人体的影响轻重不一,重者可导致死亡,例如,毒蜘蛛、蜱类、蜈蚣等刺咬人体后,不仅局部产生红、肿、痛,有时还可引起全身症状;硬蜱叮刺后唾液可使宿主出现脾瘫痪;黄蜂等刺螫时将毒液注入人体,引起中毒;松毛虫和桑毛虫的毒毛及毒液可通过接触引起皮炎和结膜炎,松毛虫还可致骨关节疼痛,严重者可致骨关节畸形、功能障碍;毒隐翅虫的毒液接触皮肤可引起隐翅虫皮炎等。

3.过敏反应　节肢动物的唾液、分泌物、排泄物和皮壳等都是异种蛋白质,过敏体质的人接触这些物质,可引起过敏反应,如尘螨引起的哮喘、鼻炎等;尘螨、革螨、恙螨引致的螨性皮炎。上述叮咬、刺螫人体或分泌毒液的昆虫,对过敏个体也可导致过敏反应。

4.侵害组织和寄生　多种医学节肢动物固定地寄生于人畜的体内或体表,如有些蝇类幼虫寄生于宿主的腔道、皮肤等处引起蝇蛆病,潜蚤寄生在宿主足趾等处皮肤内引起潜蚤病,疥螨寄生于皮肤引起疥疮等。

(二)间接危害

医学节肢动物携带病原微生物或寄生虫,在人和动物之间传播,这种由节肢动物传播的疾病称为虫媒病,在传染病中具有重要地位。按其传播过程中与节肢动物媒介的关系可分为机械性传播和生物性传播。

1.机械性传播　病原体附着于节肢动物体表、口器等,机械地从一个宿主传给另一个宿主,或污染宿主的食物、餐具等传播给宿主,这种传播方式称为机械性传播。节肢动物仅起着携带、输送的作用,病原体在与昆虫接触过程中不发生明显的形态、数量变化。机械性传播虫媒病的节肢动物,主要有蝇和蟑螂。

2.生物性传播　病原体在节肢动物体内经历发育或繁殖才有感染力,才能随着节肢动物的活动传播给人,引起疾病,这种传播方式称生物性传播。例如,疟原虫必须经历在蚊体内的发育,才能形成有感染能力的子孢子;丝虫必须经历在蚊体内的发育,才能形成有感染能力的丝状蚴。通常根据病原体与节肢动物体内的关系,将生物性传播分为4种类型。

(1)发育式:病原体在节肢动物体内只发育,发生形态结构及生理生化特性等变化,但不繁殖,在数量上没有增加。例如丝虫微丝蚴在蚊体内的发育。

(2)繁殖式:病原体在节肢动物体内繁殖,数量增多,但形态上没有明显的变化。例如,黄热病毒、登革病毒在蚊虫体内繁殖,恙虫病立克次体在恙螨体内繁殖,鼠疫杆菌在蚤体内繁殖,回归热螺旋体在虱体内繁殖等。

(3)发育繁殖式:病原体在节肢动物体内,必须经历发育和繁殖两个过程,不仅发生形态上的变化,而且在数量上也增加。处于发育阶段的病原体,在到达感染期前对人无感染性,它们完成发育阶段和繁殖并到达感染部位之后,才能传染给人。例如,疟原虫在按蚊体内的发育属于发育繁殖。利什曼原虫在白蛉体内主要表现为数量的增加,其实也有形态的变化,应归入发育繁殖式。

(4)经卵传递式:某些病原体不仅在节肢动物体内繁殖,而且侵入卵巢,经卵传递到下一代并使之具有感染性。病原体的这种传递方式多见于蜱螨类,如恙螨。

三、我国主要的媒介节肢动物与虫媒病

我国主要的媒介节肢动物与虫媒病见表31-2。

表31-2　主要的媒介节肢动物与虫媒病

媒介节肢动物		虫媒病	病原体	传播方式
昆虫纲	蝇	霍乱 伤寒、副伤寒 细菌性痢疾 阿米巴痢疾 蛔虫病	霍乱弧菌 伤寒沙门菌 志贺菌属(痢疾杆菌) 溶组织内阿米巴 蛔虫	机械性传播

续表

媒介节肢动物		虫媒病	病原体	传播方式
昆虫纲	蚊	疟疾 丝虫病 流行性乙型脑炎 登革热	疟原虫 班氏丝虫/马来丝虫 乙型脑炎病毒 登革病毒	生物性传播
	白蛉	黑热病	杜氏利什曼原虫	
	蚤	鼠疫 地方性斑疹伤寒	鼠疫耶尔森菌 莫氏立克次体	
	虱	流行性斑疹伤寒 流行性回归热	普氏立克次体 俄拜疏螺旋体	
蛛形纲	软蜱	虫媒回归热 森林脑炎 新疆出血热	伊朗和拉氏螺旋体 森林脑炎病毒 蜱媒 RNA 病毒	
	恙螨	恙虫病	恙虫病立克次体	
	革螨	流行性出血热	汉坦病毒	

临 床 案 例

某中年男性,急性起病,半月前无诱因出现发热,发热无明显规律,未行任何处理,1周后到当地县医院就诊,测体温40℃,当日到疾控中心行肥达试验,TH 1∶320,TO 1∶80,PA 1∶40,经4天血培养无细菌生长,输液治疗4天(具体不详),无明显好转,体温仍未降,外院诊断为伤寒。予输液治疗3天(具体不详),最高体温有所下降,但仍发热,1天前无明显诱因出现上述症状加重伴双下肢浮肿,今为系统诊治,到入住我院,确诊为恙虫病。

思考题:

1. 恙虫病的传播媒介是什么?

2. 这类节肢动物还可传播什么疾病?

第三节 医学节肢动物的判定与防治

一、医学节肢动物的判定

在虫媒病调查中,要判断一个地区某种虫媒病的传播媒介就是某种节肢动物必须有确切的证据。传播媒介的判定需有以下几方面的证据。

(一)生物学证据

1.这种节肢动物必须吸人血或动物血(以吸人血最重要),与人关系密切。

2.数量多,是当地常见种类或优势种类。

3.寿命长,能确保病原体在体内完成发育增殖所需要的时间。

(二)流行病学证据

1.某种节肢动物的地理分布与其传播虫媒病的分布相一致。

2.某种节肢动物的季节消长与疾病的流行季节消长相一致。

(三)自然感染证据

在疾病的流行区和流行季节,从媒介节肢动物体内分离出所传播疾病的病原体(感染期)。

(四)实验感染证据

对某种节肢动物进行人工感染后,病原体能在其体内生存、发育或繁殖至感染期,并能传播给易感染的实验动物。

(五)监测证据

在某种虫媒病流行季节采取防治措施,该种节肢动物被控制后,其所传疾病的发病率也相应下降。

二、医学节肢动物防治原则

社会各级组织必须从实际出发,有重点地(针对医学节肢动物生长发育中的薄弱环节)制定综合性防治措施。

(一)环境防制

环境防制是根本措施,使节肢动物失去有利的生存条件,具体方法包括:①环境改造,如通过排水、翻缸倒罐清除无用积水,修整沟渠,平整土地清除媒介昆虫的孳生地及栖息场所等;②改善居住条件,达到减少或防止虫媒病传播的目的。

(二)物理防制

利用声、光、热、电等物理方法扑杀、隔离或驱走害虫,如安装纱门、沙窗防蚊、防蝇,高温灭虱等。

(三)化学防制

化学防制是昆虫综合性防制中的重要手段,包括杀虫剂、驱避剂的应用等。理想的杀虫剂要求达到六点:广谱、高效、低毒、低残留、不易产生抗药性、价廉。目前理想杀虫剂不多。

杀虫剂主要有以下6类:

1.有机氯杀虫剂为第一代杀虫剂,已禁止使用。

2.有机磷杀虫剂为第2代条虫剂,主要用于公共场所、疫区以及垃圾处理场等。

3.氨基甲酸酯杀虫剂高效、低毒、不污染环境,但产量低,成本高,对哺乳动物毒性大。

4.拟除虫菊酯为第三代杀虫剂,具有广谱、高效、击倒快、残效长、降解快、毒性低等特点,是目前应用最广泛、比较理想的杀虫剂,并适用于多种公共卫生场所。

5.昆虫生长调节剂通过阻碍或干扰昆虫正常发育而致死亡,其优点是特异性强、生物活性高、无毒或毒性小。目前昆虫生长调节剂仍处于实验或试用阶段。

6.驱避剂如驱蚊油、避蚊胺等,对蚊虫等吸血昆虫有良好的驱避作用;三甲基胺,对蝇有引诱作用;亚麻酸、亚油酸等,对蟑螂有引诱作用。

(四)生物防制

利用生物或生物的代谢产物防治害虫,对人畜无害,又不污染环境。生物防制分两类。

1.捕食生物,如养鱼捕食蚊幼虫。

2.致病性生物,如病毒、细菌、原虫、线虫、寄生蜂等,使昆虫致病死亡。

(五)遗传防制

通过改变或移换昆虫的遗传物质,降低其繁殖能力或生存竞争力,达到减少或消灭害虫的目的。

(六)法规防制

国家制定法规或公布条例,防止害虫通过交通工具从国外进入国境,以及对害虫进行监控及强制性的防治工作。

(七)个人防护

做好个人防护、治疗患者、加强检疫及控制自然疫源地;减少或避免人、媒介、病原体三者的接触,以减少和防止虫媒病的传播。

小 结

1.节肢动物种类繁多,分布广泛。节肢动物中凡能通过刺螫、寄生和传播病原生物等危害人类健康者,称为医学节肢动物。对人的危害有直接危害和间接危害。医学节肢动物携带病原微生物或寄生虫,在人和动物之间传播,这种由节肢动物传播的疾病称为虫媒病。按其传播过程中与节肢动物媒介的关系可分为机械性传播和生物性传播。常根据病原体与节肢动物体的关系,生物性传播分为4种类型:发育式、繁殖式、发育繁殖式、经卵传递式。

2.节肢动物从幼虫发育到成虫,必须经历外部形态、内部结构、生理功能到生态习性及行为上的一系列变化,此过程称为变态。变态是节肢动物发育的个体特征,有蛹期称为完全变态,没有蛹期称为不完全变态。完全变态动物其生活史历经卵、幼虫、蛹和成虫4个时期的发育过程,如蚊、蝇、蚤等。不完全变态动物其生活史历经卵、若虫和成虫3个时期或卵、幼虫、若虫和成虫4个时期的发育过程,如虱、蜱、螨螂等。

3.可传播病原生物引起虫媒病的医学节肢动物的判定与防治是虫媒病防制的重要环节。综合防制措施包括环境防制、物理防制、化学防制、生物防制、遗传防制、法规防制、个人防护。

思考与练习

一、单项选择题(以下每道题有 A、B、C、D、E 五个备选答案,请从中选一个最佳答案)

1.昆虫纲的节肢动物是　　　　　　　　　　　　　　　　　　　　　　（　　）

A.蚊　　　　　　　　B.螨　　　　　　　　C.淡水虾

D. 蜈蚣   E. 马陆

2. 蛛形纲的节肢动物是 （ ）

  A. 蚊   B. 螨   C. 淡水虾

  D. 蜈蚣   E. 马陆

3. 甲壳纲的节肢动物是 （ ）

  A. 蚊   B. 螨   C. 淡水虾

  D. 蜈蚣   E. 马陆

4. 属于完全变态节肢动物的是 （ ）

  A. 恙螨   B. 虱   C. 蜱

  D. 蟑螂   E. 蝇

5. 属于不完全变态节肢动物的是 （ ）

  A. 蚊   B. 螨   C. 白蛉

  D. 蝇   E. 蚤

6. 传播疟疾的节肢动物是 （ ）

  A. 按蚊   B. 螨   C. 库蚊

  D. 淡水虾   E. 蝇

7. 传播丝虫病的节肢动物是 （ ）

  A. 蚊   B. 螨   C. 白蛉

  D. 蝇   E. 蚤

8. 传播鼠疫的节肢动物是 （ ）

  A. 蚊   B. 螨   C. 白蛉

  D. 蝇   E. 蚤

9. 传播流行性乙型脑炎的节肢动物是 （ ）

  A. 蚊   B. 螨   C. 白蛉

  D. 蝇   E. 蚤

10. 可传播恙虫病的节肢动物是 （ ）

  A. 蚊   B. 螨   C. 白蛉

  D. 蝇   E. 蚤

11. 可传播伤寒病的节肢动物是 （ ）

  A. 蚊   B. 螨   C. 白蛉

  D. 蝇   E. 蚤

二、名词解释

1. 机械性传播

2. 生物性传播

3. 不完全变态

4. 完全变态

三、问答题

1. 医学节肢动物的直接危害有哪些？
2. 医学节肢动物的生物性传播方式有哪些？
3. 通过医学节肢动物传播的寄生虫病主要有哪些？

（蔡德周）

参考答案

综合测试题

一、单项选择题(共 60 分,每题 1 分)

1. 属于Ⅱ型超敏反应的疾病是 （　）
   A. 药物过敏性休克　　　　B. 输血反应　　　　　　C. 类风湿关节炎
   D. 接触性皮炎　　　　　　E. 结核菌素试验

2. 临床上可用来治疗疾病的细菌合成代谢产物是 （　）
   A. 色素　　　　　　　　　B. 抗生素　　　　　　　C. 细菌素
   D. 毒素　　　　　　　　　E. 热原质

3. 机体正常情况下无菌的部位是 （　）
   A. 体表　　　　　　　　　B. 大肠　　　　　　　　C. 血液
   D. 阴道　　　　　　　　　E. 口腔

4. 血清中分子量最大的 Ig 是 （　）
   A. IgA　　　　　　　　　　B. IgG　　　　　　　　　C. IgM
   D. IgD　　　　　　　　　　E. IgE

5. 杀灭芽胞最有效的方法是 （　）
   A. 间歇灭菌法　　　　　　B. 流通蒸汽法　　　　　C. 高压蒸汽灭菌法
   D. 煮沸法　　　　　　　　E. 干烤法

6. 下列物质中免疫原性最强的是 （　）
   A. 脂多糖　　　　　　　　B. 类脂　　　　　　　　C. 蛋白质
   D. 多糖　　　　　　　　　E. 核酸

7. Th 细胞活化的第 1 信号形成的条件是 （　）
   A. 抗原肽与 TCR-CD3 的结合
   B. CD2 与 T 细胞的结合
   C. CD4 与 MHC-Ⅱ的结合
   D. CD28 与 B7 的结合
   E. CD8 与 MHC-Ⅰ的结合

8. 猪肉绦虫病是由于人食入什么引起 （　）
   A. 头节　　　　　　　　　B. 成虫　　　　　　　　C. 含有活囊尾蚴的猪肉
   D. 猪带绦虫卵　　　　　　E. 幼节

9. 抗体结合抗原的区域为 （　）
   A. 可变区　　　　　　　　B. 稳定区　　　　　　　C. 铰链区
   D. 骨架区　　　　　　　　E. CH2 区

10. 介导细胞免疫的细胞是 （   ）
    A. NK 细胞   B. B 细胞   C. T 细胞
    D. 巨噬细胞   E. 树突状细胞

11. 内毒素的化学成分是 （   ）
    A. 蛋白质   B. 脂多糖   C. 纤维素
    D. 核糖   E. 脱氧核糖

12. 与肝癌的发生有关的病毒是 （   ）
    A. 人乳头瘤病毒   B. EB 病毒   C. HAV 病毒
    D. HIV 病毒   E. HBV 病毒

13. 消毒体温表常采用的方法是 （   ）
    A. 75% 酒精消毒   B. 高压蒸汽灭菌法   C. 巴氏消毒法
    D. 紫外线照射   E. 煮沸法

14. ABO 血型抗原属于 （   ）
    A. 自身抗原   B. 异种抗原   C. 异嗜性抗原
    D. 肿瘤特异性抗原   E. 同种异型抗原

15. 可用于预防接种的物质是 （   ）
    A. 抗毒素   B. 类毒素   C. 内毒素
    D. 外毒素   E. 抗生素

16. 多数细菌生长繁殖的最适 PH 为 （   ）
    A. 6.5～6.8   B. 8.8～9.0   C. 7.2～7.6
    D. 7.6～8.8   E. 6.8～7.6

17. 内毒素的毒性作用不包括 （   ）
    A. 发热反应   B. 白细胞反应   C. 休克
    D. DIC   E. 肌肉松弛性麻痹

18. 下列微生物中,不属于原核细胞型微生物的是 （   ）
    A. 病毒与真菌   B. 立克次体与支原体   C. 衣原体与支原体
    D. 螺旋体与衣原体   E. 细菌与放线菌

19. 革兰阴性菌特有的成分是 （   ）
    A. 肽聚糖   B. 脂多糖   C. 蛋白质
    D. 磷壁酸   E. 磷脂

20. 肺吸虫的第一中间宿主是 （   ）
    A. 钉螺   B. 豆螺   C. 川卷螺
    D. 扁卷螺   E. 以上都不是

21. 外源性感染的主要来源是 （   ）
    A. 正常菌群   B. 医务人员   C. 诊疗器械
    D. 手术室空气   E. 患者和病原携带者

22. 细菌大小的测量单位是 （   ）
    A. cm   B. mm   C. nm
    D. μm   E. dm

23.有两个感染阶段的寄生虫是 （　　）
  A.蛔虫   B.钩虫   C.姜片虫
  D.猪带绦虫   E.牛带绦虫

24.具有抵抗吞噬细胞吞噬的细菌特殊结构是 （　　）
  A.鞭毛   B.荚膜   C.芽胞
  D.菌毛   E.性菌毛

25.下列属于特异性免疫分子的是 （　　）
  A.抗体   B.补体   C.细胞因子
  D.溶菌酶   E.乙型溶液

26.病毒的繁殖方式是 （　　）
  A.二分裂法   B.多分裂法   C.出芽繁殖
  D.自我复制   E.孢子繁殖

27.细胞免疫的生物学效应不包括 （　　）
  A.抗胞内寄生菌感染   B.抗肿瘤   C.移植排斥反应
  D.中和外毒素   E.抗病毒

28.用透明胶纸法可检查其虫卵的是 （　　）
  A.蛔虫   B.钩虫   C.蛲虫
  D.鞭虫   E.旋毛虫

29.肥达试验可用于辅助诊断下列哪种疾病 （　　）
  A.痢疾   B.伤寒   C.大叶性肺炎
  D.猩红热   E.结核

30.疟原虫的终宿主是 （　　）
  A.人   B.人虱   C.按蚊
  D.白蛉   E.蝇

31.具有免疫反应性,不具有免疫原性的是 （　　）
  A.完全抗原   B.半抗原   C.TD-Ag
  D.TI-Ag   E.以上均不是

32.日本血吸虫成虫寄生于 （　　）
  A.大肠
  B.小肠
  C.门脉—肠系膜静脉系统
  D.肝胆管
  E.盲肠

33.用木瓜蛋白酶可将 IgG 分子水解成 （　　）
  A.2 个 Fab 段和 1 个 PFc 段
  B.Fc 段
  C.F(ab)$_2$ 和 PFc 段
  D.2 个 Fab 段和 1 个 Fc 段
  E.F(ab)$_2$

34. 血清过敏性休克属于 （ ）

    A. Ⅰ型超敏反应   B. Ⅱ型超敏反应   C. Ⅲ型超敏反应

    D. Ⅳ型超敏反应   E. 以上都不是

35. 细菌在固体培养基上的生长现象是 （ ）

    A. 菌群生长   B. 菌落生长   C. 浑浊生长

    D. 菌落与菌群   E. 以上都不是

36. 下列哪种情况是自然被动免疫 （ ）

    A. 通过隐性感染获得的免疫

    B. 通过注射抗体获得的免疫

    C. 通过注射类毒素获得的免疫

    D. 通过初乳、胎盘获得的免疫

    E. 通过注射活疫苗获得的免疫

37. 下列关于内毒素的说法哪项是错误的 （ ）

    A. 由革兰阴性菌产生

    B. 细菌死亡裂解才释放出来

    C. 毒性物质主要是类脂 A

    D. 各种内毒素毒性作用大致相同

    E. 经甲醛处理可脱毒成为类毒素

38. 感染钩虫危害最严重的疾病是 （ ）

    A. 缺铁性贫血

    B. 消化功能紊乱

    C. 肠梗阻

    D. 会阴部、肛门周围皮肤瘙痒

    E. 腹痛

39. 姜片吸虫的感染阶段是 （ ）

    A. 毛蚴   B. 尾蚴   C. 囊蚴

    D. 丝状蚴   E. 杆状蚴

40. HIV 病毒的传播途径主要有 （ ）

    A. 伤口传播   B. 血液传播   C. 母婴垂直传播

    D. 性传播   E. 以上均是

41. 抗原决定族决定抗原的 （ ）

    A. 速效性   B. 特异性   C. 高效性

    D. 反应性   E. 以上都不对

42. 鉴别葡萄球菌有无致病性最主要的指标是 （ ）

    A. 胶原酶   B. 透明质酸酶   C. 胶质酶

    D. 血浆凝固酶   E. 以上都不是

43. 杀死病原微生物的方法称为 （ ）

    A. 灭菌   B. 消毒   C. 无菌

    D. 防腐   E. 以上都是

44.日本血吸虫对人危害最严重的阶段是 　　　　　　　　　　　　　（　　）
　　A.成虫　　　　　　　　　B.童虫　　　　　　　　　C.尾蚴
　　D.虫卵　　　　　　　　　E.毛蚴

45.免疫稳定功能紊乱,易发生的疾病是 　　　　　　　　　　　　　（　　）
　　A.自身免疫病　　　　　　B.肿瘤　　　　　　　　　C.超敏反应
　　D.反复感染　　　　　　　E.以上都不是

46.介导Ⅰ型超敏反应的抗体是 　　　　　　　　　　　　　　　　　（　　）
　　A.IgA　　　　　　　　　　B.IgG　　　　　　　　　　C.IgM
　　D.IgD　　　　　　　　　　E.IgE

47.器官移植排斥反应属于 　　　　　　　　　　　　　　　　　　　（　　）
　　A.Ⅰ型超敏反应　　　　　B.Ⅱ型超敏反应　　　　　C.Ⅲ型超敏反应
　　D.Ⅳ型超敏反应　　　　　E.以上都不是

48.细菌形态、染色性、生物活性都最典型的时期是 　　　　　　　　（　　）
　　A.迟缓期　　　　　　　　B.对数期　　　　　　　　C.稳定期
　　D.衰亡期　　　　　　　　E.以上都不是

49.补体不参与的超敏反应是 　　　　　　　　　　　　　　　　　　（　　）
　　A.Ⅰ型和Ⅱ型　　　　　　B.Ⅱ型和Ⅲ型　　　　　　C.Ⅰ型和Ⅲ型
　　D.Ⅰ型和Ⅳ型　　　　　　E.Ⅱ型和Ⅳ型

50.完整的乙肝病毒是 　　　　　　　　　　　　　　　　　　　　　（　　）
　　A.小球形颗粒　　　　　　B.管球形颗粒　　　　　　C.大球形颗粒
　　D.异染颗粒　　　　　　　E.细胞质颗粒

51.下列属于中枢免疫器官的是 　　　　　　　　　　　　　　　　　（　　）
　　A.骨髓、胸腺　　　　　　B.骨髓、脾　　　　　　　C.脾、淋巴结
　　D.胸腺、脾　　　　　　　E.胸腺、淋巴结

52.最大的蠕虫卵是 　　　　　　　　　　　　　　　　　　　　　　（　　）
　　A.肝吸虫卵　　　　　　　B.肺吸虫卵　　　　　　　C.日本血吸虫卵
　　D.姜片吸虫卵　　　　　　E.绦虫卵

53.不参与补体旁路途径激活的分子是 　　　　　　　　　　　　　　（　　）
　　A.C3　　　　　　　　　　B.C4　　　　　　　　　　C.C5
　　D.B因子　　　　　　　　E.D因子

54.下列关于效应Tc细胞杀伤靶细胞的特点,不正确的是 　　　　　　（　　）
　　A.有特异性　　　　　　　B.不受MHC限制　　　　　C.释放细胞因子
　　D.释放穿孔素　　　　　　E.释放颗粒酶

55.AFP的检测有助于诊断 　　　　　　　　　　　　　　　　　　　（　　）
　　A.原发性肝癌　　　　　　B.肺癌　　　　　　　　　C.结肠癌
　　D.胰腺癌　　　　　　　　E.前列腺癌

56.结核杆菌的致病因素主要是 　　　　　　　　　　　　　　　　　（　　）
　　A.外毒素　　　　　　　　B.内毒素　　　　　　　　C.侵袭性酶
　　D.荚膜　　　　　　　　　E.以上均是

57. 病毒的基本结构是 （　　）
    A. 核心   B. 核衣壳   C. 刺突
    D. 胞膜   E. 衣壳

58. 作为水及食品卫生指标的是 （　　）
    A. 大肠杆菌   B. 伤寒杆菌   C. 痢疾杆菌
    D. 变型杆菌   E. 副伤寒杆菌

59. 细菌蛋白质的主要合成场所是 （　　）
    A. 细胞质   B. 细胞膜   C. 核糖体
    D. 细胞壁   E. 中介体

60. 下列属于人工自动免疫的生物制品是 （　　）
    A. 活疫苗   B. 死疫苗   C. 亚单位疫苗
    D. 类毒素   E. 以上均是

二、填空题（共 15 分，每空 1 分）

61. 具有抗感染作用的抗体主要是 _____、_____、_____ 三大类。

62. 专职 APC 主要有 _____、_____、_____。

63. 细菌的基本结构有 _____、_____、_____、_____。

64. MHC-Ⅱ分子的受体（R）是 _____。

65. 半固体培养基用于检查细菌的 _____。

66. 新生儿应接种乙肝疫苗和 _____。

67. 寄生虫对宿主的损害作用与致病性包括夺取营养、_____、_____。

三、名词解释（共 10 分，每题 2 分）

68. 补体

69. 超敏反应

70. 败血症

71. 无菌操作

72. 终宿主

四、问答题（共 15 分）

73. 简述Ⅰ型超敏反应的防治原则。（5 分）

74. 比较人工主动免疫与人工被动免疫的区别。（5 分）

75. 简述破伤风梭菌的致病条件。如何防治破伤风？（5 分）

参考答案

参考文献

[1] 陈慰峰,金伯泉.医学免疫学[M].3 版.北京:人民卫生出版社,2002.

[2] 吴移谋,刘先洲.医学微生物学[M].北京:高等教育出版社,2003.

[3] 刘荣臻,马爱新.病原生物与免疫学[M].2 版.北京:人民卫生出版社,2006.

[4] 严杰,夏克栋.病原生物学[M].杭州:浙江大学出版社,2006.

[5] 刘运德.楼永良.微生物检验[M].2 版.北京:人民卫生出版社,2006.

[6] 陈兴保、张进顺、台凡银,等.病原生物学与免疫学[M].5 版.北京:人民卫生出版社,2007.

[7] 肖纯凌,赵富玺,夏惠,等.病原生物学与免疫学[M].6 版.北京:人民卫生出版社,2009.

[8] 甘晓玲.黄建林,陈芳梅,等.微生物学与免疫学[M].北京:人民卫生出版社,2009.

[9] 李光武,刘文辉,代立云,等.病原生物与免疫学基础[M].北京:中国医药科技出版社,2009.

[10] 张丽芳,陈韶,何海根,等.医学免疫学[M].杭州:浙江大学出版社,2010.

[11] 杜兆丰,刘文辉,荆雪宁,等.病原生物学与免疫学基础[M].2 版.北京:中国医药科技出版社,2012.

[12] 金伯泉,曹雪涛.医学免疫学[M].6 版.北京:人民卫生出版社,2013.

[13] 夏克栋,陈廷,李水仙,等.病原生物与免疫学[M].3 版.北京:人民卫生出版社,2013.

[14] 曹雪涛,熊思东,姚智,等.医学免疫学[M].6 版.北京:人民卫生出版社,2013.

[15] 陈芳梅,夏金华.病原生物与免疫学[M].北京:人民卫生出版社,2013.

[16] 李晓红,蔚振江,秦庆颖,等.病原生物与免疫学[M].西安:第四军医大学出版社,2013.

[17] 甘晓玲,李剑平,陈菁,等.微生物学检验[M].4 版.北京:人民卫生出版社,2014.

[18] 黎志东,丁天兵,于澜,等.生命之窗－生命科学前沿纵览－病原生物学[M].西安:第四军医大学出版社,2014.

[19] 刘荣臻,曹元应.病原生物学和免疫学[M].3 版.北京:人民卫生出版社,2014.

[20] 尚少梅,杜波,蔡爱玲,等.病原生物与免疫[M].北京:北京出版社,2014.

[21] 许正敏,杨朝晔,姜凤良,等.病原生物与免疫学[M].2 版.北京:人民卫生出版社,2015.

[22] 林逢春,石艳春,夏金华,等.免疫学检验[M].4 版.北京:人民卫生出版社,2015.

[23] 邹秀月,曾兴莲,任晓东,等.病原生物与免疫学[M].南京:江苏凤凰教育出版社,2015.

[24] 王兰兰,许化溪,欧启水,等,临床免疫学检验[M].5版.北京:人民卫生出版社,2015.

[25] 李立伟,鲍建芳.感染与免疫学实验教程[M].杭州:浙江大学出版社,2015.

[26] 秦庆颖,江凌静,李燕琼.免疫学与病原生物学[M].北京:中国医药科技出版社,2015.

[27] 罗恩杰,黄敏,邵世和,等.病原生物学[M].5版.北京:科学出版社,2016.

[28] 沈关心,徐威,邵世和,等.微生物学与免疫学[M].8版.北京:人民卫生出版社,2016.

[29] 邬于川,左丽,陈全,等.医学免疫学[M].2版.北京:科学出版社,2017.

[30] 李明远,宝福凯,李婉宜,等.医学微生物学[M].2版.北京:科学出版社,2017.

[31] 甘晓玲,刘文辉,张丹丹,等.病原生物与免疫学[M].北京:中国医药科技出版社,2017.

图书在版编目（CIP）数据

免疫学基础与病原生物学 / 秦庆颖，林逢春主编. —杭
州：浙江大学出版社，2018.2(2024.8重印)
ISBN 978-7-308-18010-8

Ⅰ.①免… Ⅱ.①秦… ②林… Ⅲ.①医药学—免疫学—
高等学校—教材②病原微生物—高等学校—教材
Ⅳ.①R392 ②R37

中国版本图书馆 CIP 数据核字（2018）第 030835 号

免疫学基础与病原生物学

秦庆颖　林逢春　主编

责任编辑	李　晨　阮海潮	
责任校对	王　波	
封面设计	春天书装	
出版发行	浙江大学出版社	
	（杭州市天目山路 148 号　邮政编码 310007）	
	（网址：http://www.zjupress.com）	
排　　版	杭州青翊图文设计有限公司	
印　　刷	广东虎彩云印刷有限公司绍兴分公司	
开　　本	787mm×1092mm　1/16	
印　　张	24.5	
彩　　插	4	
字　　数	633 千	
版 印 次	2018 年 2 月第 1 版　2024 年 8 月第 10 次印刷	
书　　号	ISBN 978-7-308-18010-8	
定　　价	75.90 元	

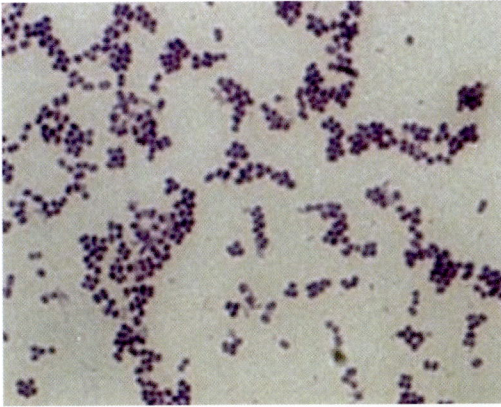

葡萄球菌

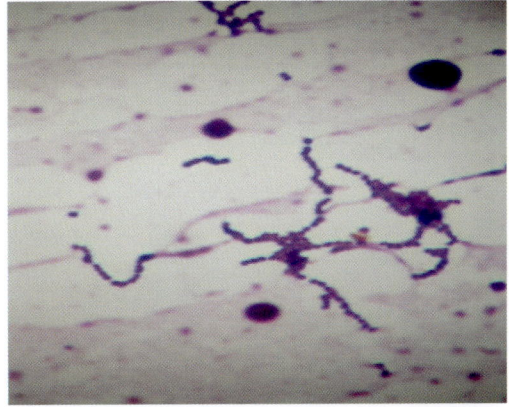

链球菌

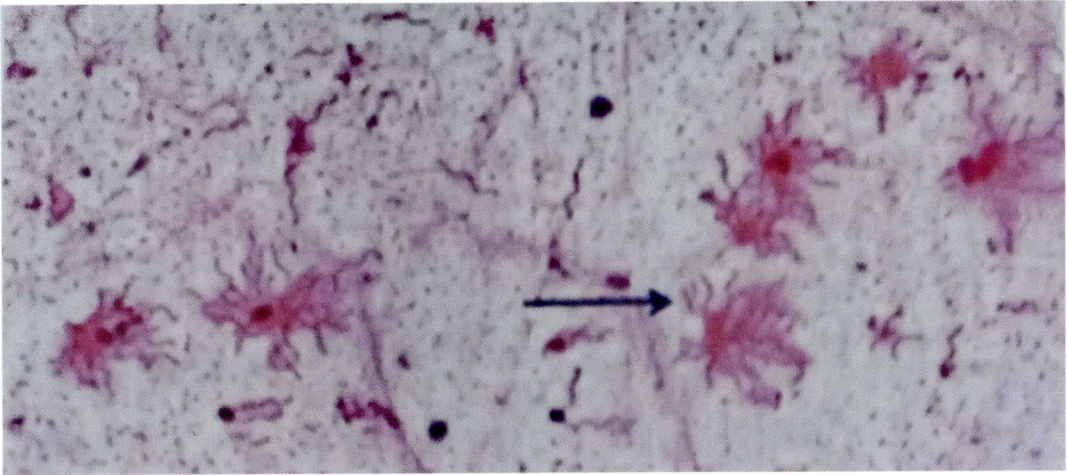

变形杆菌鞭毛染色

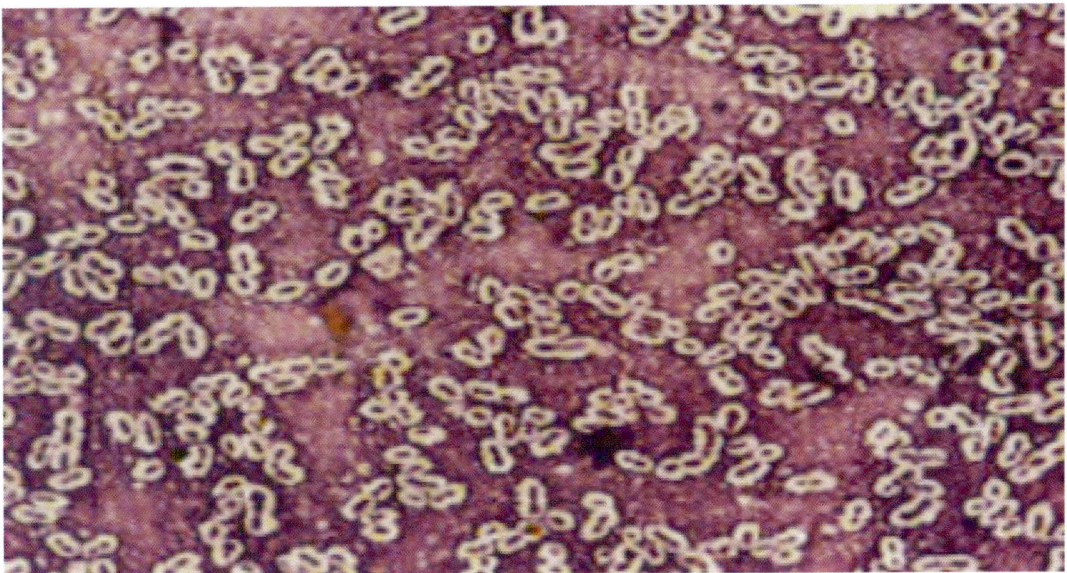

肺炎链球菌

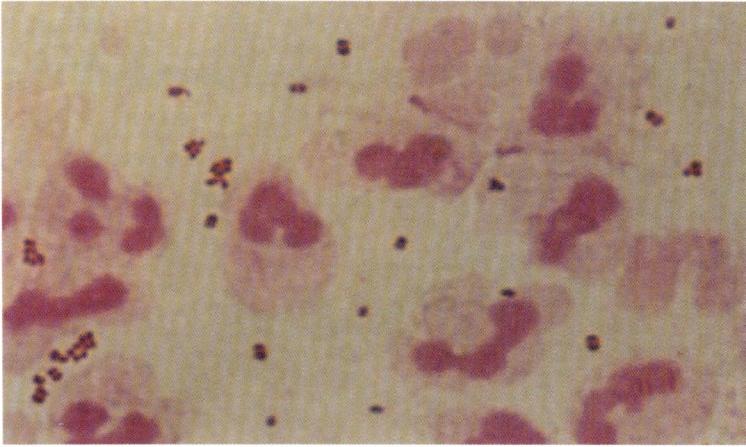

淋球菌

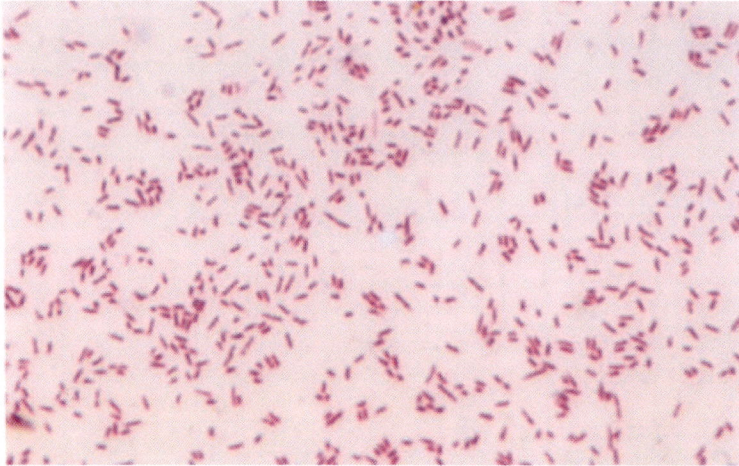

大肠杆菌

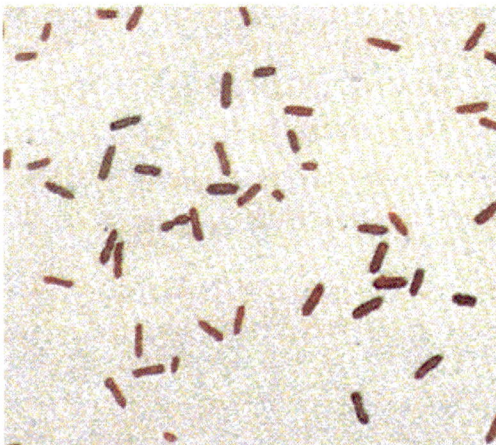

痢疾杆菌

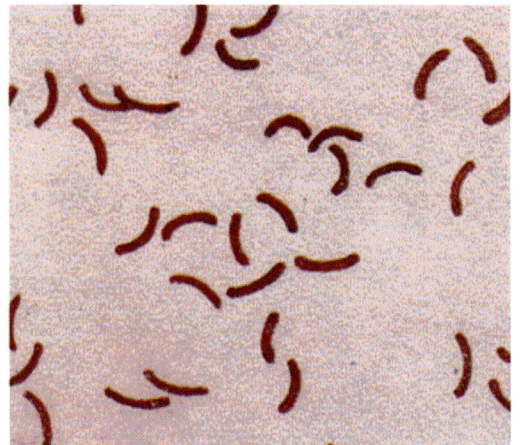

霍乱弧菌

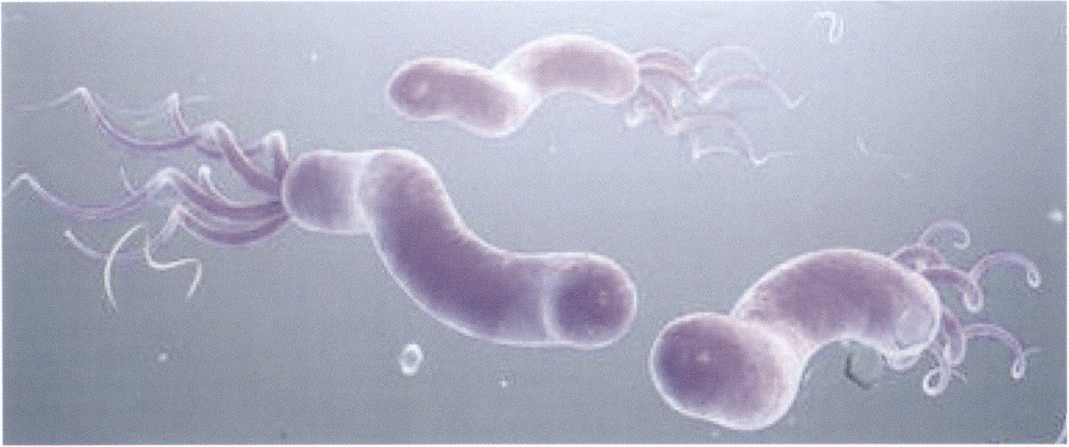

幽门螺杆菌

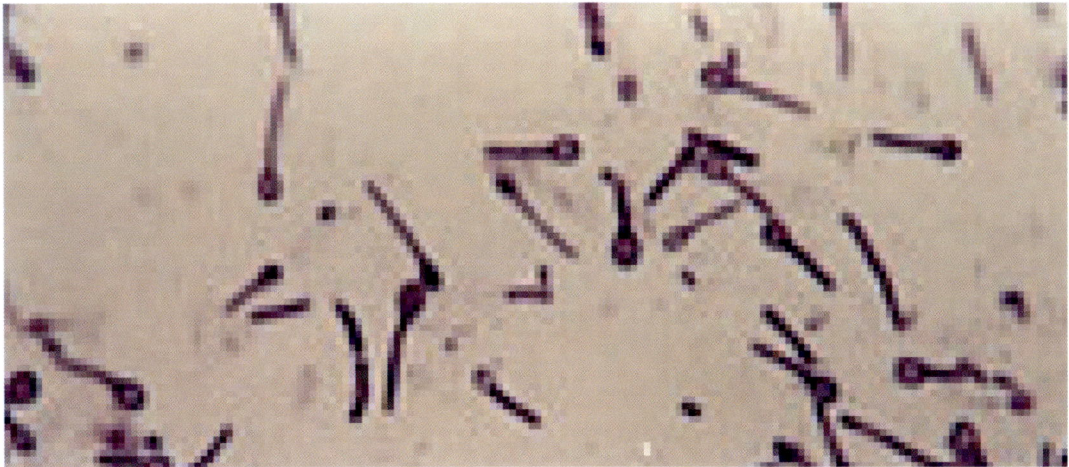

破伤风杆菌

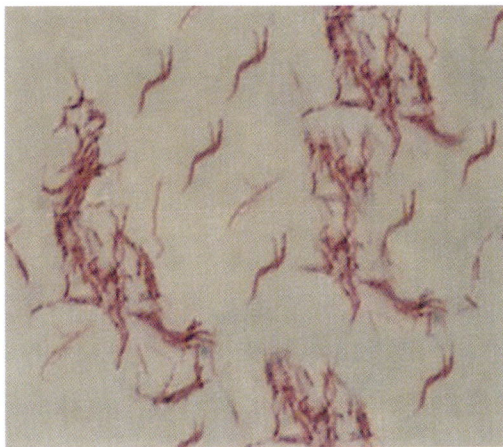

结核分枝杆菌

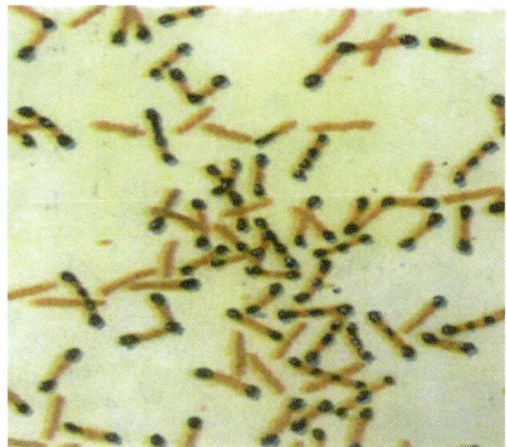

白喉棒状杆菌

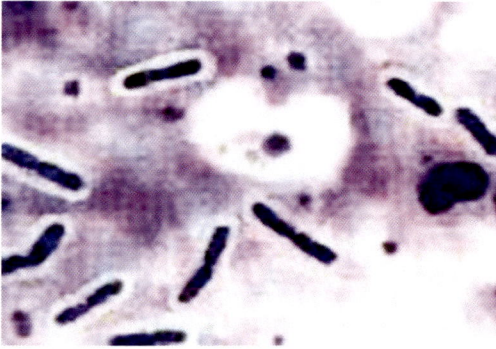

产气荚膜杆菌

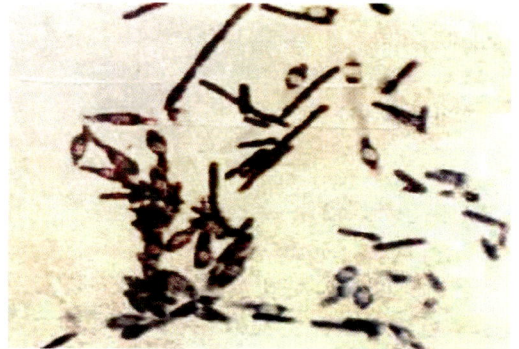

肉毒杆菌

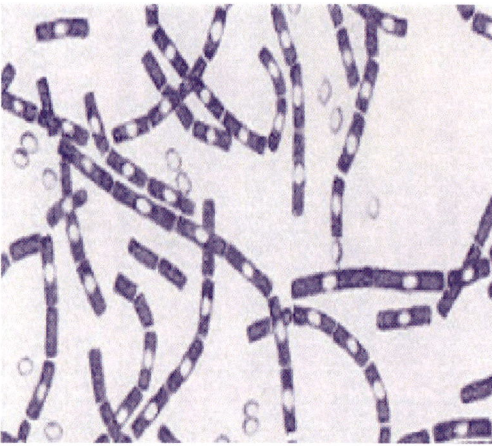

炭疽杆菌

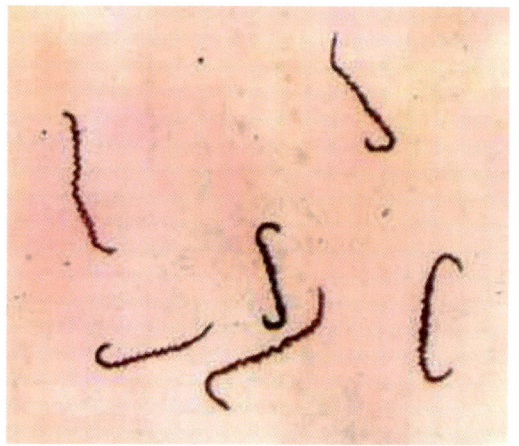

钩端螺旋体

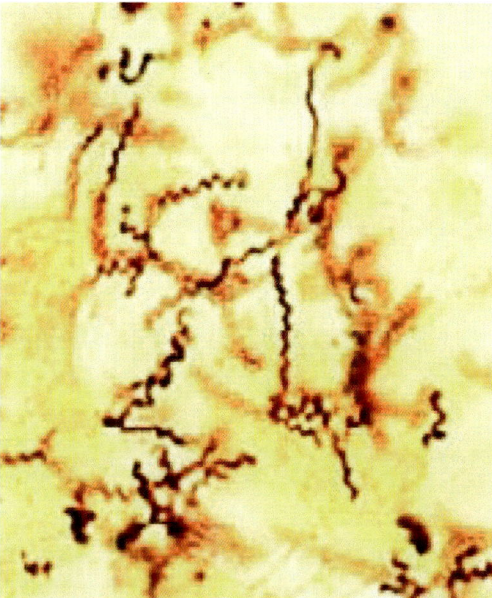

梅毒螺旋体

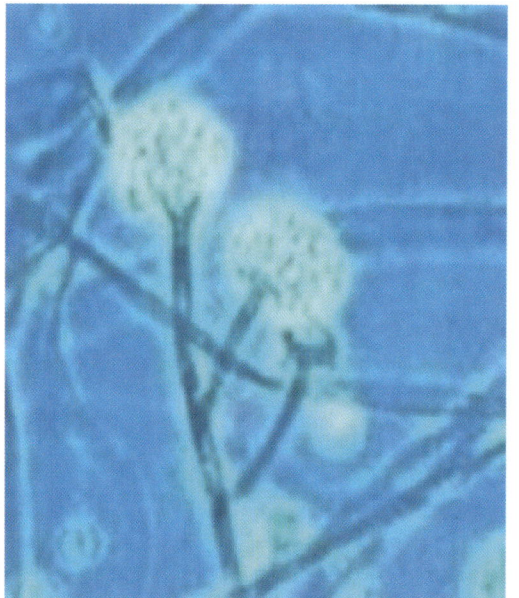

真菌

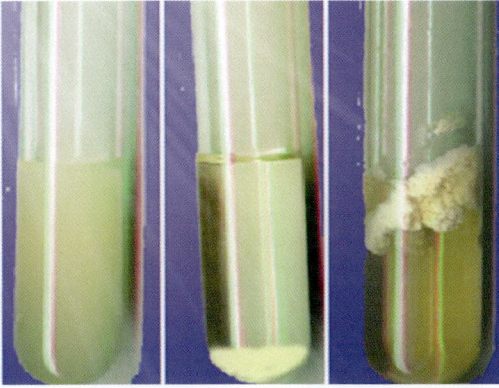
细菌在液体培养基中的生长现象

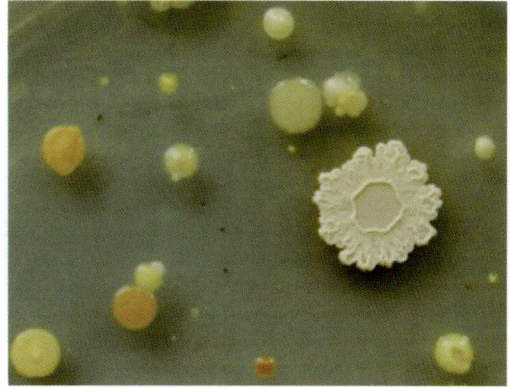
细菌菌落

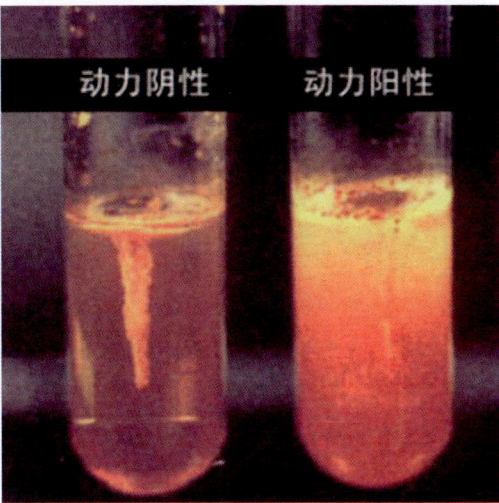
细菌在半固体培养基中的生长现象

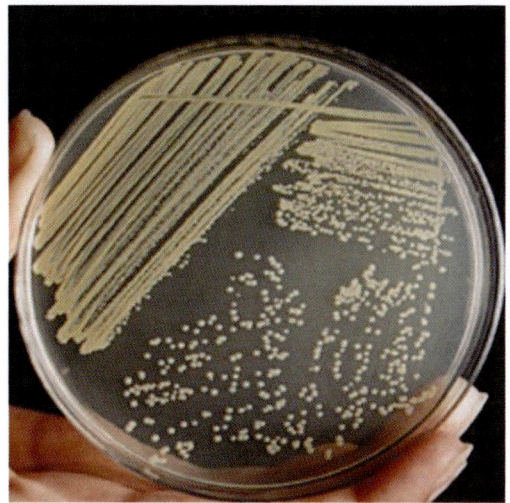
细菌在固体培养基中的生长现象

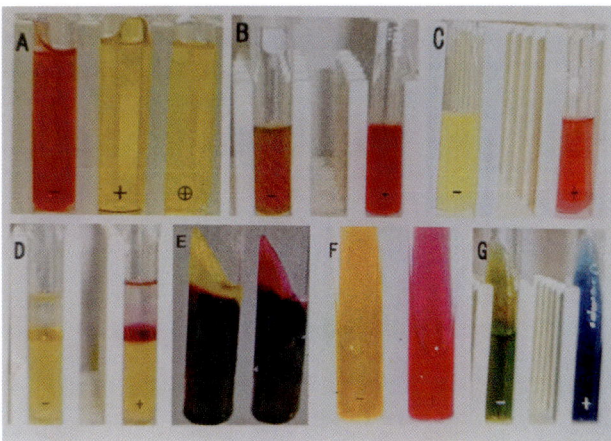
不同细菌生化反应结果示意图

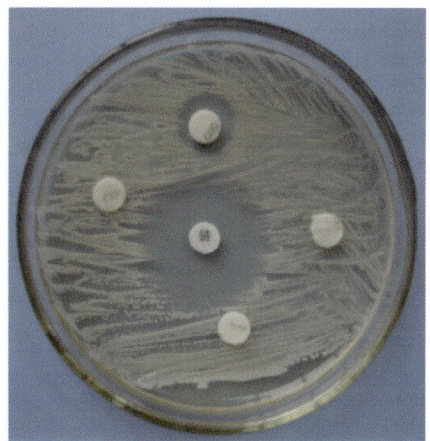
药敏试验

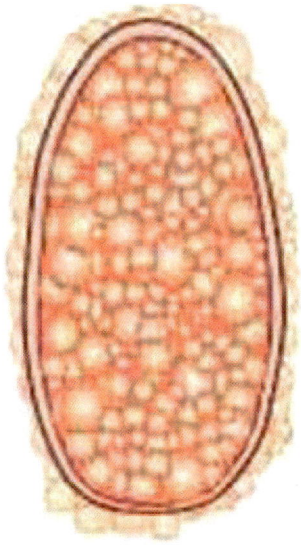

未受精蛔虫卵

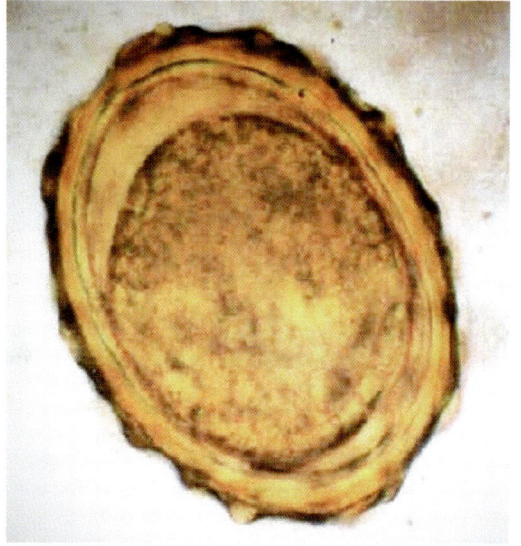

受精蛔虫卵

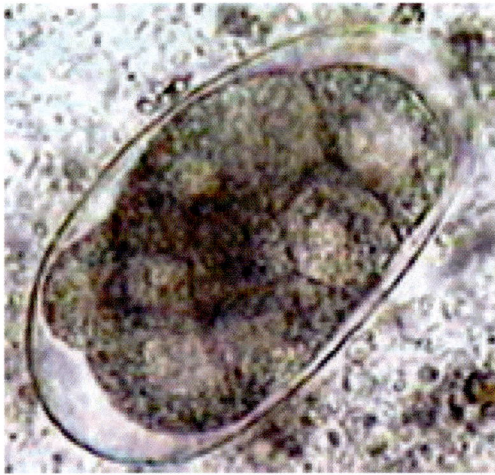

钩虫卵

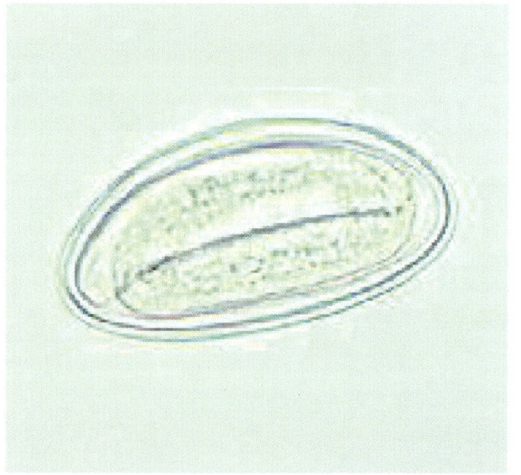

蛲虫卵

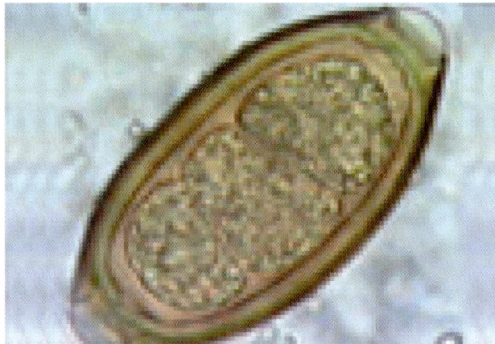

鞭虫卵

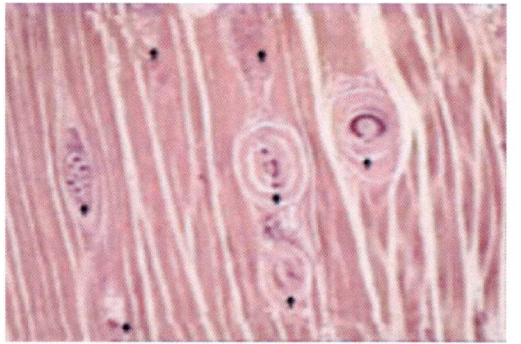

旋毛虫幼虫囊包

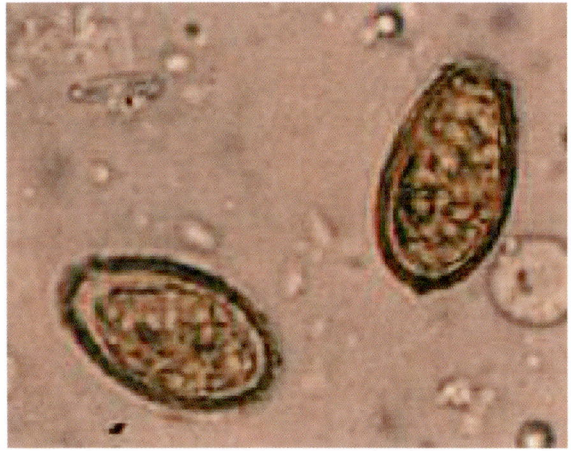

肝吸虫卵

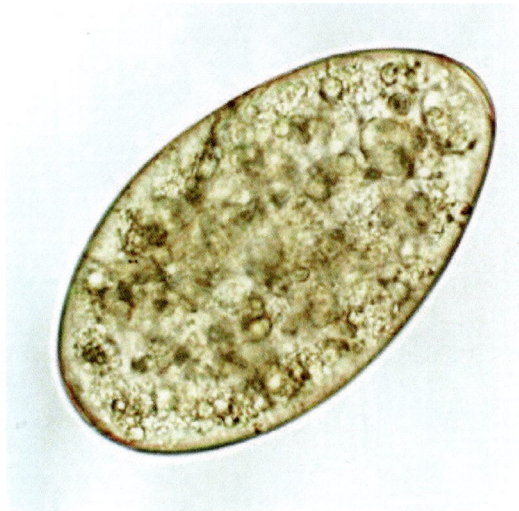

姜片虫卵

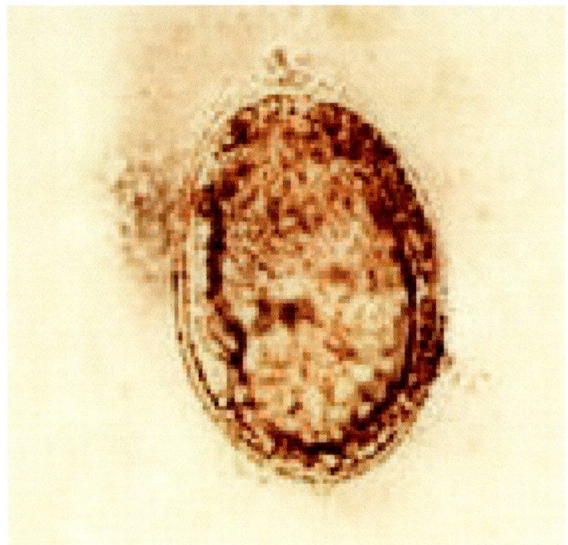

日本血吸虫卵

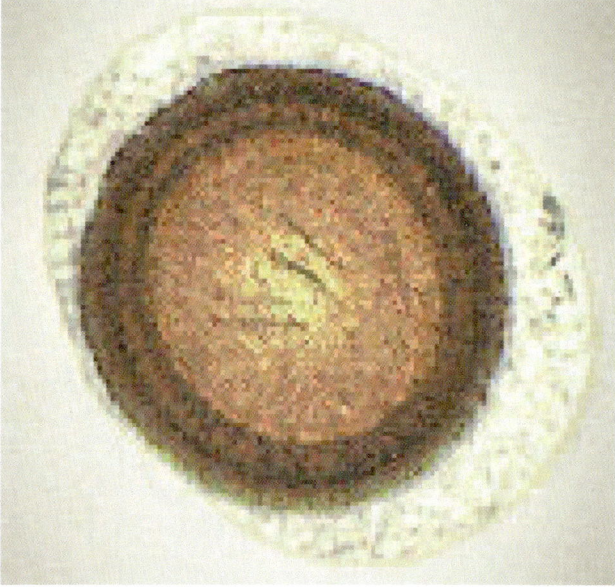

带绦虫卵

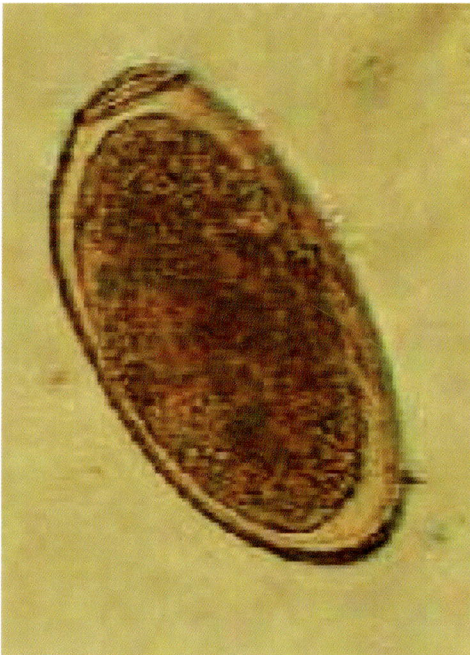

肺吸虫卵

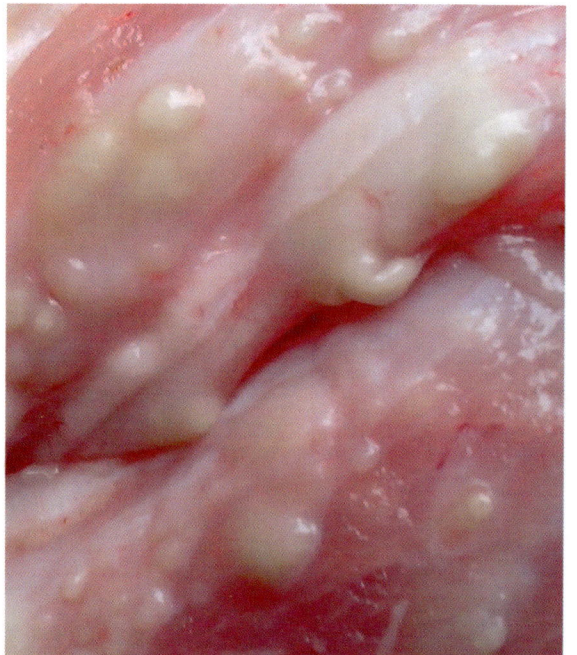

米猪肉